共用試験対策シリーズ

6 血 液 第2版

著／東田 俊彦 MAC (Medical Academy Corporation)
画／永井 恒志 東京大学大学院医学系研究科法医学講座

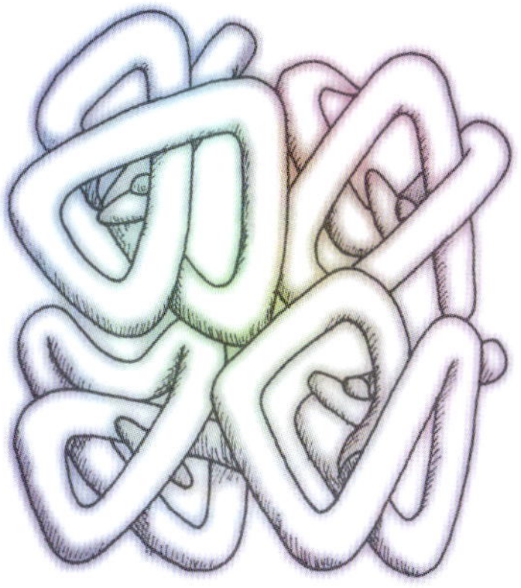

LibroScience

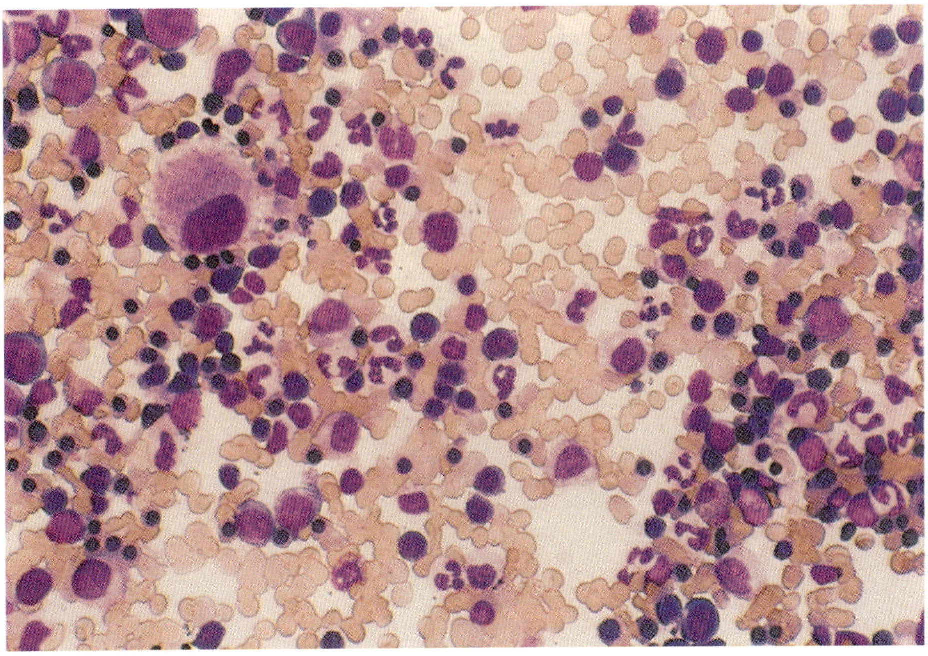

Q5 ☞ p.7

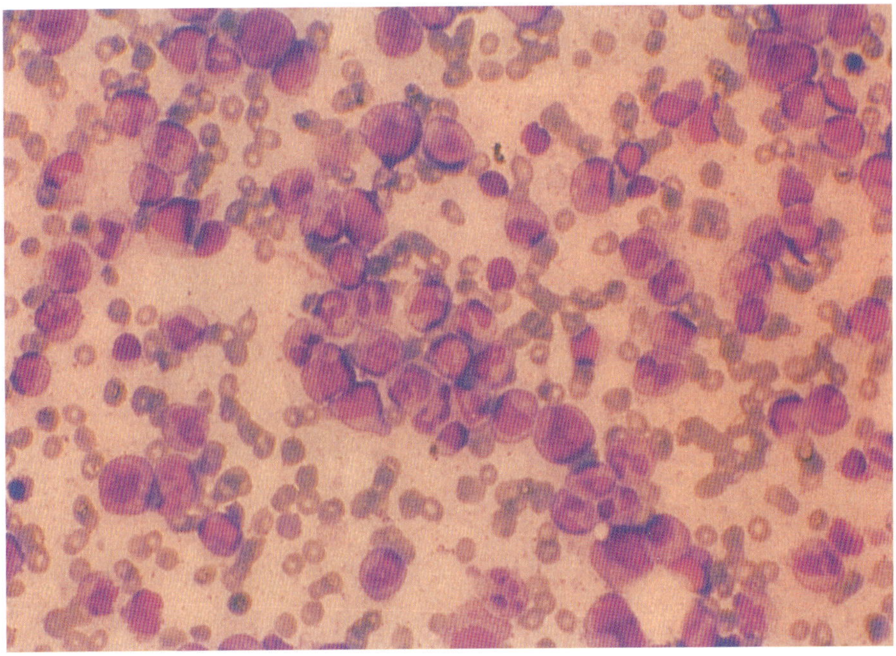

Q6 ☞ p.9

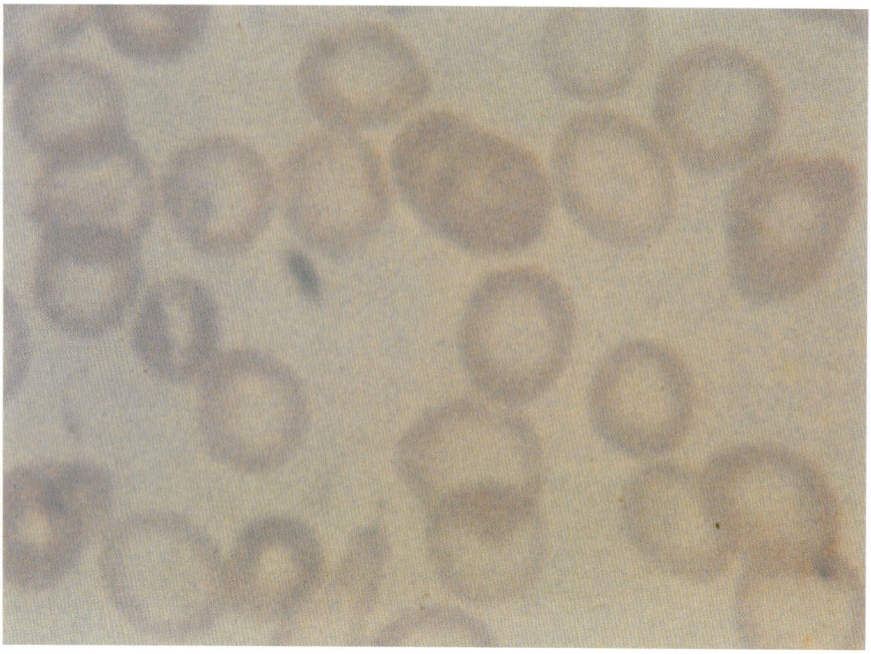

Q88 ☞ p.107

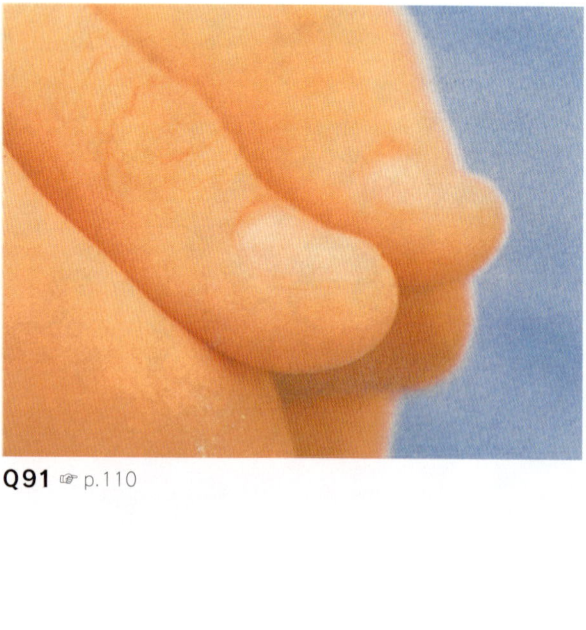

Q91 ☞ p.110

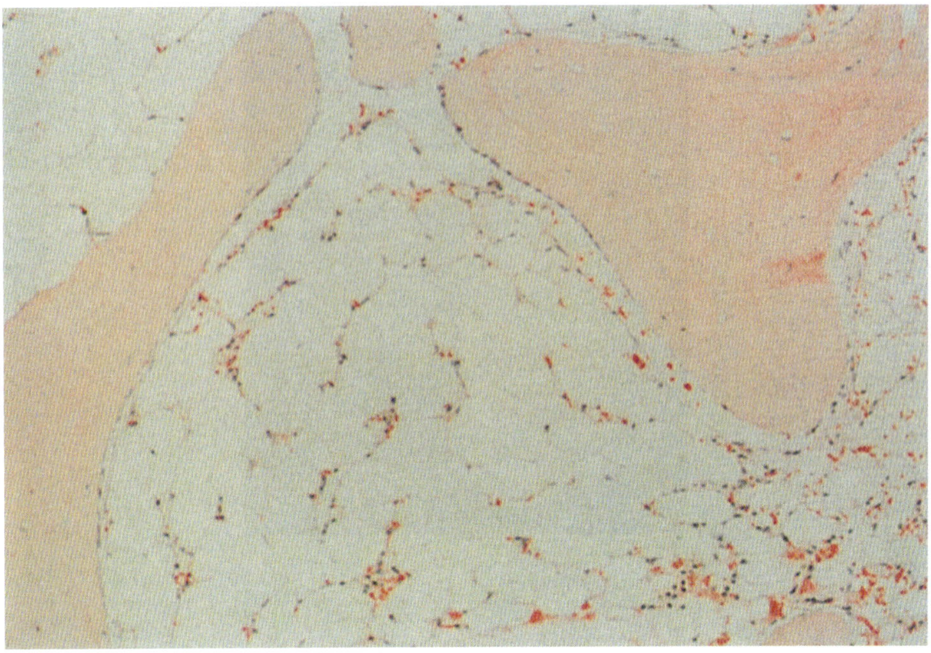

Q96 ☞ p.119

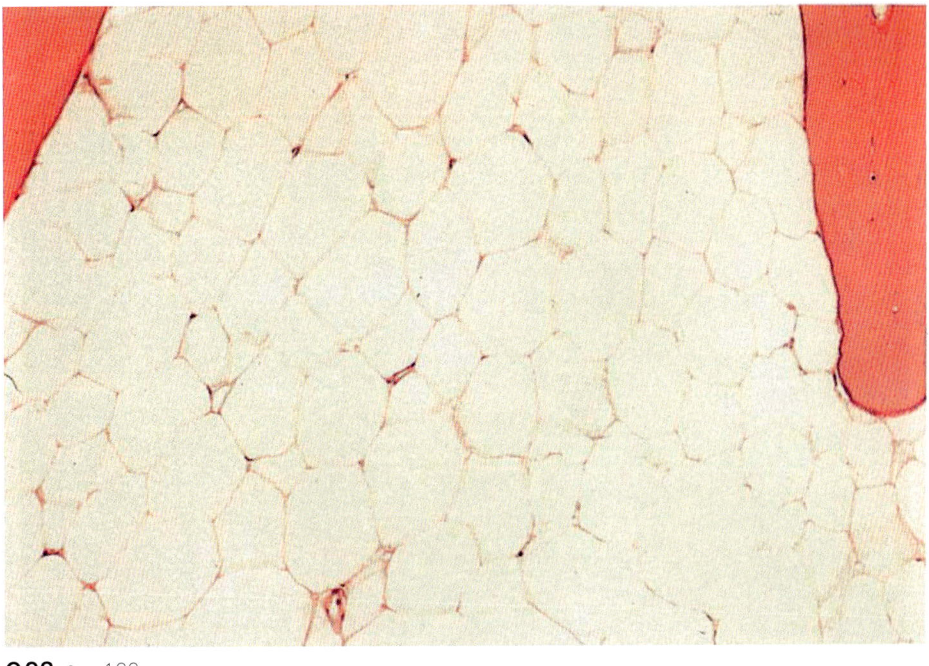

Q98 ☞ p.122

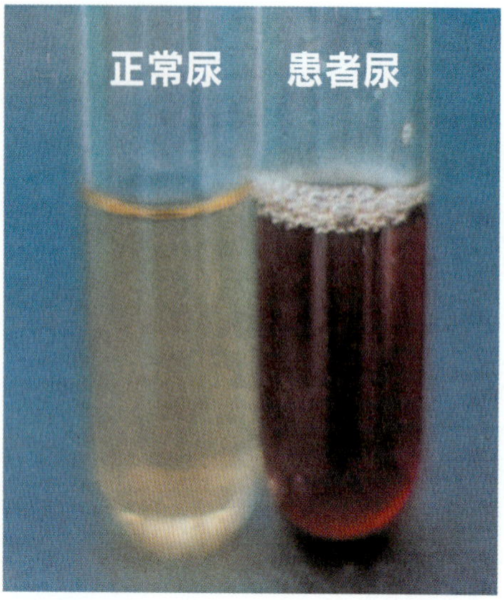

Q111 ☞ p.141

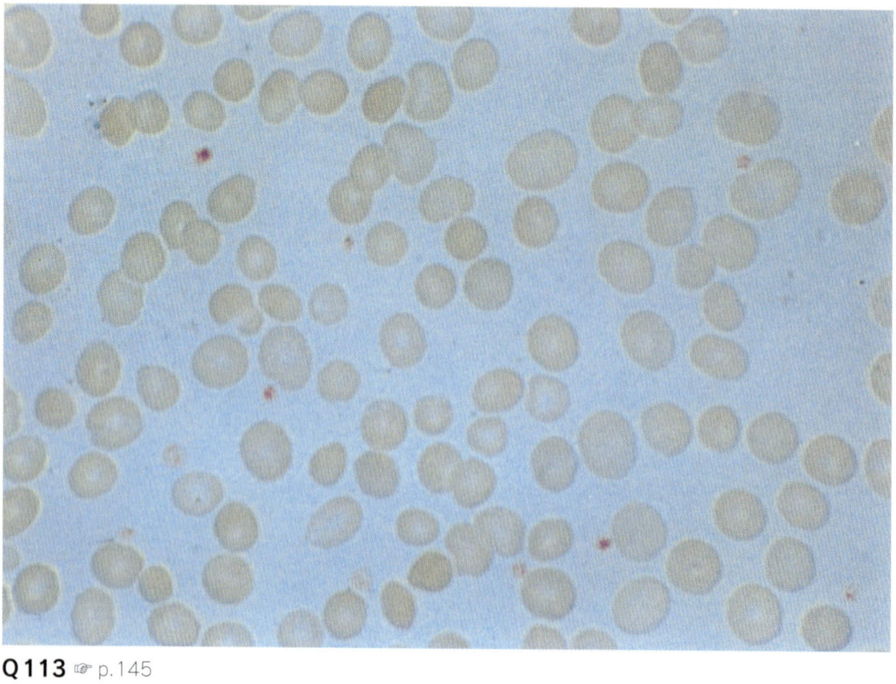

Q113 ☞ p.145

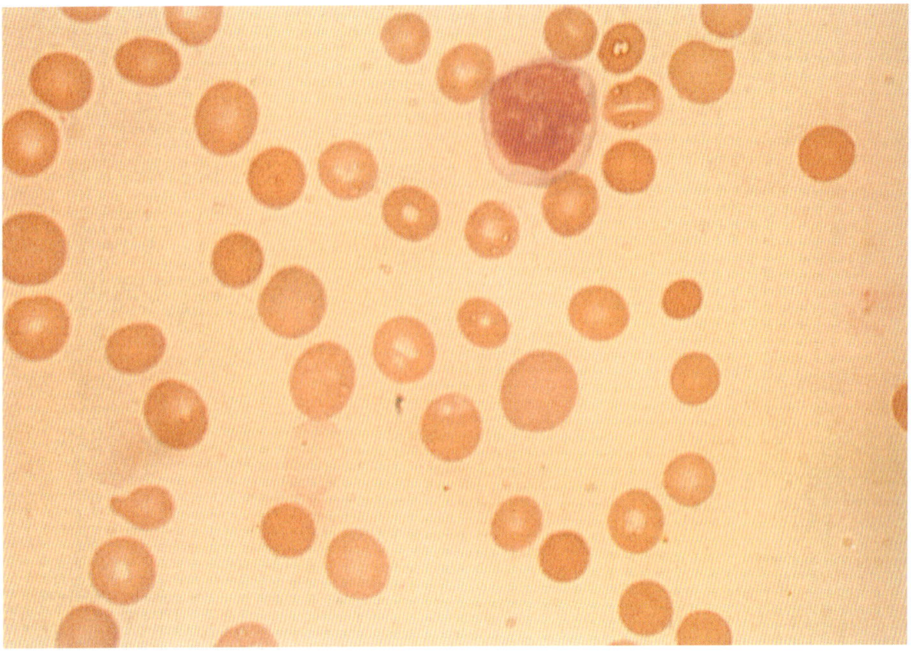

Q115 ☞ p.149

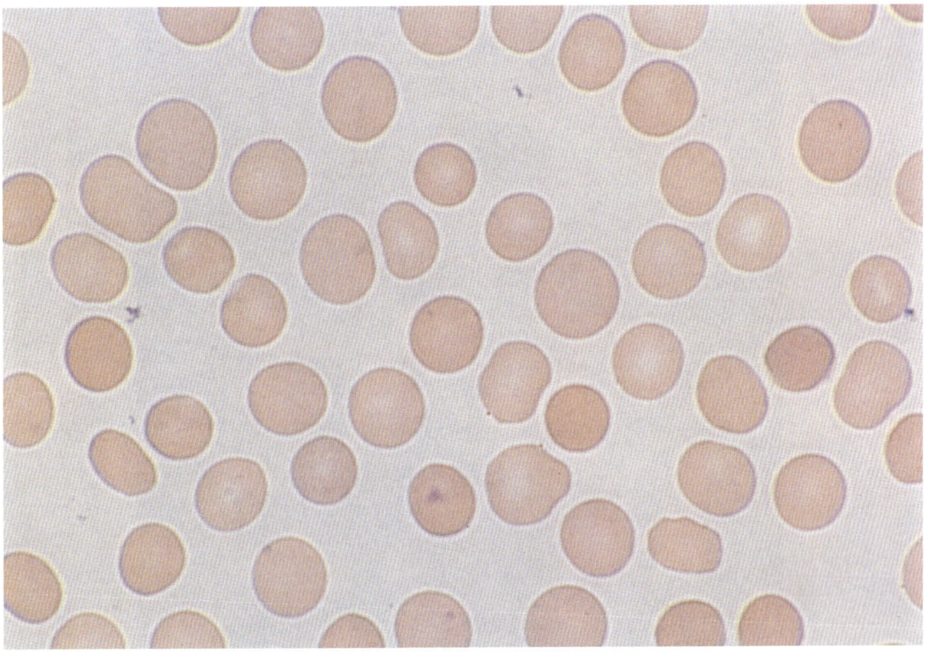

Q116 ☞ p.151

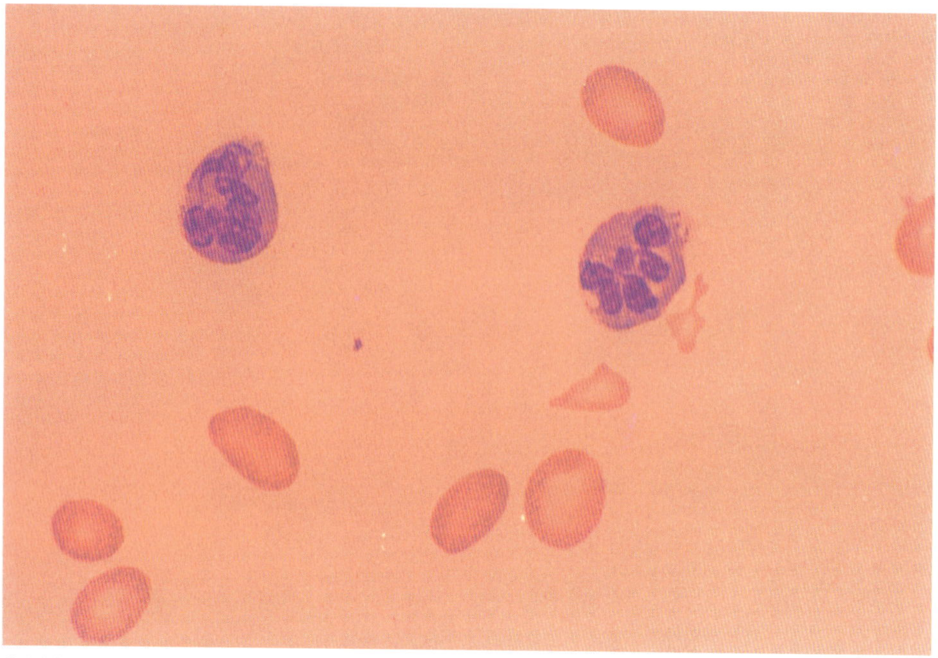

Q123 ☞ p.161

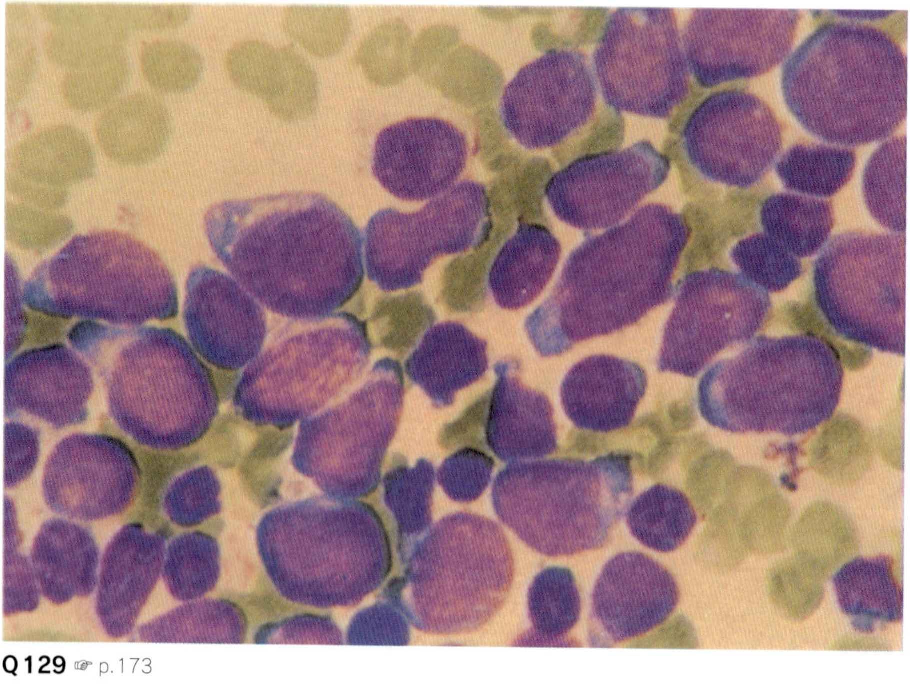

Q129 ☞ p.173

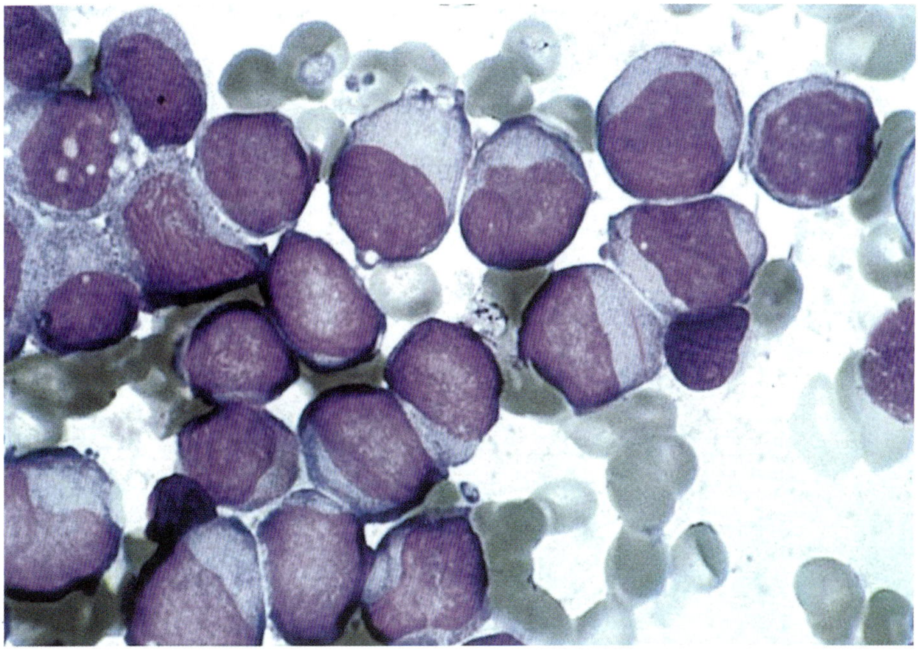

Q 133 ☞ p.178

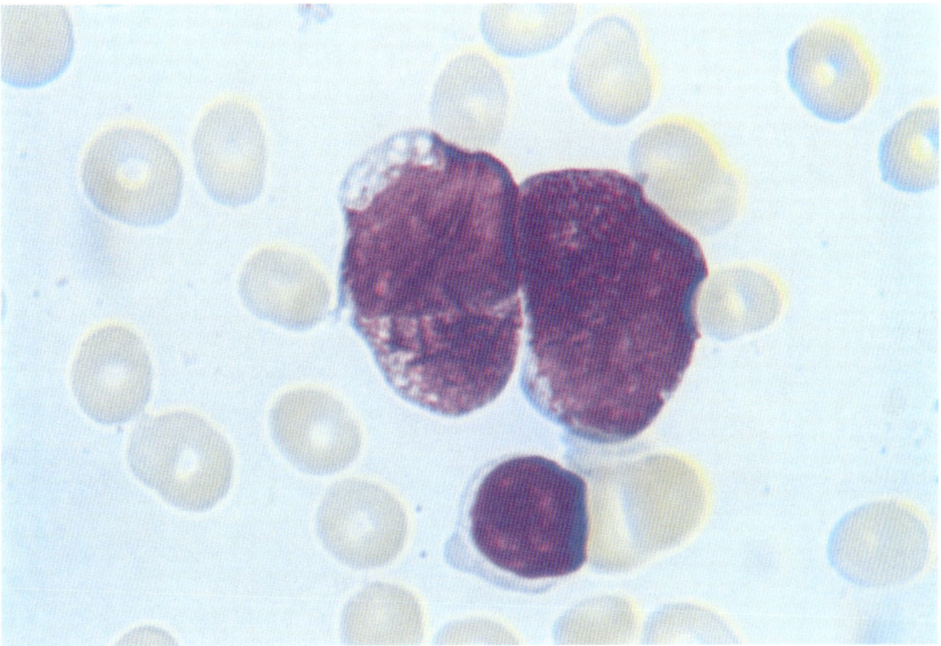

Q 135 ☞ p.181

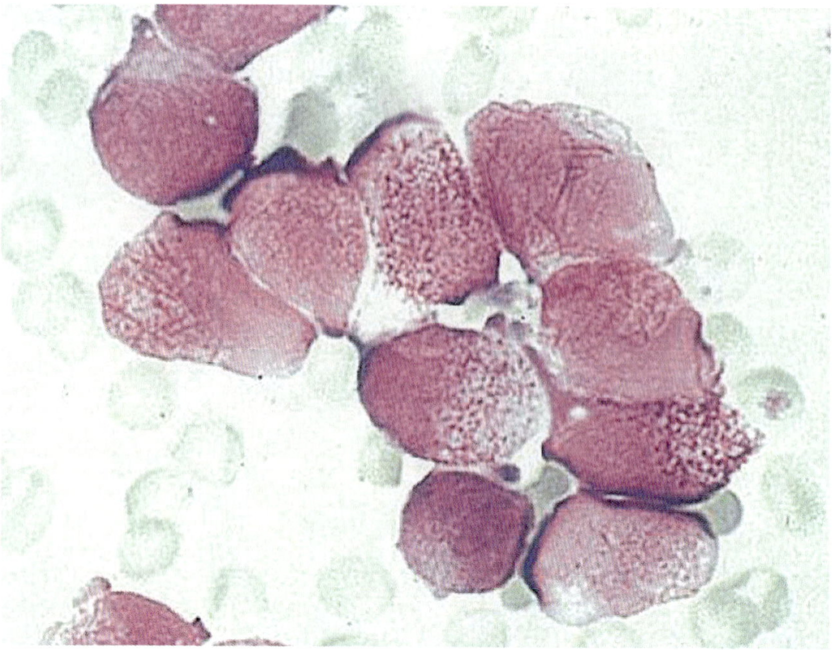

Q 136 ☞ p.183

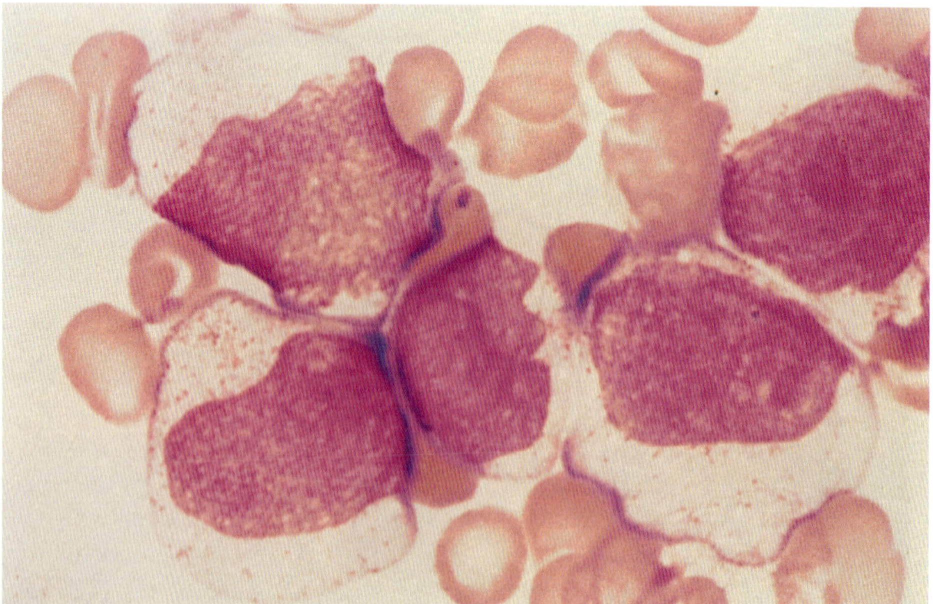

Q 139 ☞ p.187

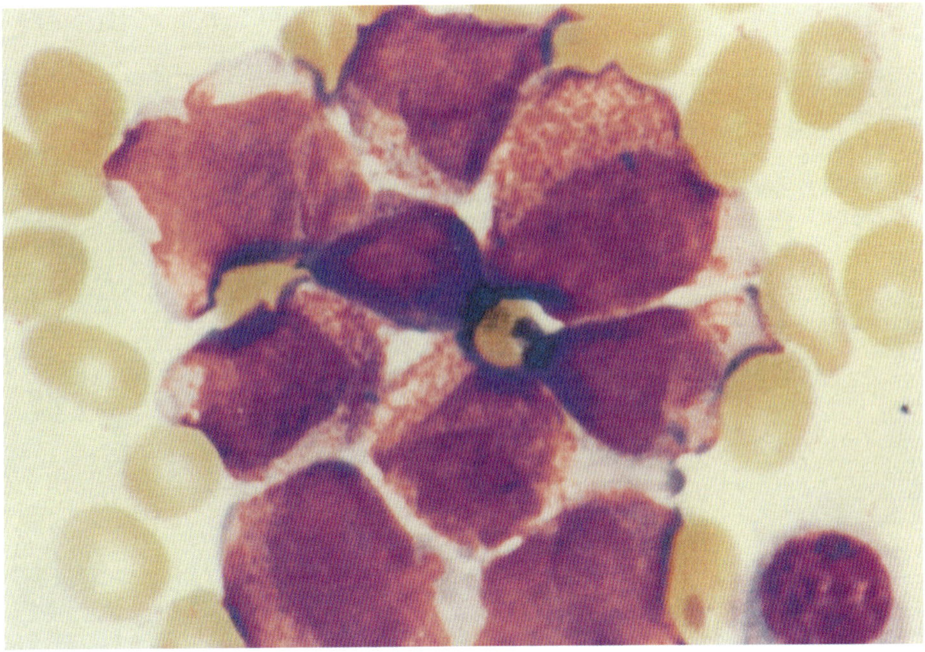

Q 142 ☞ p.191

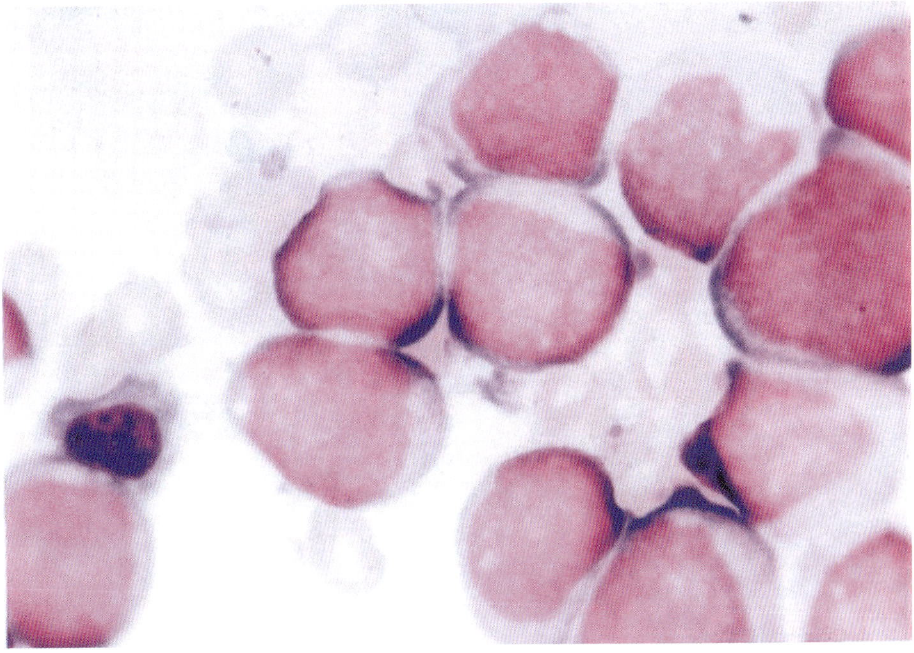

Q 149 ☞ p.200

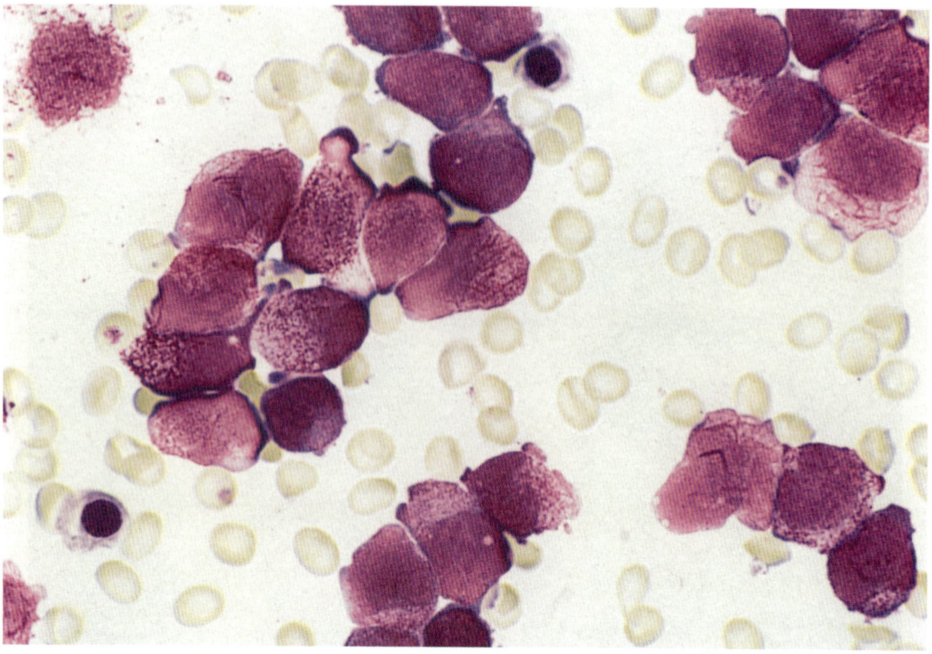

Q 150 ☞ p.202

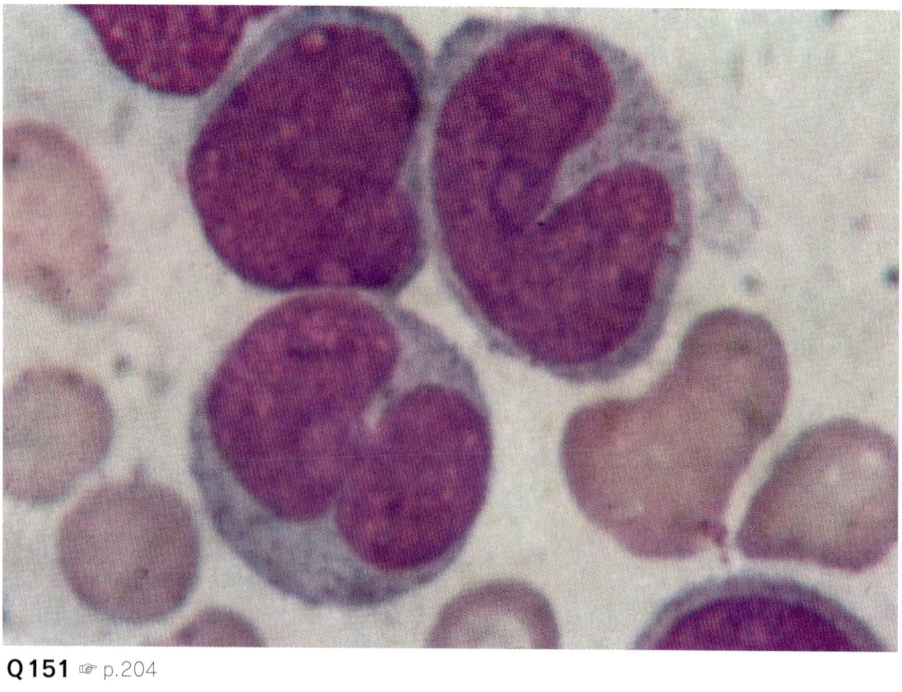

Q 151 ☞ p.204

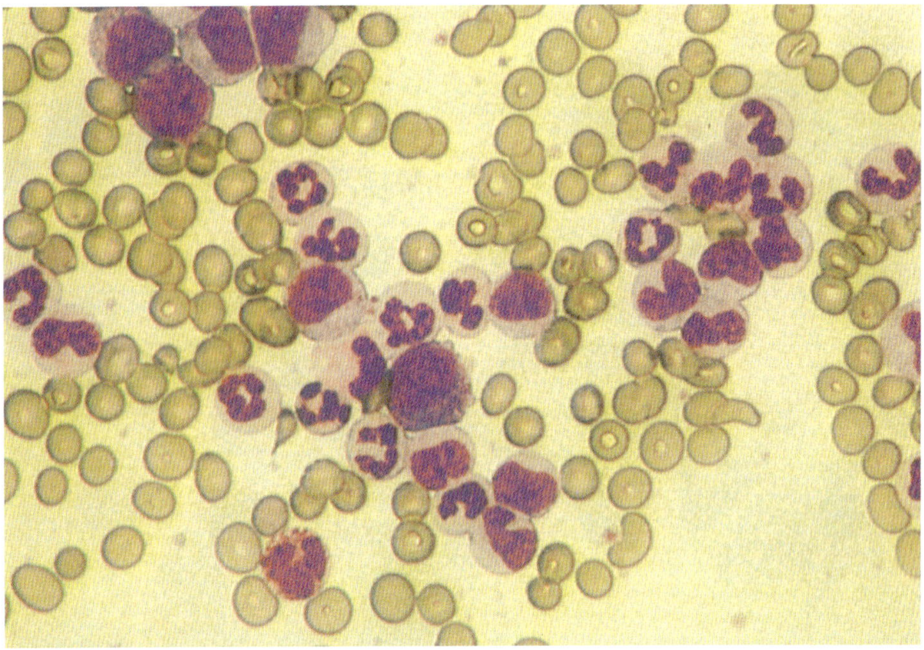

Q 156 ☞ p.212

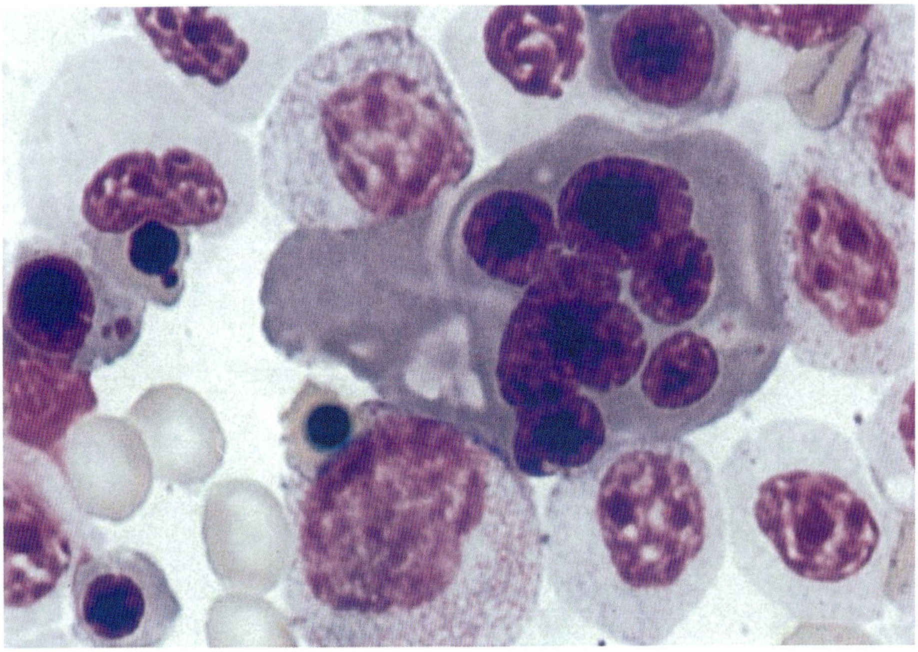

Q 160 ☞ p.218

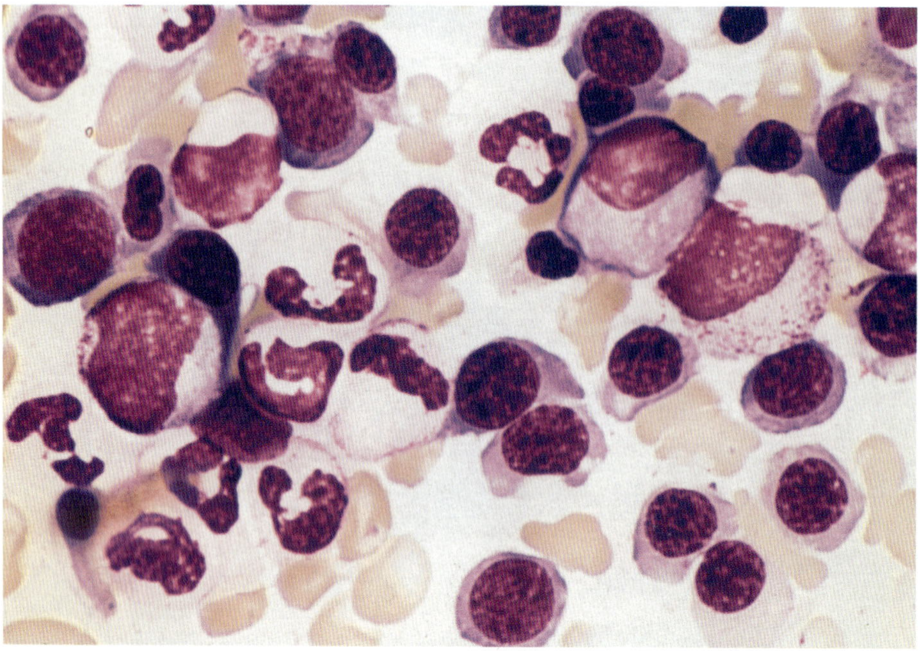

Q161a ☞ p.220

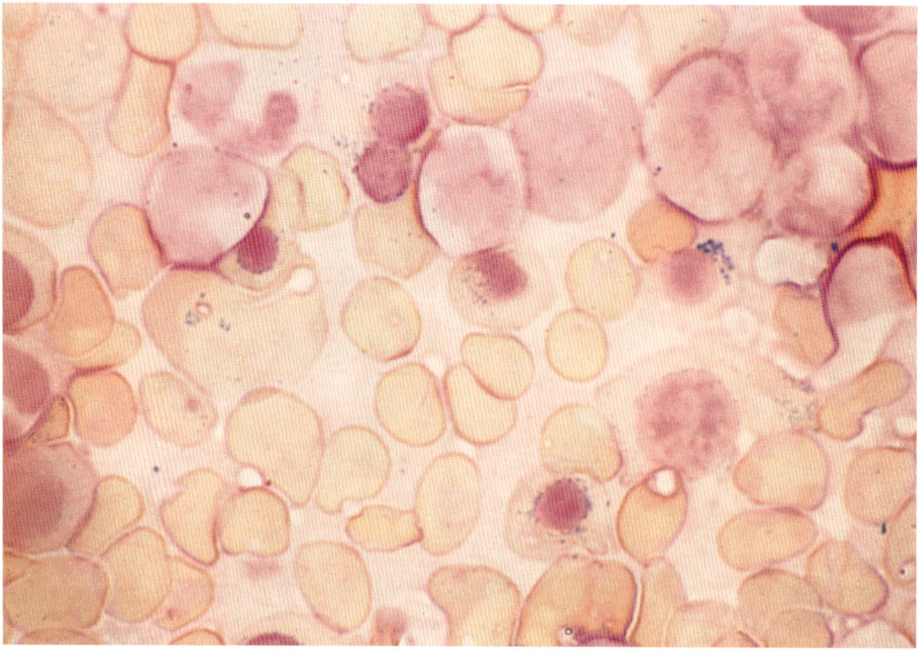

Q161b ☞ p.220

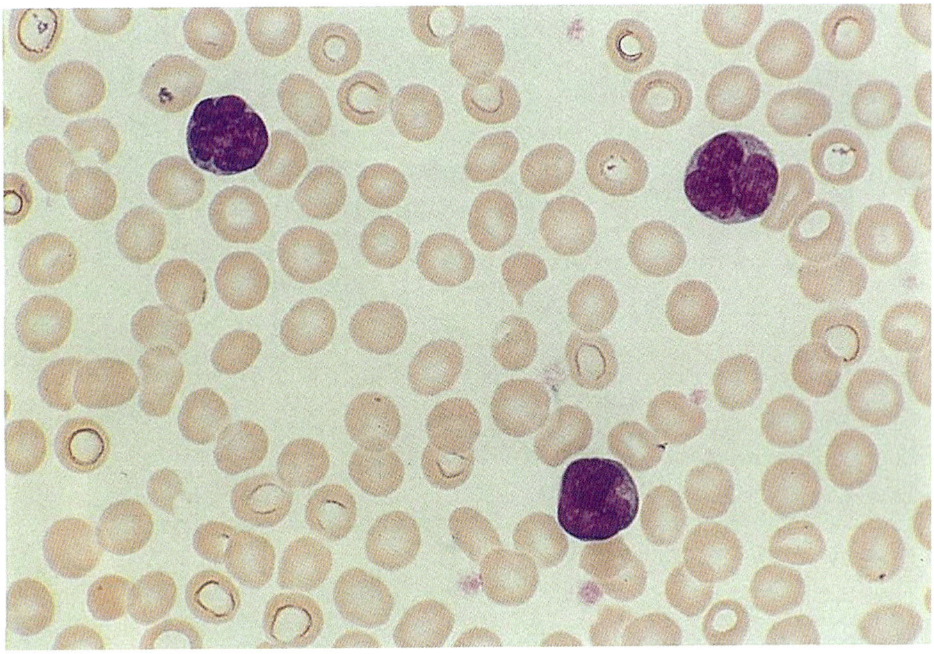

Q 165 ☞ p.228

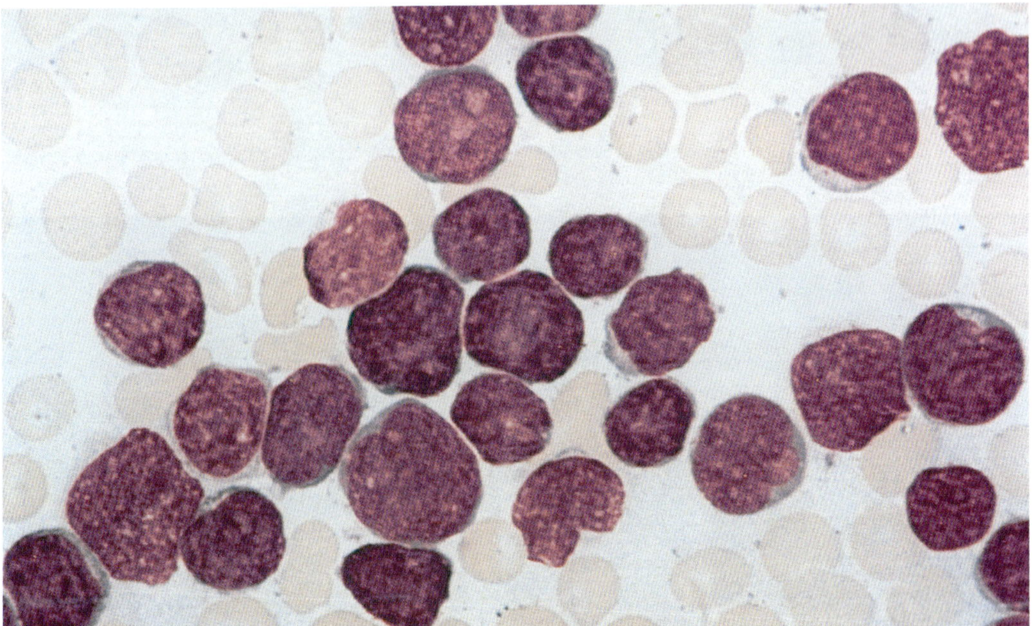

Q 168 ☞ p.233

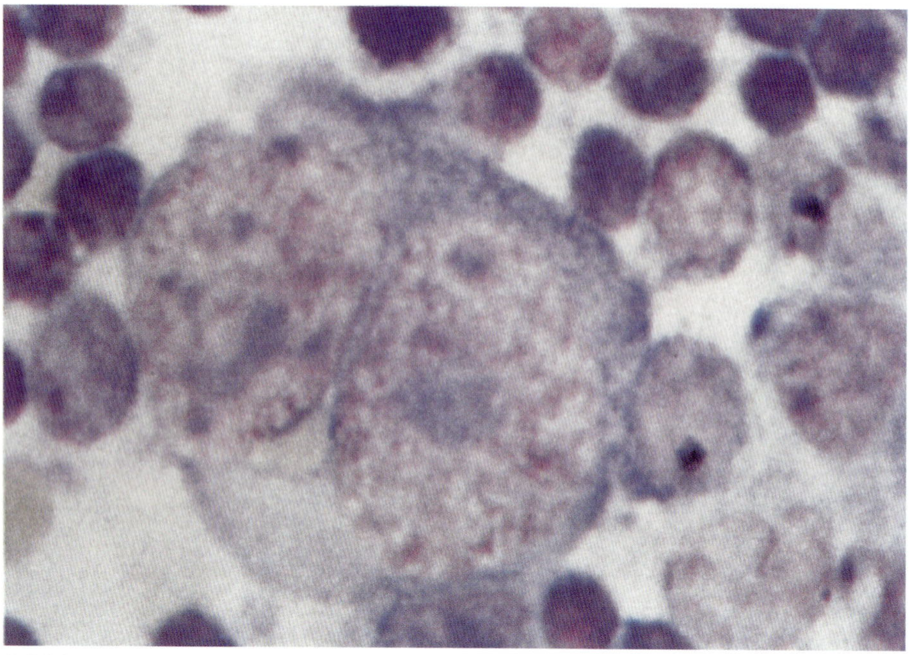

Q 182 ☞ p.255

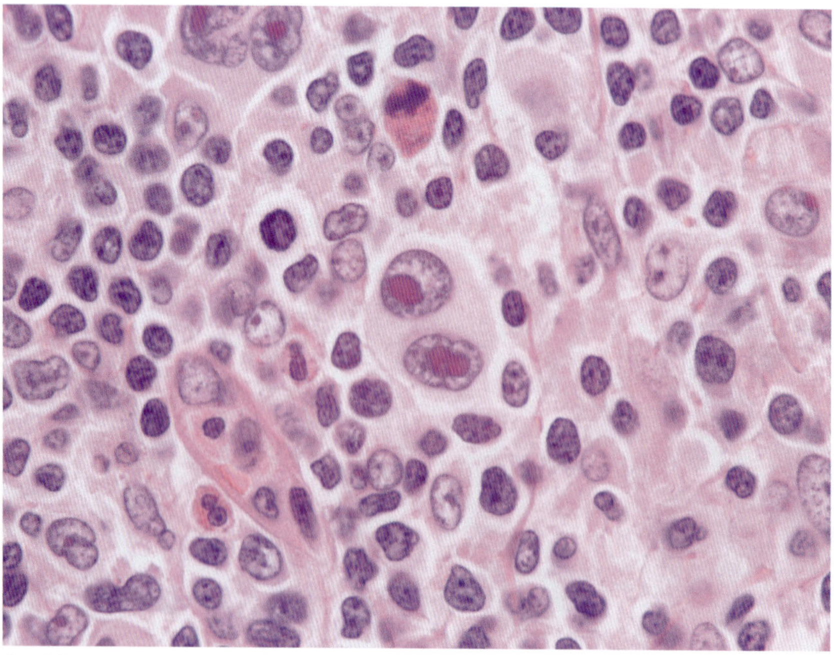

Q 187 ☞ p.260

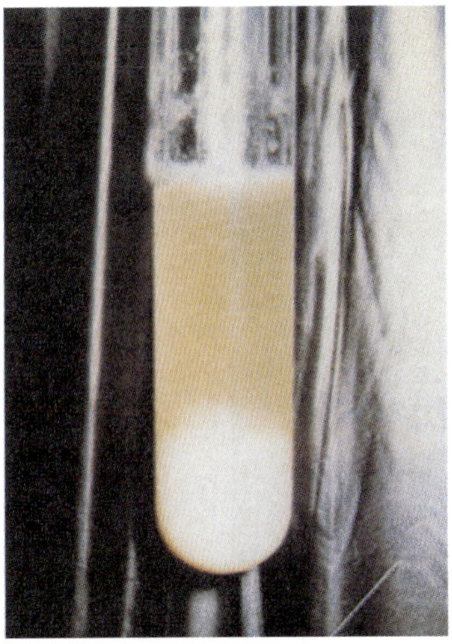

56℃で加熱

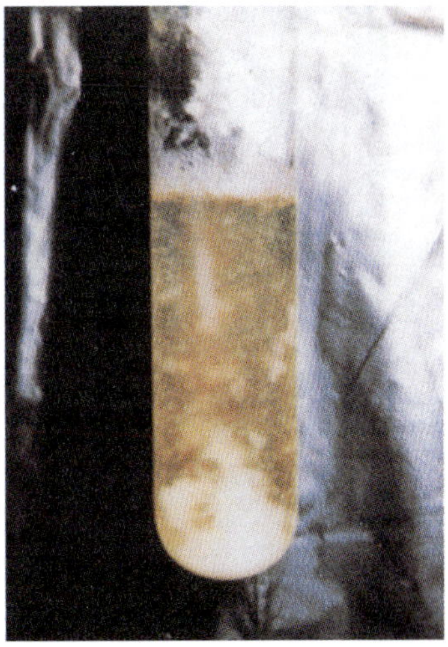

100℃で加熱

Q 193 ☞ p.268

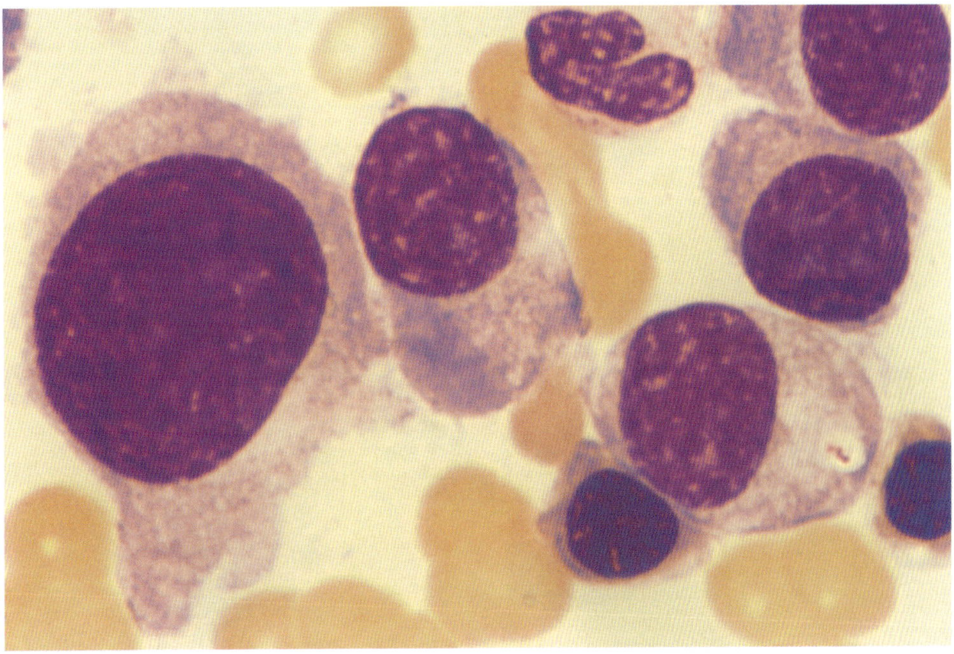

Q 196 ☞ p.274

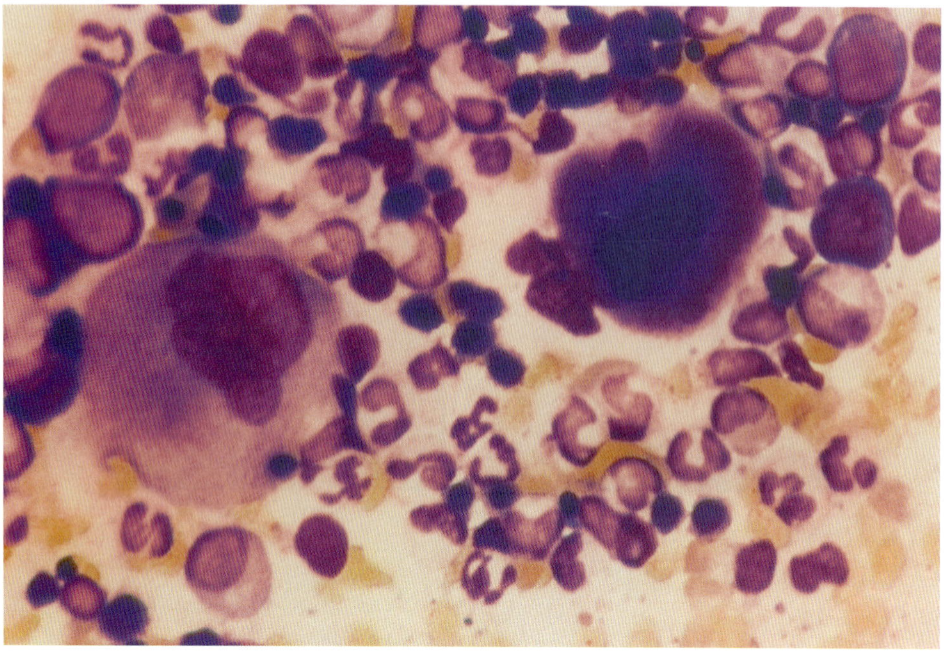

Q219 ☞ p.307

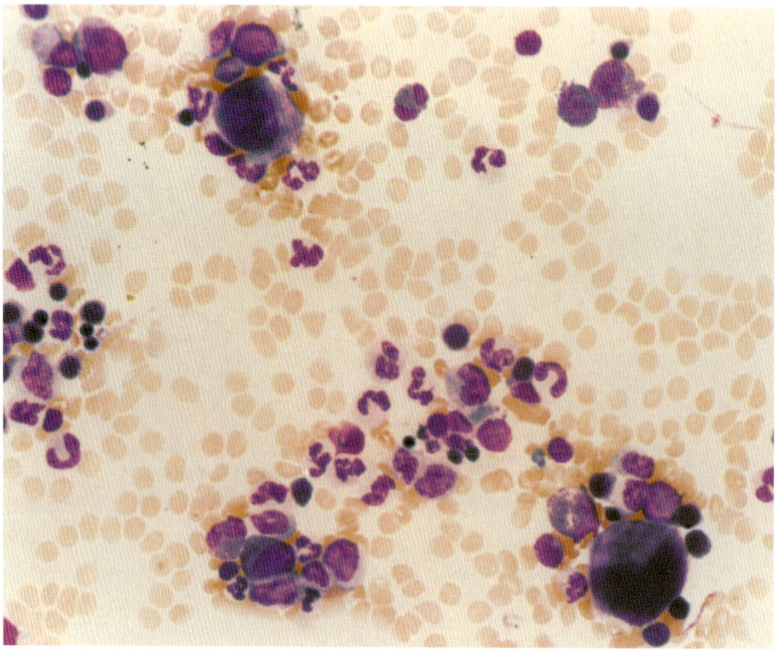

Q220 ☞ p.309

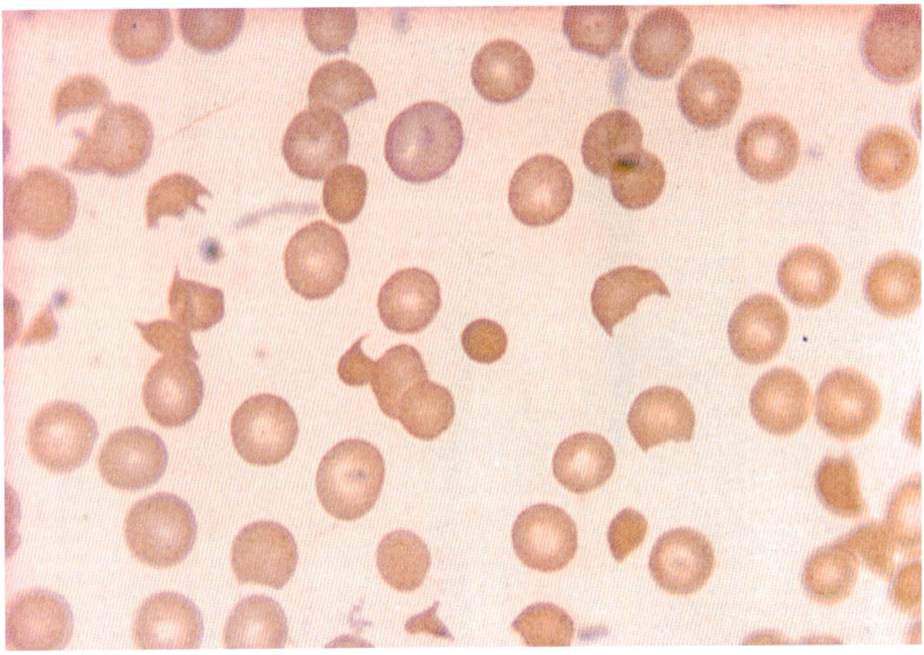

Q 232 ☞ p.330

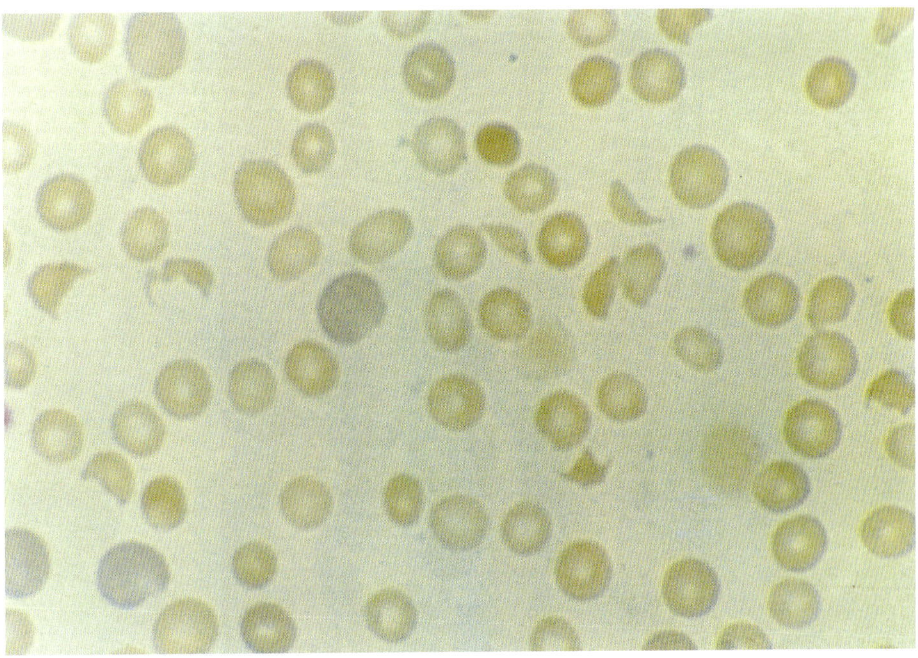

Q 233 ☞ p.332

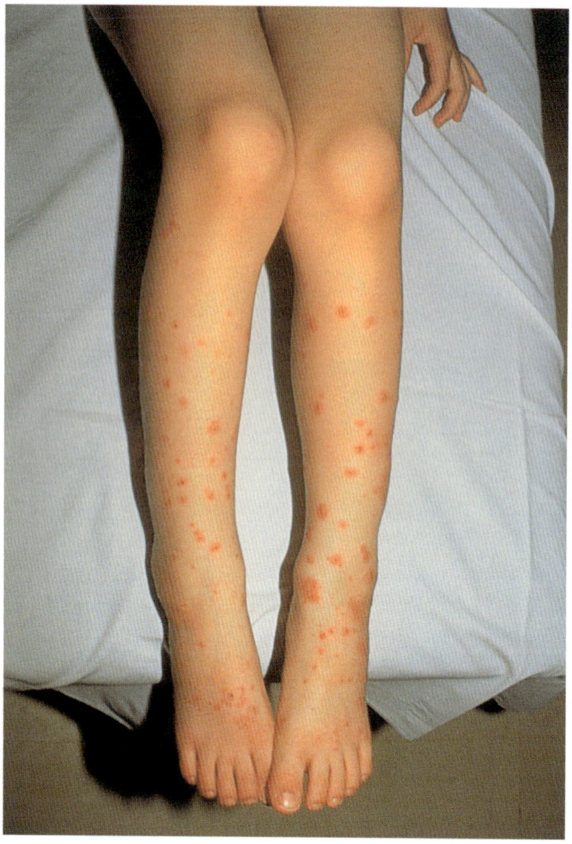

Q 235 ☞ p.337

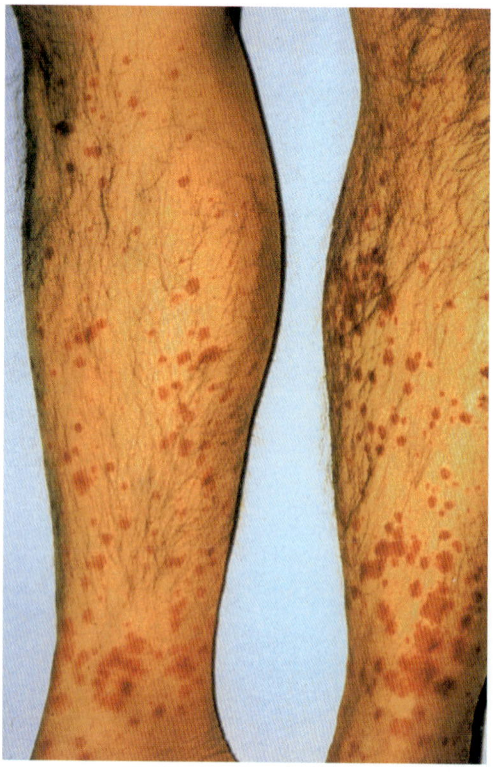

Q 236 ☞ p.339

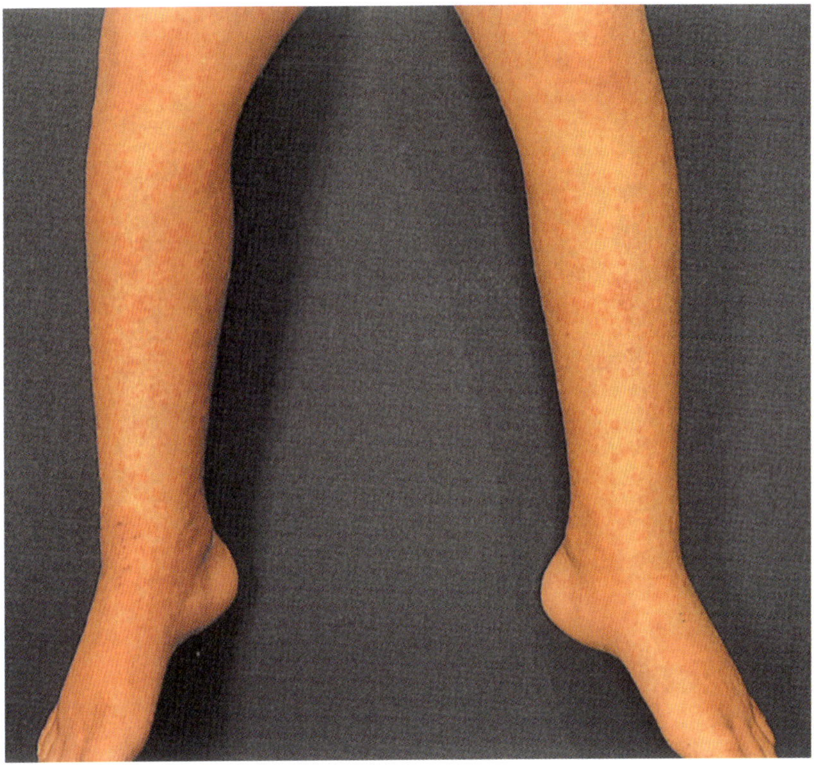

Q 237 ☞ p.341

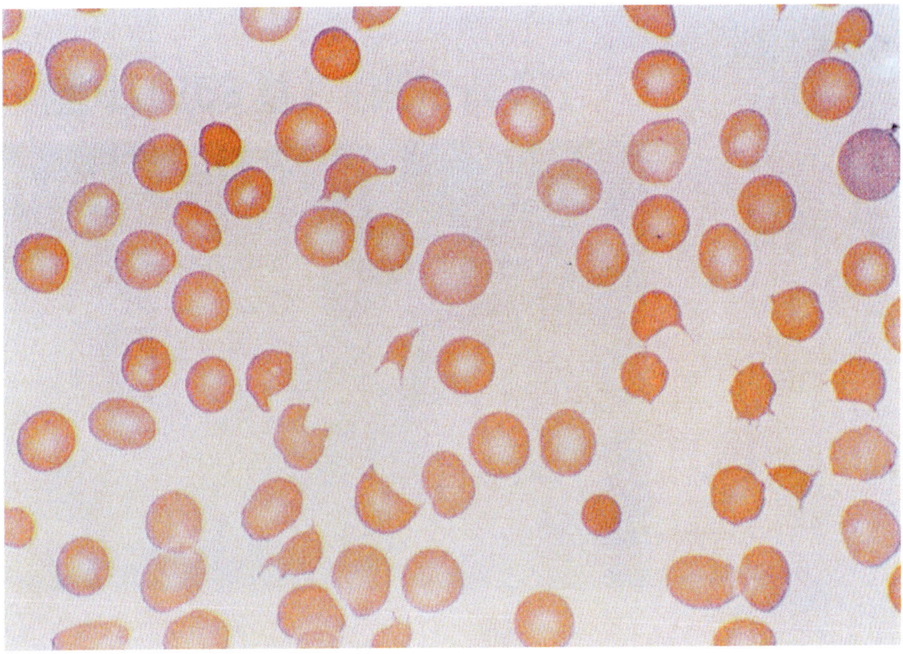

Q 239 ☞ p.346

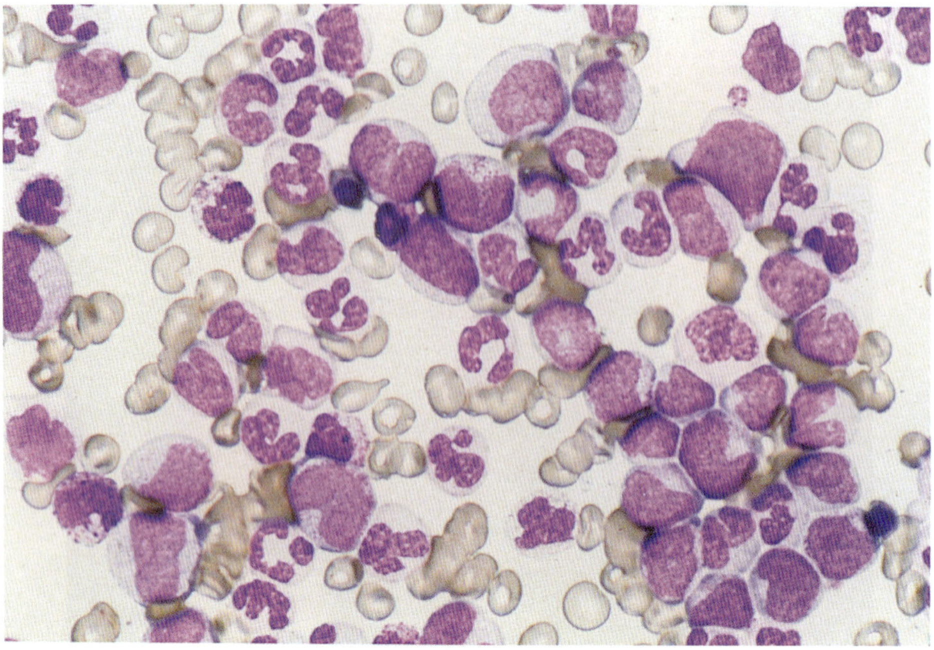

Q250-4 ☞ p.367

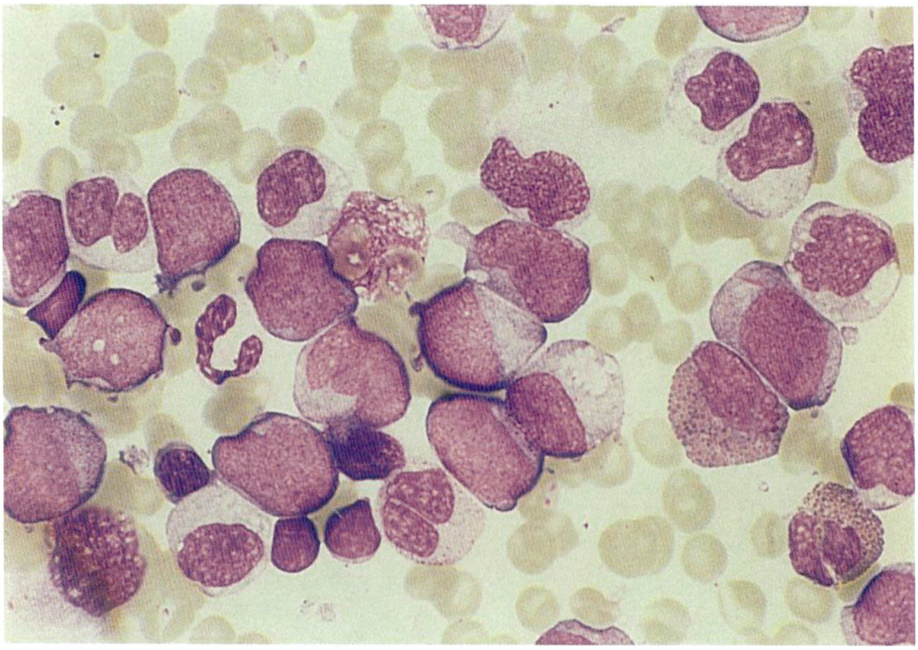

Column ☞ p.203

共用試験対策シリーズの特徴

共用試験とは、医学生が臨床実習（クリニカル・クラークシップ）へ進む前の到達度をチェックするための評価試験です。数年のトライアルの段階を経て、2005年度より全国の医科大学・大学医学部において本格導入されました。

臨床実習が始まるまでに医学生が習得しておくべき基本的態度・知識・技能は『医学教育モデル・コア・カリキュラム（平成22年度改訂版）』（文部科学省のWebサイト）にその詳細が示されており、下記よりダウンロードが可能です。

http://www.mext.go.jp/b_menu/shingi/chousa/koutou/033-1/toushin/1304433.html

本シリーズは、そのカリキュラムの「C. 人体各器官の正常構造と機能、病態、診断、治療」を各テーマ毎に復元問題とオリジナル問題を交えながら編集したものです。

本書の特徴は、**①模擬トレーニングができる付録のNetCBT**、**②理解を助けるユニークなイラスト**、そして**③質の高いオリジナル問題**の3点に集約されます。

① CBT (computer-based testing) 対策：共用試験は全問題がコンピュータを使って出題されます。「問題を解いて解説を読む」という従来の書籍だけの勉強法では限界があります。そこで、本シリーズでは、本試験をシミュレーションできるように、書籍に収載された問題のうち180題をNetCBTに収録し、本番と同じ形式で、毎回シャッフルされて出題されるようデザインしました。さらに、本試験以上に工夫を加えた点としては、正答率がその場で表示されることと、解いた問題の掲載ページがNetCBTにも表示されるため、書籍と連動（⚡マークで表示）しながら知識を習得できる点にあります。

②ビジュアルな編集：コア・カリキュラムの各章の目次を網羅し、要点解説と復元問題・オリジナル問題を付けています。そして、視覚的にインパクトを与えるため、各テーマ毎にユニークで印象に残るイラストを配置し、要点整理（ポイント）とイラストを見ればそれぞれのテーマの全体像を把握できるように工夫されています。

③オリジナル問題：学んだ知識を血肉とするために腐心して作成されたオリジナル演習問題および復元問題を200～250題、各巻毎に収載しました。共用試験はもちろん、卒業試験や国家試験対策の基礎力養成にも最適です。

本書を共用試験対策の教材として存分に活用して頂ければ幸いです。

リブロ・サイエンス編集部

医学教育モデル・コア・カリキュラム
－教育内容ガイドライン（平成22年度改訂版）－

A. 基本事項

1. 医の原則
(1) 医の倫理と生命倫理
(2) 患者の権利
(3) 医師の義務と裁量権
(4) インフォームドコンセント

2. 医療における安全性確保
(1) 安全性の確保
(2) 医療上の事故等への対処と予防
(3) 医療従事者の健康と安全

3. コミュニケーションとチーム医療
(1) コミュニケーション
(2) 患者と医師の関係
(3) 患者中心のチーム医療

4. 課題探求・解決と学習の在り方
(1) 課題探求・解決能力
(2) 学習の在り方
(3) 医学研究への志向の涵養
(4) 生涯学習への準備
(5) 医療の評価・検証

B. 医学・医療と社会

(1) 社会・環境と健康
(2) 地域医療
(3) 疫学と予防医学
(4) 生活習慣と疾病
(5) 保健、医療、福祉と介護の制度
(6) 死と法
(7) 診療情報
(8) 臨床研究と医療

C. 医学一般

1. 生命現象の科学
(1) 生命現象の物質的基礎
(2) 生命の最小単位－細胞
(3) 生物の進化と多様性
(4) 生態と行動

2. 個体の構成と機能

(1) 細胞の構成と機能
(2) 組織・各臓器の構成、機能と位置関係
(3) 個体の調節機構とホメオスタシス
(4) 個体の発生
(5) 生体物質の代謝
(6) 遺伝と遺伝子

3. 個体の反応

(1) 生体と微生物
(2) 免疫と生体防御
(3) 生体と放射線・電磁波・超音波
(4) 生体と薬物

4. 病因と病態

(1) 遺伝子異常と疾患・発生発達異常
(2) 細胞傷害・変性と細胞死
(3) 代謝障害
(4) 循環障害
(5) 炎症と創傷治癒

D. 人体各器官の正常構造と機能、病態、診断、治療

(1) 血液・造血器・リンパ系 ← **本書で取り扱ったテーマ（viページをご覧下さい）**
(2) 神経系
(3) 皮膚系
(4) 運動器（筋骨格）系
(5) 循環器系
(6) 呼吸器系
(7) 消化器系
(8) 腎・尿路系（体液・電解質バランスを含む）
(9) 生殖機能
(10) 妊娠と分娩
(11) 乳　房
(12) 内分泌・栄養・代謝系
(13) 眼・視覚系
(14) 耳鼻・咽喉・口腔系
(15) 精神系

E. 全身におよぶ生理的変化、病態、診断、治療

(1) 感染症
(2) 腫　瘍
(3) 免疫・アレルギー疾患
(4) 物理・化学的因子による疾患

(5) 成長と発達
(6) 加齢と老化
(7) 人の死

F. 診療の基本

1. 症候・病態からのアプローチ

ショック、発熱、けいれん、意識障害・失神、チアノーゼ、脱水、全身倦怠感、肥満・やせ、黄疸、発疹、貧血、出血傾向、リンパ節腫脹、浮腫、動悸、胸水、胸痛、呼吸困難、咳・痰、血痰・喀血、めまい、頭痛、運動麻痺・筋力低下、腹痛、悪心・嘔吐、嚥下困難・障害、食思（欲）不振、便秘・下痢、吐血・下血、腹部膨隆（腹水を含む）・腫瘤、蛋白尿、血尿、尿量・排尿の異常、月経異常、関節痛・関節腫脹、腰背部痛

2. 基本的診療知識

(1) 薬物治療の基本原理
(2) 臨床検査
(3) 外科的治療と周術期管理
(4) 麻　酔
(5) 食事と輸液療法
(6) 医用機器と人工臓器
(7) 放射線等を用いる診断と治療
(8) 内視鏡を用いる診断と治療
(9) 超音波を用いる診断と治療
(10) 輸血と移植
(11) リハビリテーション
(12) 介護と在宅医療
(13) 緩和医療・慢性疼痛

3. 基本的診療技能

(1) 問題志向型システム
(2) 医療面接
(3) 診療記録
(4) 臨床判断
(5) 身体診察
(6) 基本的臨床手技

G. 臨床実習

1. 診療の基本
2. 診察法
3. 基本的臨床手技
4. 診療科臨床実習
5. 地域医療臨床実習

contents

血液・造血器・リンパ系

一般目標

血液・造血器・リンパ系の構造と機能を理解し、主な疾患の病因、病態生理、症候、診断と治療を学ぶ。

本書の使い方

- ❏本書は「復元問題」+「クォリティの高いオリジナル予想問題」から構成されています。
- ❏**NetCBTにアクセスしていただくことで（巻末にアクセスナンバーが綴じ込んであります）、インターネット上で行うCBT（computer-based testing）を利用できます。本書の中から150問（30問×5セット）、さらに復元問題を30問収録しました。**

  正答率が表示されるので、理解度をその場で確認できます。解答画面には本書の掲載ページが併せて表示されるので、書籍で直ちに再確認し、確実に知識を習得することができます。
- ❏**共用試験対策用の格好の自習教材**であると同時に、卒業試験・医師国家試験対策にも活用できます。
- ❏NetCBTは、巻末綴じ込み内にあるアクセスナンバーを入力すればすぐにご利用いただけます。

設問テーマについての概論、解法のポイントを解説してあります。

NetCBTに収録した問題を表します。

□□ **12**

骨髄巨核球が減少するのはどれか。
A　再生不良性貧血
B　慢性骨髄性白血病
C　本態性血小板血症
D　特発性血小板減少性紫斑病
E　血栓性血小板減少性紫斑病

❏解法ガイド　骨髄巨核球は骨髄の多能性幹細胞に由来する巨核球系前駆細胞が分化・成熟したもので、細胞分裂なしにDNA合成を行うことにより核が2倍体から64倍体となった多倍体であることが特徴である。

❏選択肢考察
A　再生不良性貧血は造血幹細胞の減少により末梢血液中の赤血球、白血球、血小板すべてが減少する汎血球減少をきたすものである。骨髄巨核球も造血幹細胞の障害により骨髄が脂肪髄化していることから減少してくる。（○）

⋮

E　血栓性血小板減少性紫斑病でも、血管内血栓形成による血小板の消費・破壊が亢進し、特発性血小板減少性紫斑病と同様に骨髄では代償性に巨核球が増加して、血小板産生が亢進している。（×）

解答：A（*i*M ⑤ 55）

選択肢についての詳細な解説は、本書の最大の特徴です。

弊社発行の『***i*Medicine**（アイメディスン）』の参照ページを表します。
例：***i*M** ⑤ 55→ ***i*Medicine** 第5巻『血液』p.55

core curriculum

Chapter 1

構造と機能

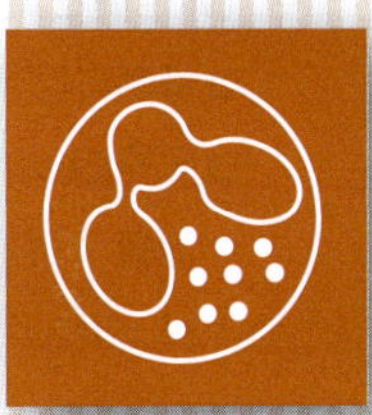

到達目標
1
骨髄の構造を説明できる。

Point

[造血臓器]

❏ 骨髄は骨の髄腔を満たしている造血組織である。

❏ 成人では主として骨髄、一部リンパ組織で造血（血球成分の産生）が行われる。

❏ 骨髄が未形成の胎生期には卵黄嚢や肝臓や脾臓でも髄外造血が行われているが、出生後は骨髄が唯一の造血器官となっている。

cf. 髄外造血とは、骨髄以外での造血をいい、胎生期のほか、骨髄線維症などで認められる。

cf. 真性多血症は造血細胞の腫瘍なので、全身の末端の骨髄に至るまで造血している。

[赤色髄と黄色髄]

❏ 骨髄には造血を行っている赤色（骨）髄と、脂肪化して造血を行っていない黄色（骨）髄がある。

❏ 乳児期以降、次第に骨髄の赤色髄が黄色髄（脂肪髄）化してゆき、成人では、造血は肋骨、胸骨、椎体、腸骨、頭蓋骨、鎖骨、肩甲骨などで行われる。

cf. 出血時に代償性造血亢進が必要なときには黄色髄も赤色髄化しうる。

[基本構造]

❏ 骨髄は、細網細胞と細網線維で作られた網目状の網工によって構成されている。

❏ その網目の空間には、造血幹細胞やさまざまな分化・成熟段階にある血球が密に存在している。

❏ 骨髄中には洞様毛細血管が発達しており、分化・成熟した血球は、この毛細血管の小孔を介して血液中へ出ていく。

[骨髄のバリア]

❏ 骨髄と血流との間にバリア（blood-marrow barrier）があり、正常では幼若な造血細胞は末梢血中にはほとんど出現せず、塗抹標本では骨髄芽球や赤芽球は検出されない（ただし、正常でも末梢血にも造血幹細胞などの幼若細胞もわずかには存在する）。

cf. 白赤芽球症：白血球系、赤血球系の幼若細胞が末梢血中に出現するもので、骨髄線維症、赤白血病、粟粒結核、癌の骨髄転移などで認められる。

図 1　赤色髄の分布と組織像

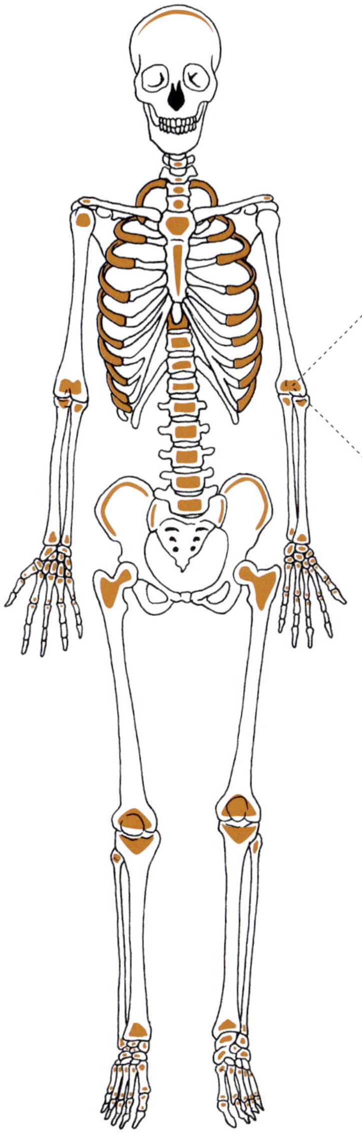

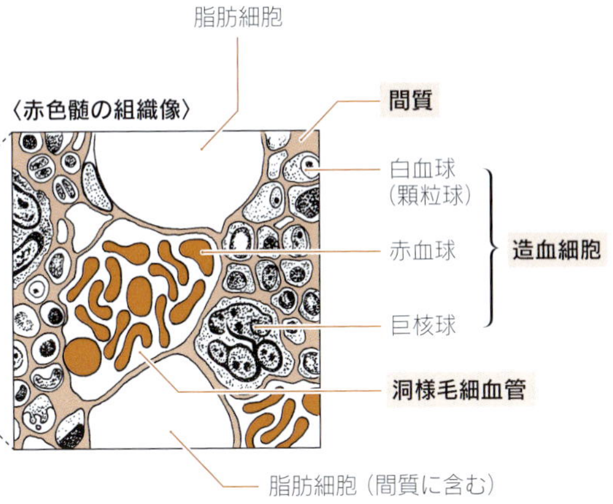

骨髄組織は

造血細胞 ＋ 間質 ＋ 洞様毛細血管

によって構成されており、骨髄における血球生成は体内の需要に応じて調節されている。

〈成人の赤色髄分布〉

- ❏骨髄は肉眼的所見から大きく２種類に分けられる。
- ❏造血細胞で埋めつくされている**赤色髄**と、脂肪組織で埋められる**黄色髄**である。
- ❏新生児の骨髄はすべて赤色髄であるが、**年齢を重ねるにつれ黄色髄の割合が増え**、赤色髄は長管骨の骨端部と短い扁平骨に限られてくる。
- ❏しかし著しい乏血状態や低酸素下においては造血の需要が増すため黄色髄は赤色髄に置き換わる。

■：成人における赤色髄の分布

□□ **1** 成人骨髄について**誤っている**のはどれか。

A　内胚葉由来である。

B　造血組織である。

C　海綿骨内側に存在している。

D　骨端部にも骨髄が存在している。

E　造血幹細胞を含む。

❏ **解法ガイド**　成人では主として骨髄、一部リンパ組織で造血が行われる。成人の骨髄は脂肪組織が大部分を占める黄色髄と、造血を行う赤色髄に分けられる。

❏ **選択肢考察**

A　骨髄は中胚葉由来であり、内胚葉由来ではない。血液や血管系はすべて中胚葉の間葉系組織である。(×)

B　骨髄には脂肪細胞に置き換わった黄色髄もあるが、基本的には赤色髄で占められており、そこで造血が行われている。(○)

C　骨内側の海綿骨内側に骨髄が存在している。(○)

D　長管骨では骨幹部に骨髄が存在するが、骨端部にも存在している。(○)

E　成人骨髄でも赤色髄では造血幹細胞を含む。血球には寿命があり、赤血球はその膜脂質や蛋白の劣化により肝臓や脾臓などの網内系で捕食、貪食処理され、約120日の寿命をもつ。これは骨髄での造血によって補充され、造血因子により適切な値に維持されている。(○)

解答：A（***iM*** 5 13）

□□ **2** 骨髄に含まれるが末梢血液に**認められない**細胞はどれか。

A　赤血球

B　血小板

C　単　球

D　巨核球

E　網赤血球

❏ **解法ガイド**　血液は赤血球、白血球、血小板などの血球と血漿からなる。

血球は骨髄で産生され、成熟すると末梢血に出ていくので、骨髄には幼若細胞から成熟細胞まですべての細胞が含まれているが、幼若細胞は末梢血液には含まれない。

骨髄から末梢血への血球の移行にはバリアがある。原発性骨髄線維症のように脾臓で髄外造血を行う場合は、このバリアがないので末梢血に幼若細胞も出現し白赤芽球症を呈する。

❏ **選択肢考察**

A　赤血球は末梢血にも、骨髄にも存在する。(○)

B　血小板は末梢血に15～40万/μl存在するが、骨髄巨核球から産生されるので、当然骨髄にも認められる。(○)

C　単球は骨髄の単芽球が分化・成熟して形成される。骨髄から末梢血に移行するので、ともに存在する。(○)

D　巨核球は直径35～160 μmと、赤血球の直径7 μmに比較すると非常に大きな細

胞である。骨髄に存在しており、末梢血では認められない。(×)

E　網赤血球は赤芽球が脱核して分化・成熟するときに、まず形成される細胞である。超生体染色によって赤血球内に不規則な網状の物質が染め出されるが、この網状物質はミトコンドリアやリボソームなどの細胞内小器官の一部である。網赤血球は骨髄から血液中にバリアを越えて流出することができ、流血中で数日以内に成熟赤血球となる。網赤血球は骨髄・末梢血ともに存在する。(○)

解答：D（*iM* 5 14）

□□ **3**　正常骨髄の穿刺において**認められない**のはどれか。

A　骨髄芽球
B　巨核球
C　形質細胞
D　巨赤芽球
E　リンパ芽球

❑解法ガイド　すべての血球は全能性幹細胞が分化・増殖して形成されたものであり、全能性幹細胞はリンパ系幹細胞と骨髄系幹細胞に分化する。さらに骨髄系幹細胞は赤血球系、巨核球・血小板系および顆粒球・単球（マクロファージ）系に分化していく。一般にリンパ系幹細胞や骨髄系幹細胞は多能性幹細胞と呼ばれる。

骨髄にはこれらすべての系列の細胞が認められる。

❑選択肢考察

A　全能性幹細胞はリンパ系幹細胞と骨髄系幹細胞に分かれ、骨髄系幹細胞は赤芽球系と巨核球・血小板系および顆粒球・単球系に分化する。骨髄芽球は骨髄系幹細胞から形成され、GM-CSF（顆粒球・マクロファージコロニー刺激因子）やG-CSF（顆粒球コロニー刺激因子）、インターロイキンなどによって各種顆粒球に分化する。当然骨髄芽球は骨髄に認められる。(○)

B　巨核球は骨髄系幹細胞由来の巨核芽球が分化・成熟したもので、血小板を産生する細胞として骨髄に存在している。巨核芽球は核内分裂をし、細胞分裂を行わなくなった巨核球でも2n（ヒトでは46本の染色体）が4n（92本）や8n、16nなどと多倍数体を形成するのが特徴である。そのために巨核球は直径が35～160 μmと大きく、その細胞質の一部から血小板が産生される。(○)

C　形質細胞はB細胞が分化・成熟して、免疫グロブリン産生細胞となったものである。蛋白である免疫グロブリン産生のために、細胞質にはRNAやリボソームが豊富に存在し、May-Giemsa染色標本で青色に染色される。形質細胞は末梢血ではほとんど認められず、主として骨髄に存在する。しかし、正常な骨髄細胞でも形質細胞の占める割合は1％未満である。この形質細胞が腫瘍性増殖すると多発性骨髄腫となる。(○)

D　正常骨髄では赤血球系細胞として赤芽球が認められるが、巨赤芽球は認めない。巨赤芽球は巨赤芽球性貧血で認められる異常細胞である。(×)

E　リンパ芽球は全能性幹細胞がリンパ系幹細胞に分化して形成されるものであり、正常骨髄で認められる。(○)

解答：D（*iM* 5 14）

□□ **4**　健常成人の骨髄穿刺で得られる有核細胞の所見として正しいのはどれか。

A　多能性幹細胞：10％

B　赤芽球：2％

C　骨髄芽球：20％

D　有核細胞：1万/μl

E　顆粒球系細胞/赤芽球系細胞比率：1以上

❏解法ガイド

骨髄穿刺は造血の状態を調べるために必要な検査であり、一般には仰臥位で胸骨正中部第2肋間、もしくは腸骨などを穿刺部位として骨髄液が採取される。骨髄穿刺で得た骨髄液の基準値は以下のとおりである。

①有核細胞数（nucleated cell count；NCC）（基準10～30万/μl）

②骨髄巨核球数（基準100±50/μl）

③顆粒球系細胞と赤芽球系細胞の比率（M/E比もしくはG/E比）（基準2～3：1）

M/E比：myeloid/erythroid比、G/E比：granulocyte/erythroid比

④骨髄像（一般に骨髄芽球は2％前後、赤芽球は20％前後）

骨髄像は末梢血液像との間に必ずしも平衡関係を示さないので、造血状態を知るのに最も適している。

この骨髄穿刺で骨髄液を採取できない、いわゆるdry tapの状態になることがあるが、その原因としては骨髄線維症や悪性腫瘍の骨髄転移などがある。そのような場合は骨髄生検を行い、骨髄の組織を検索する必要がある。一般に骨髄生検は後腸骨稜などを用いて行われる。

❏選択肢考察

A　多能性幹細胞は骨髄中でも1％以下であり、末梢血ではもっと少ないので、末梢血造血幹細胞移植ではG-CSFなどを事前に投与して、造血幹細胞のマーカーでもあるCD34陽性細胞を増加させておく必要がある。(×)

B　正常では骨髄赤芽球は20％前後であるが、貧血でエリスロポエチンが増加すると骨髄赤芽球が過形成となり、M/E比（G/E比）が低下する。(×)

C　正常では骨髄芽球は2％前後であり、骨髄芽球が30％以上（WHO分類では20％以上）では急性骨髄性白血病と判断される(p.168参照)。(×)

D　有核細胞の正常は10～30万/μlである。再生不良性貧血ではこの有核細胞数が減少する。(×)

E　M/E比（G/E比）の基準は2～3：1で、顆粒球系細胞のほうが多い。これは末梢血では白血球より赤血球のほうが多いにもかかわらず、半減期は白血球の大部分を占める顆粒球が数時間と短く、赤血球は120日と長いためである。(○)

解答：E（*iM* 5 54）

□□ **5**　35歳の女性。以前から月経時の出血が多く、さらに数日前から階段を上るときに息切れと動悸とを感じるようになり来院した。血液所見：赤血球250万、Hb 5.2g/dl、Ht 16％、網赤血球3.0％、白血球8,800、血小板1万。骨髄血塗抹May-Giemsa染色標本（⇒カラー口絵）を示す。

この患者の骨髄で認められる血液細胞で最も少ないのはどれか。

A　赤芽球

B　骨髄球

C　巨核球

D　桿状核球

E　赤血球

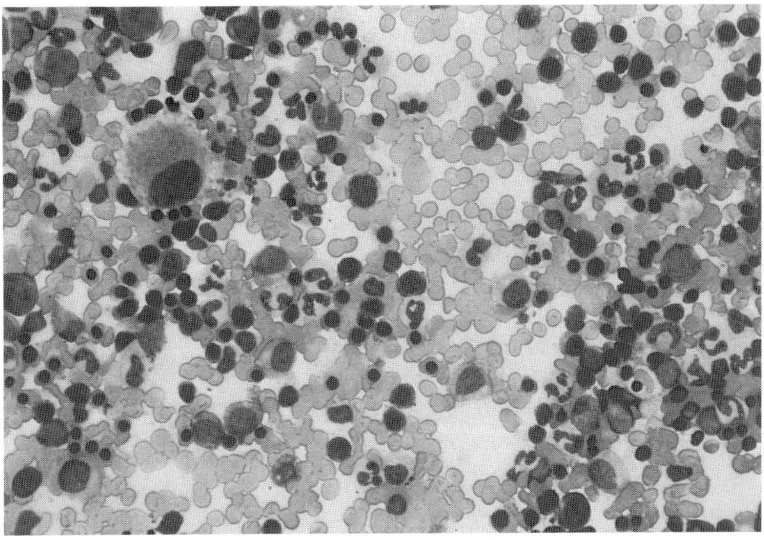

❑**解法ガイド**　身体所見　＃1　35歳の女性。以前から月経時の出血が多い⇒月経過多。

＃2　数日前から階段昇降時に息切れと動悸を感じた⇒月経過多による貧血症状。

検査所見　＃1　赤血球250万（基準380～480万）、Hb 5.2g/dl（基準12～16）、Ht 16％（基準36～42）⇒MCV 64、MCH 21であるので小球性低色素性貧血（p.78参照）。

MCV（平均赤血球容積）＝16/2.5×10＝64（80未満で小球性）

MCH（平均赤血球血色素量）＝5.2/2.5×10＝21（28未満で低色素性）

急性の出血性貧血では血液が一過性に失われるだけであるので正球性貧血となっているはずであるが、この症例は以前から慢性的に月経過多があり、それにより持続的にヘモグロビン、すなわち鉄が失われていたため、鉄欠乏性貧血を合併しているものと考えられる。

＃2　網赤血球3.0％（基準0.6～2.0％）と増加⇒今回の月経過多に対して骨髄による赤芽球系造血が亢進したことを反映している。

＃3　白血球8,800（基準4,000～8,500）と増加傾向⇒大量出血に対する反応性の造血亢進で、末梢血に核左方移動を伴った好中球増加をきたしたと考えられる。

＃4　血小板1万（基準15～40万）と著明に低下⇒出血傾向の原因と判明。一般に血小板数1～2万以下で重篤な出血傾向が出現する。

画像所見 骨髄血塗抹May-Giemsa染色標本では、

＃1　赤血球や骨髄の一般の有核細胞に比し、巨大な細胞が認められる⇒巨核球。

＃2　骨髄有核細胞のほかの白血球系や赤血球系の細胞には異型性を認めない。

＃3　各成熟段階の細胞が認められる。

＃4　やや赤芽球の割合が基準値(顆粒球系細胞と赤芽球系細胞の比率であるM/E比＝2～3：1)に比し多い⇒出血に対する代償性の赤血球産生の亢進。

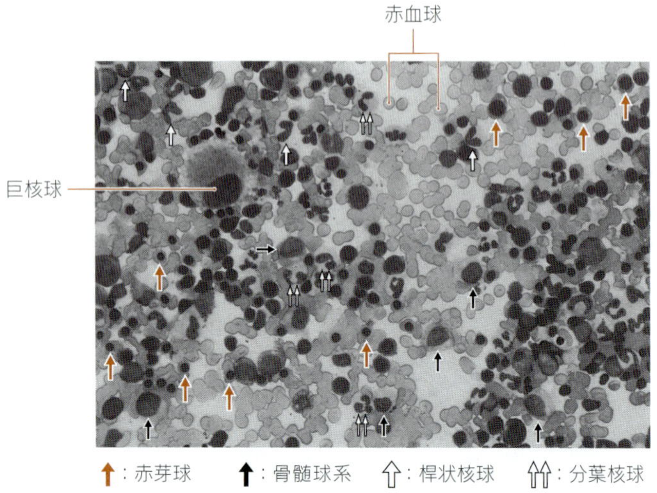

❑診　断　慢性特発性血小板減少性紫斑病。

❑解法サプリ　成人では骨髄で血球の産生が行われているが、これは恒常性が維持できるように造血因子によって調節されており、それが骨髄像に反映される。

この症例は月経過多であり、大量の月経血として血液が失われたために貧血を呈し、その結果、動悸、息切れを認めるようになった。月経過多の原因としては、一般には子宮筋腫や子宮内膜症など、産婦人科的原因が考えられる。

❑選択肢考察

A　この患者では出血があったことも反映して、赤芽球は過形成となっている。(×)

B　骨髄球は骨髄芽球が前骨髄球を経て分化・成熟したもので、核は円形をしており、二次顆粒が細胞質に存在しているものである。さらに核が扁平化傾向を呈したものが後骨髄球である。この骨髄像では複数個認められる。(×)

C　巨核球は左上方に認められるだけであり、それ以外には認められないので、最も少ないといえる。(○)

D　顆粒球の成熟細胞の一つである桿状核球も数個認められる。桿状核球は顆粒球の中で核が扁平化したもので、まだ分葉化は認めないものである。(×)

E　この骨髄像の中では、赤血球が最も多く認められる。(×)

解答：C (iM 5 55、250)

□□ **6**　55歳の女性。労作時息切れのため来院した。体温36.2℃。脈拍104/分、整。眼瞼結膜は蒼白で眼球結膜に黄染は認めない。血液所見：赤血球230万、Hb 7.1g/dl、Ht 22%、網赤血球0.1%、白血球4,000、血小板17万。血液生化学所見：総ビリルビン0.8mg/dl、LD 350IU/l（基準176～353）。骨髄血塗抹May-Giemsa染色標本（⇒カラー口絵）を示す。

この患者の骨髄像で最も少ないのはどれか。

A　赤血球

B　赤芽球

C　骨髄球

D　後骨髄球

E　桿状核球

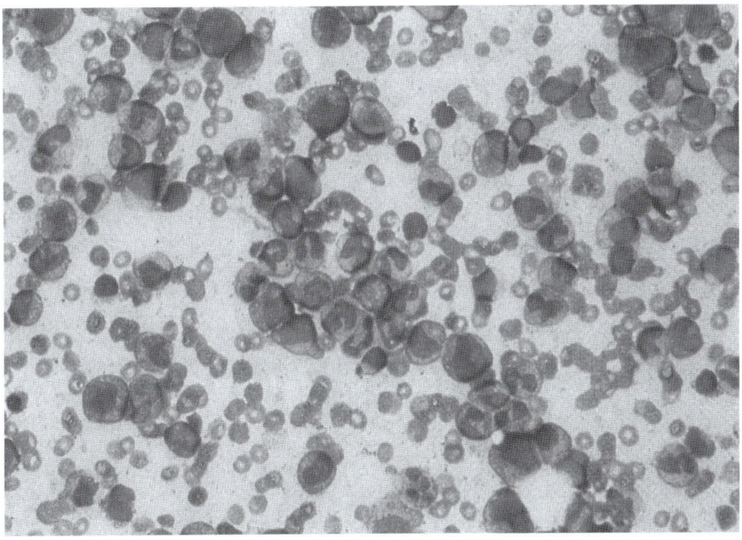

❏ **解法ガイド**

身体所見

＃1　55歳の女性、労作時息切れ⇒心疾患、呼吸器疾患、貧血を考慮したい。

＃2　体温36.2℃、脈拍104/分、整⇒発熱を伴わない頻脈。

＃3　眼瞼結膜は蒼白⇒貧血。頻脈の原因は貧血の可能性。

＃4　眼球結膜に黄染は認めない⇒貧血の原因は溶血ではない。

検査所見

＃1　赤血球230万（基準380～480万）、Hb 7.1g/dl（基準12～16）、Ht 22%（基準36～42）⇒著明な貧血。正球性貧血（MCV = 22/2.3 × 10 ≒ 96）。

＃2　網赤血球0.1%（基準0.6～2.0%）⇒貧血であるにもかかわらず赤血球産生が低下。

＃3　白血球4,000（基準4,000～8,500）と基準下限。

＃4　血小板17万（基準15～40万）と基準範囲内にある。

＃5　総ビリルビン0.8mg/dl（基準0.2～1.0）、LD 350IU/lと基準範囲内⇒溶血はない。

画像所見　骨髄血塗抹May-Giemsa染色標本では、

＃1　各種の成熟段階の骨髄球・顆粒球系の細胞が認められる。

＃2　赤芽球系の細胞は認められない⇒赤芽球癆に合致する。

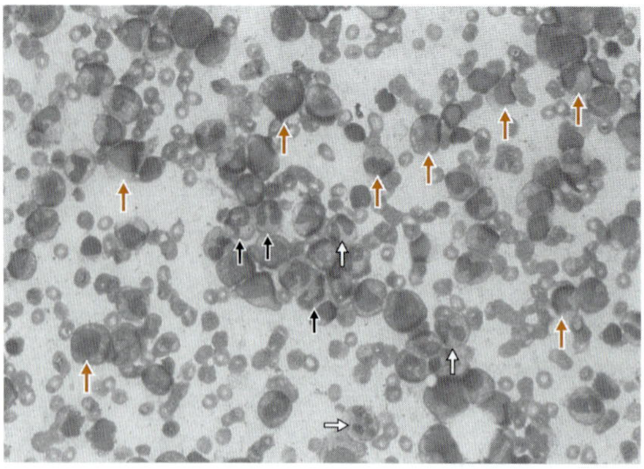

↑：骨髄球系　↑：桿状核球　⇧：分葉核球

❑**診　　断**　赤芽球癆。

❑**解法サプリ**　赤芽球癆は白血球系や血小板系には異常がなく、骨髄赤芽球系のみが障害されて貧血となるものである。ヒトパルボウイルスB19感染などによる急性赤芽球癆や細胞性免疫異常が関与すると考えられる慢性赤芽球癆があり、胸腺腫の合併が認められることがある。

❑**選択肢考察**

A　この患者では貧血は認めるが、骨髄像では赤血球は多数認められる。(×)

B　この患者は赤芽球癆であり、白血球系や血小板系には異常がなく、骨髄赤芽球系のみが障害されて貧血となるものなので、それに対応して、この患者の骨髄像でも赤芽球はほとんど認められない。(○)

C　骨髄球は、核は円形をしており、二次顆粒が細胞質に存在しているものである。この骨髄像では比較的多く認められる。(×)

D　後骨髄球は、骨髄球がさらに成熟したもので、核が扁平化している。この患者の骨髄でも多く認められる。(×)

E　桿状核球は顆粒球の成熟細胞の一つで、核が扁平化したもので、まだ分葉化は認めないものである。この患者の骨髄でも多く認められる。(×)

解答：B（*iM* 5 117）

□□ **7**　骨髄について**誤っている**のはどれか。

A　造血幹細胞が含まれる。

B　リンパ芽球が含まれる。

C　鉄欠乏性貧血では赤芽球が減少する。

D　赤色髄で血球産生が行われる。

E　加齢とともに次第に脂肪髄化する。

❏解法ガイド　成人では骨髄は造血組織で、造血幹細胞が分化・増殖して各種の血球を産生する。

❏選択肢考察

A　骨髄には造血幹細胞が含まれる。造血幹細胞移植は骨髄移植が原則である。(○)

B　骨髄でリンパ系幹細胞からリンパ芽球となり、さらにリンパ球に分化したものが胸腺に移行する。そこで自己に対する免疫を有するものが排除される。(○)

C　鉄欠乏性貧血では貧血によって腎臓からエリスロポエチン分泌が増加し、骨髄赤芽球の細胞分裂を促進することで骨髄赤芽球が増加する。(×)

D　成人の骨髄は脂肪組織が大部分を占める黄色髄と、造血（血球産生を行う）臓器である赤色髄に分けられる。(○)

E　乳幼児期ではほとんどの骨髄は造血を行う赤色髄であるが、加齢とともに造血能が低下して次第に脂肪髄化し黄色髄となる。(○)

解答：C（*i***M** 5 13）

□□ **8**　胎生期における造血部位として**誤っている**のはどれか。

A　骨　髄　　B　胎　盤　　C　肝　臓

D　脾　臓　　E　卵黄嚢

❏解法ガイド　成人では主として骨髄、一部リンパ組織で造血が行われるが、胎生期には胎生約１か月に卵黄嚢の血島（blood island）で造血が始まる。この血島の中には造血幹細胞が存在し、この造血幹細胞は肝臓に移行し、肝臓で造血が開始される。さらに４か月には全身の結合織にも造血幹細胞が至り、全身の結合織で造血され、骨髄や脾臓がその部分現象として造血を始める。これらの結合織造血は５か月頃に中止し、７か月以降は骨髄のみが主要な造血の場となる。肝臓も７か月までは赤血球性造血を続けるが、出生時には骨髄が唯一の造血の場となる。

❏選択肢考察

A　胎児期の胎生７か月以降は骨髄のみが主要な造血の場となる。(○)

B　胎盤は胎児の造血そのものには関与しない。(×)

C　胎芽期の卵黄嚢における造血の後、胎児期早期には卵黄嚢の血島の造血幹細胞は肝臓に移行し、肝臓で造血が開始される。肝臓は胎生７か月までは赤血球性造血を続ける。(○)

D　胎生４か月には全身の結合織にも造血幹細胞が至り、全身の結合織で造血され、骨髄や脾臓がその部分現象として造血を始める。(○)

E　胎生約１か月の胎芽期には、卵黄嚢の血島で造血が始まる。(○)

解答：B（*i***M** 5 13）

□□ **9**　髄外造血を最も生じやすいのはどれか。

A　胸　腺
B　肝　臓
C　脾　臓
D　腎　臓
E　リンパ節

❏ **解法ガイド**

髄外造血は骨髄以外の部位で造血、すなわち血球産生が行われるもので、胎児期や原発性骨髄線維症で認められる。

胎児期には肝臓、脾臓のほか、全身の結合織でも造血が行われている。

原発性骨髄線維症では、造血は骨髄ではなく脾臓などで髄外造血がみられることが特徴である。

❏ **選択肢考察**

A　胸腺は骨髄で形成されたT細胞系前駆細胞を成熟させる機能をもつが、造血を行う場ではない。(×)

B　肝臓は網内系に属しており、胎児期には造血の場となるが、後天的な原発性骨髄線維症では造血の場とはならない。(×)

C　脾臓は網内系に属しており、胎児期でも原発性骨髄線維症でも造血の場となる。(○)

D　腎臓はエリスロポエチンを産生して赤芽球の分化・成熟を促進する機能はあるが、造血を行う場ではない。(×)

E　リンパ節はリンパ液の濾過装置であり、リンパ路の途中に存在する。リンパ節は表層部の皮質と深部の髄質に分けられ、皮質には胚中心と呼ばれるリンパ球の集合と、その間に長い樹枝状の突起を出し、互いに吻合して網の目をつくっている樹状細胞がある。ここでは樹状細胞がさまざまな異物を抗原として提示し、それに反応するB細胞が分裂して増殖している。リンパ節は抗体産生などの免疫に関与するが、造血を行う場ではない。(×)

解答：C（***iM*** 5 14、199）

□□ **10**　骨髄穿刺について正しいのはどれか。

A　胸骨正中部第4肋間で行われる。
B　骨膜の穿刺は不要である。
C　穿刺時には緩徐に骨髄液を吸引する。
D　骨髄液中有核細胞では赤芽球が最も多い。
E　末梢血混入時には有核細胞数が減少する。

❑ 解法ガイド　骨髄穿刺は造血の状態を調べるために必要な検査であり、一般には仰臥位で胸骨正中部第2肋間、もしくは腸骨などを穿刺部位として骨髄液が採取される。骨髄穿刺で得た骨髄液では、

①有核細胞数 ―――――― 基準10～30万/μl
②骨髄巨核球数 ――――― 基準100±50/μl
③M/E比（G/E比）――― 基準2～3：1
④骨髄像 ――――――――― 一般に骨髄芽球は2％前後、赤芽球は20％前後

を観察する。

❑ 選択肢考察

A　骨髄穿刺は一般には仰臥位で胸骨正中部第2肋間、もしくは腸骨などを穿刺部位として骨髄液が採取される。胸骨正中部第4肋間ではない。（×）
B　骨髄の穿刺には骨膜の穿刺は不可欠である。骨膜穿刺時に局所麻酔を行う必要がある。（×）
C　穿刺時には緩徐に骨髄液を吸引すると末梢血の混入が多くなるので、一気に陰圧で吸引する。（×）
D　骨髄液中有核細胞で最も多いのは骨髄系の細胞であり、顆粒球系細胞と赤芽球系細胞の比率は2～3：1が基準である。赤芽球は赤血球の半減期が長いのでそれほど多くはない。（×）
E　末梢血混入時には赤血球などが多く入り込むため、有核細胞数が減少する。（○）

解答：E（*iM* 5 52）

□□ **11** 骨髄穿刺で、骨髄液を**採取できない**（dry tap）のはどれか。

A　再生不良性貧血

B　多発性骨髄腫

C　骨髄線維症

D　骨髄異形成症候群

E　急性骨髄性白血病

❏ 解法ガイド　骨髄穿刺で骨髄液を採取できない、いわゆるdry tapの状態になることがあるが、その原因としては骨髄線維症や悪性腫瘍の骨髄転移などがある。そのような場合は骨髄生検を行い、骨髄の組織を検索する必要がある。一般に骨髄生検は後腸骨稜などを用いて行われる。

❏ 選択肢考察

A　再生不良性貧血は造血幹細胞が減少し、骨髄が脂肪髄化することで、汎血球減少を認めるものである。骨髄穿刺では有核細胞が減少しているだけで、dry tapになるのではない。（○）

B　多発性骨髄腫は形質細胞の骨髄内における多発性の腫瘍性増殖であり、骨髄穿刺で異型性をもった形質細胞が検出されるのが特徴となる。（○）

C　骨髄線維症は全身の骨髄の広範な線維化をきたすものであり、そのため骨髄穿刺を行っても骨髄液が採取されずdry tapとなるため、骨髄生検が行われ、骨髄の線維化が各種染色法により証明される。（×）

D　骨髄異形成症候群では治療抵抗性の貧血を伴った汎血球減少を呈することが多く、再生不良性貧血や急性白血病などとの鑑別として骨髄穿刺が不可欠である。骨髄穿刺ではdry tapになるのではなく、各種血球の異型性を伴った細胞成分の増加を認めることが多い。（○）

E　急性骨髄性白血病では骨髄穿刺を行い、骨髄芽球などの白血病細胞を検出することが診断に必要となる。また、治療前の骨髄像の検出によって、行われた治療が有効であるのか否かの効果判断にも用いることができ、一般に白血病の診断、治療に骨髄穿刺は不可欠である。（○）

解答：C（***iM*** 5 52）

□□ **12** 骨髄巨核球が減少するのはどれか。

A　再生不良性貧血
B　慢性骨髄性白血病
C　本態性血小板血症
D　特発性血小板減少性紫斑病
E　血栓性血小板減少性紫斑病

❏解法ガイド　骨髄巨核球は骨髄の多能性幹細胞に由来する巨核球系前駆細胞が分化・成熟したもので、細胞分裂なしにDNA合成を行うことにより核が2倍体から64倍体となった多倍体であることが特徴である。骨髄巨核球の細胞質から血小板が産生される。血小板産生の調節には造血因子であるトロンボポエチンが関与している。通常、骨髄巨核球は100個/μl前後存在しており、末梢における血小板の消費・破壊の亢進に反応してトロンボポエチンなどが増加することにより骨髄巨核球数が増加する。

末梢血血小板数の減少の原因には、血小板産生の低下によるものと、血小板破壊の亢進によるものがある。血小板破壊の亢進による場合には（血小板寿命を測定する必要があるが、これは容易ではない）、代償性に血小板産生が亢進するので、骨髄穿刺をして血小板産生を行う巨核球が増加していれば血小板破壊の亢進であり、減少してれば血小板産生の低下によるものであると判断される。

❏選択肢考察

A　再生不良性貧血は造血幹細胞の減少により末梢血液中の赤血球、白血球、血小板すべてが減少する汎血球減少をきたすものである。骨髄巨核球も造血幹細胞の障害により骨髄が脂肪髄化していることから減少してくる。(○)

B　慢性骨髄性白血病はt(9；22)のPh染色体によりBCR/ABLキメラが形成され、そのために骨髄性の造血幹細胞の分化・成熟障害を伴わない腫瘍性増殖をきたし、顆粒球系および血小板系を中心とする腫瘍性増殖を認める。そのため骨髄巨核球も増加することが多い。(×)

C　本態性血小板血症は慢性骨髄性白血病と同様に慢性の骨髄増殖性疾患に属し、血小板を中心とする、分化・成熟障害を伴わない腫瘍性増殖を認めるもので、骨髄巨核球は腫瘍性に増殖している。(×)

D　特発性血小板減少性紫斑病は、末梢血液中血小板膜表面にIgGが結合することにより脾臓における血小板の消費・破壊が亢進し、血小板寿命が骨髄の代償機能を超えて短縮するため、血小板数が減少している。骨髄では代償性に巨核球が増加し、血小板産生が亢進している。(×)

E　血栓性血小板減少性紫斑病でも、血管内血栓形成による血小板の消費・破壊が亢進し、特発性血小板減少性紫斑病と同様に骨髄では代償性に巨核球が増加して、血小板産生が亢進している。(×)

解答：A（*iM* 5 55）

□□ **13** 骨髄巨核球が増加するのはどれか。

A　特発性血小板減少性紫斑病
B　再生不良性貧血
C　急性骨髄性白血病
D　慢性リンパ性白血病
E　Schönlein-Henoch 紫斑病

❏ 解法ガイド　血小板は巨核球の細胞質がちぎれて分離したものであり、血小板産生を調節する因子としては造血因子であるトロンボポエチンが関与している。

末梢における血小板の消費・破壊の亢進により末梢血液中血小板数が減少すると、トロンボポエチンが増加し、骨髄巨核球の増殖、分化・成熟を促進し、血小板産生が増加する。

❏ 選択肢考察

A　特発性血小板減少性紫斑病（ITP）は、末梢血液中血小板膜表面にIgGが結合することにより脾臓における血小板の消費・破壊が亢進し、血小板寿命が骨髄の代償機能を超えて短縮するため、骨髄では巨核球が増加する。（○）

B　再生不良性貧血は造血している骨髄が減少して脂肪髄化するものである。すべての血球の産生が低下しているので、血小板を産生する巨核球も骨髄内で減少する。（×）

C　急性骨髄性白血病（AML）は骨髄系の幼若細胞である骨髄芽球が腫瘍性に増殖し、それが分化・成熟障害を伴っているため前骨髄球への分化傾向を示さず、骨髄中が骨髄芽球で占められることになり、正常な造血が障害される疾患である。そのため、骨髄では巨核球は減少し、末梢血液中血小板数が減少し、出血傾向を認める。（×）

D　慢性リンパ性白血病は高齢者に好発し、分裂能を失った成熟小型リンパ球の腫瘍性増殖をきたすもので、リンパ系の増殖はあっても、骨髄巨核球を含む骨髄系の増殖は認められない。（×）

E　Schönlein-Henoch 紫斑病（アレルギー性紫斑病）は、血小板の数や機能に異常はないので骨髄巨核球数にも異常は認めない。（×）

解答：A（*iM* 5 55）

到達目標

2 造血幹細胞から各血球への分化と成熟の過程を説明できる。

Point

- ❏すべての血球は造血幹細胞が分化・成熟して形成されたものである。
- ❏全能性幹細胞は各系統の細胞に分化する多分化能とともに、自己と同じ細胞を産生する自己増殖能を同時にもっている。
- ❏全能性幹細胞はリンパ系（多能性）幹細胞と骨髄系（多能性）幹細胞に分化する。
- ❏骨髄系幹細胞は赤血球系、巨核球・血小板系および顆粒球・単球（マクロファージ）系に分化していく。これらの分化・成熟には各種の造血因子やサイトカインが関与する。

　赤芽球の分化・成熟　――― エリスロポエチン
　巨核球の分化・成熟　――― トロンボポエチン
　顆粒球・単球の分化・成熟　― GM-CSF (granulocyte-macrophage colony stimulating factor)

[赤血球系]

- ❏赤色髄において全能性幹細胞が骨髄系幹細胞となり、さらに赤芽球系前駆細胞となって、腎由来のエリスロポエチンによって赤芽球の分化が促進される。
- ❏赤芽球系は、形態的には前赤芽球から赤芽球、さらに脱核して網赤血球、成熟赤血球となる。赤芽球は、その細胞質、核の成熟段階により、好塩基性赤芽球→多染性赤芽球→正染性赤芽球と次第に成熟していく［好塩基性は細胞質が青、多染性は細胞質が紫（青＋赤）、正染性は細胞質が赤（→赤血球と同じ）であることを示す］。
- ❏赤血球は、網赤血球もしくは成熟赤血球になると骨髄から流血中に出て、血液の酸素運搬を行う。

[白血球系]

- ❏白血球系の発生は、全能性幹細胞からリンパ系と骨髄系（顆粒球系）に分けられる。

[顆粒球系]

- ❏骨髄において骨髄系幹細胞が顆粒球・マクロファージ系の幹細胞に分かれていく。
- ❏顆粒球系は、骨髄系幹細胞から次第に分裂・成熟していく。骨髄芽球が形成された後、前骨髄球、骨髄球と分裂し成熟するが、後骨髄球以降は分裂能をもたない。桿状核球以降は骨髄から末血に出て、さらに核が分葉化して、分葉核球となる。末梢血の分葉核球も、時間が経つにつれて次第に分葉の数が増えていく（骨髄芽球→前骨髄球→骨髄球→後骨髄球→桿状核球→分葉核球）。
- ❏前骨髄球では一次顆粒（アズール顆粒）が存在するが、骨髄球以降は二次顆粒が出現する。この二次顆粒の種類により好中球（無色の顆粒）、好酸球（赤紫の顆粒）、好塩基球（青紫の顆粒）に分かれる。

[単球系]

- ❏骨髄系幹細胞から単芽球が形成され、それが分化して単球になる。

[リンパ系]

- ❏骨髄のリンパ系細胞は、分化・増殖して、細胞性免疫を司るT細胞（Tリンパ球）と、液性免疫を司るB細胞（Bリンパ球）になるが、T細胞の成熟には胸腺が必要である。B細胞はさらに分化し、形質細胞となり免疫グロブリンを産生する。

[血小板系]

- ❏血小板は骨髄の巨核球の細胞質より作られる。

図２　血液細胞の分化・成熟

相	全能性･多能性幹細胞	単能性幹細胞	芽細胞	成熟細胞
自己複製能				
分化能				
分裂能				
造血促進因子の影響				
機能活性				

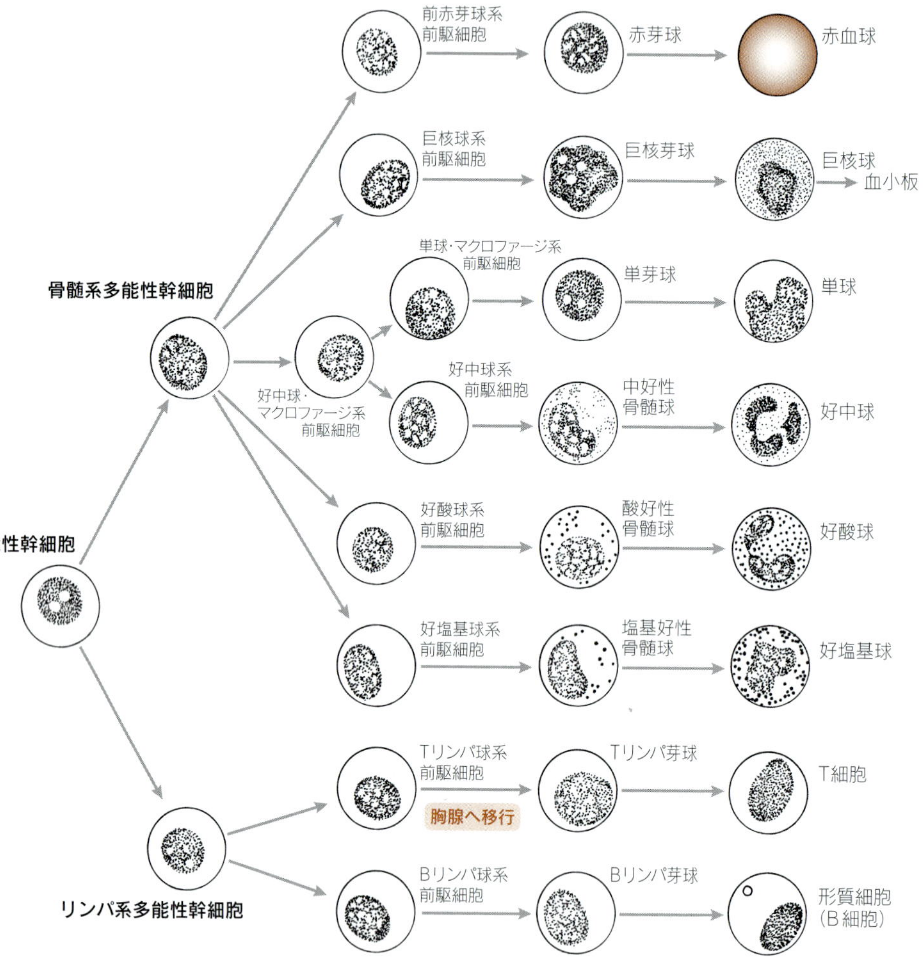

❏血液細胞は骨髄系とリンパ系の２つの系統に分かれる。リンパ系は前駆細胞の段階でＴとＢに分かれ、**Ｔリンパ球系の前駆細胞は骨髄を離れて胸腺へ移行**した後、成熟しながら正常な機能を有するＴ細胞の選別が行われる。

❏正常ではないＴ細胞はアポトーシスにより排除され、正常なＴ細胞のみ末梢血中に出る。

❏一方、Ｂリンパ球系の前駆細胞は骨髄内で成熟し、抗体産生能を獲得するＢ細胞となる。成熟Ｂ細胞は骨髄を離れて末梢血中、リンパ節、脾臓などに分布するようになり、インターロイキンの作用を受けて形質細胞に分化すると再び骨髄内に戻る。

❏ちなみに血球の形態学的判別が可能となるのは芽細胞からで、幹細胞のうちは形態学的には判別不能である。

□□ **14** 造血幹細胞について**誤っている**のはどれか。

A 末梢血液中に存在する。

B CD34陽性細胞に含まれる。

C 分化増殖を伴う自己複製をする。

D 分化増殖を伴わない自己複製を行う。

E 多能性幹細胞は全能性幹細胞より幼若である。

❏解法ガイド 造血幹細胞は自己複製をする全能性幹細胞以外にいろいろな分化段階のものがあり、全能性幹細胞はリンパ系幹細胞と骨髄系幹細胞に分化する。さらに骨髄系幹細胞は赤血球系、巨核球・血小板系および顆粒球・単球（マクロファージ）系に分化していく。一般にリンパ系幹細胞や骨髄系幹細胞は多能性幹細胞と呼ばれる。

CD（cluster of differentiation／cluster designation）は、同一の細胞集団または同一の細胞膜抗原や抗原決定基（エピトープ）を認識するモノクローナル抗体を用いて、形態学的には判別しにくい細胞表面構造を免疫学的に特定し細胞を分類する方法である。

❏選択肢考察

A 造血幹細胞は成人では骨髄の有核細胞の1万～10万に1個の割合で存在し、密度は少ないが末梢血にも存在している。また臍帯血中には末梢血に比べると造血幹細胞は密度が高く存在している。(○)

B CD34は造血前駆細胞、未分化白血病細胞などのマーカーで、単能性や多能性骨髄幹細胞を含む造血幹細胞で陽性となる。CD34陽性細胞は主に造血幹細胞のマーカーとして用いられているが、未分化型白血病でも陽性となる。(○)

C 造血幹細胞はCD34陽性で、分化増殖を伴う自己複製とともに、分化増殖を伴わない自己複製を行う。(○)

D 分化増殖を伴わない自己複製を行うことで、造血幹細胞自体を保存し、骨髄から造血幹細胞が枯渇するのを回避している。(○)

E 全能性幹細胞は多能性幹細胞より幼若である。全能性幹細胞が分化して形成されたリンパ系幹細胞や骨髄系幹細胞は、多能性幹細胞と呼ばれる。(×)

解答：E（***iM*** 5 14）

□□ **15**　造血因子について正しいのはどれか。

A　エリスロポエチンは赤血球に作用する。
B　エリスロポエチン産生は慢性腎不全で増加する。
C　G-CSFは好酸球産生を促進する。
D　GM-CSFは単球と顆粒球の分化・成熟を促進する。
E　トロンボポエチンは血小板を減少させる。

❏解法ガイド　赤芽球の分化・成熟にはエリスロポエチンが、巨核球の分化・成熟にはトロンボポエチンが、顆粒球・単球の分化・成熟にはGM-CSF（granulocyte-macrophage colony stimulating factor）が作用するように、血液細胞の分化・成熟は各種の造血因子やサイトカインにより調節されている。

❏選択肢考察

A　貧血などで腎臓を流れる血液の酸素量が低下すると腎臓の傍尿細管細胞からのエリスロポエチン産生が増加し、骨髄の赤芽球に作用し、赤血球産生を促進する。エリスロポエチンは核を有さず細胞分裂機能のない赤血球に作用するのではなく、赤芽球に作用する。（×）

B　エリスロポエチンは腎臓で産生される糖蛋白の一つであり、赤芽球の分化・増殖を促進する赤血球造血因子である。貧血などで腎臓を流れる血液の酸素量が低下すると腎臓の傍尿細管細胞からのエリスロポエチン産生が増加し、骨髄の赤芽球に作用し、赤血球産生を促進する。腎不全ではエリスロポエチン産生低下により正球性の腎性貧血をきたす。（×）

C　全能性幹細胞はリンパ系幹細胞と骨髄系幹細胞に分かれ、骨髄系幹細胞は赤芽球系と巨核球・血小板系および顆粒球・単球系に分けられる。骨髄芽球はGM-CSFとインターロイキン（IL）-5の作用によって好酸球に分化する。G-CSF（顆粒球コロニー刺激因子）はGM-CSFとともに骨髄芽球を好中球に分化する作用をもつのであり、好酸球産生を促進するのではない。また、好塩基球への分化・成熟にはIL-3やIL-4が関与し、単芽球から単球およびマクロファージへの分化・成熟にはGM-CSFに加え、M-CSFが関与する。G-CSF投与は造血幹細胞移植や抗癌薬療法による好中球の減少、再生不良性貧血や骨髄異形成症候群などに対して適応となる。（×）

D　顆粒球・単球系の造血幹細胞はGM-CSFなどにより骨髄芽球および単芽球に分化する。（○）

E　血小板産生はトロンボポエチンによって調節されている。トロンボポエチンは骨髄の巨核球系の造血幹細胞に作用し、巨核球への分化を促進することで血小板産生を刺激する。（×）

解答：D（*iM* 5 15、19）

□□ **16** 細胞分裂の能力を**有さない**のはどれか。

A 赤芽球

B 骨髄芽球

C 前骨髄球

D 骨髄球

E 桿状核球

❏解法ガイド 細胞分裂には核分裂と細胞質分裂があり、細胞分裂に先立って一般には核のDNAの複製が行われ、染色体は4倍体となる。そのため核を有さない赤血球などは、原則として細胞分裂はしない。さらに造血系細胞の中でも幼若な細胞は細胞分裂とともに分化を行うが、ある程度分化・成熟した細胞では細胞分裂をする能力は有さない。したがって、一般的に分裂能力を有する細胞は分化度の低い幼若な細胞と考えることができる。

❏選択肢考察

A 赤芽球はエリスロポエチンが作用して分化・成熟を伴った細胞分裂を行い、脱核してから網赤血球を経て赤血球となる。(○)

B 骨髄芽球は骨髄系幹細胞にGM-CSFなどが作用して形成された顆粒球系の元となる細胞であり、骨髄芽球が前骨髄球に、さらに骨髄球、後骨髄球、桿状核球、分葉核球に成熟していく。それゆえ、骨髄芽球は分化度が低く、低分化の細胞と考えられるため、細胞分裂の能力は高い。(○)

C 前骨髄球は骨髄系幹細胞からGM-CSFなどにより骨髄芽球となり、その後各種の造血因子によって分化したものである。前骨髄球はさらに細胞分裂を伴った分化を行い、骨髄球となる。(○)

D 骨髄球は前骨髄球が分化・成熟したもので、さらに後骨髄球となる。桿状核球や分葉核球ほど分化・成熟した細胞ではないので、分裂能力は有していると考えられる。(○)

E 桿状核球や分葉核球は分化・成熟が進行しているので、細胞分裂の能力は有さないと考えられる。桿状核球は後骨髄球が分化・成熟してできた顆粒球であり、その細胞質に含まれる二次顆粒の種類により好中性もしくは好酸性、好塩基性に分類される。桿状核球や、さらにそれが分化・成熟した分葉核球は末梢血中にも検出される。(×)

解答：E（*iM* 5 17）

□□ **17**

骨髄組織に含まれる間葉系幹細胞から**分化したものではない**のはどれか。

A　骨芽細胞

B　軟骨細胞

C　脂肪細胞

D　心筋細胞

E　神経細胞

❑ 解法ガイド

間葉系幹細胞（mesenchymal stem cell；MSC）は各種間葉系由来の組織に分化する能力を有する細胞であり、骨髄に存在することが確認されている。

全骨髄細胞に占めるMSCの割合は、新生児では1/1万、10歳代では1/10万、35歳では1/25万、50歳で1/40万、80歳では1/200万と、加齢とともに減少するが、*in vitro*で増殖させることで臨床応用が可能になる。

人体の組織レベルの再生を実現するための組織工学を用いる場合にも、胚性幹細胞（embryonic stem cell；ES細胞）とは異なり、倫理的問題はほとんど発生しない。

実際、臨床上は閉塞性動脈硬化症（ASO）や冠動脈硬化患者に応用されたり、心筋梗塞患者に応用されている。

❑ 選択肢考察

A　骨芽細胞は類骨の形成からミネラルの沈着までsynchronizeして行い、骨の有機成分を形成することで骨の形成をする。これは間葉系由来の細胞であるので、間葉系幹細胞から形成される。（○）

B　軟骨細胞も骨芽細胞と同様に間葉系由来の細胞であるので、間葉系幹細胞から形成される。（○）

C　脂肪細胞は細胞内に中性脂肪よりなる脂肪組織を多く含んだ細胞であるが、やはり間葉系細胞であるので間葉系幹細胞から形成される。（○）

D　特殊刺激伝導系を含む心筋細胞や骨格筋細胞なども間葉系細胞であるので間葉系幹細胞から形成される。近年、心筋梗塞患者への応用が成功した例が報告されている。（○）

E　神経細胞は外胚葉由来であり、間葉系細胞でないので間葉系幹細胞から形成されない。（×）

解答：E

□□ **18**　健常成人男性の末梢血の値として異常値はどれか。

A　白血球数　7,800

B　ヘモグロビン　14g/dl

C　網赤血球　1％

D　血小板数　30万

E　桿状核球　18％

❏解法ガイド　末梢血の基準値として以下のものは記憶しておきたい。

・赤血球	男410～530万
	女380～480万
・ヘモグロビン	男14～18g/dl
	女12～16g/dl
・ヘマトクリット	男40～48％
	女36～42％
・網赤血球	0.6～2.0％
・白血球	4,000～8,500
桿状核好中球	0～10％
分葉核好中球	50～60％
好酸球	3～6％
好塩基球	＜1％
単　球	0～10％
リンパ球	20～40％
・血小板	15万～40万

❏選択肢考察

A　末梢血白血球数は、基準値が4,000～8,500である。(○)

B　ヘモグロビン14g/dlは、14～18g/dlが基準値であるので、正常である。(○)

C　網赤血球は末梢血赤血球に対する割合で、0.6～2.0％が基準値であるので、1％は基準範囲である。(○)

D　血小板数は15～40万が基準値であるので、30万は基準範囲である。(○)

E　桿状核球は白血球数に対する割合で0～10％が基準範囲であるので、18％は異常に増加しており、好中球の核の左方移動を疑わせる。(×)

正解：E（*iM* 5 46）

到達目標 3 脾臓、胸腺、リンパ節、扁桃とPeyer板の構造と機能を説明できる。

Point

［脾　臓］

❏ 脾臓は左肋骨弓の内側、腹腔の左上方、胃の左後側で第9～11肋骨の高さにある。

❏ 長さ10cm×幅7cm×厚さ3cm、重さ80～150gの楕円体状の実質臓器である。

❏ 内側に切痕を有し、血管や神経が出入りする脾門がある。

❏ 脾臓は脾門部を除き腹膜で覆われ、腹腔内に存在する。胃大弯側左側とは胃脾間膜で連続しており、横隔膜や腎臓などとも腹膜の一部で連続している。

❏ 脾臓の組織は大きく白脾髄と赤脾髄とに分類される。白脾髄は中心動脈とこれを取り巻くT細胞、B細胞により構成される。一方、赤脾髄は脾洞と脾索により構成されている。血液で満たされているため赤脾髄と呼ばれる。

❏ 脾臓の主な機能は、微生物の除去と古い赤血球の破壊である。この作業は血液が脾動脈から脾臓内に入って脾静脈へと出ていく間に行われる。脾動脈は分岐しながら段々細くなって中心動脈になるが、中心動脈には毛細血管を経て脾洞に直接結合する「閉鎖循環」と脾索に血液を開放する「開放循環」とがある。ほとんどは後者の開放循環であり、網目構造となっている脾索内を血液が流れている間に血中の微生物や古い赤血球の除去が行われる。

［胸　腺］

❏ 胸腺（thymus）は縦隔の前上部に位置する免疫上重要な器官で、新生児期10～15g、思春期30～40gと最も発達するが、以後次第に萎縮し、脂肪組織で置き換わる。

❏ 胸腺は非自己抗原を認識するT細胞の分化・成熟を司る。

❏ 免疫系は細胞性免疫と液性免疫に大別される。液性免疫は骨髄由来のリンパ球であるB細胞系の産生する抗体による異物除去機構が中心となるが、細胞性免疫は胸腺でトレーニングを受けた胸腺由来のリンパ球であるT細胞系の作用によって生じる免疫機構をいう。

［MALT（mucosa associated lymphoid tissue）］

❏ 扁桃やPeyer板のように呼吸器や消化管、泌尿生殖器系の粘膜に付着しているリンパ組織を粘膜付属リンパ組織（MALT）といい、外界からの微生物による攻撃から生体を守る役割を果たしている。

［扁　桃］

❏ 一般に扁桃というと口蓋扁桃のことを指すが、舌口蓋弓の後側に存在する左右1対のリンパ組織で、Waldeyer（ワルダイエル）咽頭輪の中心をなすものである。

❏ 口蓋扁桃の表面には多数の小さい穴が存在し、そこには胚中心を認めるリンパ球の集まりが形成されており、異物や微生物の侵入に対する免疫応答を司る場と考えられている。同様の組織は咽頭扁桃や耳介扁桃などにも認められる。

❏ 扁桃はリンパ節と異なり、輸入管をもたないのが特徴である。

［Peyer（パイエル）板］

❏ 回腸にあるリンパ小節の集合体をPeyer板と呼ぶ。

❏ Peyer板の表面にはM細胞と呼ばれるドーム状の細胞があり、その内側にはリンパ球や樹状細胞、マクロファージなどの免疫細胞が抗原を待ち構えている。腸管内に入り込んだ抗原はPeyer板というわば免疫作動スイッチをオンにすることで広範な免疫防御システムによって除去されていく。

図 3　脾臓の構造と血流

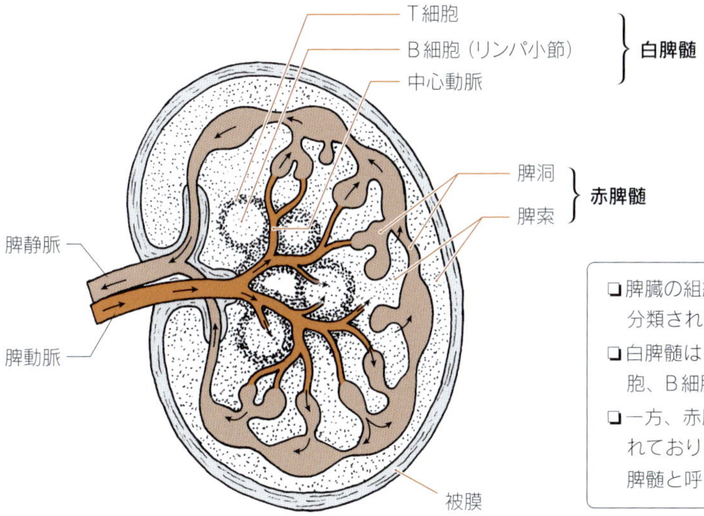

- 脾臓の組織は大きく**白脾髄**と**赤脾髄**とに分類される。
- 白脾髄は中心動脈とこれを取り巻く T 細胞、B 細胞により構成される。
- 一方、赤脾髄は脾洞と脾索により構成されており、血液で満たされているため赤脾髄と呼ばれている。

- 脾臓の主な機能は**微生物の除去**と**古い赤血球の破壊**である。
- この作業は血液が脾動脈から脾臓内に入って脾静脈へと出ていく間に行われる。脾動脈は分岐しながら段々細くなって中心動脈になるが、中心動脈には毛細血管を経て脾洞に直接結合する「**閉鎖循環**」と脾索に血液を開放する「**開放循環**」とがある。
- ほとんどは後者の開放循環であり、網目構造になっている脾索内を血液が流れている間に血中の微生物や古い赤血球の除去が行われる。

図 4　胸腺の構造と T 細胞の分化・移動

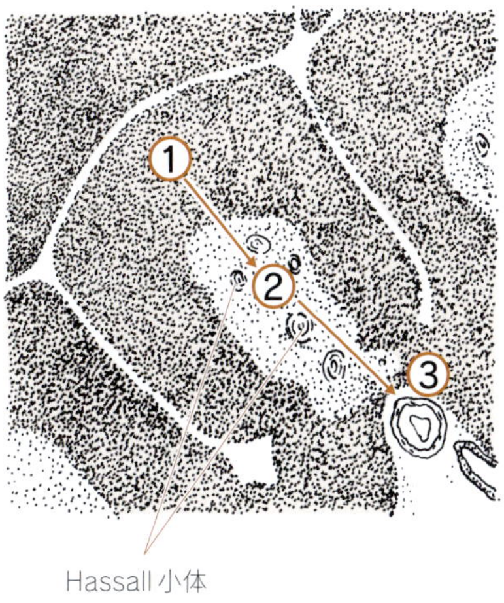

①**皮　質** … 未熟 T 細胞 ≫ 上皮性細網細胞
②**髄　質** … 上皮性細網細胞 ≫ 成熟 T 細胞
③**細静脈**または**輸出リンパ管**

- T 細胞の核は濃く染色されるが、上皮性細網細胞の核は明るく細胞質も大きいので、**T 細胞の多い皮質は色が濃く、上皮性細網細胞の多い髄質は色が薄い。**
- **ほとんどの未熟 T 細胞は皮質でアポトーシスに陥りマクロファージによって除去される**が、一部の T 細胞は成熟して髄質へと移行し、細静脈や輸出リンパ管に侵入して全身へ回る（矢印の順）。

図 5　消化管の Peyer 板における免疫防御システム

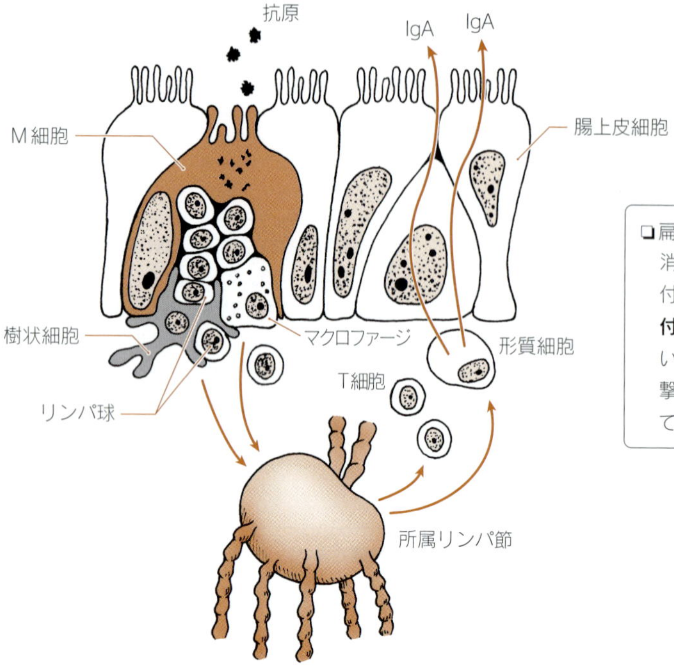

❏ 扁桃や Peyer 板のように呼吸器や消化管、泌尿生殖器系の粘膜に付着しているリンパ組織を「**粘膜付属リンパ組織（MALT）**」といい、外界からの微生物による攻撃から生体を守る役割を果たしている。

❏ **Peyer 板**の表面には **M 細胞**と呼ばれるドーム状の細胞があり、その内側にはリンパ球や、樹状細胞、マクロファージなどの免疫細胞が抗原を待ち構えている。

❏ 微生物が M 細胞に捕らえられた後、抗原としてそれらの**免疫細胞に提示**されると、マクロファージやリンパ球は、所属リンパ節へと移動して T 細胞と B 細胞を刺激する。活性化されたリンパ球はリンパ循環から血液循環へと入る。**B 細胞は形質細胞へと分化し、IgA を大量に産生**して腸管粘液内へ分泌する。

❏ このようにして腸管内に入り込んだ抗原は Peyer 板といういわば免疫作動スイッチをオンにすることで広範な免疫防御システムによって除去されていく。

□□ **19** 脾臓について正しいのはどれか。

A 白脾髄は中枢性リンパ組織に属する。
B 赤脾髄は老廃赤血球を除去する。
C 脾機能亢進症では末梢血血球増加を認める。
D 脾静脈は腎静脈に流入する。
E 摘脾後はウイルス感染が重篤化する。

❏解法ガイド 脾臓は左肋骨弓下に存在する内側に切痕をもった腹腔内充実性臓器である。胃底の左後方に位置している。脾臓には平滑筋があり、収縮する。

脾動脈は腹腔動脈の枝であり、脾静脈は門脈に流入する。脾臓内の動脈周囲には鞘状になった白脾髄といわれるリンパ組織があり、静脈周囲には赤脾髄が存在する。

❏選択肢考察

A 脾臓は二次性（末梢性）リンパ組織の代表で、特に白脾髄では主にリンパ濾胞に存在するB細胞が液性免疫に関与して、抗体産生を行う。(×)

B 赤脾髄は脾洞と脾索からなり、血液を濾過して、異物や異常細胞を除去する機能を有する。正常な血球のみがマクロファージが存在する脾洞を通過できる。老廃赤血球のほか、球状赤血球や膜表面に自己抗体の付着した赤血球、変形・奇形赤血球を流血中から除去する。そのため、遺伝性球状赤血球症では摘脾により球状赤血球の破壊亢進がなくなり貧血は改善するが、球状赤血球は残存する。また、摘脾後や先天的な無脾症では赤芽球が脱核するときに残存した核遺残物がHowell-Jolly小体として赤血球内に検出される。(○)

C 肝硬変や特発性門脈圧亢進症などで脾機能亢進症を生じた場合には、脾腫とともにすべての血球の減少、すなわち汎血球減少を認める。赤脾髄に血球が貯蔵される。(×)

D 脾静脈は門脈に流入する。脾臓で破壊された老廃赤血球由来の間接型ビリルビンは門脈を介して肝臓に運ばれる。(×)

E 乳幼児期に摘脾した場合は、肺炎球菌の重篤な感染に注意する必要がある。予防に肺炎球菌ワクチンの接種を行う。一般に、摘脾を行っても多くの場合は無症状であり、これは肝臓などの他の網内系機能が亢進することで代償されるためである。(×)

解答：B（*iM* 5 127）

□□ **20**　　胸腺について正しいのはどれか。

A　中縦隔に存在する。

B　二次リンパ組織に属する。

C　新生児期に最も大きく次第に萎縮する。

D　上皮細胞は免疫グロブリン産生を行う。

E　負の選択により自己免疫性T細胞を除去する。

❑解法ガイド

胸腺（thymus）は発生学的に両側第三鰓囊由来の臓器で、前縦隔上部に存在し、扁平な形をしている。DiGeorge症候群では胎生期の異常で胸腺の発生が障害され、細胞性免疫不全を認める。

胸腺は学童期や思春期に最も大きくなり、30～40gに達するが、次第に萎縮して中高齢では結合織と判別不可能となる。

胸腺は骨髄とともに一次リンパ組織（中枢性リンパ組織）に属し、骨髄由来のT細胞の前駆細胞からT細胞を成熟・分化させる。さらに、負の選択による自己免疫性T細胞を除去することで自己免疫寛容を形成する。

組織学的には皮質と髄質に分けられ、上皮細胞とリンパ球（胸腺細胞は未熟T細胞）があるが、上皮細胞からは細胞性免疫に関与するペプチドホルモン（サイムリン、サイモシン、サイモポエチンなど）を産生する。

❑選択肢考察

A　胸腺は前縦隔に存在する。胸腺由来の腫瘍である胸腺腫は前縦隔腫瘍である。(×)

B　胸腺は、骨髄とともに一次リンパ組織である。二次リンパ組織に属するのはリンパ節や脾臓、扁桃などである。(×)

C　胸腺はScammonの成長発達曲線（下図）に示されるリンパ型をとり、新生児期や成人期よりも学童期や思春期に最も発達する。学童期や思春期に最も大きくなり、次第に萎縮する。(×)

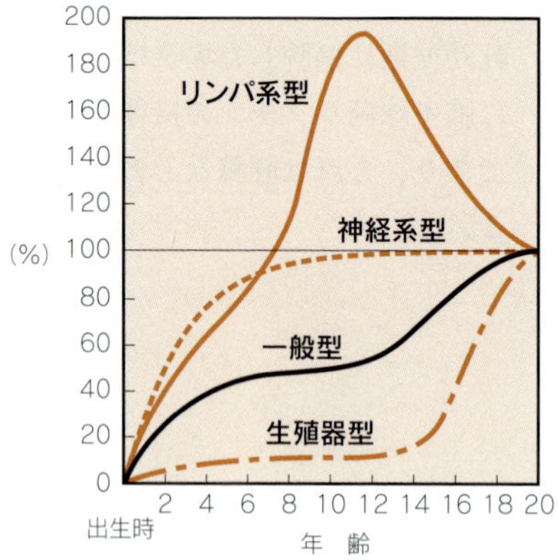

D　免疫グロブリン産生を行うのはB細胞と形質細胞である。胸腺の上皮細胞はT細胞の支持細胞であると同時に、細胞性免疫に関与するペプチドホルモン（サイムリン、サイモシン、サイモポエチンなど）を産生する。(×)

E　胸腺では負の選択により自己免疫性T細胞を除去することで自己免疫寛容を形成、すなわち自己免疫が生じるのを防いでいる。(○)

解答：E（*iM* 6 19）

□□ **21** リンパ節について正しいのはどれか。

A 被膜を有する。

B 輸出リンパ管は輸入リンパ管よりも数が多い。

C リンパ小節には主にT細胞が存在する。

D センチネルリンパ節は悪性腫瘍が最終的に転移するリンパ節である。

E 外側乳房の所属リンパ節は鎖骨上窩リンパ節である。

❏ 解法ガイド

体内の成熟リンパ球が集合している組織には、被膜を有するリンパ節と、被膜を有さない口蓋扁桃やPeyer板がある。

リンパ節は浅在性リンパ節と深在性リンパ節とに分けられ、浅在性リンパ節が腫大したときには体表面から触知されうる。

一定領域から集まるリンパ管が必ず経由するリンパ節を所属リンパ節といい、悪性腫瘍が最初に転移するリンパ節をセンチネルリンパ節という。乳癌などでは、このセンチネルリンパ節に転移がないことが証明された場合には、リンパ節郭清手術の必要はないと考えられている。

リンパ管は次第に合流して、最終的には胸管もしくは右リンパ本幹を経て血液に入る。

リンパ節には多くの輸入リンパ管が流入し、1～2本の輸出リンパ管が流出している。また、動脈および静脈もリンパ節に出入りしており、これを介してリンパ球も移動している。細胞が豊富な皮質にはリンパ小節（リンパ濾胞）が存在し、そこに明るい胚中心（germinal center）が存在している。

一般に、成熟した休止期のリンパ球は循環しているが、リンパ節の樹状細胞（マクロファージ）に提示された抗原と表面受容体（B細胞では細胞表面免疫グロブリンsIg、T細胞ではT細胞受容体TCR）が結合した場合には、その細胞のクローン性増殖が行われ、形成されたリンパ芽球とメモリ細胞が炎症組織に移行して免疫機能を担う。リンパ節の髄索でも胚中心から移動してきた免疫芽細胞が形質細胞へと成熟し、免疫グロブリンを産生する。

❏ 選択肢考察

A 成熟リンパ球が集合しているリンパ組織には、被膜を有するリンパ節と、被膜を有さない口蓋扁桃やPeyer板がある。（○）

B リンパ管は次第に合流して、最終的には胸管もしくは右リンパ本幹を経て血液に入るので、多くの輸入リンパ管が流入し、1～2本の輸出リンパ管が流出して次第に集合する。（×）

C リンパ小節には主にB細胞が存在して抗体産生に関与する。T細胞は傍皮質領域に存在する。（×）

D センチネルリンパ節は悪性腫瘍が最初に転移するリンパ節のことである。色素や放射性同位元素を用いてこのリンパ節を検出する。（×）

E 外側乳房の所属リンパ節は一般的には腋窩リンパ節である。そのため、乳癌は乳房の外上1/4に好発するが、リンパ節郭清では腋窩リンパ節を郭清する。（×）

解答：A（*iM* ① 27）

□□ **22**　口蓋扁桃について**誤っている**のはどれか。

A　被膜を有さない。

B　リンパ組織に属する。

C　Waldeyer 輪を形成する。

D　表面は扁平上皮で覆われている。

E　輸入リンパ管と輸出リンパ管とを有する。

❑解法ガイド　扁桃は被膜を有さないリンパ組織で、口蓋扁桃、舌扁桃、咽頭扁桃（アデノイド）、耳管扁桃などでWaldeyer 輪を形成する。

Waldeyer 輪は気道および消化管の入口部で、免疫に関与している。

口蓋扁桃には輸入リンパ管は存在しないが、輸出リンパ管は存在する。

❑選択肢考察

A　一般にリンパ節や胸腺は被膜を有するが、扁桃やPeyer 板は被膜を有さない。(○)

B　リンパ球の集合体をリンパ組織といい、口蓋扁桃もリンパ組織に属する。溶連菌感染やアデノウイルス感染では、急性扁桃炎が認められる。(○)

C　口蓋扁桃、舌扁桃、咽頭扁桃（アデノイド）、耳管扁桃などがWaldeyer 輪を形成する。悪性リンパ腫の非Hodgkin リンパ腫ではこのWaldeyer 輪のリンパ組織が初発であることが多い。(○)

D　口蓋扁桃、舌扁桃、咽頭扁桃（アデノイド）の表面は扁平上皮で覆われている。(○)

E　口蓋扁桃には輸入リンパ管は存在せず、リンパ節とは構造が異なる。扁桃上皮が陰窩を形成し、その上皮下のリンパ小節に入って胚中心を形成する。輸出リンパ管は存在して、深頸部のリンパ節へ連絡する。(×)

解答：E（*i***M** ⑦ 51）

□□ **23**

消化管リンパ組織について正しいのはどれか。

A　粘膜付属リンパ組織〈MALT〉は被膜を有する。

B　粘膜付属リンパ組織〈MALT〉では主にIgMが産生される。

C　Peyer板は小腸粘膜から陥凹した部位に存在している。

D　Peyer板は回腸末端で最も発達している。

E　Peyer板のリンパ小節の胚中心にはT細胞が多く存在している。

❏解法ガイド

消化管、気道および泌尿生殖器系のリンパ組織は非常に多く存在するが、明らかなリンパ節を形成せずに広がって存在している。これらにも抗原提示細胞、T細胞、B細胞が存在して、幅広く、局所的に侵入した抗原を除去するのに役立っていて、これを粘膜付属リンパ組織（MALT；mucosa associated lymphoid tissue）と呼んでいる。

MALTでは管腔内の抗原を取り込むために上皮が特殊化しており、MALTに付随するリンパ管はすべて輸出リンパ管で、所属リンパ節へ流入して、そこで該当抗原に対するクローン拡大を行う。

Peyer板は小腸にみられるリンパ小節の集合体で、管腔に隆起している。Peyer板は十二指腸で最も少なく、回腸末端で最も発達している（第4巻『消化管』p.16参照）。

❏選択肢考察

A　MALTやPeyer板は、リンパ節と異なり被膜は有さない。(×)

B　消化管、気道などのMALTやPeyer板では主に分泌型IgAが産生される。このIgAが粘膜局所免疫に関与する。(×)

C　Peyer板は小腸粘膜から腸管腔内にドーム状に隆起した形をしている。(×)

D　Peyer板は十二指腸で最も少なく、回腸末端で最も発達している。回腸末端はCrohn病などの自己免疫疾患の好発部位でもある。(○)

E　Peyer板のリンパ小節の胚中心にはB細胞が多く存在し、リンパ小節の間にはT細胞が多く存在している。(×)

解答：D（*iM* ⑦ 51）

到達目標 4 血漿蛋白質の種類と機能を説明できる。

Point

[血漿成分]

❏血漿成分には、基質であり最も多い成分である水と、それに溶解しているアルブミンとグロブリン（フィブリノゲンなどの凝固因子やγ-グロブリン、ハプトグロビンなどの血漿蛋白質を含む）、Na·K·Ca・HCO_3^-などの電解質、グルコースやアミノ酸、ビタミン、リポ蛋白質などの栄養素がある。

❏血清総蛋白量は通常6.5～8.0g/dLである。

[血漿蛋白質の種類]

❏血漿蛋白質はアルブミンとグロブリンに分類される。
グロブリンはさらに電気泳動でα_1、α_2、β、γの4分画に分けられる。

[血漿蛋白質の産生・代謝]

❏アルブミンや凝固因子の中の多くの蛋白（フィブリノゲンやプロトロンビン、第Ⅶ、Ⅸ、Ⅹ凝固因子など）は肝臓で合成され、γ-グロブリンに含まれる免疫グロブリンはB細胞由来の形質細胞で産生される。

❏アルブミンやIgGなどは約3週間の、ハプトグロビンは5日の半減期で、他の血漿蛋白も3～20日ぐらいの半減期である。しかし、凝固因子系は半減期が短いものが多い。

[血漿蛋白質の機能]

①アルブミン

❏血漿蛋白質の60％を占め、皮膚などの間質に60％、血漿に40％が存在する。

❏アルブミンは分子量6.6万の楕円状単純蛋白で、粘稠度を上げることなく膠質浸透圧を形成する。

❏肝臓で12g/日が合成されている。

❏膠質浸透圧維持のほか、血漿pHの緩衝作用やさまざまな物質の担体蛋白としての機能ももつ。遊離脂肪酸、ステロイドホルモン、間接ビリルビン、金属イオン（Ca^{2+}など）、甲状腺ホルモン、薬剤（アスピリン、ワルファリン、ペニシリン、サルファ剤など）がアルブミンによって輸送されている。

②α_1-グロブリン

❏急性期反応性蛋白であるα_1-アンチトリプシンなどが属する。α_1-アンチトリプシンは急性炎症で放出される蛋白分解酵素を中和する。

③α_2-グロブリン

❏ハプトグロビンやセルロプラスミンなどが属する。

❏ハプトグロビンはα_2-グロブリン分画に属する急性期反応性蛋白でもある血漿蛋白で、腎糸球体からのヘモグロビンの濾過を抑制し、尿細管障害を回避するとともに鉄の喪失を抑制している。

❏セルロプラスミンは肝で合成され、銅と結合し銅を運搬する機能をもつ。急性期反応性蛋白である。

④β-グロブリン

❏トランスフェリンなどが属する。トランスフェリンは肝臓で産生される鉄の担体蛋白で、上部小腸から吸収された鉄と結合して血中を運搬し、骨髄の赤芽球のトランスフェリンに対する受容体を介して鉄を赤芽球に与え、ヘモグロビンの合成を行わせる。

⑤γ-グロブリン

❏免疫グロブリン（IgG、IgA、IgM、IgD、IgE）が属する。

図 6　血漿蛋白質の種類と機能

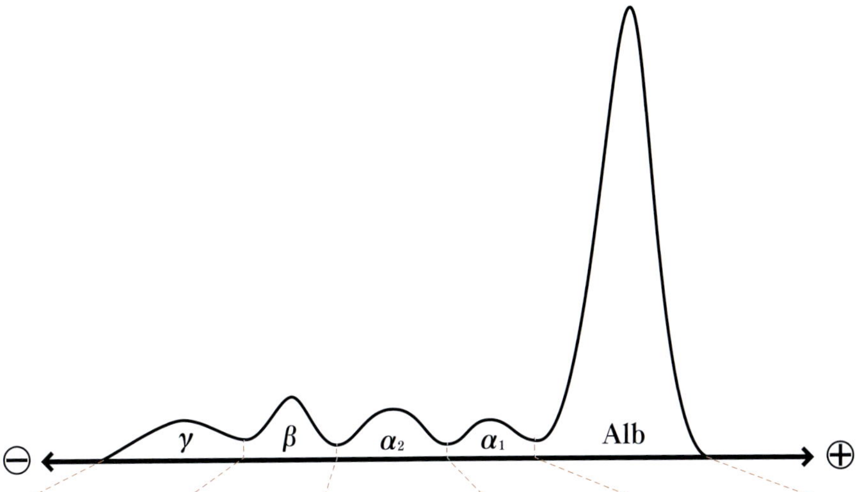

IgG	**トランスフェリン**	**プロトロンビン**	**α_1-アンチトリプシン**	**トランスサイレチン**
病原性微生物に対する抗体	鉄の輸送	血液の凝固作用	エラスターゼ、トリプシン等の阻害作用	サイロキシン、レチノールの運搬
IgA	**β-リポ蛋白**	**ハプトグロビン**	**α_1-酸性糖蛋白**	**アルブミン**
寒冷凝集素、細菌に対する抗体（分泌液中に多く含まれる）	末梢へのコレステロール輸送	ヘモグロビンとの結合による腎からの鉄喪失の防止	プロゲステロンの不活化	膠質浸透圧の維持、ホルモン等の輸送
IgM	**フィブリノゲン**	**セルロプラスミン**	**α_1-リポ蛋白**	
感染時の初期抗体、ABO 式・Rh 式血液型抗体	血液の凝固作用	銅の輸送	肝臓へのコレステロールの輸送	
IgD	**フィブロネクチン**	**α_2-マクログロブリン**	**サイロキシン結合グロブリン**	
不　明	細胞同士の結合	プラスミンやトロンビン等の蛋白分解作用に対する阻害作用	サイロキシンの運搬	
IgE	**ヘモペキシン**		**レチノール結合蛋白**	
即時型アレルギー反応を誘発する抗体	ヘムとの結合による腎からの鉄喪失防止		レチノールの運搬	

□□ **24** 肝臓で**合成されない**血漿蛋白はどれか。

A CRP
B 補 体
C γ-グロブリン
D セルロプラスミン
E フィブリノゲン

❏ **解法ガイド** 多くの血漿蛋白は肝細胞で産生されるが、第Ⅷ凝固因子やγ-グロブリンなどは肝臓以外で産生される。

❏ **選択肢考察**
A CRP（C反応性蛋白）は肺炎球菌のC多糖体と反応する蛋白で、肝細胞で産生される急性期反応性蛋白の代表であり、急性炎症の判断の際に測定される。(○)
B 補体はC1～C9に、さらに亜分画に分けられるが、測定されるのは活性を総合的に測定するCH50、もしくは血中濃度で測定するC3、C4などである。C3やC4はβ-グロブリン分画に含まれ、肝細胞で産生される。(○)
C γ-グロブリンは肝細胞で産生されるのではなく、形質細胞で産生される免疫グロブリンである。(×)
D セルロプラスミンは電気泳動上α_2-グロブリン分画に属し、分子量約13万の糖蛋白で、1分子当たり6～7個の銅イオンを結合し、銅の担体蛋白である。生体内の銅の70％が血漿中にあり、血清銅の約95％がセルロプラスミン、一部がアルブミンに結合して運搬される。また、セルロプラスミンは急性期反応性蛋白に属し、肝細胞で産生される。(○)
E フィブリノゲンは肝臓で産生される第Ⅰ凝固因子で、急性期反応性蛋白でもある。(○)

解答：C（*iM* 5 36）

□□ **25** 血漿蛋白の機能について**誤っている**のはどれか。

A アルブミンは血漿浸透圧維持に有用である。
B ハプトグロビンは溶血時に低下する。
C α_1-アンチトリプシンは炎症反応で低下する。
D プロトロンビンはビタミンK依存性に肝臓で産生される。
E γ-グロブリンは液性免疫に関与する。

❏ **解法ガイド** 血漿蛋白にはさまざまな機能があり、先天的な欠損症が存在する。

❏ **選択肢考察**
A アルブミンは血清中の蛋白質の中では最も多く、肝臓で合成される水溶性の蛋白質で、分子量6.6万の糖鎖をもたない均一な蛋白質である。膠質浸透圧を維持し、また血中のさまざまな物質の輸送体として機能する。(○)
B ハプトグロビンはヘモグロビンと結合して大分子のHb-Hp複合体を形成し、腎糸球体からのヘモグロビンの濾過を抑制し、尿細管障害を回避するとともに鉄の喪失を抑制しているので、溶血が生じるとハプトグロビンは消費され、血液中のハプトグロビン濃度が減少する。(○)

C　α_1-アンチトリプシンは主に肝臓で産生される酵素蛋白で、急性期反応性蛋白なので炎症反応で増加する。先天性のα_1-アンチトリプシン欠損症では小児肝硬変、若年性肺気腫などを認める。(×)

D　プロトロンビンは第Ⅱ凝固因子であり、ビタミンK依存性に肝臓で産生される。(○)

E　γ-グロブリンにはB細胞・形質細胞で産生されたIgGをはじめとする免疫グロブリンが含まれ、液性免疫に関与する。先天性の無γ-グロブリン血症では液性免疫不全を認める。(○)

解答：C（*i*M 5 36）

□□ **26**　血漿蛋白の電気泳動とそれに含まれる蛋白の組合せで正しいのはどれか。

A　α_1-グロブリン ―――― フィブリノゲン
B　α_2-グロブリン ―――― IgA
C　β-グロブリン ―――― 補　体
D　γ-グロブリン ―――― ハプトグロビン
E　プレアルブミン ―――― アルブミン

❏ **解法ガイド**　血漿蛋白はアルブミンとグロブリンに分類され、グロブリンは電気泳動でα_1、α_2、β、γの4分画に分けられる。

電気泳動では、陽極側からアルブミン、α_1、α_2、β、γの順に出現する。

❏ **選択肢考察**

A　フィブリノゲンはβ-グロブリンとγ-グロブリンの間に電気泳動される。α_1-グロブリンに含まれるのではない。(×)

B　α_2-グロブリンはハプトグロビンが中心で、セルロプラスミンやα_2-マクログロブリンなどが含まれる。IgAは免疫グロブリンであり、γ-グロブリンに含まれる。(×)

C　β-グロブリンにはトランスフェリンやβ-リポ蛋白、補体のC3やC4成分が含まれる。(○)

D　γ-グロブリンは免疫グロブリンとほぼ合致しており、IgG、IgM、IgA、IgEなどが含まれる。ハプトグロビンはα_2-グロブリンに含まれる。(×)

E　プレアルブミンはアルブミンよりも陽極に電気泳動されるもので、アルブミンとは異なる。プレアルブミンに含まれるものは正常ではほとんど認められないが、アミロイド蛋白の一つであるトランスサイレチンが含まれる。(×)

解答：C（*i*M 5 35）

□□ **27**

鉄を赤芽球に運搬する蛋白はどれか。

A　フェリチン

B　セルロプラスミン

C　トランスフェリン

D　ハプトグロビン

E　フィブリノゲン

❏ 解法ガイド

赤芽球の膜表面にはトランスフェリンに対する受容体があり、それを介して赤芽球は血清鉄を取り込み、ヘモグロビン合成に利用する。

鉄は健常成人では3～4g体内に含まれており、その約70％は赤血球内のヘモグロビン鉄として存在し、約30％は貯蔵鉄としてヘモジデリンやフェリチンの形で網内系などに存在している。その他、トランスフェリンと結合し、骨髄赤芽球に鉄を運搬する血清鉄や、筋肉内のミオグロビンに存在するミオグロビン鉄、ミトコンドリアのチトクロームなどの酵素に含まれる鉄などがある。

❏ 選択肢考察

A　フェリチンはヘモジデリンとともに貯蔵鉄であるが、ヘモジデリンと異なり水溶性であるため、血漿フェリチンは貯蔵鉄を反映する指標となっている。しかし、血漿フェリチンの絶対量は血清鉄よりも少ない。フェリチンそのものは赤芽球に取り込まれるわけではないので、その鉄はヘモグロビン産生に利用されるわけではない。(×)

B　セルロプラスミンは分子量約13万のα_2-グロブリンであり、銅を運搬する、肝臓で産生される血漿蛋白である。急性期反応性蛋白であるとともに、鉄の酸化に関係しており、無セルロプラスミン血症では体内に鉄の過剰な貯蔵を認める。セルロプラスミンの大部分は肝で分解され、胆管から排泄されるため胆汁うっ帯をきたす疾患で上昇する。また先天的欠損はWilson病として知られる。(×)

C　血清鉄はトランスフェリンと結合した形で存在しており、骨髄赤芽球に鉄を運搬する。しかし、血清鉄の合計は体内鉄の0.1％にしかすぎず、体内鉄の大部分はヘモグロビンと貯蔵鉄の形で存在している。先天的なトランスフェリンの産生障害である遺伝性の無トランスフェリン血症では著明な鉄欠乏性貧血を認める。(○)

D　ハプトグロビンはα_2-グロブリン分画に属する急性期反応性蛋白でもある血漿蛋白で、赤血球外に出たヘモグロビンと結合して大分子のHb-Hp複合体を形成し、腎糸球体からのヘモグロビンの濾過を抑制し、尿細管障害を回避するとともに鉄の喪失を抑制している。(×)

E　フィブリノゲンは肝臓で産生される急性期反応性蛋白で、第Ⅰ凝固因子でもあり、トロンビンの作用でフィブリンになり血液を凝固させる。(×)

解答：C（*iM* 5 35、91）

□□ **28** 血中の半減期が最も長いのはどれか。

A IgG
B アルブミン
C 血小板
D 免疫記憶リンパ球
E 好中球

❏解法ガイド 生体の細胞および生体物質の半減期とは、その物質がその部位において存在もしくは機能が1/2になる状態を指す。「血中半減期」とは、流血中にその細胞もしくは生体物質が出現し、それらの数や量、もしくは機能が1/2になるまでの時間を意味する。

血液は細胞や生体物質を運搬するのがその機能であるため、血液中に出現してから運搬部位まで移送され、それから血管外に流出した場合には半減期が短いことになる。それに対し、流血中に入ったのち血管内にとどまるものでは、半減期が比較的長いと考えられる。

❏選択肢考察

A 免疫グロブリンはB細胞や形質細胞で形成される蛋白であり、H鎖の種類によりIgG、IgA、IgM、IgDおよびIgEの5種類に分類される。免疫グロブリンの血中半減期はこれらの各成分により異なるが、γ-グロブリンの中で750～1,500 mg/dlと最も濃度の高いIgGは2本のH鎖と2本のL鎖からなり、分子量が約15万あるため、血液中の半減期は血漿蛋白で最も長いものの一つであり、約20日間である。(×)

B 血漿蛋白の代表であるアルブミンは肝臓で合成され、流血中に入り、再び肝臓で代謝される。その半減期は約20日である。一般に血漿蛋白の半減期は3～20日間であり、アルブミンは最も長いものの一つである。(×)

C 血小板の寿命は約10日間であり、その半減期は約4日間である。(×)

D 末梢血液中リンパ球の80％がT細胞、20％弱がB細胞、その残りわずかな部分がNK細胞であるといわれる。T細胞は抗原認識や免疫応答などの細胞性免疫を司り、B細胞は免疫グロブリンによる液性免疫を司る。NK細胞は抗原刺激なく標的細胞を傷害する。このようにリンパ球にはいくつもの種類があり、特に免疫を記憶する細胞などでは長期間にわたりその記憶を保持する必要のある場合もあり、そのようなものでは半減期が数か月～数年以上にわたることもある。(○)

E 好中球は造血幹細胞が分化・成熟し、桿状核好中球もしくは分葉核好中球となり、骨髄-血管関門を通過し流血中に入ったのち、約半数は流血中を流れるが、約半数は辺縁プールとして血管壁に付着してとどまる。炎症が生じた場合には種々のサイトカインの作用により好中球は活動性を増し、流血中を流れる割合が増え、さらに骨髄における好中球産生が亢進することも重なり、末梢血白血球数は増加する。好中球は流血中を流れ、炎症の場に運ばれ、血管壁を透過し、血管外に出現するようになる。そのため好中球の血中の半減期は約6時間前後と考えられている。(×)

解答：D (*iM* 5 11～12)

□□ **29**

免疫グロブリンについて正しいのはどれか。

A　IgAは胎盤を通過する。

B　分子量はIgMが最大である。

C　気道分泌液にはIgGが存在する。

D　IgEは好酸球膜表面上に存在する。

E　IgDは二量体を形成する。

❑ 解法ガイド　免疫グロブリン（immunoglobulin；Ig）の構造は、短いポリペプチドからなるL鎖（light chain）と、長いポリペプチドからなるH鎖（heavy chain）がそれぞれ2本ずつ存在し、合計4本から形成されている。

H鎖にはγ鎖、α鎖、μ鎖、δ鎖、ε鎖などの種類があり、これらによって免疫グロブリンはIgG、IgA、IgM、IgD、IgEというクラスに分けられる。さらにIgGは1、2、3、4の4つのサブクラスに分けられ、IgAも1、2の2つのサブクラスに分けられている。また、L鎖はκ（カッパー）とλ（ラムダ）の2種類があるが、これらは各免疫グロブリンのクラスにおいて共通であり、どちらか1種類を有している。

❑ 選択肢考察

A　胎盤を通過する免疫グロブリンは唯一IgGであり、これが母体から胎児に免疫を与える機能をもつ。その結果、児は生後3～6か月くらいまでは母体由来のIgGで防御され、多くの感染症に罹患することはない。（×）

B　免疫グロブリンの分子量としては、IgGが15万、IgAは17万であるが分泌型で二量体を形成した場合には40万となる。IgMは五量体を形成しており、90万と最も大きい免疫グロブリンで、マクログロブリンとも呼ばれる。IgEは約20万、IgDは約18万である。（○）

C　分泌液中に多く存在するのはIgAであり、気道分泌物や消化管分泌物に多く存在し、粘膜表面の感染防御に役立っている。（×）

D　Ⅰ型アレルギー反応はIgEが関与するが、これは好塩基球や肥満細胞の膜表面に存在するIgEが抗原が体内に入ったことに反応し、これらの細胞からのヒスタミンやロイコトリエンの脱顆粒を介して生じるものである。Ⅰ型アレルギーでは好酸球が増加するが、IgEは好酸球膜表面上に存在するのではない。（×）

E　二量体を形成するのはIgAであり、IgDではない。（×）

解答：B（***iM*** ⑥ 29）

□□ **30** 赤沈が亢進するのはどれか。

A 高γ-グロブリン血症
B 高血糖
C 低フィブリノゲン血症
D 血小板減少
E 多血症

❏ **解法ガイド**

赤沈、すなわち赤血球沈降速度は、「クエン酸ナトリウム：血液＝1：4」の割合で混合し、ガラス管に立て、一定時間に赤血球が沈降する程度を測定したものであり、一般に1時間値は10±5mm程度である。

赤沈の亢進が認められるのは貧血やフィブリノゲンが上昇する急性炎症、またγ-グロブリンの上昇する慢性炎症などが代表的であるが、炎症がなくとも多発性骨髄腫や原発性マクログロブリン血症、ネフローゼ症候群、妊娠などではフィブリノゲンやγ-グロブリンの増加により赤沈は亢進してくる。

逆にDICを伴う疾患では、本来赤沈は亢進しているにもかかわらず、フィブリノゲンの消費による減少で赤沈が遅延する傾向にある。

❏ **選択肢考察**

A 高γ-グロブリン血症は赤沈を亢進させる因子であり、慢性炎症における赤沈の亢進はγ-グロブリンの上昇による。（○）

B 血糖値は赤沈に影響を与えない。しかし、気温などの物理的因子は赤沈の変動要因となりうる。（×）

C 低フィブリノゲン血症では分子量の大きなフィブリノゲンが少ないため、赤血球が下降できにくくなり、赤沈は遅延傾向にある。（×）

D 血小板減少は赤沈に関与しない。赤沈は血液凝固を介するものではないためである。（×）

E 貧血では赤血球数が減少することで赤沈が亢進してくる。逆に多血症では赤沈は遅延するようになる。（×）

解答：A（***iM*** 5 64）

到達目標 5 赤血球とヘモグロビンの構造と機能を説明できる。

Point

[赤血球]

- 赤血球は全能性の造血幹細胞がリンパ系と骨髄系の造血幹細胞に分かれたのち、エリスロポエチンの作用などで前赤芽球から赤芽球となり、さらに赤芽球が脱核し、核を失って網赤血球の形態を呈し、さらにミトコンドリアなどの細胞内付属器を失い、成熟したものである。
- 赤血球は循環血中に3×10^{13}個存在する。
- その形態は直径約7 μm、厚さ約2 μmの、両面の中央が陥凹した円盤状の無核細胞である。
- 赤血球1個に約30 pgのヘモグロビン（Hb、血色素）を含む（体内Hb量は900 g）。
- 赤血球は細胞質内にHbを大量に有し、それにより肺で取り込んだ酸素を末梢の各細胞に運搬する。
- 赤血球は応形機能が高く、毛細血管の中を通過することができ、末梢組織のすみずみまで酸素を運搬することができる。
- 赤血球は約120日の寿命をもつ。その寿命が尽きると膜の応形機能の低下によって脾や肝の網内系で破壊される。その結果、1日に2×10^{11}個、すなわち40 mLの血液に相当する赤血球が新陳代謝を繰り返していることになる。
- 成熟赤血球ではミトコンドリアが存在せず、TCAサイクルや電子伝達系はないため、そのエネルギー代謝は解糖系や五炭糖リン酸回路、グルタチオン代謝経路などに依存している。特に嫌気性解糖により主たるエネルギーを得ており、グルコースの90％は解糖系により代謝される。
- 赤血球の産生は、腎由来の糖蛋白であるエリスロポエチンによって調節されている。腎動脈血中の酸素分圧（O_2含量）が低下すると（すなわち、血液から腎へのO_2供給が低下すると）、エリスロポエチンが産生され、エリスロポエチンは骨髄の赤芽球を刺激し、赤血球の合成が盛んになる。

[ヘモグロビン（Hb）]

- Hbは分子量6万5,000の鎖状色素蛋白で、グロビン鎖（成人ではHbA）という蛋白と、鉄（Fe^{2+}）を含むヘム色素から成り立っている。
- 健常成人では$\alpha_2\beta_2$（1対のα様グロビン鎖と1対のβ様グロビン鎖のサブユニットからなる四量体）からなるHbA（adult）が97％とほとんどを占めるが、胎生期では各種Hbが存在し、特に生下時の臍帯血中では$\alpha_2\gamma_2$からなるHbF（fetus）が70％を占めている。
- 鉄は体内に3～5 g存在しており、そのうち2/3は赤血球中のHbとして存在する。Hb 1 gは3.4 mgの鉄を含有し、血液1 mLで約0.5 mgの鉄が含有されることになる。
- Hbは、ヘムの中のFe^{2+}にO_2が結合してオキシヘモグロビン（酸化型Hb）となる。O_2の結合していないHbはデオキシヘモグロビン（還元型Hb）という。このO_2とHbの結合はpH、温度、2,3-DPG濃度などにより左右される。
- 血中CO_2分圧の上昇、血液pHの低下、体温上昇、2,3-DPGの上昇によりHbの酸素解離曲線は右方偏位し、Hbの酸素親和性は低下し、かつ末梢組織に対する酸素供給量は増加することになり、生体にとって酸素運搬が効率よく行われる。

図7　ヘモグロビンの構造

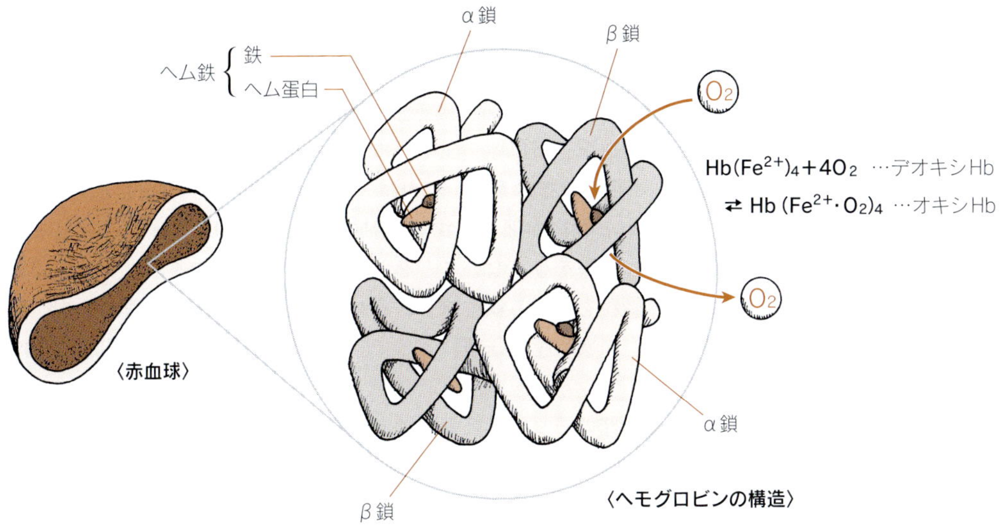

- ヘモグロビンは赤血球の中に多く分布しており4個のポリペプチドで構成されている。α鎖が2つ、β鎖が2つで**$\alpha_2\beta_2$と表記される四量体**である。
- それぞれのポリペプチドの中には鉄分子とヘム蛋白とが結合した**ヘム鉄**と呼ばれるものがあり、これに酸素が結合したり離れたりすることで**酸素が末梢組織にまで運搬**される。

図8　Hb酸素解離曲線

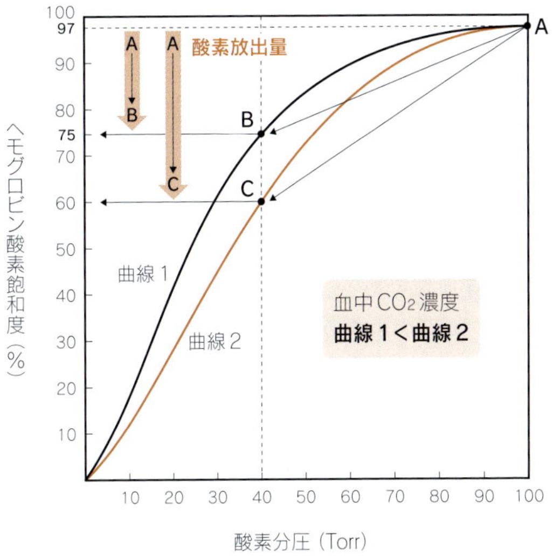

- 肺胞内の酸素分圧は100Torrであり、ガス交換直後の血中Hbの酸素飽和度は97%である（**A点**）。そして全身をめぐって再び肺に戻ってきた静脈血の酸素分圧は40Torrでヘモグロビン酸素飽和度は75%である（**B点**）。
- しかし、**より血中CO_2濃度の高い状態では酸素飽和曲線は右方へ偏位する（曲線2）**。このとき、同じ酸素分圧40Torrの静脈血でのヘモグロビン酸素飽和度は、例えば60%と曲線1よりも低下している（**C点**）。したがって曲線1よりも曲線2のほうが酸素放出量は多い。つまり、血中CO_2濃度が高い状態では、より組織に酸素を供給しやすいようにヘモグロビンの機能が調節されるのである。
- 曲線の右方偏位を促す因子には、**血中CO_2⬆、pH⬇、2,3-DPG⬆、温度⬆**などがある。逆に血中CO_2の低下などでは曲線は左方に偏位する。

□□ **31**　血液細胞の中で無核細胞はどれか。

A　リンパ球　　B　好中球　　C　好酸球
D　赤血球　　E　単　球

❑ **解法ガイド**　血液細胞は大きく赤血球、白血球、血小板に分けられる。この中で有核細胞は白血球だけで、赤血球や血小板には核はない。これは、輸血のときにGVHD（移植片対宿主病）を避けるときに行われる輸血血液に対する放射線照射が、DNAを有する白血球のみを障害して、赤血球には障害を与えないことを理解するのに有用である。

白血球には、二次顆粒を有する顆粒球と、それ以外にリンパ球と単球がある。顆粒球は多核球とも呼ばれ、二次顆粒の種類によって、好中球、好酸球、好塩基球に分けられる。

❑ **選択肢考察**

A　リンパ球は白血球の一つで有核細胞であり、免疫に関与する。（×）

B　好中球は白血球の中で最も多く、有核細胞であり、非特異的生体防御に関与する。（×）

C　好酸球は白血球の一つで有核細胞であり、生体防御に関与する。（×）

D　赤血球と血小板は無核細胞である。赤血球は骨髄で赤芽球が脱核して形成されるので、核はない。赤血球には核以外にもミトコンドリアもないので、必要なエネルギーは主に解糖系から得ている。（○）

E　単球は白血球の一つで有核細胞であり、生体防御に関与する。末梢ではマクロファージとなる。（×）

解答：D（***iM*** 5 22）

□□ **32**　成熟赤血球の機能について正しいのはどれか。

A　解糖系により主なエネルギーを得る。
B　細胞内液にはナトリウムが多く含まれている。
C　蛋白質の合成をする。
D　ヘモグロビンの合成が活発である。
E　核酸の合成をする。

❑ **解法ガイド**　赤芽球が脱核し、核を失って網赤血球の形態を呈し、さらにミトコンドリアなどの細胞内付属器を失い、成熟したものが成熟赤血球である。

形態は直径約7 μm、厚さ約2 μmの、両面の中央が陥凹した円盤状の細胞である。赤血球は細胞質内にヘモグロビン（血色素）を大量に有しており、それにより肺で取り込んだ酸素を末梢の各細胞に運搬する機能をもつ。

赤血球はその形態から応形機能が高く、毛細血管の中を通過することができ、末梢組織のすみずみまで酸素を運搬することができる。

代謝はミトコンドリアをもたないため、解糖系および五炭糖リン酸回路などに依存している。

❑ **選択肢考察**

A　成熟赤血球ではミトコンドリアが存在せず、TCAサイクルや電子伝達系はないため、そのエネルギー代謝は解糖系や五炭糖リン酸回路、グルタチオン代謝経路

などに依存している。特に嫌気性解糖により主たるエネルギーを得ており、グルコースの90％は解糖系により代謝される。(○)

B　赤血球も細胞の一つであり、その細胞膜にはNa-Kポンプが存在しているので、細胞内液にはカリウムが多く含まれており、細胞外液にはナトリウムが多い。(×)

C　一般に蛋白質の合成は核DNAの塩基配列がmRNAに転写され、mRNAが核膜を介して細胞質に出て、リボソームの上でtriplet codonを元にしてアミノ酸配列を決定し、それらのアミノ酸がペプチド結合をすることで開始される。成熟赤血球には核もリボソームも存在しないため、蛋白質の合成をすることはない。(×)

D　成熟赤血球では、ヘム合成の場であるミトコンドリアもなく、また、核酸もほとんど含まれていないので蛋白合成はできず、ヘモグロビン合成は行われていない。(×)

E　成熟赤血球は赤芽球が脱核してできるものなので核を有さず、またミトコンドリアもないためミトコンドリアDNAも有さない。そのため核酸の複製や転写は行われていないので、核酸の合成をすることはない。一般に細胞内の核酸の合成は核DNAのDNAへの複製、もしくはRNAへの転写、およびミトコンドリアにおける核酸の合成のみである。(×)

解答：A (*iM* 5 22～27)

□□ **33**　成熟赤血球の構造について正しいのはどれか。

A　直径約1 μmである。
B　球状形態をしている。
C　血色素を有している。
D　ATP依存性Na-Kポンプは有さない。
E　細胞内中性脂肪を多く有する。

❏ 選択肢考察

A　赤血球は直径約7 μm、厚さ約2 μmである。(×)

B　赤血球の形は両面の中央が陥凹した円盤状の細胞であるので、末梢血塗抹染色では、ヘモグロビンの少ない中央部が中央部蒼白部分として認められる。この円盤状形態により、赤血球直径より狭い直径5 μm程度の毛細血管の中も滞らずに通過できる。これが応形機能である。赤血球が球状形態をとるのは遺伝性球状赤血球症もしくは自己免疫性溶血性貧血のときである。(×)

C　赤血球にはヘモグロビン(Hb)、すなわち血色素が存在し、酸素運搬を可能にしている。(○)

D　赤血球膜には一般の細胞と同様にATP依存性Na-Kポンプがあり、ATPのエネルギーを用いて細胞内にKを取り込み細胞外にNaを輸送している。(×)

E　成熟赤血球にはミトコンドリアがないので脂肪酸を代謝することはできず、細胞内中性脂肪はほとんど認めない。(×)

解答：C (*iM* 5 22～27)

□□ **34** 成熟赤血球に含まれるのはどれか。

A　核
B　解糖系酵素
C　リボソーム
D　ミトコンドリア
E　リソソーム

❏ 解法ガイド　骨髄の赤芽球が成熟し、脱核して網赤血球となり流血中に入り、さらにそれが2～3日後に成熟して赤血球となる。ヒトの成熟赤血球は無核で、直径約7 μmの中央が凹んだ形（→応形機能）をしている。赤血球を上から見たときにみられるヘモグロビン分布が少ないことによる中央部の蒼白部分（central pallor）は正常では直径の1/3くらいを占める。円盤状形態は、脂質の二重膜とその内側面にあるスペクトリン・アクチンという収縮性蛋白からなる網目構造によって維持されている。

❏ 選択肢考察

A　赤血球は赤芽球が脱核して形成されるので、成熟赤血球では核は有さない。（×）

B　赤血球は酸素を運搬するのが主たる機能のため、酸素を赤血球自体で消費しないためにミトコンドリアをもたない。そのため、Krebs回路（TCA回路）・電子伝達系をもたず、代謝系は、解糖系（例：ピルビン酸キナーゼ）や五炭糖経路（例：G6PD）などにより行われている。（○）

C　リボソームは蛋白合成の場となるが、成熟赤血球では蛋白合成を行わないためリボソームは存在しない。（×）

D　ミトコンドリアにはKrebs回路（TCA回路）・電子伝達系が存在し、酸素を消費するため、末梢組織に酸素を運搬する細胞である赤血球は、自分自身で酸素を消費しないために細胞内にミトコンドリアを有さない。（×）

E　リソソーム（lysosome）は各種の加水分解酵素であるライソザイム（リゾチーム、lysozyme）を含む細胞内構造で、貪食したものを消化するための消化酵素であるので、好中球や単球・マクロファージには豊富に存在するが、赤血球は貪食作用がないのでリソソームは含まない。（×）

解答：B（***iM*** ⑤ 22～26）

Column

赤血球酵素欠損

解糖系の酵素の一つであるピルビン酸キナーゼ（PK）の先天的な欠損があると、膜の維持ができなくなり（血管外）溶血を生じる。

hexose-monophosphate経路の酵素であるグルコース-6-リン酸脱水素酵素（G6PD）の欠損があると、サルファ薬や抗マラリア薬などの酸化剤によりHeinz小体形成性溶血性貧血（血管内溶血）をきたす。

□□ **35** ヘモグロビンについて**誤っている**のはどれか。

A ヘムはポルフィリン誘導体に含まれる。

B ヘムの合成はミトコンドリア内で行われる。

C ヘモグロビンのヘム鉄は3価である。

D 鉛はヘム合成を抑制する。

E 破壊された赤血球のヘモグロビン内の鉄は再利用される。

❏解法ガイド ヘモグロビンは鎖状色素蛋白（分子量65,000）で、グロビン（成人ではHbA； $\alpha_2\beta_2$）という蛋白と、鉄（Fe^{2+}）を含むヘム色素から成り立っている。

ヘムは、ヘモグロビンのポリペプチドに結合しているFe^{2+}を含むポルフィリン誘導体で、赤芽球のミトコンドリア内でグリシンとサクシニルCoA（succinyl-CoA）から合成される。

❏選択肢考察

A ヘムは、ヘモグロビンのポリペプチドに結合しているFe^{2+}を含むポルフィリン誘導体である。（○）

B ヘムは赤芽球のミトコンドリア内でグリシンとサクシニルCoAから合成される。（○）

C ヘモグロビンはα、β、γ鎖などのサブユニットが4つ合わさって成立している。α-サブユニットは141個、β-サブユニットは146個、γ-サブユニットも146個のアミノ酸よりなり、それぞれが1個の鉄分子（Fe^{2+}）をもっている。ヘモグロビンのヘム鉄が酸化されて3価になったものは、酸素運搬能のないメトヘモグロビンである。（×）

D 鉛はδ-アミノレブリン酸脱水素酵素（δ-ALAD）などの酵素を抑制するので、ヘム合成を抑制する。鉛中毒ではヘモグロビン合成が障害されて、小球性貧血を認める。（○）

E 赤血球の寿命は正常で約120日であり、脾臓などの網内系で破壊された赤血球のヘモグロビン内の鉄は再利用される。このため、体内から鉄はほとんど失われない。（○）

解答：C（***iM*** 5 23～24）

□□ **36** ヘモグロビンのグロビン鎖について正しいのはどれか。

A　グロビン鎖は2つのサブユニットから形成されている。
B　成人型ヘモグロビン〈HbA〉はα鎖とγ鎖よりなる。
C　胎児型ヘモグロビン〈HbF〉はα鎖とβ鎖よりなる。
D　サラセミアではグロビン鎖のアミノ酸配列に異常を認める。
E　胎児型ヘモグロビンは成人型ヘモグロビンよりも酸素親和性が高い。

❏解法ガイド　ヘモグロビンはα、β、γ鎖などのサブユニットが4つ合わさって成り立っている。α-サブユニットは141個、β-サブユニットは146個、γ-サブユニットは146個のアミノ酸よりなり、それぞれが1個の鉄分子(Fe^{2+})をもっている。

成人に存在するのは主としてヘモグロビンのA(HbA)で、これは$\alpha_2\beta_2$(2本のα鎖と2本のβ鎖が立体的にからみ合った4次元構造をもつ)である。

❏選択肢考察

A　グロビン鎖は2つではなく4つのサブユニットから形成されている。その一つはα鎖であり、α鎖2本と、他の鎖の組合せでヘモグロビンの種類が決定される。(×)
B　HbAはα鎖とβ鎖よりなり、$\alpha_2\beta_2$の構造となる。(×)
C　HbFはα鎖とγ鎖よりなり、$\alpha_2\gamma_2$の構造となる。(×)
D　サラセミアは先天的にグロビン鎖産生のバランスが障害されているものであり、例えばβサラセミアではβ鎖の産生が障害されており、グロビン鎖が$\alpha_2\gamma_2$からなるHbFや$\alpha_2\delta_2$からなるHbA_2が増加している。グロビン鎖のアミノ酸配列に異常を認めるのは、遺伝的にヘモグロビンβ鎖の6番目のアミノ酸であるグルタミン酸がバリンに置き換わったHbS(鎌状赤血球症)などである。(×)
E　HbFはHbAよりも酸素親和性が高い。これは胎盤を介して母体の酸化型ヘモグロビンであるHbA-O_2からHbFに酸素を受け渡す必要があるためである。(○)

解答：E(*iM* 5 23～24)

□□ **37** ヘモグロビンの酸素親和性が高い状態にあるのはどれか。

A　発　熱
B　一酸化炭素中毒
C　血液pHの低下
D　胎児型ヘモグロビン
E　高二酸化炭素血症

❏解法ガイド　ヘモグロビンの酸素親和性が低くなると、ヘモグロビンの酸素解離曲線が右方偏位することになり、そのときには、末梢組織に対する酸素供給が効率良く行われる。

ヘモグロビンの酸素解離曲線が右方偏位するのは

- 血液pHの低下
- 高二酸化炭素血症
- 発　熱

などの場合である。

❏選択肢考察

A　発熱時には組織への酸素供給がより多く必要なため、ヘモグロビンの酸素解離曲線が右方偏位することになり、ヘモグロビンの酸素親和性が低くなる。(×)

B　一酸化炭素中毒では、形成される一酸化炭素ヘモグロビン（COHb）は酸素と結合して離れず、また、酸素と結合できないので、ヘモグロビンの酸素解離曲線が右方偏位することになり、正常のヘモグロビンの酸素親和性は低くなる。（×）

C　血液のpHが低下する（acidemiaとなる）と、酸素解離曲線は右方に偏位することにより、ヘモグロビンの酸素親和性は低下する。（×）

D　胎児型ヘモグロビン（HbF）は胎児における主なヘモグロビンで、胎盤を介して母親のHbAから酸素を取り込む必要があるので、酸素親和性が高い。（○）

E　高二酸化炭素血症ではヘモグロビンの酸素解離曲線が右方偏位するため、ヘモグロビンの酸素親和性は低下し、かつ末梢組織に対する酸素供給量は増加することになる。（×）

解答：D（*iM* 5 25）

□□ **38**　網赤血球について正しいのはどれか。

A　有核細胞である。

B　老廃赤血球である。

C　細胞内小器官を有する。

D　末梢血赤血球の約10％を占める。

E　溶血性貧血では減少する。

❏解法ガイド　網赤血球は脱核直後の未熟な赤血球であり、超生体染色によって赤血球内に不規則な網状の物質が染め出されるものである。

この網状物質はミトコンドリアやリボソームなどの細胞内小器官の一部である。

脱核をした網赤血球は骨髄から血液中にバリアを越えて流出することができ、流血中で数日以内に成熟赤血球となる。

網赤血球数は赤血球の0.6～2.0％が基準範囲である。一般に、網赤血球増加は赤血球産生の亢進を、低下は赤血球産生の低下を示す。

❏選択肢考察

A　網赤血球は脱核直後の未熟な赤血球であり、有核細胞ではない。（×）

B　網赤血球は赤芽球が脱核してすぐの幼若な赤血球であり、老廃赤血球ではない。（×）

C　赤芽球が脱核しても、ミトコンドリアやリボソームなどの細胞内小器官は一部残っており、それが超生体染色によって赤血球内に不規則な網状の物質が染め出され、網赤血球として認められる。（○）

D　網赤血球は末梢血赤血球における割合で示されることが多く、0.6～2.0％が基準範囲なので、赤血球の約1％を占める。（×）

E　網赤血球の増加は赤血球の産生が亢進している状態、もしくは骨髄から血管へのバリアが障害された状態と考えることができる。赤血球破壊の亢進している溶血性貧血では代償性の赤血球産生の亢進に伴い網赤血球数は増加する。（×）

解答：C（*iM* 5 49）

□□ **39**　血球と機能との組合せで**誤っている**のはどれか。

A　赤血球 ―――――――――――― 酸素運搬
B　好中球 ―――――――――――― 細菌感染防御
C　リンパ球 ―――――――――― 免　疫
D　単　球 ―――――――――――― 抗体産生
E　血小板 ―――――――――――― 出血防御

❏解法ガイド　赤血球は酸素の運搬を行い、白血球は感染防御や免疫を司っており、血小板は血漿中の凝固因子とともに血管が破綻した場合の止血を司り、血液の流れを可能としている。

白血球の分画としては、リンパ球、顆粒球（好中球、好酸球、好塩基球)、単球がある。

❏選択肢考察

A　赤血球の主たる機能は、赤血球内のヘモグロビンにより酸素運搬を行うことである。酸素分圧の高い肺で酸素と結合して、心臓の拍出によって組織に送られ、酸素分圧の低い末梢組織で酸素を放出する。(○)

B　好中球は顆粒球の大部分を占め、細菌感染時には血管内から炎症のある場所に遊走し、そこで細菌を貪食して殺菌する。遊走・貪食・殺菌による細菌感染防御を行う。(○)

C　リンパ球にはT細胞、B細胞、NK細胞がある。T細胞は細胞性免疫、B細胞は液性免疫の機能を有し、抗原特異的に非自己を排除する免疫機能がある。(○)

D　末梢血や骨髄中の単球は、末梢組織ではマクロファージなどとなる。顆粒球系とかなりの部分が共通した分化・成熟を行い、遊走・貪食・殺菌作用が強いが、さらに、異物を処理して抗原提示する機能がある。抗体産生はB細胞やそれが分化・成熟した形質細胞により産生される。(×)

E　血小板は骨髄巨核球の細胞質の一部から形成される。血管破綻時に出血を抑制する止血機能や、出血防止機能がある。(○)

解答：D（***iM*** ⑤ 2～4）

□□ **40** 赤血球増加の原因として**誤っている**のはどれか。

A 常習喫煙

B 慢性腎不全

C Fallot四徴症

D 慢性肺気腫

E メトヘモグロビン血症

❏ **解法ガイド** 末梢血液中の赤血球数の変化は腎臓に至る酸素量の変化として腎臓の傍尿細管細胞が感知し、その細胞がエリスロポエチン産生を調節し骨髄の赤芽球の分化・増殖を調節するというフィードバックによりほぼ一定に保たれている。

赤血球増加をきたすものとしては、このフィードバックのコントロールから逸脱した赤芽球系細胞の腫瘍性増殖をするものや、エリスロポエチンの増加をきたすものが考えられる。

❏ **選択肢考察**

A 常習喫煙では不完全燃焼による一酸化炭素（CO）を慢性的に吸入している。COは酸素に比べHbとの結合力が250倍もあり、COHbとなったものは酸素と結合することができないためHbの酸素運搬能が障害され、組織の低酸素血症をきたす。慢性的なCO中毒では、腎臓に運搬される酸素量も減少することによりエリスロポエチンの産生が亢進し、骨髄赤芽球の分化・増殖の促進によって多血症となる。(○)

B 慢性腎不全ではエリスロポエチン産生が低下するので、骨髄赤芽球の分化・成熟が促進されず、正球性正色素性の腎性貧血を生じる。赤血球増加を呈するのではない。(×)

C Fallot四徴症はチアノーゼ性先天性心疾患で最も多いものであり、右心系の血液が左心系に流入するため、動脈血酸素飽和度が低下し、腎臓を流れる動脈血酸素飽和度の低下により腎臓からのエリスロポエチン産生が亢進し、赤血球増加を認める。(○)

D 慢性肺気腫では閉塞性換気障害や拡散障害によって酸素の取り込みが障害され、低酸素状態となるので、腎臓からのエリスロポエチンの産生が亢進し、赤血球増加を認める。(○)

E メトヘモグロビンはHb内に存在するヘム鉄が酸化され、Fe^{2+}がFe^{3+}の状態になったもので、酸素を結合する能力がなくなっているため、メトヘモグロビン血症ではメトヘモグロビン濃度が1.5 g/d*l*以上では明らかなチアノーゼをきたすようになる。末梢組織の酸素供給量が低下し、腎臓からのエリスロポエチン産生が促進することによって骨髄赤芽球の分化・増殖を促進し、多血症となる。(○)

解答：B（*iM* 5 139）

到達目標
6 白血球の種類と機能を説明できる。

Point

❏末梢血白血球は、リンパ球、単球・マクロファージ、二次顆粒をもつ顆粒球（好中性、好酸性、好塩基性）がある。これらは、互いにサイトカインなどの液性因子を介して生体防御を行っている。

[顆粒球（多核球）]

❏核の形態によって桿状核球と分葉核球に分けられる。桿状核球→分葉核球へと分化する。

❏細胞質の二次顆粒の種類によって好中性、好酸性、好塩基性に分けられる。

①好中球

好中球は、体内に侵入する病原体や異物に対して防御、処置を行う。炎症が生じると、補体などのサイトカインを介して、走化性により炎症部位に達し、貪食、酵素による殺菌消化を行う。

②好酸球

好酸球も好中球と同様に走化性、貪食、脱顆粒、殺菌のいずれも行っているが、特徴的なのは、抗体と結合した寄生虫に対する傷害作用や即時型アレルギーに対する抑制作用である。

③好塩基球、肥満細胞

好塩基球は弱い貪食性をもつが、物理的刺激や抗原刺激などによってヒスタミンやロイコトリエンなどを含んだ顆粒の脱顆粒を生じることにより即時型アレルギーに関与している。

レアギン型抗体であるIgEのFc部分に対する受容体をもち、膜表面にIgEが存在するため、このIgEが特異的抗原と結合することや機械的刺激などで脱顆粒を生じ、ヒスタミンなどの作用で毛細血管透過性が亢進し、じんま疹やアレルギー性鼻炎、アナフィラキシーなどを生じる。

肥満細胞は血管内から出て、組織に存在する好塩基球と考えられ、同様の機能をもつ。

[単球、マクロファージ]

❏単球の機能は、走化性、貪食能、殺菌能のほか、一部の補体やインターフェロン、CSF（コロニー刺激因子）などを分泌する能力や抗原を処理してリンパ球に伝える能力（抗原提示機能）などを有する。

❏単球が組織に出るとマクロファージ（大貪食細胞）や肝Kupffer細胞となる。

[リンパ球]

❏リンパ球は特異的生体防御系である免疫機序に関与している。

❏リンパ球にはT細胞と、B細胞、T細胞でもB細胞でもないNK細胞（natural killer細胞）があるが、一般の染色法ではT細胞とB細胞の鑑別は困難で、表面マーカーによって区分される。特にT細胞はモノクローナル抗体を用いたCD（cluster of differentiation）による分類で細かく分類されている。

❏T細胞は、CD3抗原とT細胞抗原受容体（TCR）を細胞表面にもち、細胞性免疫（遅延型アレルギー、腫瘍免疫、移植免疫など）や免疫調節に関与し、CD4抗原陽性のhelper/inducer T細胞とCD8抗原陽性のkiller T細胞に分かれる。

❏B細胞は膜表面に免疫グロブリンを有し、抗原刺激で形質細胞に分化して抗体産生を行う。

❏NK細胞は膜表面にIgGのFcに対する受容体を有し、ある種の腫瘍細胞やウイルス感染細胞に対して抗原刺激なしにkiller活性を有する。

図９　白血球の種類

❏白血球は顆粒球と無顆粒球の２群に分けられる。
❏顆粒球は**特殊顆粒**と**アズール顆粒（リソソーム）**の２種類の顆粒を有しており、**好中球、好酸球、好塩基球**が顆粒球に含まれる。
❏一方、無顆粒球は特殊顆粒をもたないが、しばしば光学顕微鏡では見えないほど小さいアズール顆粒を有している。**単球**と**リンパ球**が無顆粒球に含まれる。

顆粒球

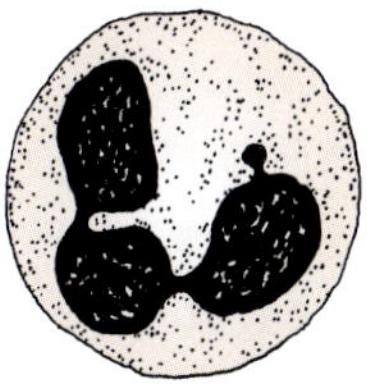

好中球

❏好中球は白血球の50〜70％を占めている。最も多い顆粒は特殊顆粒で光学顕微鏡で何とか見えるほど小さい。
❏好中球の役割は細菌の貪食で細胞質にあるファゴソームと呼ばれる小部屋に閉じこめ、そこに特殊顆粒とアズール顆粒が融合して顆粒内酵素を放出することで細菌を殺す。

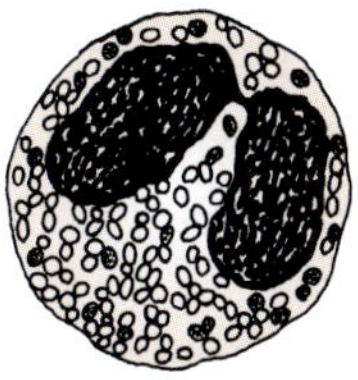

好酸球

❏好酸球は白血球の３〜6％を占めている。細胞質には大型で楕円型の顆粒が約200個みられる。
❏好酸球はアレルギーや寄生虫感染の際に増加し、他の炎症細胞が分泌したサイトカインを不活性化して炎症レベルを調整すると考えられているが、その役割はまだ明らかになっていない。

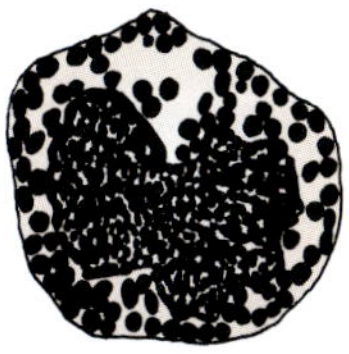

好塩基球

❏好塩基球は白血球の1％未満を占めている。細胞質には大きさや形の不揃いな顆粒を豊富に含んでおり、顆粒が多いために核が見えにくいことが多い。
❏好塩基球の役割もまだ完全には解明されていないが、即時型アレルギー反応において肥満細胞の働きを補っていると考えられている。

無顆粒球

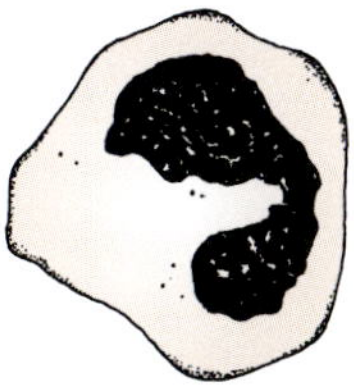

単　球

❏単球は白血球の0〜10％を占めている。細胞質にはきわめて小さいアズール顆粒を豊富に含んでおり、その大きさは光学顕微鏡では一見無顆粒に見えるほど小さい。しかし実際は非常に多く存在しており細胞質が均一の青に染まるのは顆粒が染まっているからである。
❏単球は血管から組織内に侵入した後マクロファージとなり貪食作用を示すようになる。

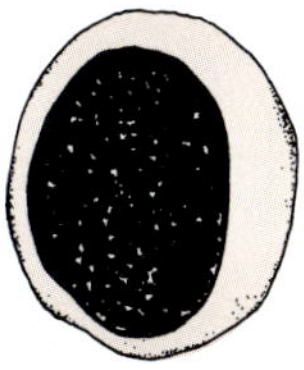

リンパ球

❏リンパ球は白血球の20〜40％を占めている。小リンパ球は細胞質が少なく、若干のアズール顆粒を含んでいることがある。
❏リンパ球は表面マーカーによって数種類に分類されているが、すべて免疫反応に関与しており、生体を異物から守るうえできわめて重要な働きをしている。

□□ **41** 白血球の機能について正しい組合せはどれか。

A　好中球 ―――― 抗原提示
B　好酸球 ―――― ヒスタミン脱顆粒
C　単　球 ―――― 貪　食
D　B細胞 ―――― 細胞性免疫
E　T細胞 ―――― 液性免疫

❏解法ガイド　各種白血球はその由来や機能が同一の部分と異なっている部分があるので、整理しておこう。

❏選択肢考察

A　好中球は、体内に侵入する病原体や異物に対して防御、処置を行う。炎症が生じると、補体などのサイトカインを介して、走化性により炎症部位に達し、貪食、酵素（lysozyme、ミエロペルオキシダーゼ）による殺菌・消化を行う。抗原提示能があるのは単球・マクロファージなどの樹状細胞やB細胞である。(×)

B　好塩基球は弱い貪食性をもつが、物理的刺激や抗原刺激などによってヒスタミンやロイコトリエンなどを含んだ顆粒の脱顆粒を生じることにより即時型アレルギーに関与している。好酸球も好中球と同様に走化性、貪食、脱顆粒、殺菌のいずれも行っているが、特徴的なのは、抗体と結合した寄生虫に対する障害作用や即時型アレルギーに対する抑制作用である。(×)

C　単球の機能は、走化性、貪食能、殺菌能のほか、一部の補体やインターフェロン、CSFなどを分泌する能力や抗原を処理してリンパ球に伝える能力（抗原提示能）などを有する。(○)

D　B細胞は膜表面に免疫グロブリンを有し、抗原刺激で形質細胞に分化して抗体産生を行い、液性免疫に関与する。(×)

E　T細胞は、CD3抗原とT細胞受容体（T cell receptor；TCR）を細胞表面にもち、細胞性免疫（＝遅延型アレルギー、腫瘍免疫、移植免疫など）や免疫調節に関与する。(×)

解答：C（*iM* 5 28～31）

□□ **42** 成熟好中球について**誤っている**のはどれか。

A　遊走・貪食・殺菌能を有する。
B　ウイルス感染を抑制する。
C　循環プールに存在するのは約半数である。
D　流血中半減期は数時間である。
E　細菌感染では核の左方移動を認める。

❏解法ガイド　好中球は顆粒球系細胞で、好中性の二次顆粒を有するものを指す。核の形態で、桿状核好中球と分葉核好中球に分類される。

好中球は、体内に侵入する病原体や異物に対して、補体などのサイトカインを介して、遊走能により炎症部位に達し、貪食、リソソーム（lysosome）の加水分解酵素による殺菌・消化を行う。

末梢血好中球数の目安は桿状核好中球は1桁%、分葉核好中球は約50%と覚えるとよい。

❏ 選択肢考察

A 好中球は血液中を循環して、異物に対して非特異的に作用して、炎症部位に遊走し、異物を貪食し、さらに細胞内リソソームの加水分解酵素（リゾチーム lysozyme）による殺菌能を有する。(○)

B 一般にウイルスや結核などの細胞内感染を抑制するのはT細胞である。(×)

C 循環プール、すなわち流血中に存在する好中球は約半数にすぎず、残りの半数は血管壁や網内系などの辺縁プール（marginal pool）に存在して循環しない。(○)

D 好中球は骨髄で産生されて流血中に入るが、毛細血管壁から遊走するので、血液中の半減期は数時間である。これを補充するために骨髄では顆粒球系細胞が多く存在している。(○)

E 好中球の核の左方移動とは、好中球の中でも比較的幼若な桿状核好中球の割合が増加するものである。細菌感染などの炎症時には、白血球数が正常でも桿状核好中球の割合が増加していることで診断できることもある。(○)

解答：B（*iM* 5 16～18）

□□ **43** 健常成人の末梢血の白血球分画について基準範囲内に含まれるのはどれか。

A 桿状核好中球　30%
B 分葉核好中球　30%
C 好酸球　30%
D 単　球　30%
E リンパ球　30%

❏ 解法ガイド

白血球分画（成人）の基準値を以下に示す。

桿状核好中球	0～10%
分葉核好中球	50～60%
好酸球	3～6%
好塩基球	＜1%
単　球	0～10%
リンパ球	20～40%

❏ 選択肢考察

A 桿状核好中球の基準値は0～10%であり、30%は多い。(×)

B 分葉核好中球の基準値は50～60%であり、30%は少ない。(×)

C 好酸球の基準値は3～6%であり、30%は多い。(×)

D 単球の基準値は0～10%であり、30%は多い。(×)

E リンパ球の基準値は20～40%程度であり、30%は基準範囲内である。(○)

解答：E（*iM* 5 46）

□□ **44** 末梢血好中球の減少がみられるのはどれか。

A　大出血
B　菌血症
C　再生不良性貧血
D　慢性骨髄性白血病
E　真性赤血球増加症

❏ 解法ガイド

好中球は桿状核好中球および分葉核好中球の総称であり、一般的には白血球分画の50〜70％を占める。好中球の増加は、成人では好中球が7,500／μl以上を指す。白血球分画は4週〜4歳の小児期においてはリンパ球が優位であるため、その判断には注意が必要である。好中球増加をきたすものとしては、

①骨髄における好中球の産生の亢進
②骨髄から末梢血への移動の増加
③末梢血液中の好中球の半減期延長
④辺縁プールから循環プールへの好中球の移動

がある。

❏ 選択肢考察

A　大出血では交感神経の興奮やコルチゾール分泌増加などで末梢血好中球数が増加する。(×)

B　一般に細菌感染ではサイトカインなどにより好中球が増加する。菌血症でも好中球が増加する。(×)

C　再生不良性貧血は骨髄における造血幹細胞の障害により骨髄低形成による脂肪髄化とともに、末梢血の好中球減少を含む汎血球減少を認める。(○)

D　慢性骨髄性白血病では、慢性期においては一般に白血球増加が特徴的であり、その分画であらゆる分化・成熟段階の好中球が認められる。(×)

E　真性赤血球増加症は骨髄の多能性幹細胞の分化・成熟障害を伴わない腫瘍性増殖をする疾患で、慢性骨髄増殖性疾患の一つである。血液学的には著明な赤血球上昇のほか、白血球および血小板がすべて上昇していることが多い。(×)

解答：C（*iM* 5 48）

□□ **45** 末梢血に好酸球増多が**認められない**のはどれか。

A　Hodgkinリンパ腫
B　過敏性肺臓炎
C　アトピー性皮膚炎
D　慢性骨髄性白血病
E　アレルギー性肉芽腫性血管炎

❏ 解法ガイド

末梢血液中の好酸球は白血球分画においては3～6％であるが、好酸球増多症は絶対数で500／μl以上のものを指す。

好酸球は好酸性顆粒を有する顆粒球で、その循環血液中半減期は6～12時間であり、大部分の好酸球は組織内に存在している。好酸球産生はGM-CSFやIL-3およびIL-5などを介して調節されている。

好酸球の増加する原因としては、喘息やアレルギー性鼻炎などのⅠ型アレルギーの関与するアトピー性疾患によるもの、寄生虫によるもの、悪性リンパ腫や慢性骨髄性白血病（CML）などの骨髄増殖性疾患などの血液系腫瘍によるもの、PIE症候群、皮膚疾患、副腎不全、免疫異常によるものなどがある。

❏ 選択肢考察

A　Hodgkinリンパ腫は病理組織上Reed-Sternberg細胞を特徴とする。末梢血液所見としてはリンパ球減少とともに好酸球増加や単球増加、また血小板増加を認めることもある。（○）

B　過敏性肺臓炎は真菌である*Trichosporon asahii*などの有機物質の吸入により生じるⅢ型、一部Ⅳ型アレルギーにより間質性肺炎をきたし、発熱、呼吸困難、胸部X線上の陰影を認めるものである。Ⅲ型およびⅣ型アレルギーが関与しているが、Ⅰ型アレルギーの関与はなく、好酸球増加は認められない。（×）

C　アトピー性皮膚炎はⅠ型アレルギーによるものなので、末梢血に好酸球増多がみられる。（○）

D　慢性骨髄性白血病では成熟障害を伴わない造血細胞の腫瘍性増殖を生じ、特に骨髄球系および巨核球系の腫瘍性増殖による各種成熟段階の骨髄球系細胞の増殖および血小板増加を認める。末梢血液中では各種分化・成熟段階の顆粒球の増加が認められ、好酸球や好塩基球の絶対値も多くなっている。さらに血小板も増加しているが、赤血球は多くは減少している。（○）

E　アレルギー性肉芽腫性血管炎ではⅠ型アレルギーの関与もあり、末梢血液中の好酸球の増加とともに組織にも高度の好酸球浸潤を伴った壊死性肉芽腫が形成される。（○）

解答：B（***iM*** 5 47）

□□ **46**　末梢血リンパ球減少がみられるのはどれか。

A　百日咳
B　Hodgkinリンパ腫
C　原発性マクログロブリン血症
D　伝染性単核球症
E　慢性リンパ性白血病

❑解法ガイド

末梢血液中白血球の基準値は約4,000～8,500/μlであるが、リンパ球数はその中の20～40％を占める。末梢血リンパ球増加症は、成人ではリンパ球数が4,000/μl以上のときを指す。

生後4週～4歳の乳児期においては生理的にリンパ球数が好中球数よりも優位になるので、注意する必要がある。

末梢血リンパ球数が増加する疾患としては慢性リンパ性白血病や急性リンパ性白血病、成人T細胞白血病（ATL）などのリンパ増殖性疾患や、EBウイルスやサイトメガロウイルスなどによる単核球増加症、また百日咳、その他、急性ウイルス性感染症などがある。

❑選択肢考察

A　百日咳はGram陰性桿菌の*Bordetella pertussis*による感染症で、夜間に強い咳発作が数週間持続する。診断は血中抗体価の上昇や末梢血リンパ球数の増加などでなされる。細菌感染であるが、百日咳毒素により発症するものなので好中球増加は認めない。（×）

B　Hodgkinリンパ腫はReed-Sternberg細胞の出現を特徴とする悪性リンパ腫であるが、末梢リンパ組織の増殖はあっても、流血中のリンパ球数の増加は認められない。むしろ悪性リンパ腫では末梢血リンパ球数は減少する傾向にある。（○）

C　原発性マクログロブリン血症はIgM産生B細胞系細胞が腫瘍性増殖するもので、肝・脾・リンパ節腫大とともに末梢血にリンパ球増多を認める。末梢血リンパ球が減少するのではない。（×）

D　伝染性単核球症は思春期以降になってEBウイルスの初感染を受けた場合に発熱やリンパ節腫脹、発疹、肝脾腫などを主徴とする症状、および末梢血液中で異型リンパ球の出現を伴ったリンパ球増加を認めるようになるものである。EBウイルス以外にも、サイトメガロウイルスでも類似所見を呈することがある。EBウイルスは主にB細胞に感染し、それに対する反応でT細胞が増殖することにより異型リンパ球を形成する。（×）

E　慢性リンパ性白血病は、分化・成熟障害を伴わない骨髄におけるリンパ系の細胞の腫瘍性増殖であり、末梢血に成熟B細胞が著明に増加してくる。（×）

解答：B（***iM***⑤ 47、211）

□□ **47**

T細胞について正しいのはどれか。

A　骨髄で産生され脾臓で成熟する。

B　細胞表面にCD3抗原を有する。

C　抗原提示能を有する。

D　HIVはCD8陽性リンパ球に感染する。

E　末梢血リンパ球数ではB細胞のほうがT細胞より多い。

❏ 解法ガイド

末梢血リンパ球数は末梢血白血球の20～40％であり、この割合は顆粒球、特に好中球の増加や減少により変動することが多い。一般にリンパ球数の絶対値が減少するのは先天性および後天性免疫不全や免疫抑制薬などによる場合である。

末梢血リンパ球数の中の80％はT細胞であり、20％弱はB細胞、さらにごく一部がNK細胞（natural killer細胞）である。80％を占めるT細胞の2/3がCD4陽性のヘルパーT細胞であり、残り1/3がCD8陽性細胞である。

その中でCD4陽性のT細胞はヘルパーT細胞と呼ばれ、B細胞や他のT細胞の働きを助ける。CD8陽性のT細胞は細胞傷害性T細胞（cytotoxic T cell）と呼ばれ、標的細胞を破壊する機能をもつ。

❏ 選択肢考察

A　T細胞のTはthymus（胸腺）のことで、骨髄で産生され脾臓ではなく胸腺で成熟する。胸腺では自己と非自己が識別できるように、自己に対する免疫能を有しているT細胞を除去する。（×）

B　モノクローナル抗体を用いた分類法によるCD分類（cluster of differentiation分類）で、CD3陽性のリンパ球はT細胞であり、CD3はT細胞に共通したマーカーである。（○）

C　微生物などを含む異物を貪食し、それを処理することによってリンパ球に抗原として提示する機能を有するのは主としてマクロファージであり、T細胞ではない。ただし、一部B細胞でも抗原提示能を有することもある。（×）

D　HIVはCD8陽性リンパ球ではなくCD4陽性リンパ球に感染し、次第に破壊していくことで、細胞性免疫能を障害する。（×）

E　リンパ球にはT細胞、B細胞、NK細胞の3種類があるが、末梢血液中にはT細胞が約80％で最も多く、T細胞優位である。また、一般に血液中ではCD4陽性細胞とCD8陽性細胞の比は2：1で、CD4陽性細胞が優位である。（×）

解答：B（***iM*** 5 19、31）

□□ **48**　B細胞について正しいのはどれか。

A　細胞性免疫を司る。
B　胸腺に多く存在する。
C　細胞表面免疫グロブリンを有する。
D　腫瘍細胞を直接傷害する。
E　分化・成熟すると肥満細胞になる。

❏解法ガイド　リンパ球にはT細胞、B細胞、NK細胞の3種類がある。B細胞は末梢血中では約15〜20％を占めるにしかすぎないが、骨髄や脾臓、リンパ節などのリンパ濾胞では優位に存在している。

B細胞は膜表面に免疫グロブリンを有しており、それに特異的な抗原が結合した場合には形質細胞に分化し、免疫グロブリンを産生するようになる。

❏選択肢考察

A　B細胞は液性免疫を司り、抗原に特異的な抗体を産生する。細胞性免疫を司るのはT細胞である。(×)

B　胸腺に多く存在するのはB細胞ではなく、T細胞である。(×)

C　B細胞は、その細胞表面に特異的な抗原に対する免疫グロブリン（surface immunoglobulin；sIg）が存在しており、特定の抗原と結合することができるようになっている。この結合およびT細胞からのリンホカインの作用などにより、B細胞は形質細胞に分化・増殖して、特異的な抗体を多数産生することができるようになる。(○)

D　腫瘍細胞を直接傷害する腫瘍免疫は、抗原による感作なく標的細胞を破壊するNK細胞や、T細胞による細胞性免疫によるものであり、B細胞の産生する抗体では腫瘍細胞を直接傷害することはできない。(×)

E　分化・成熟すると肥満細胞ではなく形質細胞になる。(×)

解答：C（*iM* 5 31）

□□ **49**

NK細胞について正しいのはどれか。

A 顆粒を有する大型リンパ球である。

B 抗原特異的に作用する。

C 細菌貪食能を有する。

D 抗原提示能を有する。

E インターロイキン-6により抗体産生が促進される。

❑解法ガイド

リンパ球には細胞性免疫に関与するT細胞、液性免疫に関与するB細胞、それ以外のNK細胞がある。

NK細胞は膜表面にIgGのFcに対する受容体を有し、ある種の腫瘍細胞やウイルス感染細胞に対して抗原刺激なしにkiller活性を有する。

❑選択肢考察

A NK細胞はアズール顆粒を有する大型リンパ球である。(○)

B T細胞やB細胞では抗原特異的に作用するが、NK細胞は抗原非特異的に作用する。(×)

C 細菌貪食能を有するのは好中球や単球・マクロファージであり、NK細胞を含むリンパ球では貪食能は有さない。(×)

D T細胞に抗原提示能を有するのは単球・マクロファージなどである。(×)

E NK細胞はインターロイキン-2により活性化され、抗原刺激なしに腫瘍細胞や感染細胞を傷害する。インターロイキン-6により抗体産生が促進されるのはB細胞である。(×)

解答：A (*iM* 5 31)

到達目標

7 血小板の機能と止血や凝固・線溶の機序を説明できる。

Point

[血小板]

- 血小板は巨核球の細胞質から形成される直径2～4μmの円盤状の無核の細胞であり、血液中では10日間の寿命をもつ。
- 毛細血管に対する機能と止血機序とが重要である。これが亢進しすぎると血栓症となり、低下すると出血傾向となる。血小板の機能は次のとおりである。

①毛細血管透過性抑制

血小板は血管壁に多数存在し、それにより血管外に血球成分が脱出するのを防いでいる。血小板数が低下したり、機能が低下すると、毛細血管の透過性抑制が効かなくなり、出血しやすくなる。

②一次血栓

血管が破綻すると、まず血管内皮下のコラーゲンに血小板が粘着・凝集して、一次血栓を形成し、とりあえず止血する。この後、凝固系の機能によりフィブリンの形成が生じ、二次血栓を形成する。

③粘着・凝集

止血のために必要なのがまず、血小板の粘着と凝集である。これに関与するのは主に血小板の膜構造と血小板内顆粒の脱顆粒である。

粘着：血小板がコラーゲンに粘着するためには、血小板の膜構造の糖蛋白（GP Ⅰb；glycoprotein Ⅰb）が von Willebrand因子（vWF）を介して結合する必要がある。

凝集：血小板凝集には、外来性のADPやエピネフリン、コラーゲンに対して生じる一次凝集と、一次凝集に引き続く血小板顆粒（ADPなど）の脱顆粒により生じる二次凝集がある。

[凝固系]

- フィブリンを析出させ、二次血栓を形成するための反応に必要なものが凝固因子である。肝臓や内皮細胞で産生される蛋白とCa^{2+}（第Ⅳ凝固因子）、リン脂質が重要である。
- これらの凝固因子は、内因系、外因系に分けられ、それぞれプロテアーゼにより未活性な分子が活性化されて、酵素によるカスケードを作り、その作用を増強させていく。
- 活性化された因子は「a」をつけて表す（例：第Ⅹ因子が活性化されると、Ⅹaとなる）。
- **内因系**：第Ⅻ因子（接触因子）から始まる→血管内皮の障害で異物と接触して活性化される。
- **外因系**：第Ⅶ因子から始まる→組織が壊れて組織トロンボプラスチン（第Ⅲ因子）が出現して、初めて活性化される。
- **共通系**：活性化された第Ⅹ因子（Ⅹa）が、プロトロンビン（Ⅱ）をトロンビン（Ⅱa）にし、フィブリノゲン（Ⅰ）をフィブリンにする。フィブリンはモノマーが集まってポリマーとなりこれに第XIII因子（フィブリン安定化因子）が作用して安定化フィブリンとなる。これが、血管を修復し、創傷治癒に重要な役割を果たす。

[線溶系（プラスミン系）]

- 血液凝固により生成したフィブリンは、線溶系の蛋白分解酵素であるプラスミンにより分解されてFDP（fibrin degradation products）となる。これが血栓溶解作用である。
- プラスミノゲン活性化因子がプラスミノゲンを活性化し、プラスミンを生成させる。

図10　血液凝固と線溶の機序

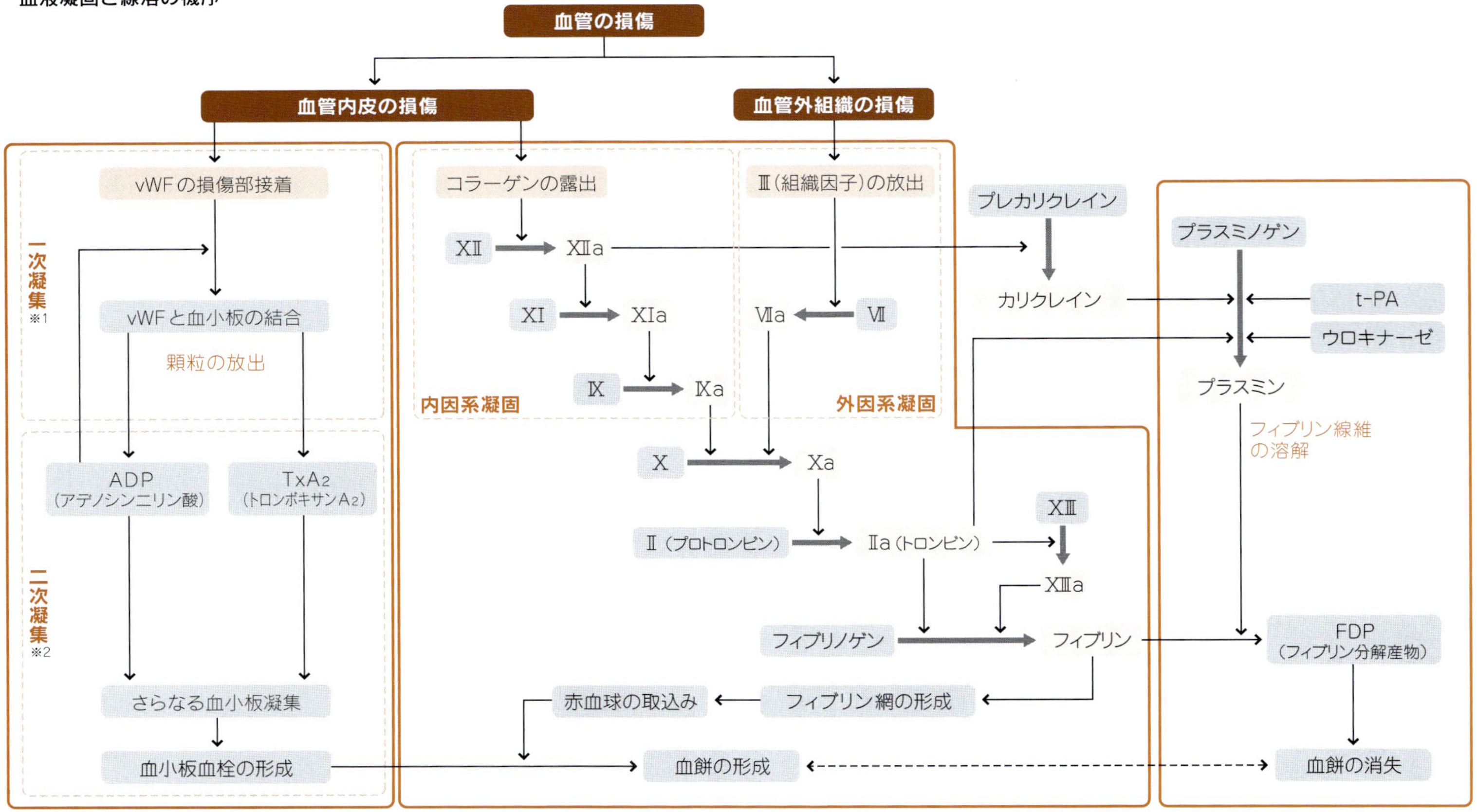

※1：血小板内顆粒の放出を伴わない。
※2：血小板内顆粒の放出を伴う。

❏血液凝固には、とりあえず血小板を凝集させて損傷部をふさぐ**一次止血**と血小板血栓をさらに強固な血餅に変化させる**二次止血**の２つの機序がある。

❏組織の修復が終了した後には血餅は不必要になるため、血餅において血小板や赤血球を覆っている**フィブリンを分解して血餅を溶かす線溶系**も存在する。この一連のメカニズムを介して損傷血管は修復される。

□□ **50** 正常の血小板について**誤っている**のはどれか。

A 骨髄巨核球から産生される。
B 無核の細胞である。
C 顆粒を含む。
D 赤血球より小さい。
E 膜にABO式抗原を有する。

❏解法ガイド

血小板は骨髄巨核球の細胞質から産生される円盤状で無核の直径1～3 μmの血球で、ムコ多糖類を含む膜、細胞質、アズール顆粒（一次顆粒）やADP・エピネフリンを含む顆粒、ヘパリン拮抗物質（血小板第4因子）やフィブリノゲンなどの凝固因子を含む α 顆粒が存在する。

血小板の機能は毛細血管に対する機能と止血機序とが重要である。これが亢進しすぎると血栓症となり、低下すると出血傾向となる。

❏選択肢考察

A 血小板は骨髄巨核球の細胞質から産生される。(○)

B 巨核球の細胞質の辺縁から形成され、核は有さない。(○)

C 血小板にはさまざまな顆粒が存在し、それが血小板機能に関与する（解法ガイド参照）。(○)

D 血小板にはさまざまな形態があるが、基本的には直径1～3 μmで、扁平な細胞で、直径7 μm程度の赤血球より小さい。(○)

E 血小板膜には糖蛋白などの機能蛋白が多くある。抗原としては赤血球のABO式抗原ではなく、HLA抗原を有する。これが、血小板輸血のときに問題となることがある。(×)

解答：E（***iM*** 5 32）

□□ **51**　血小板機能について正しいのはどれか。

A　出血時に二次血栓を形成する。

B　生体内における血小板寿命は約6時間である。

C　血小板数が減少すると血餅退縮が低下する。

D　膜糖蛋白Ⅰbが血小板凝集能に関与する。

E　膜糖蛋白ⅡbとⅢaが血小板粘着能に関与する。

❏解法ガイド　血小板機能としては毛細血管透過性抑制、一次血栓形成、粘着・凝集、血餅退縮などがある。

❏選択肢考察

A　血管に破綻をきたしたときに、まず血管内皮下のコラーゲンに血小板が粘着・凝集して、一次血栓を形成し、とりあえず止血する。この後、凝固系の機能によりフィブリンの形成が生じ、二次血栓を形成する。血小板は二次血栓の形成にも関与はするが、主に一次血栓の形成に重要な役割を果たす。(×)

B　生体内における血小板寿命は約10日間である。(×)

C　血餅退縮には血小板数と血小板機能が正常であることが必要であり、血小板数が減少すると血餅退縮が低下する。(○)

D　血小板凝集とは血小板が相互に結合することで、血小板膜の糖蛋白glycoprotein (GP Ⅱb/Ⅲa) の欠損による血小板無力症では凝集能は低下し、出血傾向を生じる。血小板凝集能に関与するのはGP Ⅱb/Ⅲaである。(×)

E　血小板がコラーゲン（やガラス）に粘着するためには、血小板の膜構造の糖蛋白 (GP Ⅰb) がvon Willebrand因子 (Ⅷ vWF) を介して結合する必要がある。粘着能はリストセチン凝集法でも測定しうる。(×)

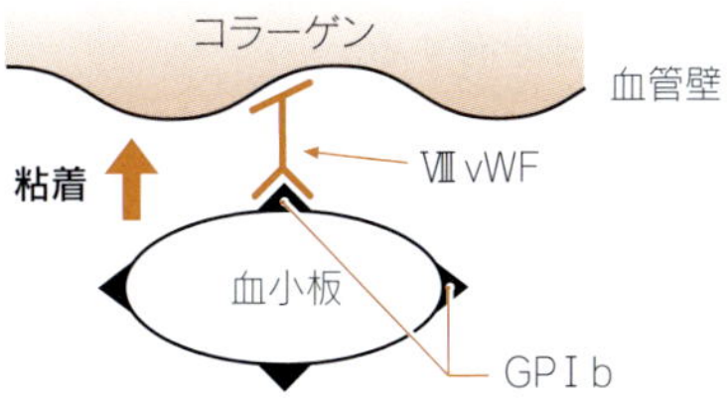

解答：C (*iM* 5 32～34)

□□ **52** 血小板の凝集作用を**もたない**のはどれか。

A　トロンビン

B　エピネフリン

C　トロンボキサンA_2

D　アデノシン二リン酸〈ADP〉

E　アデノシン三リン酸〈ATP〉

❏ 解法ガイド　血小板の細胞膜上には多数の糖蛋白（glycoprotein；GP）が存在し、血管内皮が損傷された場合に血漿中のvon Willebrand因子（vWF）と血管内皮下のコラーゲンとの結合を生じ、さらにvWFに血小板膜蛋白のGP Ⅰbを介して結合し、粘着を生じる。

また血小板膜上のGP Ⅱbや Ⅲaを介してこれらがフィブリノゲンと結合し、血小板同士が付着し、凝集を生じる。そのほか、ADPやエピネフリン、コラーゲン、トロンビンなどで血小板は活性化され、変形して偽足を出し、顆粒を放出し、他の血小板と付着し、凝集を生じる。

血小板を凝集させるものとしてはADP、エピネフリン、コラーゲンのほか、トロンビンやサイトカインの一種である血小板活性化因子（platelet-activating factor；PAF）などがある。

❏ 選択肢考察

A　トロンビンは血小板膜表面のトロンビン受容体と結合し、血小板の凝集を促進することで血栓を形成する作用をもつ。（○）

B　エピネフリンはADPと同様、血小板顆粒中に存在し、放出されて血小板の二次凝集を生じる。（○）

C　トロンボキサンA_2はアラキドン酸にトロンボキサン合成酵素が作用し、形成されたオータコイドの一つである。血小板凝集による血栓形成作用や気管支攣縮作用などを有する。（○）

D　ADPはATPからリン酸が離れて形成される。血小板顆粒中に存在し、放出されて血小板の二次凝集を生じる。（○）

E　ATPはADPと異なり血小板凝集作用をもたない。ADPになることにより、顆粒放出により二次凝集を生じる。また、ADPは血小板に添加することにより一次凝集を生じる作用ももつ。ATPは血小板のエネルギー源となるが、その供給は解糖系およびTCAサイクルによって行われている。（×）

解答：E（***iM*** ⑤ 33～34）

□□ **53**　外因系凝固因子に含まれるのはどれか。

A　フィブリノゲン
B　プロトロンビン
C　第Ⅶ凝固因子
D　第Ⅷ凝固因子
E　第XII凝固因子

❏解法ガイド

凝固因子は、内因系、外因系に分けられ、各々プロテアーゼにより未活性な分子が活性化されて、酵素によるカスケードを作り、その作用を増強させていく。

活性化された因子は、未活性な因子の後に、“a”を付けて表す（例：Ⅹa）。

共通系：活性化された第Ⅹ因子（Ⅹa）が、プロトロンビン（Ⅱ）をトロンビン（Ⅱa）にして、フィブリノゲン（Ⅰ）をフィブリンにする。フィブリンはモノマーが集まってポリマーとなり、これに第ⅩⅢ因子（フィブリン安定化因子）が作用して安定化フィブリンとなる。これが、血管を修復し、創傷治癒に重要な役割を果たす。第Ⅹ因子を活性化する経路として、内因系と外因系がある。

内因系：第XII因子から始まる→血管内皮の傷害で異物と接触して活性化される。

外因系：第Ⅶ因子から始まる→組織が壊れて組織トロンボプラスチン（第Ⅲ因子、tissue factor；TF）が血液に流入し、Ca^{2+}の存在下で第Ⅶ因子と複合体を形成して活性化される。生体の止血に重要な役割を果たす。

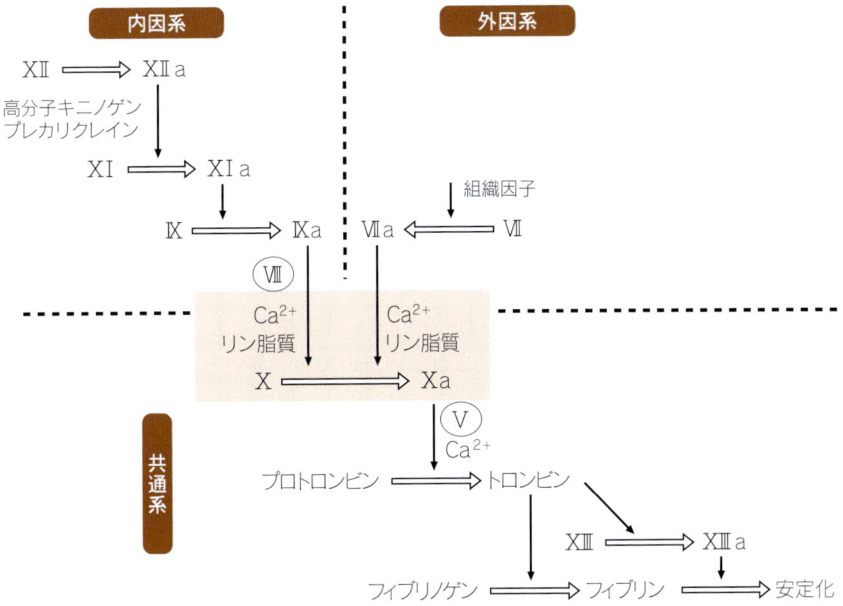

❏選択肢考察

A　フィブリノゲンは第Ⅰ凝固因子で、共通系に含まれる。(×)
B　プロトロンビンは第Ⅱ凝固因子で、共通系に含まれる。(×)
C　第Ⅶ凝固因子は外因系凝固因子である。(○)
D　第Ⅷ凝固因子は血友病Aで活性が低下している内因系凝固因子である。(×)
E　第XII凝固因子は内因系凝固因子である。(×)

解答：C（*iM* 5 38）

□□ **54** 凝固系について正しいのはどれか。

A 第Ⅱ因子はヘパリンの作用で活性が抑制される。

B 第Ⅳ因子はプロテアーゼにより未活性な分子が活性化されて形成される。

C 第Ⅶ因子は内因系凝固系に含まれる。

D 第Ⅷ因子は半減期が約7日間である。

E 第Ⅸ因子は外因系凝固系に含まれる。

❏ 解法ガイド

フィブリンを析出させ、二次血栓を形成するための反応に必要なものが凝固因子であり、肝臓や内皮細胞で産生される蛋白とCaイオン（第Ⅳ凝固因子）、リン脂質が重要である。

第Ⅲ、Ⅳ、Ⅷ、XⅢ因子以外の凝固因子は、すべて肝臓で産生されているため肝硬変などではそれらの凝固因子は欠乏してくる。第Ⅷ因子は、血管内皮細胞で合成されている。また、第Ⅱ、Ⅶ、Ⅸ、Ⅹ因子は、ビタミンK依存性に肝で合成されているため肝硬変、劇症肝炎やワルファリン（ビタミンK拮抗薬）で減少し、プロトロンビン時間（PT）の延長、トロンボテスト低下などをきたす。

❏ 選択肢考察

A ヘパリンはアンチトロンビンⅢの活性を促進して、活性化第Ⅱ因子であるトロンビンを抑制することで抗凝固作用を有する。播種性血管内凝固（DIC）の治療などに用いられる。（○）

B 凝固因子の多くはプロテアーゼにより未活性な分子が活性化されて形成されるが、第Ⅳ因子はCaイオンなのでプロテアーゼ活性はない。ただ、大量輸血などでクエン酸でCaイオンが除去されると、Caイオン減少によるテタニーや凝固障害を生じる。（×）

C 外因系は、組織が壊れて組織トロンボプラスチン（第Ⅲ因子）が血液に流入し、Caイオンの存在下で第Ⅶ因子と複合体を形成して活性化され、生体の止血に重要な役割を果たす。第Ⅶ因子は外因系凝固系に含まれる。（×）

D 血液凝固因子は半減期が短く、特に第Ⅶ因子は5時間と最も短い。第Ⅷ因子は10～12時間、フィブリノゲンは数日である。第Ⅷ因子は血友病Aの患者に補充療法で投与されるが、その半減期をもとに投与量や投与期間が決定される。（×）

E 内因系凝固系は血管内皮の障害で異物と接触して活性化され、第XⅡ因子（接触因子）から始まる。第Ⅸ因子も内因系凝固系に含まれる。（×）

解答：A（***iM*** 5 37～40）

□□ **55**

ビタミンK依存性凝固因子はどれか。

A　フィブリノゲン
B　プロトロンビン
C　組織因子
D　抗血友病因子
E　von Willebrand因子

❏解法ガイド

ビタミンK依存性因子は、第Ⅱ、Ⅶ、Ⅸ、Ⅹ因子であり、肝臓で産生される。

抗凝固薬のワルファリン投与では、ワルファリンはビタミンK拮抗薬であるので、これらの因子の低下やPIVKA-Ⅱ増加が認められる。納豆はビタミンK含有量が多いので、ワルファリン投与中には多食すべきではない。

凝固因子の一般名を知っておく必要がある。

血液凝固因子

国際符号	慣用名、一般名	機　能
Ⅰ	フィブリノゲン	ゲル化
Ⅱ	プロトロンビン	プロテアーゼ
Ⅲ	組織トロンボプラスチン、組織因子	補助因子
Ⅳ	Ca^{2+}	補助因子
Ⅴ	不安定因子	補助因子
Ⅶ	安定因子	プロテアーゼ
Ⅷ	抗血友病因子（antihemophilic factor；AHF）	補助因子
Ⅸ	Christmas因子	プロテアーゼ
Ⅹ	Stuart-Prower因子	プロテアーゼ
Ⅺ	PTA（plasma thromboplastin antecedent）	プロテアーゼ
Ⅻ	Hageman因子	プロテアーゼ
XIII	フィブリン安定化因子	トランスグルタミナーゼ
	プレカリクレイン	プロテアーゼ
	高分子キニノゲン	補助因子
	リン脂質	補助因子

赤字はビタミンK依存性凝固因子。Ⅰ～Ⅳまでは通常一般名で呼ばれる。Ⅵは欠番。

❏選択肢考察

A　フィブリノゲンは第Ⅰ因子で、肝臓で産生されるがビタミンK依存性ではない。（×）

B　プロトロンビンは第Ⅱ因子で、ビタミンK依存性因子である。（○）

C　組織因子は第Ⅲ因子で、細胞表面あるいはリン脂質層上で第Ⅶ因子との複合体を形成し、第Ⅶa因子生成と第Ⅹ因子活性化など凝固反応の初期相を始動させる。（×）

D　第Ⅷ因子はvon Willebrand因子と抗血友病因子（ⅧAHF）から成り立っており、ビタミンK依存性ではない。（×）

E　von Willebrand因子は第Ⅷ因子の一部で、ビタミンK依存性ではない。（×）

解答：B（***iM*** 5 37）

□□ **56**

フィブリンを分解するのはどれか。

A　トロンビン

B　プラスミン

C　ワルファリン

D　ヘパリン

E　プラスミンインヒビター

❏解法ガイド

血液凝固により生成したフィブリンは、線溶系の蛋白分解酵素であるプラスミンにより分解されてFDP（フィブリン分解産物、fibrin degradation product）となる。これが血栓溶解作用、すなわち線溶作用である。

プラスミンはセリンプロテアーゼ作用があり、フィブリノゲンおよびフィブリンのD分画とE分画の間を切断し、FDP（フィブリンならびにフィブリノゲン分解産物）を形成する。

❏選択肢考察

A　トロンビンはフィブリノゲンをフィブリンにする。線溶系ではない。(×)

B　肝臓で合成されたプラスミノゲンは、プラスミノゲン活性化因子（組織プラスミノゲン活性化因子t-PAやウロキナーゼ）で活性化されプラスミンとなり、線溶（＝血栓を溶解する）機能を有し、フィブリノゲンおよびフィブリンを分解してFDPとする。(○)

C　ワルファリンはビタミンK拮抗薬で、経口投与すると肝臓におけるビタミンK依存性凝固因子の産生を抑制し、抗凝固作用を示す。左房内血栓防止のために、心房細動や僧帽弁機械弁置換術後などに投与される。(×)

D　ヘパリンは*in vivo*（生体内）および*in vitro*（試験管内）における抗凝固薬で、アンチトロンビンⅢを介して凝固における共通系のトロンビン活性を抑制し、血液凝固を阻止する。播種性血管内凝固（DIC）などの血栓形成傾向のある場合に用いられる。(×)

E　プラスミンインヒビターはプラスミンを抑制して、線溶系を抑制することで出血傾向となるのを避ける。(×)

解答：B（***iM*** 5 40）

□□ **57**　正しいのはどれか。

A　アンチトロンビンⅢはヘパリンで抑制される。

B　プロテインCは凝固因子を活性化する。

C　プロテインSはビタミンK依存性に産生される。

D　先天性プロテインS欠損症は出血傾向を認める。

E　播種性血管内凝固〈DIC〉ではトロンビン・アンチトロンビン複合体〈TAT〉が減少する。

❏解法ガイド　凝固機能が亢進しすぎると、血管内において血栓を形成してしまうので、それをコントロールする機序が存在している。これには、アンチトロンビンⅢ（AT Ⅲ）やプロテインS、Cなどが関与する。

❏選択肢考察

A　AT ⅢはトロンビンとI：1のモル比で結合してトロンビン・アンチトロンビン複合体（TAT）となり、トロンビンを不活化する。AT Ⅲはヘパリンで活性が促進され、抗凝固作用を有する。（×）

B　プロテインCは、ビタミンK依存性に肝で合成され、活性化した第Ⅴa因子と第Ⅷa因子を分解して失活させ、凝固を阻害することで抗凝固作用を示す。（×）

C　プロテインSはビタミンK依存性に肝臓で産生される。ビタミンKを投与してビタミンK依存性凝固因子産生が増加しても、血液が凝固しないのは、プロテインCやプロテインSなどによる。（○）

D　先天性プロテインS欠損症は凝固が抑制されないので血液凝固が促進され、血管内血栓形成を生じる。（×）

E　AT ⅢはDICのように大量に消費されないと、その血中濃度は減少しないので、凝固亢進状態の把握にTATを測定する。DICや多発性血栓症ではTATが増加する。（×）

解答：C（***iM*** 5 39～40）

□□ **58**

線溶系について正しいのはどれか。

A　第XIII因子はフィブリノゲン分解作用がある。
B　プラスミノゲンは播種性血管内凝固〈DIC〉で増加している。
C　ウロキナーゼはプラスミンを抑制する。
D　α_2-プラスミンインヒビターはフィブリノゲン分解を促進する。
E　D-ダイマーは二次線溶の亢進で出現する。

❏解法ガイド

血液凝固により生成したフィブリンは、線溶系の蛋白分解酵素であるプラスミンにより分解されてFDP (fibrin degradation product) となる。これが血栓溶解作用である。

プラスミノゲン活性化因子 (plasminogen activator；PA) がプラスミノゲンを活性化し、プラスミンを生成させる。

❏選択肢考察

A　血液凝固により生成したフィブリンはフィブリン安定化因子である第XIII因子により安定化フィブリンとなる。フィブリノゲンやフィブリン分解作用があるのはプラスミンである。Schönlein-Henoch紫斑病では第XIII因子活性が低下する。(×)

B　プラスミノゲンは肝細胞にて合成される分子量約9万の糖蛋白で、プラスミノゲン活性化因子により活性化され、プラスミンとなる。DICでは消費されて減少している。(×)

C　ウロキナーゼはプラスミンを活性化する。プラスミノゲン活性化因子 (PA) は、血管壁 (内因性) や組織 (外因性：組織プラスミノゲン活性化因子t-PA) 由来のもののほかに、尿中に出現するウロキナーゼ、β溶連菌から産生されるストレプトキナーゼなどがある。(×)

D　α_2-プラスミンインヒビター (α_2-PI) はプラスミンを抑制することでフィブリノゲン分解を抑制する。線溶系の亢進は、α_2-PIによりプラスミンが抑制されることで調節される。(×)

E　一次線溶は線溶系によりフィブリノゲンが分解するもので、二次線溶は線溶系によりフィブリンが分解するものである。FDPは一次線溶 (フィブリノゲン分解産物) と二次線溶 (フィブリン分解産物；D-ダイマーなど) の両者を反映するが、D-ダイマーは二次線溶の亢進のみで出現する。(○)

解答：E (*iM* 5 40～41)

Chapter 2

診断と検査の基本

到達目標 1　血漿蛋白質の基準値とその変化の意義を説明できる。

Point

- ❏血漿蛋白質で基準値を覚えていなければならないものは総蛋白とアルブミンである。他の蛋白は記憶している必要はない。
- ❏血清総蛋白6.5～8.0g/dL、血清アルブミン4.0～5.0g/dLをまず覚えておく。単位はmg/dLではないので注意する（血糖値などはmg/dL）。
- ❏ある種の蛋白成分が減少したり増加したりする疾患では、血清蛋白電気泳動像が変化する。
  例えば、アルブミン（Alb）の血中濃度が低下するような疾患ではAlb分画のピークが低くなる。
  何かの感染症の場合には免疫グロブリンが増加するので、γ分画のピークが高くなる。

図11　正常な血清蛋白電気泳動像と各分画に含まれる蛋白成分

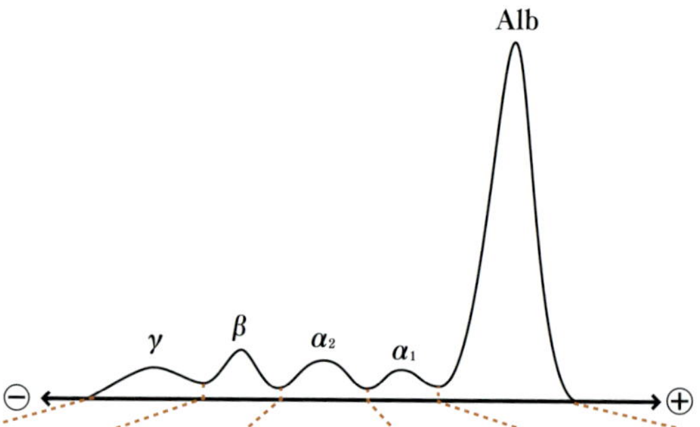

IgG	トランスフェリン	プロトロンビン	α_1-アンチトリプシン	トランスサイレチン
IgA	β-リポ蛋白	ハプトグロビン	α_1-酸性糖蛋白	アルブミン
IgM	フィブリノゲン	セルロプラスミン	α_1-リポ蛋白	
IgD	フィブロネクチン	α_2-マクログロブリン	サイロキシン結合グロブリン	
IgE	ヘモペキシン		レチノール結合蛋白	

- ❏血清の蛋白質で基準値を覚えていなければならないものは「総蛋白」と「アルブミン」である。他の蛋白は記憶している必要はない。
- ❏**血清総蛋白6.5～8.0g/dL、血清アルブミン4.0～5.0g/dL**をまず覚えておく。

図 12　代表的な 4 疾患における電気泳動像の変化

❏ある種の蛋白成分が減少したり増加したりする疾患では、血清蛋白電気泳動像が変化する。まずは代表的な 4 つの疾患における電気泳動像の変化を理解する。

肝硬変、慢性肝炎

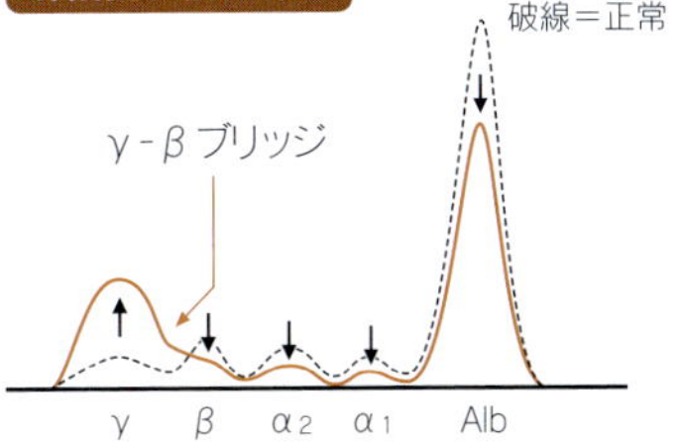

❏肝硬変と慢性肝炎ではアルブミンなどの産生が低下するため **Alb〜β 分画まですべて低下**する。

一方、慢性炎症により免疫グロブリンは増加し、β と γ 分画の中間に分布する IgA も増加することで γ と β が連続するグラフとなる。これを "**γ-β ブリッジ**" と呼び、**肝硬変に特徴的**である。

ネフローゼ症候群

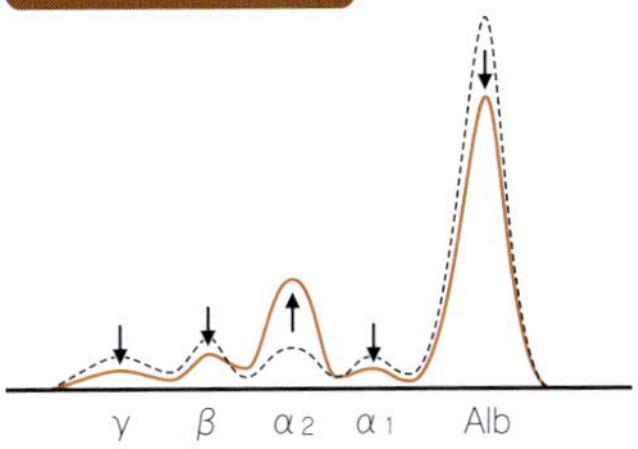

❏ネフローゼ症候群では**低分子量の蛋白が腎から排泄されてしまう**ためアルブミンをはじめとしてほとんどの分画が低下する。

しかし α_2-マクログロブリンを代表とする**分子量の大きい蛋白は、排泄されず高値を示す**。したがって **α_2 分画のみが高くなり**、他の分画が低下する像はネフローゼ症候群を示唆する。

慢性炎症

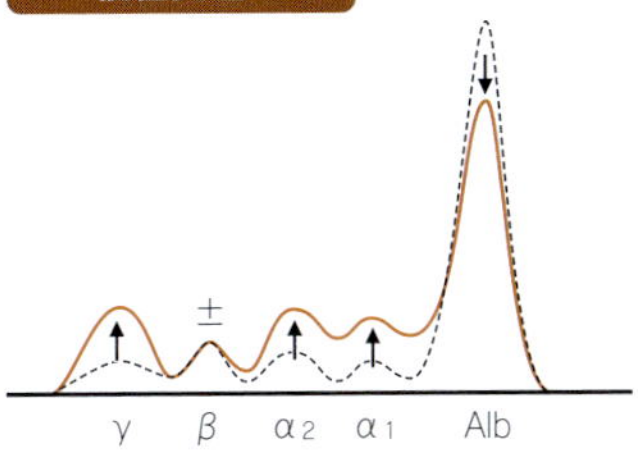

❏急性疾患における一連の反応を「**急性期反応**」と呼び、この反応によって肝臓における蛋白合成に著しい変化が起こる。急性期反応に伴って肝臓で産生される蛋白を総称して「**急性期反応性蛋白**」といい、感染症などで α_1、α_2、β 分画の上昇がみられる。

一方、**アルブミンの血中濃度は低下**する。慢性炎症ではこれに加えてポリクローナルな γ-グロブリンの増加が顕著になるため **γ 分画の上昇**も明らかとなる。

妊娠、鉄欠乏性貧血

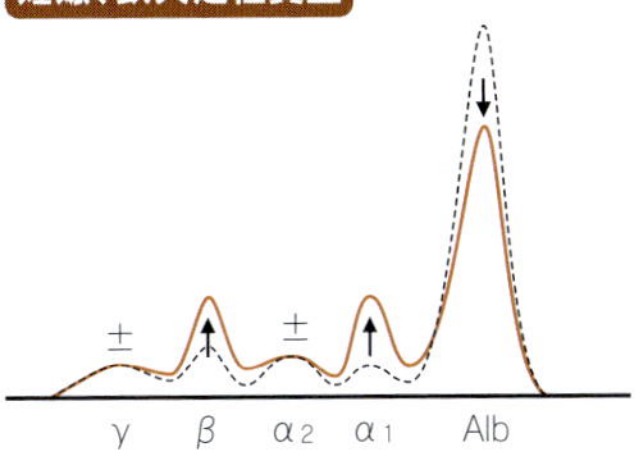

❏妊娠と鉄欠乏性貧血は似たような像を描く。妊娠によって循環血漿量が増加することで**アルブミン濃度は低下**する。

一方、鉄の需要が高まる妊娠や鉄が不足している鉄欠乏性貧血では**トランスフェリンの増加がみられ β 分画が高くなる**。また妊娠におけるエネルギー源として利用するために遊離脂肪酸からリポ蛋白を合成するので **α_1 分画も上昇**する。

□□ **59**　血漿蛋白で最も濃度が高いのはどれか。

A　アルブミン
B　α_2-グロブリン
C　γ-グロブリン
D　フィブリノゲン
E　IgG

❏解法ガイド

血漿蛋白の合計は総蛋白であり、6.5～8.0g/dlが基準範囲内である。血漿蛋白はアルブミンとグロブリンに分類され、グロブリンは電気泳動でα_1、α_2、β、γの4分画に分けられる。その基準値を以下に示す。

アルブミン	50％以上、約4g/dl
α_1-グロブリン	約2％
α_2-グロブリン	約4％
β-グロブリン	約8％
γ-グロブリン	約16％

❏選択肢考察

A　アルブミンは血漿蛋白の1/2以上を占めるので、約4g/dlと最も多い。アルブミンは肝臓で産生され、膠質浸透圧維持やキャリア蛋白としての機能をもち、半減期は約20日である。(○)

B　α_2-グロブリンにはハプトグロビン、セルロプラスミン、α_2-マクログロブリンなどが含まれるが、α_2-グロブリン合計で、総蛋白の約4％程度である。(×)

C　γ-グロブリンはほぼ免疫グロブリンであり、総蛋白の約16％である。(×)

D　フィブリノゲンは分子量が34万と大きな蛋白で、急性期反応性蛋白であり、また血液凝固第Ⅰ因子でもある。200～400mg/dlが基準値である。(×)

E　IgGは免疫グロブリンの中で最も多く、750～1,500mg/dlが基準値である。(×)

解答：A（*iM* 5 36）

□□ **60**　血清アルブミン濃度が**低下しない**のはどれか。

A　栄養失調
B　肝硬変
C　脱　水
D　蛋白漏出胃腸症
E　ネフローゼ症候群

❏解法ガイド

アルブミンは血清中の蛋白質の中では最も多く、肝臓で合成される水溶性の蛋白質である。膠質浸透圧を維持し、また血中のさまざまな物質の輸送体として機能する。

血清アルブミン濃度が低下するのは、アルブミンの唯一の産生臓器である肝臓における産生が低下しているか、肝臓での産生の代償機能を超えて体外に喪失する場合である。

また、炎症反応があるときにも血清アルブミン濃度は低下傾向となる。

❏ 選択肢考察

A　アルブミンは蛋白代謝を反映しているので、著明な栄養失調では低アルブミン血症を認める。逆に、栄養状態の評価には、血清アルブミンや血清脂質濃度を用いることもある。(○)

B　アルブミンの唯一の産生臓器は肝臓であるので、肝臓の機能が低下する肝硬変では低アルブミン血症を認める。(○)

C　脱水ではアルブミンの絶対量は変わらないが、水分量が低下しているので、相対的に血清アルブミン濃度が上昇する。(×)

D　蛋白漏出胃腸症では消化管粘膜から蛋白を失い、それが肝臓でのアルブミン産生の代償機能を超えているので、低アルブミン血症を認める。(○)

E　ネフローゼ症候群は腎臓の糸球体から大量の蛋白を失い、それが肝臓でのアルブミン産生の代償機能を超えているので、低アルブミン血症を認める。(○)

解答：C（***iM*** 5 36）

□□ **61**　急性炎症が生じたときに血液中で増加が**認められない**のはどれか。

A　トランスフェリン
B　コルチゾール
C　CRP
D　ハプトグロビン
E　フィブリノゲン

❏ 解法ガイド

急性炎症では、発熱、白血球の核の左方移動を伴った増加、ACTH・コルチゾールなどのストレスホルモン増加などのほか、炎症反応によってマクロファージなどから分泌されるインターロイキン-1や腫瘍壊死因子、インターロイキン-6などの炎症性サイトカインによって、肝臓における蛋白合成の変化をきたす。このときに産生が増加する蛋白を急性期反応性蛋白（acute phase reactant）という。

急性期反応性蛋白としては、肺炎球菌のC多糖体と反応するCRP、α_1-アンチトリプシン、ハプトグロビン、フィブリノゲンなどがある。

❏ 選択肢考察

A　アルブミンやトランスフェリン、トランスサイレチンなどの肝臓で合成される運搬性蛋白は、急性炎症では肝臓での合成が低下して血中濃度が低下する。(×)

B　コルチゾールはストレスなどによってACTH依存性に増加するが、急性炎症はストレスの一つであり、コルチゾールの増加を認める。(○)

C　CRPは肺炎球菌のC多糖体と反応する分子量12万の蛋白で、半減期6～12時間である。急性期反応性蛋白の代表であり、炎症反応の程度に応じて増加する。(○)

D　ハプトグロビンや補体のC3、C4も、急性炎症時に肝臓で産生が増加する急性期反応性蛋白である。これらは急性炎症後2～3日で増加してくる。(○)

E　フィブリノゲンも、急性期反応性蛋白の代表であり、その上昇により、急性炎症時に赤沈が促進してくる。フィブリノゲンは炎症後1日で増加する。(○)

解答：A（***iM*** 5 36）

□□ **62**　血清蛋白の電気泳動を示す。
アルブミンはどれか。
A　①　　B　②　　C　③　　D　④　　E　⑤

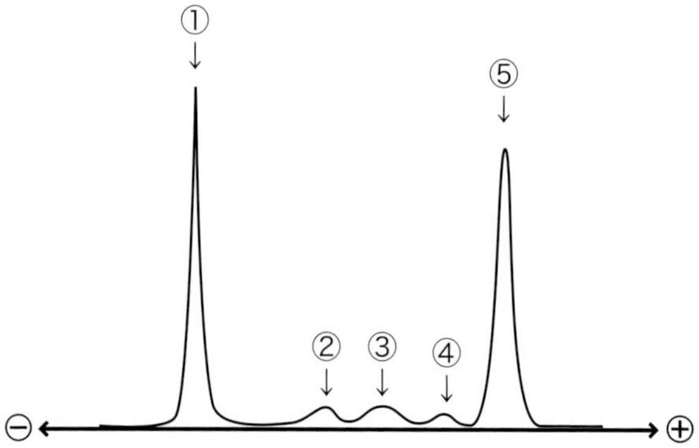

❑解法ガイド　血清蛋白の電気泳動ではアルブミンとグロブリンに分類され、グロブリンは電気泳動でα_1、α_2、β、γの4分画に分けられる。

❑選択肢考察　アルブミンはマイナスの電荷を有しているので、陽極側に電気泳動され、血清蛋白の中でも絶対量が多いので、大きなピークを形成しているのが特徴である。

解答：E（***iM*** ⑤ 35）

core curriculum

Chapter 3

疾　患

①貧　血

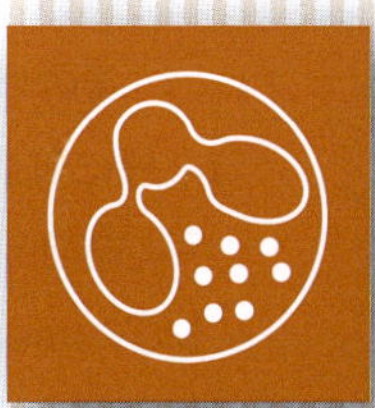

到達目標 1 貧血を分類し、鑑別に有用な検査を列挙できる。

Point

- ❏ 貧血は「血液単位体積あたりのヘモグロビン（Hb）量の減少」と定義される。
- ❏ 貧血の指標：小児、妊婦、老人―――――― Hb 11g/dL 未満
  思春期、成人女性 ―――――― Hb 12g/dL 未満
  成人男性 ―――――――――― Hb 13g/dL 未満
- ❏ 貧血症状としてはHbの色素欠乏による顔色不良（→眼瞼結膜で診察する）、末梢での酸素欠乏による呼吸困難や易疲労性、その代償としての循環器系の機能亢進（hyperdynamic state）で生じる動悸、心不全などがある。
- ❏ Hb 12g/dL 未満を目安とするが、心肺機能や生理学的変化（O_2必要量）、貧血の出現する速度などにより症状は異なり、また、水・電解質異常（血液濃縮・希釈）により、その境界値は変わる。
  cf. 一般にはHb 濃度、赤血球数、Htで算出するが、これらはあくまで血液の濃度であるので、血漿量の増減による相対的変化を考慮しなければならない。
- ❏ 一般に貧血はWintrobe（ウィントローブ）の赤血球指数として平均赤血球容積（MCV）、平均赤血球血色素量（MCH）、平均赤血球血色素濃度（MCHC）で分類される。
  MCV（mean corpuscular volume）：赤血球1個の大きさを表す。
  MCH（mean corpuscular hemoglobin）：赤血球1個に含まれるHb 量を表す。
  MCHC（mean corpuscular hemoglobin concentration）：赤血球内Hbの濃度を示す。
- ❏ 貧血の鑑別診断はMCVを算出することで、小球性、正球性、大球性貧血の3群に分類し、おおよその疾患群を大別する。
  MCV＝Ht（%）／赤血球数（$10^6/\mu L$）× 10
  小球性 ―――――― MCV < 80
  正球性（基準） ―― MCV 80 ～ 100
  大球性 ―――――― MCV > 100
- ❏ MCHは28 ～ 32 が基準値で、28 以下が低色素性、28 ～ 32 が正色素性、32 以上が高色素性となっている。
- ❏ MCHCは31 ～ 35 が基準値で、31 以下だとHb 濃度が低い低色素性と呼ばれる。一般に低色素性貧血はHb 産生の障害によるものが多く、小球性貧血を伴っていることが多い。
- ❏ **小球性低色素性貧血**（MCV < 80、MCHC < 30）：Hbの合成障害による。小球性貧血では血清鉄、血清フェリチン、TIBC（総鉄結合能）を測定し、鉄欠乏の有無を調べる。
  例：鉄欠乏性貧血や鉄芽球性貧血、サラセミアなど。
- ❏ **正球性正色素性貧血**（81 < MCV < 100、31 < MCHC < 35）：再生不良性貧血や溶血性貧血がある。赤血球産生の指標である網赤血球数は、再生不良性貧血では著明に低下し、溶血性貧血では著明に上昇するため、正球性貧血を鑑別する場合に重要な検査となる。
  例：溶血性貧血、再生不良性貧血、腎性貧血、赤芽球癆など。
- ❏ **大球性正色素性貧血**（MCV > 101、31 < MCHC < 35）：ビタミンB_{12}や葉酸欠乏により巨赤芽球性貧血を呈する場合が多いので、骨髄穿刺で巨赤芽球の有無を調べる。
  例：ビタミンB_{12}欠乏、葉酸欠乏による巨赤芽球性貧血など。

図 13　貧血の鑑別診断と代表的疾患

❏貧血とは「**血液単位体積あたりのヘモグロビン量（Hb）の減少**」のことである。
成人男性では **13 g/dL 未満**のとき
成人女性では **12 g/dL 未満**のとき
} 貧血と診断する。

❏貧血は平均赤血球容積（**MCV**；mean corpuscular volume）を算出することで、**小球性、正球性、大球性の３群に分類**することができ、これによっていくつかの貧血を疑うことができる。

MCV＝ヘマトクリット（%）/赤血球数（$\times 10^6/\mu L$）$\times 10$

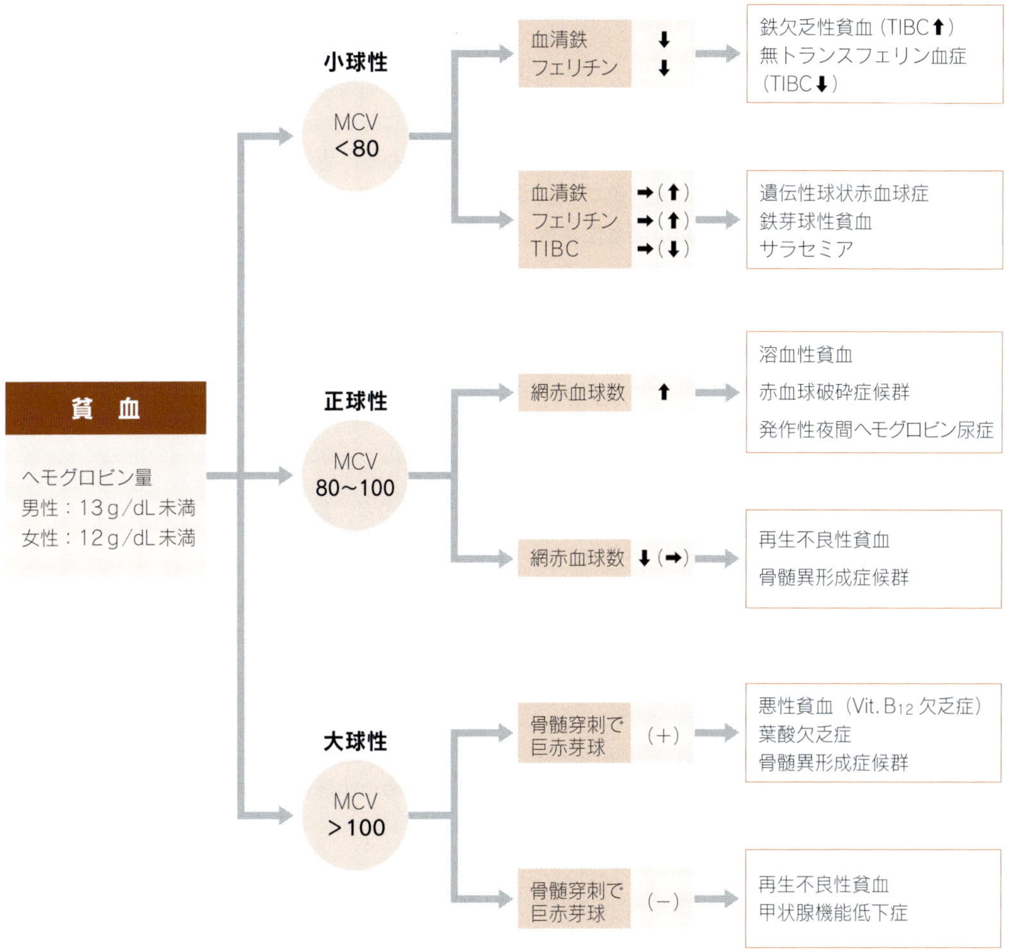

□□ **63**　平均赤血球容積〈MCV〉の判断には赤血球数以外に次のどれが必要か。

A　ヘモグロビン値

B　ヘマトクリット値

C　赤血球寿命

D　血漿鉄消失時間

E　血清浸透圧

❏解法ガイド　貧血の原因は赤血球産生の低下、もしくは赤血球の破壊、喪失の亢進に大きく分けられる。貧血の分類としてはWintrobeの赤血球恒数により、

平均赤血球容積（MCV）＝［Ht（%）/赤血球数（$10^6/\mu l$）］× 10

を用いて小球性、正球性、大球性に分類される。

❏選択肢考察

A　赤血球数とヘモグロビン値から求められるのは、平均赤血球血色素量（MCH）であり、［ヘモグロビン（g/dl）/赤血球数（$10^6/\mu l$）× 10］で求まる。MCHは28～32が基準値で、28以下が低色素性、28～32が正色素性、32以上が高色素性となっている。（×）

B　MCVは［MCV＝Ht（%）/赤血球（$10^6/\mu l$）× 10］で求められるので、赤血球数とヘマトクリット値があれば求められる。（○）

C　赤血球寿命は溶血性貧血や出血などで短縮するが、MCVには関係がない。（×）

D　血漿鉄消失時間は、鉄の骨髄への取り込み速度を判定するもので、MCVには関係がない。（×）

E　血清浸透圧は貧血やMCVには関係がない。（×）

解答：B（*i***M** 5 87）

□□ **64**　赤血球400万、Hb 8.4g/d*l*、Ht 30%を示す患者で**誤っている**のはどれか。

A　平均赤血球容積〈MCV〉は75である。

B　平均赤血球血色素量〈MCH〉は21である。

C　平均赤血球血色素濃度〈MCHC〉は28である。

D　低色素性貧血である。

E　正球性貧血である。

❏解法ガイド　MCVが80以下、MCHが28以下であるため、小球性低色素性貧血を呈していることになる。

❏選択肢考察

A　MCVは［MCV＝Ht（%）/赤血球（$10^6/\mu l$）× 10＝30/4 × 10］であるので75となる。基準値は80～100で、MCVは赤血球1個の大きさという概念であり、貧血の分類では80以下で小球性貧血、100以上で大球性貧血となる。（○）

B　MCHは［MCH＝Hb（g/dl）/赤血球（$10^6/\mu l$）× 10＝8.4/4 × 10］であるので21となる。MCHは赤血球1個に含まれるヘモグロビン量という概念であり、28～32が基準値で、貧血の分類では28以下が低色素性、28～32が正色素性、32以上が高色素性となっている。（○）

C　MCHCは［MCHC＝Hb（g/dl）/Ht（%）× 100］であるので28である。MCHCは

赤血球内ヘモグロビンの濃度を示し、31〜35が基準値で、31以下だとヘモグロビンすなわち血色素の濃度が低い低色素性と呼ばれる（MCHCは異常高値をとることがないので、正色素性か低色素性にしか分けられない）。（○）

D　MCHが28以下であるため、低色素性貧血を呈している。（○）

E　MCVが80以下であるので、正球性貧血ではなく小球性貧血である。（×）

解答：E（**iM** 5 87）

□□ **65**　小球性貧血となるのはどれか。

A　再生不良性貧血
B　骨髄異形成症候群
C　鉄欠乏性貧血
D　巨赤芽球性貧血
E　自己免疫性溶血性貧血

❏ 解法ガイド

貧血の診断はヘモグロビン濃度で男性13g/d*l*以下、女性12g/d*l*以下（乳児および妊婦および老人では11g/d*l*以下）でなされ、MCVが80以下の場合に小球性貧血と判断する。

小球性貧血では血清鉄やフェリチンの測定により、ともに減少している鉄欠乏性貧血、血清鉄は減少しているが、フェリチンが増加しているサラセミアや鉄芽球性貧血、慢性炎症に伴う貧血に分けることができる。

❏ 選択肢考察

A　再生不良性貧血は造血幹細胞の障害により骨髄が脂肪髄化し、骨髄が低形成〜無形成となり、汎血球減少を示すものである。残存している造血幹細胞自体の異常は認めないため、産生される血球の異常は認められず、正球性正色素性貧血となる。（×）

B　骨髄異形成症候群は後天的な造血幹細胞のクローン性の異常で、治療抵抗性の不応性貧血を伴った汎血球減少を呈する。貧血は正球性もしくは大球性を呈することが多い。高率に白血病化する。（×）

C　鉄欠乏性貧血は最も多い貧血で、外来貧血患者の約2/3を占める。鉄の需要と供給のバランスが崩れ、ヘモグロビンのヘムに含まれる鉄の欠乏により小球性低色素性貧血を呈する。（○）

D　巨赤芽球性貧血はDNAの選択的な合成障害により核は未熟となるが、蛋白合成障害がないためヘモグロビンの合成には異常がなく、核・細胞質成熟乖離現象を呈するもので、巨赤芽球様変化を伴った大球性高色素性貧血となる。（×）

E　自己免疫性溶血性貧血（AIHA）は溶血性貧血であるため、一般には骨髄における造血に異常がないため、産生される赤血球の形態に異常はなく、正球性貧血となる。（×）

解答：C（**iM** 5 89）

□□ **66**　小児の貧血で低色素性となるのはどれか。

A　未熟児貧血
B　遺伝性球状赤血球症
C　Fanconi 貧血
D　先天性赤芽球癆
E　成長期葉酸欠乏

❏ 解法ガイド　低色素性貧血はヘモグロビン産生の障害によるものが多く、小球性貧血を伴っていることが多い。小球性低色素性貧血（MCV < 80、MCHC < 30）となる疾患としては、鉄欠乏性貧血や鉄芽球性貧血、サラセミアなどがある。

❏ 選択肢考察

A　未熟児は、骨髄の造血機能が成熟児に比べ未熟であるため、生後1～2か月で早期貧血が（出生体重が少ないほど著明に）現れてくる。さらにヘモグロビン合成速度が体重の増加に遅れると末梢血ヘモグロビン量は減少傾向を示し、その上、体内の鉄が使い果たされ、鉄欠乏性貧血による後期貧血をきたすこともある。未熟児の早期貧血は正球性正色素性となることが多いが、後期貧血は鉄欠乏が加わり、低色素性となることが多い。（○）

B　遺伝性球状赤血球症は赤血球膜の機能異常で球状赤血球を呈し、脾臓における溶血の亢進により貧血、黄疸、脾腫、胆石などを呈するものである。溶血性貧血であるため正色素性貧血となることも多いが、球状赤血球自体が小型であるため小球性となることも少なくない。また、溶血が著明である場合には、網赤血球の増加により大球性となる傾向がある。（×）

C　Fanconi 貧血は染色体異常や先天奇形を伴った先天性の再生不良性貧血であり、一般の再生不良性貧血と同様、産生される赤血球には異常がないため正球性貧血であり、低色素性貧血とはならない。（×）

D　先天性赤芽球癆は先天性に赤芽球系の形成が悪く、末梢血液で3系統の中で赤血球系のみが減少しており、白血球系や血小板系には異常が認められない。赤芽球の絶対数は少ないが、産生される赤芽球や赤血球には形態的・機能的異常を認めないため、正球性貧血となる。（×）

E　成長期では葉酸の需要が亢進することで葉酸欠乏を生じ、そのためDNA合成障害で巨赤芽球性貧血を認めることがある。この場合には大球性貧血となる。（×）

解答：A（***iM*** 5 91）

□□ **67** 正球性貧血を**認めない**のはどれか。

A 遺伝性球状赤血球症
B 赤芽球癆
C 腎性貧血
D サラセミア
E 自己免疫性溶血性貧血

❏ 解法ガイド 貧血は、血液単位容積あたりのヘモグロビン量の減少によって末梢組織への酸素供給が低下するとともに、その代償機転が作用する。貧血の原因は赤血球産生の低下、もしくは赤血球の破壊、喪失の亢進に大きく分けられる。平均赤血球容積（MCV）により小球性、正球性、大球性貧血に分類される。

正球性貧血（MCV 80～100）は溶血性貧血および再生不良性貧血や腎性貧血などの造血障害が代表的である。

❏ 選択肢考察

A 遺伝性球状赤血球症は主として常染色体優性遺伝をし、遺伝的な赤血球膜異常により小型球状赤血球が出現し、脾臓における血管外溶血が亢進することにより黄疸、貧血、脾腫、胆石などをきたす疾患である。溶血性貧血であるため、一般には正球性貧血を認める。（○）

B 赤芽球癆は骨髄赤芽球系のみの形成不全で、白血球系や血小板系には異常がないにもかかわらず、赤芽球の形成がなく、末梢血で網赤血球減少を伴った正球性貧血のみを認めるのが特徴である。（○）

C 腎性貧血は腎由来のエリスロポエチン分泌が低下し、骨髄赤芽球の分化・成熟が促進されず、正球性正色素性貧血をきたしたものである。（○）

D サラセミアは遺伝的なヘモグロビンのグロビンのα鎖もしくはβ鎖の産生障害によりヘモグロビンの産生が障害されることにより、赤血球1個に含まれるヘモグロビン量が減少し、小球性貧血となる。（×）

E 自己免疫性溶血性貧血は赤血球に対する自己免疫で赤血球の破壊速度が亢進するが、骨髄における造血に異常がないため、産生される赤血球の形態に異常はなく、正球性貧血となる。（○）

解答：D（*iM* 5 89）

□□ **68**　大球性貧血となるのはどれか。

A　悪性貧血
B　慢性出血性貧血
C　慢性炎症に伴う貧血
D　鉄芽球性貧血
E　赤血球酵素異常症

❑ **解法ガイド**　大球性貧血（MCV > 100）の原因はビタミンB_{12}欠乏や葉酸欠乏によるDNA合成の障害である。核は未熟であるにもかかわらず、RNAから蛋白合成は正常に行われるため、赤芽球細胞質におけるヘモグロビン合成は維持されている。その結果、赤芽球は細胞分裂ができないまま細胞質におけるヘモグロビンが形成され、核・細胞質成熟乖離状態から、核が脱核したのちには赤血球1個に含まれるヘモグロビン量が増え、大球性高色素性の巨赤芽球性貧血となる。

❑ **選択肢考察**

A　悪性貧血は抗内因子抗体や抗胃壁細胞抗体などにより、内因子欠乏によるビタミンB_{12}欠乏で巨赤芽球性貧血を呈するようになったものである。(○)

B　慢性に出血が持続もしくは反復すると、ヘモグロビン喪失により鉄欠乏を生じ、鉄欠乏性貧血となるので、小球性貧血を認めることが多い。(×)

C　慢性感染や関節リウマチなどの慢性炎症に伴う貧血は、鉄の網内系への取り込みによる血清鉄の減少で鉄の利用障害を生じるため、鉄欠乏性貧血と同様、小球性低色素性貧血となる。(×)

D　鉄芽球性貧血は赤芽球のヘム合成障害のために生じる低色素性貧血であり、プロトポルフィリンと鉄の結合が障害されているため、赤芽球ミトコンドリアにおいて鉄が過剰となり、鉄染色により環状鉄芽球が認められるようになったものである。末梢血赤血球は二相性を呈し、低色素性と正球性の赤血球が混在している状態となることが多く、小球性低色素性貧血を呈する。(×)

E　赤血球酵素異常症は溶血性貧血であるため、正球性となることが多く、小球性貧血とはならない。ピルビン酸キナーゼ欠損症は解糖系酵素異常で常染色体劣性遺伝、五炭糖リン酸回路の異常であるグルコース-6-リン酸脱水素酵素（G6PD）欠損症は伴性劣性遺伝である。(×)

解答：A（***iM*** ⑤ 89～90）

□□ **69**　赤血球寿命の短縮を**認めない**のはどれか。

A　自己免疫性溶血性貧血
B　発作性夜間ヘモグロビン尿症
C　再生不良性貧血
D　遺伝性球状赤血球症
E　出血性貧血

❏ 解法ガイド　正常な赤血球寿命（120 日）が短縮するものとしては、体内における溶血亢進と体外への失血がある。

溶血で赤血球の崩壊の亢進により赤血球が減少すると、腎臓からのエリスロポエチン産生が亢進し、骨髄における造血が亢進して赤血球寿命の短縮を代償しようとするが、その代償能力を超えて溶血が亢進した場合には溶血性貧血をきたすようになる。

❏ 選択肢考察

A　自己免疫性溶血性貧血は、何らかの原因で赤血球膜上の抗原決定基に対して自己抗体が形成され、その結果溶血をきたしたものである。溶血により赤血球寿命が短縮する。(○)

B　発作性夜間ヘモグロビン尿症は後天的な造血幹細胞レベルからの赤血球膜の補体に対する過敏性を生じるため、血管内溶血による溶血性貧血を呈する。溶血により赤血球寿命が短縮する。(○)

C　再生不良性貧血は造血幹細胞レベルの障害で骨髄が低形成となり、末梢血で汎血球減少をきたす疾患であるが、形成された赤血球自体には異常がないため赤血球寿命の短縮はない。(×)

D　遺伝性球状赤血球症は常染色体優性遺伝などにより赤血球膜の異常を生じ、その結果、形成される球状赤血球が脾臓で破壊されることにより溶血性貧血をきたすものである。溶血により赤血球寿命が短縮する。(○)

E　出血性貧血では急性であっても慢性であっても、体外に赤血球を失うため、赤血球寿命は短縮する。(○)

解答：C（***iM*** ⑤ 89～90）

□□ **70** 骨髄赤芽球が低形成なのはどれか。

A　鉄欠乏性貧血
B　赤芽球癆
C　悪性貧血
D　溶血性貧血
E　骨髄異形成症候群

❑解法ガイド

一般に、貧血になった場合には腎臓からのエリスロポエチン分泌が増加して、骨髄赤芽球形成が亢進するので、骨髄赤芽球は過形成となることが多い。

しかし、エリスロポエチン分泌が低下している腎性貧血や、骨髄赤芽球が低形成の赤芽球癆や再生不良性貧血では骨髄赤芽球は低形成となる。

❑選択肢考察

A　鉄欠乏性貧血では腎臓からのエリスロポエチン分泌が増加して、骨髄赤芽球は過形成となる。(×)

B　赤芽球癆は骨髄赤芽球が減少・消失し、網赤血球の著しい低下を伴った著明な貧血をきたす疾患である。しかし、白血球系や血小板系には異常がなく、再生不良性貧血とは異なる。腎臓からのエリスロポエチン分泌が増加するが、骨髄赤芽球自体の障害なので、その形成は悪く低形成となる。(○)

C　悪性貧血ではビタミンB_{12}欠乏によるDNA合成障害で貧血となり、腎臓からのエリスロポエチン分泌が増加して、骨髄赤芽球は過形成となる。ただし、赤芽球の核の成熟が障害されて無効造血を生じ、骨髄内で赤芽球の破壊で溶血するため貧血の代償はできない。(×)

D　溶血性貧血では腎臓からのエリスロポエチン分泌が増加して、骨髄赤芽球は過形成となり造血が亢進する。(×)

E　骨髄異形成症候群ではクローン性の造血幹細胞の障害を生じ、造血細胞が分化・成熟する過程に異常があるため治療抵抗性の不応性貧血で汎血球減少をきたす。再生不良性貧血と異なり、骨髄はむしろ過形成となり、3系統の細胞いずれにも異型性を認め、染色体異常などが検出されることが少なくない。(×)

解答：B（*iM* 5 89）

□□ **71** エリスロポエチンが低下しているのはどれか。

A 腎性貧血
B 急性白血病
C 鉄欠乏性貧血
D 再生不良性貧血
E 慢性炎症に伴う貧血

❏解法ガイド 貧血などで腎臓を流れる血液の酸素量が低下すると腎臓の傍尿細管細胞からのエリスロポエチン産生が増加し、骨髄の赤芽球に作用し、赤血球産生を促進する。

❏選択肢考察
A 腎性貧血は腎不全により腎由来のエリスロポエチン分泌が低下し、骨髄赤芽球の分化・成熟が促進されず、正球性正色素性貧血をきたしたものである。エリスロポエチン以外の造血因子であるG-CSFやGM-CSF、トロンボポエチンなどは腎臓で産生されるわけではないので、慢性腎不全でも低下することはなく、末梢血白血球数や末梢血血小板数の異常を認めるものではない。(○)

B 急性白血病は骨髄で白血病細胞の腫瘍性増殖により赤芽球形成が障害されるために正球性貧血となることが多いが、腎臓機能に異常はないためエリスロポエチン分泌が低下するわけではない。(×)

C 鉄欠乏性貧血では腎臓機能に異常はないため、貧血により腎臓からのエリスロポエチン分泌は増加している。(×)

D 再生不良性貧血では腎臓機能に異常はないため、貧血により腎臓からのエリスロポエチン分泌は増加しているが、骨髄幹細胞の障害で骨髄は脂肪髄化して低形成となっている。(×)

E 慢性炎症に伴う貧血では鉄の網内系への取り込みによる血清鉄の減少で鉄の利用障害を生じるため、小球性低色素性貧血となるので、貧血により腎臓からのエリスロポエチン分泌は増加している。(×)

解答：A（*iM* 5 89、119）

□□ **72**

ヘモグロビン合成障害により貧血を認めるのはどれか。

A　再生不良性貧血

B　発作性夜間ヘモグロビン尿症

C　遺伝性球状赤血球症

D　サラセミア

E　巨赤芽球性貧血

❑解法ガイド

ヘモグロビンはヘムとグロビンから成り立っており、ヘムはFe^{2+}とプロトポルフィリンから形成されるので、グロビンの先天的な形成障害であるサラセミアや、鉄の欠乏による鉄欠乏性貧血、鉄の利用障害による慢性炎症に伴う貧血、さらにプロトポルフィリン系の代謝障害である鉄芽球性貧血などがヘモグロビン合成の低下で小球性低色素性貧血を呈することが多い。

❑選択肢考察

A　再生不良性貧血は造血幹細胞自体の減少で貧血を認めるが、ヘモグロビン合成に異常は認めない。残存造血幹細胞は正常な造血を行い、赤芽球のヘモグロビン合成にも異常はない。(×)

B　発作性夜間ヘモグロビン尿症は後天的な造血幹細胞レベルからの赤血球膜の補体に対する過敏性を生じるため、血管内溶血による溶血性貧血を呈する。溶血性貧血ではヘモグロビン合成自体には異常はない。(×)

C　遺伝性球状赤血球症は血管外溶血による溶血性貧血を呈する。溶血性貧血ではヘモグロビン合成自体には異常はない。(×)

D　サラセミアは遺伝的なヘモグロビンのグロビンのα鎖もしくはβ鎖の産生障害によりヘモグロビンの産生が障害されることにより小球性貧血となるものである。(○)

E　巨赤芽球性貧血はDNA合成の障害であってRNAや蛋白の合成は正常なので、ヘモグロビン合成に異常はない。(×)

解答：D（***iM*** [5] 89、129）

□□ **73** 無効造血が亢進しているのはどれか。

A　悪性貧血
B　鉄欠乏性貧血
C　再生不良性貧血
D　出血性貧血
E　遺伝性球状赤血球症

❏解法ガイド　鉄動態（ferrokinetics）では血漿中に投与された鉄が半分になるまでの時間、すなわち血漿鉄消失時間半減期（PIDT1/2）や血漿鉄交代率（PIT）、および血漿中に投与した鉄が赤血球に有効利用される割合である赤血球鉄利用率（% RCU）を指標とする。

PIDT1/2は血漿から骨髄への鉄の取り込み速度を反映するものであり、% RCUは投与された鉄のヘモグロビンへの有効利用の割合を示すものである。

無効造血は、鉄の骨髄への取り込みは正常であっても鉄の赤血球への有効利用ができないものである。すなわち、PIDT1/2は短縮しているが、% RCUは低下しているものを指す。

無効造血が亢進しているものは、何らかの原因で赤芽球の成熟障害を生じ、骨髄内溶血を呈するものである。

無効造血の原因としては、巨赤芽球性貧血、鉄芽球性貧血、サラセミア、骨髄異形成症候群などが代表的である。

❏選択肢考察

A　悪性貧血は胃の壁細胞などに対する自己免疫で、ビタミンB_{12}欠乏による巨赤芽球性貧血をきたしたもので、DNA合成障害で赤芽球の核成熟が抑制され、骨髄内で溶血して無効造血を認めるものである。（○）

B　鉄欠乏性貧血では鉄が欠乏しているためにヘモグロビン合成が不十分なもので、鉄投与によって骨髄への鉄取り込みは促進し、さらに、その鉄の赤血球への有効利用率も高い。無効造血ではない。（×）

C　再生不良性貧血は、造血幹細胞自体の減少で骨髄への鉄取り込みは低下しており、鉄利用率も低い。（×）

D　出血性貧血では、貧血に対して腎臓からエリスロポエチンが多く分泌され、骨髄赤芽球が過形成となり、鉄の取り込みの促進によるPIDT1/2の短縮、さらに骨髄自体には異常がないため有効造血の促進で% RCUは正常であるため、無効造血をきたすものではない。（×）

E　遺伝性球状赤血球症は常染色体優性遺伝などにより赤血球膜の先天的な異常をきたし、脾臓において溶血が亢進し、貧血をきたすものである。赤血球膜自体の異常による溶血性貧血であるので、骨髄内で溶血するものではなく、無効造血とはいえない。（×）

解答：A（*i*M 5 95）

□□ **74**　貯蔵鉄の指標として有用なのはどれか。

A　アルブミン
B　γ-グロブリン
C　トランスフェリン
D　ハプトグロビン
E　フェリチン

❏解法ガイド　鉄は健常成人では3～4g体内に含まれており、その約70％は赤血球内のヘモグロビン鉄として存在し、約30％は貯蔵鉄としてヘモジデリンやフェリチンの形で網内系などに存在している。

貯蔵鉄は体内総鉄量の約30％を占め、ヘモジデリンおよびフェリチンが1：1の割合で存在している。フェリチン鉄が凝集して不溶性になったものがヘモジデリンである。ヘモジデリンは鉄染色陽性であるが、フェリチンは水に可溶であり、血清フェリチンは貯蔵されているフェリチンと平衡状態にあるため、貯蔵鉄の量を反映している。

フェリチンは慢性炎症性疾患などにみられる網内系への鉄貯留や、肝炎などの細胞破壊による血中への逸脱、悪性腫瘍などにより上昇する。そのほか血球貪食症候群やStill病で著明に上昇し、また、非特異的な腫瘍マーカーとしても用いられる。

❏選択肢考察

A　アルブミンはフェリチンのように貯蔵鉄の量を反映するわけでもなく、また、トランスフェリンのように鉄を運搬する蛋白でもない。(×)

B　グロブリンは電気泳動でα_1、α_2、β、γの4分画に分けられ、γ-グロブリンは免疫グロブリンとほぼ合致しており、IgG、IgM、IgA、IgEなどが含まれるが、γ-グロブリンは貯蔵鉄の指標となるのではない。(×)

C　トランスフェリンは鉄の輸送蛋白で、血清鉄濃度はトランスフェリンと結合した血清中に存在する鉄を測定している。消化管から吸収された鉄はトランスフェリンと結合して血清鉄となり、骨髄赤芽球に運ばれ、赤芽球膜表面のトランスフェリン受容体を介して取り込まれ、赤芽球細胞質内のミトコンドリアでヘム合成に利用される。これは貯蔵鉄ではない。(×)

D　ハプトグロビンは肝実質細胞や細網内皮系組織で産生されるヘモグロビンと特異的に結合する糖蛋白で、血液中の遊離型ヘモグロビンと結合して複合体を形成し、網内系に速やかに取り込まれ、分解処理され、遊離型ヘモグロビンの毒性中和と腎からの喪失防止を行う。またハプトグロビンは急性期反応性蛋白の一つでもあるが、貯蔵鉄ではない。(×)

E　フェリチンはヘモジデリンとともに貯蔵鉄であるが、ヘモジデリンと異なり水溶性であるため、血漿フェリチンは貯蔵鉄を反映する指標となっている。(○)

解答：E（*iM* 5 91）

□□ **75**　末梢血で球状赤血球が認められた場合に**有用でない**検査はどれか。

A　腹部超音波検査
B　直接Coombs試験
C　赤血球浸透圧抵抗
D　網赤血球数
E　血清直接ビリルビン値測定

❑解法ガイド　末梢血塗抹May-Giemsa染色標本でcentral pallorの消失した球状赤血球を多数認める場合には、遺伝性球状赤血球症（hereditary spherocytosis；HS）もしくは自己免疫性溶血性貧血（autoimmune hemolytic anemia；AIHA）などが考えられる。

❑選択肢考察

A　HSでは胆石の合併を認めるため、腹部超音波検査による胆石の検出が必要であり、また、脾腫の確認にも有用である。（○）

B　Coombs試験はAIHAにおける赤血球膜の抗原決定基に対する自己抗体を検出するものであり、直接Coombs試験は赤血球膜に結合している自己抗体を検出し、間接Coombs試験は血清中に存在する抗赤血球抗体を検出するものである。しかし、HSなどではCoombs試験は陽性とはならない。（○）

C　HSでは、その原因遺伝子は何種類もあるが、典型例においては先天的な赤血球膜自体の異常によって細胞外液から赤血球内へのNaの流入が亢進し、Naポンプによる細胞内から細胞外へのNaの汲み出し機構を凌駕しているため球状を呈するようになり、その結果、低張食塩液に対する赤血球の浸透圧は減弱し、さらに自己溶血試験では溶血が亢進することになる。（○）

D　一般に溶血性貧血は正球性正色素性貧血であるが、網赤血球数が著明に増加している場合にはMCVが押し上げられ、大球性貧血を呈するようになることもある。また、もし網赤血球数増加がMCVの上昇に対応するほど増加しているのでなければ、溶血が持続したために葉酸の消費が亢進し、葉酸欠乏による大球性貧血が加わった可能性もあるので、その判断としても重要である。さらに、網赤血球数の増加を確認することにより、骨髄における造血の状態を把握することもできる。（○）

E　HSもAIHAもともに溶血性貧血なので、直接ビリルビンではなく間接ビリルビンが上昇する。（×）

解答：E（*iM* ⑤ 126）

□□ **76**　低色素性貧血で血清鉄低値と血清フェリチン高値とを示すのはどれか。

A　遺伝性球状赤血球症
B　鉄欠乏性貧血
C　再生不良性貧血
D　鉄芽球性貧血
E　慢性炎症に伴う貧血

❏ **解法ガイド**　低色素性貧血という場合にはMCHが低いもの、もしくはMCHCが低いものを指しているが、ともに赤芽球におけるHb合成障害が基礎にあると考えられる。

❏ **選択肢考察**

A　遺伝性球状赤血球症は脾臓において溶血が亢進し、貧血をきたすが、血管外溶血なので、鉄は再利用され失われることはないので、血清鉄の低下はない。(×)

B　鉄欠乏性貧血は鉄の需要増大や消化管出血および子宮筋腫などによる鉄の喪失の増加によって鉄の需給バランスが崩れ、体内の鉄が欠乏したものであり、まず貯蔵鉄の低下により血清フェリチンの低下を生じ、さらに血清鉄の低下、トランスフェリンすなわちTIBCの上昇を認め、骨髄赤芽球における鉄欠乏でHb合成が低下し、小球性低色素性貧血となる。(×)

C　再生不良性貧血は造血幹細胞の減少により骨髄が脂肪髄化し、低形成となるために汎血球減少を認めるものである。骨髄赤芽球数は減少し、鉄の取り込みが低下するため、PIDT 1/2は延長する。そのため鉄は過剰となり血清鉄、貯蔵鉄を反映する血清フェリチン、ともに増加する。(×)

D　鉄芽球性貧血は骨髄赤芽球においてミトコンドリアでのプロトポルフィリンと鉄の結合によるヘムの産生が障害されたもので、ヘム合成に利用されなかった鉄がミトコンドリア内で過剰となり、環状鉄芽球として鉄染色上、認められるものである。鉄芽球性貧血では、貧血のため腎臓からのエリスロポエチン分泌が亢進し、骨髄赤芽球は過形成となり、骨髄への鉄の取り込みを反映するPIDT 1/2は短縮するが、骨髄内においてHbの合成障害があるため骨髄内赤芽球の崩壊による溶血をきたし、鉄は過剰となるため、血清鉄の上昇および血清フェリチン上昇を認める。(×)

E　慢性炎症に伴う貧血（anemia of chronic diseasae；ACD）では、網内系機能の亢進で鉄が肝臓や脾臓に貯蔵鉄として貯蔵されることにより血清鉄は減少してくる。これは貯蔵鉄の増加で体内鉄過剰状態となっていると判断され、トランスフェリンの産生は低下し、TIBCの低下を伴った血清鉄低値の状態となる。赤芽球に運搬される血清鉄が減少することにより小球性低色素性貧血になるとともに、貯蔵鉄を反映する血清フェリチンは増加してくる。(○)

解答：E（***iM*** 5 100）

□□ **77**　血清乳酸脱水素酵素〈LD〉の増加が**認められない**のはどれか。

A　播種性血管内凝固〈DIC〉

B　悪性リンパ腫

C　自己免疫性溶血性貧血

D　再生不良性貧血

E　悪性貧血

❑解法ガイド　LD（LDH）は解糖系の最終段階に働く酵素であり、ほとんどすべての細胞の細胞質内に存在している。細胞の破壊により血液中にこの酵素が逸脱することにより、血清LDが増加してくる。LDには１～５型までのアイソザイムが存在し、LD1、２優位型は赤血球や心筋、腎皮質など、LD2～４優位型はリンパ球、顆粒球など、LD5優位型は肝臓や一般の骨格筋などである。

❑選択肢考察

A　DICは血栓性血小板減少性紫斑病や溶血性尿毒症症候群とともに血管内血栓をきたし、そのため細小血管障害性溶血性貧血として赤血球破砕症候群を伴った血管内溶血を認める。赤血球破壊により血清LDは上昇してくる。(×)

B　一般に悪性腫瘍では血清LDの上昇を認めることが多く、非特異的ではあるが、腫瘍の病勢を反映するものとして測定されることが少なくない。特に血液系の悪性腫瘍である白血病や悪性リンパ腫などでは治療効果判定などに用いられることが多い。(×)

C　自己免疫性溶血性貧血を含む溶血性貧血では、赤血球破壊のため血清LDの増加や間接ビリルビンの増加による黄疸、骨髄における代償性の造血の亢進で網赤血球増加、また貧血などを認める。さらに尿中ウロビリノゲンの増加や血清ハプトグロビンの低下、エリスロポエチン産生増加による骨髄における赤芽球系過形成を認める。(×)

D　再生不良性貧血は造血幹細胞レベルの障害で骨髄が低形成となり、脂肪髄化し、末梢血で汎血球減少をきたす疾患である。末梢血液所見では赤血球の形態には異常がなく、網赤血球数が減少し、正球性正色素性貧血をきたす。赤血球の破壊が生じているわけではなく、また悪性疾患でもないので、血清LDの増加は認めない。(○)

E　悪性貧血は胃の壁細胞に対する抗胃壁細胞抗体や抗内因子抗体の出現により慢性萎縮性胃炎を生じ、内因子分泌が低下するためビタミンB_{12}の回腸末端における吸収が障害され、ビタミンB_{12}欠乏をきたし、巨赤芽球様変化を伴った骨髄内の溶血による無効造血で大球性貧血をきたす。骨髄の無効造血に伴い溶血を生じるため、LDが上昇してくる。(×)

解答：D（*iM* ⑤ 120）

□□ **78**　末梢血塗抹標本の所見が診断に有用性が低いのはどれか。

A　遺伝性球状赤血球症

B　Schönlein - Henoch 紫斑病

C　鉄欠乏性貧血

D　溶血性尿毒症症候群〈HUS〉

E　サラセミア

❏ 解法ガイド

末梢血塗抹標本は血液をスライドグラスに正しく塗抹固定し、適切に良好な染色を行い、観察するものである。

正常赤血球は中央が両側凹んだ円盤状の形態をしているため、塗抹標本では中央の約1/3が中央蒼白部（central pallor）として白く認められる。このcentral pallorが拡大したものが赤血球内ヘモグロビンの減少により生ずる鉄欠乏性の小球性貧血などであり、逆にcentral pallorが消失した小型赤血球は球状赤血球症などで認められる。

一般に貧血が存在する場合には赤血球の大小不同を認めることが多いが、特に変形・奇形赤血球が存在する場合には細小血管障害性溶血性貧血として溶血性尿毒症症候群（hemolytic uremic syndrome；HUS）や血栓性血小板減少性紫斑病（thrombotic thrombocytopenic purpura；TTP）、播種性血管内凝固（disseminated intravascular coagulation；DIC）などを考慮するべきである。その他、特徴的な形態をもつものとして球状赤血球や楕円状赤血球、またサラセミアなどで認められる標的赤血球、HbSで認められる鎌状赤血球、骨髄線維症などでみられる涙滴赤血球などがある。配列上の特徴的な形態を呈するものとしては多発性骨髄腫などで認められる赤血球の連銭形成がある。また、大型の多染性赤血球は網赤血球に相当すると考えられる。

❏ 選択肢考察

A　遺伝性球状赤血球症や自己免疫性溶血性貧血では末梢血塗抹標本で球状赤血球が認められるので、診断に有用である。（×）

B　Schönlein - Henoch 紫斑病はアレルギー性紫斑病と考えられ、何らかのアレルギー機序による血管壁の障害で下腿伸側を中心に点状出血を認め、関節炎や腹痛、メサンギウム増殖性糸球体腎炎などを伴う。しかし、赤血球、白血球、血小板などの形態異常を伴うものではなく、末梢血塗抹標本の所見は診断として有用ではない。（○）

C　鉄欠乏性貧血では赤血球内ヘモグロビンの減少によって、赤血球は菲薄化して中央蒼白部（central pallor）が拡大する。（×）

D　HUSの末梢血塗抹標本ではDICやTTPと同様、破砕赤血球を認めるので、診断上有用と考えられる。（×）

E　サラセミアでは標的赤血球などの所見が診断に有用である。（×）

解答：B

□□ **79**

鉄代謝について正しいのはどれか。

A　赤芽球はフェリチンの鉄を取り込む。

B　血清鉄は慢性炎症では増加する。

C　経口的に摂取された鉄の約10％が上部小腸で吸収される。

D　体内鉄プールの最大のものは貯蔵鉄である。

E　健常成人は30～40gの鉄を体内にもつ。

❏解法ガイド

鉄は健常成人では3～4g体内に含まれており、その約70％は赤血球内のヘモグロビン鉄として存在し、約30％は貯蔵鉄としてヘモジデリンやフェリチンの形で網内系などに存在している。その他、トランスフェリンと結合し、骨髄赤芽球に鉄を運搬する血清鉄や、筋肉内のミオグロビンに存在するミオグロビン鉄、ミトコンドリアのチトクロームなどの酵素に含まれる鉄などがある。

鉄動態としては、1日に経口的に摂取される鉄は10～20mgである。その約10％の1～2mgが十二指腸から空腸上部で吸収されるが、残りの90％は消化管粘膜のバリアによって吸収されず、便中に排泄される。また、同量の1日1～2mgの鉄が失われ、需給バランスをとっている。

120日の寿命を終えた赤血球は細網内皮系で分解され、赤血球内ヘモグロビンに含まれていた鉄は貯蔵鉄として蓄えられ再利用される。

❏選択肢考察

A　消化管から吸収された鉄はトランスフェリンと結合して血清鉄となり、骨髄赤芽球に運ばれ、赤芽球膜表面のトランスフェリン受容体を介して取り込まれ、赤芽球細胞質内のミトコンドリアでヘム合成に利用される。(×)

B　慢性炎症では血清鉄は網内系に取り込まれるため低下し、貯蔵鉄を表す血清フェリチンは上昇する。慢性炎症では赤血球系の造血に利用しうる鉄である血清鉄が減少するため、小球性貧血となる。(×)

C　肉やレバー、ホウレン草などの食品に含まれている鉄は胃酸によって遊離し、Fe^{3+}となり、さらに食品中のビタミンCなどの還元物質によってFe^{2+}となって十二指腸から空腸上部の上部小腸から吸収される。その吸収は経口的に摂取された10～20mg/日の約10％であり、1～2mg/日である。これは上部小腸の粘膜のバリアにより吸収量が調節され、鉄過剰を防いでいるためである。(○)

D　健常成人の体内鉄3～4gのうち、約70％は赤血球内のヘモグロビン鉄であり、残り約30％はフェリチンやヘモジデリンといった形の貯蔵鉄である。それゆえ体内鉄プールの最大のものはヘモグロビン鉄となる。(×)

E　健常成人の体内総鉄量は3～4gである。(×)

解答：C（*iM* 5 91）

□□ **80**　血漿鉄消失時間半減期〈PIDT 1/2〉が短縮し、赤血球鉄利用率〈% RCU〉が低下しているのはどれか。

A　急性出血性貧血
B　再生不良性貧血
C　腎性貧血
D　鉄芽球性貧血
E　鉄欠乏性貧血

❑ **解法ガイド**　PIDT 1/2 は血漿から骨髄への鉄の取り込み速度を反映し、% RCU は投与された鉄の Hb への有効利用の割合を示す。一般に PIDT 1/2 が短縮して骨髄への鉄の取り込みが促進しているにもかかわらず、% RCU が低下し、鉄の赤血球への有効利用がなされていない場合を無効造血といっている。

無効造血が亢進しているのは骨髄の赤芽球が過形成となっているもので、鉄欠乏以外の Hb 合成の障害や、赤芽球核の成熟障害、クローン性の赤芽球の障害などで骨髄内溶血を呈するものであるが、その他、無効造血を広義に解釈した場合には、造血された赤血球が溶血により寿命が短縮している溶血性貧血も無効造血と呼ぶこともある。無効造血をきたすものには巨赤芽球性貧血、鉄芽球性貧血、骨髄異形成症候群などがある。

❑ **選択肢考察**

A　急性出血性貧血では、貧血に対して腎臓からエリスロポエチンが多く分泌され、骨髄赤芽球が過形成となり、鉄の取り込みの促進による PIDT 1/2 の短縮、さらに骨髄自体には異常がないため有効造血の促進で% RCU は正常である。(×)

B　再生不良性貧血は造血幹細胞の減少により骨髄が脂肪髄化し、低形成となるために汎血球減少を認めるものである。骨髄赤芽球数は減少し、鉄の取り込みが低下するため、PIDT 1/2 は延長する。当然、骨髄への鉄の取り込みがないため、% RCU も低下してくる。そのため無効造血とはいえない。(×)

C　腎性貧血は腎不全によりエリスロポエチン分泌が低下し骨髄での赤芽球産生が低下している。そのため、骨髄への鉄の取り込みは低下し PIDT 1/2 は延長する。また、赤血球産生も低下しているので% RCU も低下している。(×)

D　鉄芽球性貧血は末梢血では小球性および正球性の 2 相性の赤血球像を呈し、貧血となるため、エリスロポエチンの増加による骨髄赤芽球過形成を認める。しかし、赤芽球における Hb 合成のアンバランスにより骨髄内溶血をきたし、PIDT 1/2 の短縮は認めるが、% RCU は低下し、無効造血が亢進しているといえる。(○)

E　鉄欠乏性貧血では PIDT 1/2 が短縮して骨髄への鉄の取り込みが促進しており、さらに骨髄に取り込まれた鉄は有効利用されるため、% RCU は正常である。(×)

解答：D（*iM* 5 95）

到達目標 2

鉄欠乏性貧血の病因、病態、診断と治療を説明できる。

図 14　鉄の体内動態

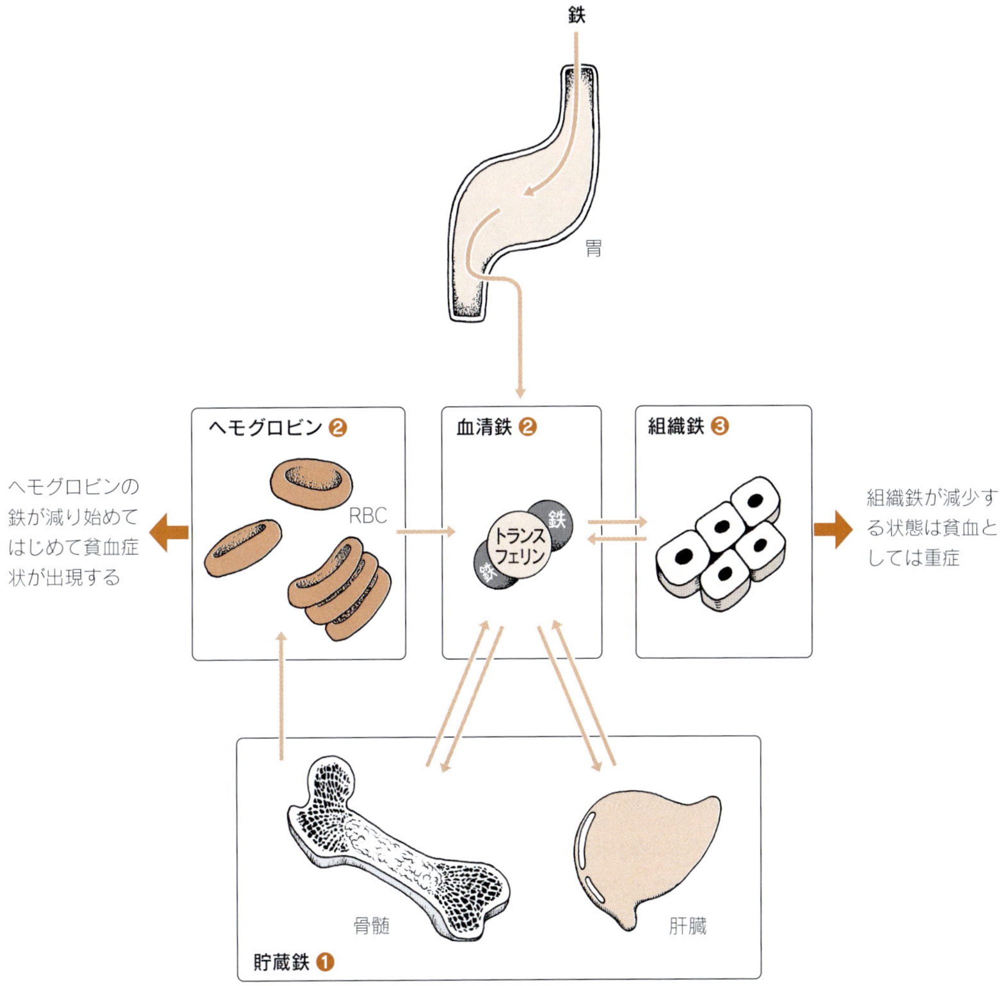

- ❏ 胃と上部小腸に吸収された鉄はトランスフェリンと結合して全身の組織に運ばれる。
- ❏ 分布としては**全体の約 2/3 が赤血球内にヘム鉄**として、**約 1/3 が貯蔵鉄**として肝臓などに蓄えられている。
- ❏ 組織鉄は細胞内のチトクロームやカタラーゼが抱えているものを指し、酵素反応に用いられている。
- ❏ 鉄の喪失は **❶貯蔵鉄→❷ヘモグロビン・血清鉄→❸組織鉄** の順に進行するので、「貧血＝ヘモグロビン量の減少」に至るのは**貯蔵鉄が尽きた後**である。
- ❏ 鉄欠乏性貧血の治療は鉄剤の内服であるが、逆にヘモグロビンの値が正常化しても、貯蔵鉄自体は十分に補充されていないため、**ヘモグロビン値正常化後も 2〜3 か月は鉄剤の内服を続けなければならない**。

Point

[概　念]

❏体内の鉄の相対的欠乏により赤血球のHb産生の低下を生じ、小球性低色素性貧血を呈したものである。

❏鉄分の1日必要摂取量は、男性10mg、女性12mgで、その10%程度が小腸から吸収される。

[病　期]

❏鉄欠乏の初期には、まず貯蔵鉄が減少してくるが、血清鉄の値などは正常である。進行すると血清鉄の減少を生じるが、赤血球、Hb、Htなどは正常な時期がある。さらに進行すると、小球性低色素性貧血をきたすようになる。これよりも進行すると細胞内のATP産生などに必要な酵素である鉄を含むチトクロームも低下してくる（貯蔵鉄→血清鉄→ヘモグロビン鉄→チトクロームの順に欠乏する）。

[原因、病態]

❏鉄の摂取低下、鉄の喪失増大、鉄の需要亢進が鉄欠乏の大きな原因である。

①慢性出血：女性では子宮筋腫などによる過多月経、男性では消化性潰瘍や胃癌・大腸癌からの出血が多い。高齢者では消化管悪性腫瘍によるものが多い。

②鉄吸収障害：胃切除後では胃酸が低下するため鉄の吸収が悪くなり、また、吸収不良症候群でも鉄の吸収が障害され鉄欠乏となる。

③生理的な需要増大：成長期の小児、有月経期の女性、妊娠・分娩・授乳時など。1回の月経で失われる血液は50mL程度で、20～30mgの鉄が毎月失われることになる。また、1回の妊娠分娩で、出産時の出血、胎児への鉄の補給などで1,000mgの鉄が必要とされる。

④鉄摂取不足：動物性蛋白質の摂取不足（→若年女性のダイエットや極端な偏食）。

[鉄欠乏による症状]

❏ヘモグロビン低下により、顔面や眼瞼結膜の蒼白、末梢細胞の相対的酸素欠乏で呼吸困難、相対的酸素欠乏に対する代償による動悸や頻脈などの貧血症状が認められる。

❏徐々に進行するため体がそれに順応して貧血症状が出現しないことが多い。Hb 6g/dL程度にならないと症状を認めないことも多い。

❏特異的症候：スプーン状爪、Plummer-Vinson症候群に認められる嚥下障害、異食症など。

[検　査]

❏小球性低色素性貧血（Hb＜12g/dL、MCV＜80、MCH＜27）を呈する。

❏末梢血塗抹標本でcentral pallorの拡大した菲薄赤血球を認める。

❏骨髄は赤芽球過形成（骨髄M/E比は低下）で、鉄芽球減少を認める。

❏血清鉄の低下と総鉄結合能（TIBC）の増加、不飽和鉄結合能（UIBC）の著明な増加（→鉄飽和率低下）を認め、貯蔵鉄の低下を反映して血清フェリチンは低下してくる。

❏鉄動態ではPIDT 1/2は短縮し、% RCUは基準範囲内にとどまる。

❏赤血球のプロトポルフィリンは上昇してくる。

[治　療]

❏基本は鉄剤経口補充。鉄欠乏性貧血そのものは治療できるが、原因を治療しない限り再発する。

❏出血などの原疾患の検索を行う。食事指導。

❏経口投与が不能な場合、鉄の喪失が著しく経口投与時の吸収量を上回る場合は、経静脈的に投与。

表１　鉄欠乏性貧血のまとめ

原 因	鉄吸収不足	食事摂取量の減少 偏　食 胃・十二指腸切除後
	鉄需要の増大	思春期 妊　娠 授　乳
	鉄の過剰喪失	慢性出血（特に消化管癌） 月経過多
症 状	一般的な貧血症状	全身倦怠感 めまい 耳　鳴 頭　痛 動　悸 息切れ
	鉄欠乏の特徴的症状	舌炎、口角炎、舌乳頭萎縮 さじ状爪（スプーン状爪） （鉄欠乏性貧血＋口角炎・舌炎＋嚥下困難 　→Plummer-Vinson 症候群）
診 断	末　血	小球性低色素性変化 赤血球大小不同 菲薄赤血球
	骨　髄	赤芽球の増加 鉄芽球の減少
	鉄代謝	血清鉄の減少 血清フェリチンの減少 TIBCの上昇 UIBCの上昇 血漿鉄消失時間（PIDT１/２）の短縮 赤血球利用率（％RCU）は正常
治 療	原因の除去と鉄剤の内服（貯蔵鉄が正常化するまで）	

□□ **81**　鉄欠乏性貧血の原因として**誤っている**のはどれか。

A　晩期未熟児貧血
B　妊娠性貧血
C　鉄芽球性貧血
D　消化性潰瘍
E　子宮筋腫

❑解法ガイド　鉄欠乏性貧血は、鉄の需要供給のアンバランスにより需要が供給を上回ることにより体内鉄の欠乏を生じ、そのためにヘモグロビン合成が低下し、小球性低色素性貧血となったものである。

原因としては鉄の摂取不足や胃切除後などの鉄吸収不良のほか、乳児期や思春期、また妊娠、分娩、授乳などに伴う鉄需要の増大、そして最も多い原因としては、成人男性では消化性潰瘍や腫瘍による消化管出血、成人女性では子宮筋腫などによる月経過多などがある。

鉄は健常成人では3～4g体内に含まれており、その約70％は赤血球内のヘモグロビン鉄として存在しているので、体外に慢性、反復性に出血する場合にはヘモグロビン喪失による鉄欠乏を認める。

❑選択肢考察

A　未熟児貧血は、早期の貧血は骨髄の未熟性によるものであるが、晩期の貧血は鉄の需要増大に鉄の摂取が間に合わないために起こる。一般に新生児は多血症気味で出生するが、造血に必要な鉄は成熟児では生後6か月まで、未熟児では生後4か月までもって生まれてくる。未熟児では晩期未熟児貧血として、離乳の始まる生後3～6か月に鉄欠乏性貧血を認める。(○)

B　妊娠中には月経による出血はないので、それによる鉄の喪失はないが、胎児の成長に合わせて鉄を与える必要があるので鉄は欠乏気味になる。それゆえ、妊娠性貧血は鉄欠乏性貧血となる。また、思春期女子で初経頃には鉄欠乏による思春期貧血も発生しやすい。(○)

C　鉄芽球性貧血は赤芽球のヘム合成障害のために生じ、無効造血による骨髄内溶血などで鉄は過剰となる。一般に無効造血するものでは血清鉄やフェリチンは増加しており、鉄欠乏ではない。(×)

D　消化性潰瘍では慢性、反復性の消化管出血で、ヘモグロビンとして鉄を失うために鉄欠乏性貧血を認める。(○)

E　子宮筋腫では過多月経を認めるので、ヘモグロビンとして鉄を失うために鉄欠乏性貧血を認める。(○)

解答：C（*iM* 5 96～97）

□□ **82** 正常妊娠の後半期に欠乏しやすいのはどれか。

A リ ン
B 鉄
C 亜 鉛
D ナトリウム
E マグネシウム

❑ **解法ガイド** 妊娠中は胎盤を介して各種の栄養素が母体から胎児に与えられる。そのため、正常妊娠の後半期には胎児に与えるための各種の栄養素が必要となるが、特に摂取エネルギーを非妊娠時に比べ増やす必要がある。妊娠後半期に欠乏しやすいものとしては、ヘモグロビン合成のための鉄があり、一般に妊婦は鉄欠乏の傾向にあるといえる。

❑ **選択肢考察**

A 一般にカルシウムは妊娠後半期に欠乏しやすいといわれているが、特にリンは欠乏しやすいということではない。(×)

B 妊娠後半期には胎児の造血が盛んになるため、ヘモグロビン合成に鉄が消費され鉄欠乏状態になる傾向にある。妊婦は一般に、鉄欠乏状態に陥りやすい。妊娠後半期には鉄剤の補充が必要となることも多い。(○)

C 亜鉛欠乏は、先天的に小腸からの亜鉛の吸収が少ない小児や、不適切な中心静脈栄養を行っていたり、インスタント食品ばかりを食べていた人に起こりやすく、味覚障害や皮膚病変をきたすことが多い。しかし亜鉛欠乏が特に妊婦に現れやすいということはない。(×)

D 一般に妊娠中はプロゲステロンやエストロゲンなどの作用で、水・Naの取り込みが盛んになるので、Naの過剰貯留による浮腫や高血圧があっても、逆にNaが欠乏するということは稀である。(×)

E 妊娠後半期に妊娠高血圧症候群に伴ってけいれん発作を生じる、いわゆる子癇の治療として硫酸マグネシウムが用いられることがあるが、正常妊娠の後半期に特にマグネシウムが欠乏しやすいというわけではない。(×)

解答：B（***iM*** ⑤ 96）

□□ **83**　22歳の女性。半年前から労作時に息苦しさを感じていたが、最近、疲労感が強くなり来院した。身長160cm、体重45kg。心尖部に2/6度の収縮期雑音を聴取する。血液所見：赤血球350万、Hb 5.2g/dl、Ht 21.0％、網赤血球2.0％、白血球7,100、血小板30万。血液生化学所見：総蛋白7.4g/dl、アルブミン4.5g/dl、総ビリルビン0.3mg/dl、LD 212IU/l（基準176～353）、血清フェリチン10ng/ml（基準20～120）。

この患者の医療面接で最も注意しなければならないのはどれか。

A　常用薬　　B　アレルギーの既往　　C　喫煙歴

D　飲酒歴　　E　月経歴

❏解法ガイド

身体所見

＃1　22歳の女性、最近、疲労感が増強⇒若年女性では貧血、特に鉄欠乏性貧血の可能性を念頭におきたい。

＃2　身長160cm、体重45kg⇒かなりやせている。

＃3　心尖部に2/6度の収縮期雑音を聴取⇒心疾患の可能性、あるいは著明な貧血でhyperdynamic stateとして聴取されたのかもしれない。

検査所見

＃1　赤血球350万（基準380～480万）、Hb 5.2g/dl（基準12～16）、Ht 21.0％（基準36～42）⇒MCV 60（基準80～100）と著明に低下、小球性貧血。

＃2　白血球7,100（基準4,000～8,500）、血小板30万（基準15～40万）といずれも基準範囲内⇒白血病などの血液系疾患は否定的。

＃3　総蛋白7.4g/dl（基準6.5～8.0）、アルブミン4.5g/dl（基準4.5～5.5）と栄養状態に異常はない。

＃4　総ビリルビン0.3mg/dl（基準0.2～1.0）、LD 212IU/lとともに基準範囲内⇒黄疸は認められず、溶血性貧血の可能性もない。

＃5　血清フェリチン10ng/mlと低下⇒鉄欠乏性貧血が最も考えられる。

❏診　　断　鉄欠乏性貧血。

典型的な鉄欠乏性貧血であり、血液検査で小球性貧血を呈していることや血清フェリチンが低値を示していることなどから、診断は容易であろう。ここではその原因として多い、過多月経を医療面接から聞き出せるか、ということにある。

❏選択肢考察

A　常用薬は溶血性貧血などの原因になったり、骨髄抑制の原因になったりすることはあるが、鉄欠乏性貧血の原因となることは少ない。（×）

B　アレルギーの既往も鉄欠乏性貧血とはあまり関係がない。（×）

C　喫煙歴では、ヘビースモーカーでは一酸化炭素ヘモグロビン（COHb）の発生によってむしろ腎臓からのエリスロポエチンの産生亢進で多血症ぎみになることが多い。（×）

D　飲酒歴は鉄欠乏性貧血との関連は少ないが、アルコール依存症になるほどの大酒家では、アルコール以外の食品を摂取しようとしないので、それが原因で葉酸欠乏性の貧血を生じることがある。（×）

E　この症例は若年女性であるので、月経過多が原因となる可能性が強く、月経歴の聴取は重要である。（○）

解答：E（*iM* 5 96）

□□ **84** 健常成人が徐々に鉄欠乏状態となるとき、はじめに起こる検査値変化はどれか。

A 血清フェリチン濃度の低下
B 血清不飽和鉄結合能〈UIBC〉の上昇
C 血清鉄濃度の低下
D 網赤血球数の減少
E 平均赤血球容積〈MCV〉の減少

❏ 解法ガイド 鉄欠乏が生じた場合には、まず貯蔵鉄の減少が生じるが、それを反映した血清フェリチンの濃度が低下してくる。その後、貯蔵鉄を血清鉄にすることができなくなり、血清鉄濃度は低下し、UIBCが上昇してくる。さらに鉄欠乏によるヘモグロビン合成が低下し、MCVが減少する。最後にチトクローム鉄などの酵素に含有されている鉄が欠乏する。

❏ 選択肢考察

A 貯蔵鉄は体内総鉄量の約30％を占め、ヘモジデリンとフェリチンが1：1の割合で存在している。フェリチンは水に可溶であり、血清フェリチンは貯蔵されているフェリチンと平衡状態にあるため、貯蔵鉄の量を反映している。健常成人が徐々に鉄欠乏状態になった場合、低下する貯蔵鉄をまず反映するものに血清フェリチン濃度の低下がある。(○)

B UIBCはトランスフェリンの中で鉄と結合していない部分であり、それを鉄に換算して、どの程度鉄を結合させることができるかという量で示したものである。それゆえ、［血清鉄＋UIBC＝TIBC］となる。一般に貯蔵鉄が減少し、鉄欠乏状態となった場合には、上部小腸からの鉄の吸収率を上昇させるためトランスフェリンが増加し、TIBCが上昇してくる。血清鉄の低下と相まってUIBCは著明な上昇を認めるが、これは貯蔵鉄の低下の後である。(×)

C 血清鉄濃度はトランスフェリンと結合した血清中に存在する鉄を測定しているが、当然、鉄欠乏では低下してくる。しかし、体内総鉄量に占める血清鉄の比率は0.1％以下であり、ヘモジデリンやフェリチンなどの貯蔵鉄が減少したあとに低下してくる。(×)

D 網赤血球数は赤血球産生の指標となるものであるため、再生不良性貧血では著明に低下し、逆に溶血性貧血などでは著明に上昇してくる。鉄欠乏性貧血は造血幹細胞のクローンの質的・量的異常によるものではないため、細胞そのものの異常を呈することはなく、鉄欠乏によるヘモグロビン合成の障害で網赤血球数は低下傾向にあっても、著明な減少は認めない。(×)

E MCVは鉄欠乏性貧血において低下し、80以下の小球性貧血となる。これはヘモグロビン合成におけるヘム鉄の欠乏により赤芽球の細胞質Hbが減少することにより、脱核後形成された赤血球もヘモグロビン量が少なく、小球性となるためである。鉄欠乏状態になった場合には、まず貯蔵鉄が減少し、さらに血清鉄が減少し、その結果ヘモグロビン合成が障害され小球性貧血となるので、MCVの低下が鉄欠乏においてはじめに起こる検査値の変化とはいえない。(×)

解答：A (*iM* ⑤ 97)

□□ **85**　鉄欠乏性貧血について正しいのはどれか。

A　血清フェリチンが高値となる。
B　鉄剤は血清鉄が正常化するまで投与する。
C　治療は静注用鉄剤投与を原則とする。
D　血漿鉄消失時間半減期〈PIDT1/2〉は短縮する。
E　骨髄赤芽球が減少する。

❏ 解法ガイド　鉄欠乏性貧血は小球性低色素性貧血を呈し、central pallorの拡大した菲薄赤血球などを認める。骨髄は赤芽球過形成で、鉄芽球は減少している。血清鉄の低下と総鉄結合能（TIBC）の増加、不飽和鉄結合能（UIBC）の著明な増加を認め、貯蔵鉄の低下を反映して血清フェリチンは低下してくる。鉄動態ではPIDT1/2は短縮し、% RCUは基準範囲内にとどまる。赤血球のプロトポルフィリンは上昇してくる。

治療としては経口鉄剤投与を原則とするが、経口鉄剤の服用が困難な場合や、鉄の吸収が期待できないような場合、経口投与では鉄の補充が不十分な場合には静注用鉄剤が用いられる。

❏ 選択肢考察

A　鉄欠乏性貧血では、まず貯蔵鉄が減少するためヘモジデリンやフェリチンが減少し、貯蔵鉄を反映する血清フェリチンが低値となる。(×)

B　鉄欠乏性貧血に対しては原則として経口鉄剤投与（100 mg/日）が行われ、還元剤であるビタミンCが併用されることも多い。鉄剤投与により、まず鉄無力症の改善、さらに網赤血球増加を伴ったヘモグロビンの改善が認められ、その後血清鉄の正常化をきたすが、その段階で鉄剤を中断すると再発することが多いため、血清鉄正常化後も貯蔵鉄正常化を指標として鉄剤を投与し続ける必要がある。(×)

C　鉄剤は経口的に投与するのが原則である。これは各患者にとって必要とされる鉄が上部小腸の粘膜バリアを介して吸収されるからであり、鉄剤の静注では鉄剤の過剰投与となることがあり、気を付けねばならない。(×)

D　鉄欠乏性貧血の鉄動態上はPIDT1/2は短縮し、% RCUは基準範囲内にある。(○)

E　鉄欠乏性貧血では貧血によるヘモグロビンの低下で腎臓への酸素供給量が低下し、腎臓からのエリスロポエチン産生が増加し、骨髄赤芽球は過形成となっている。そのため骨髄への鉄の取り込みは促進し、鉄動態においてはPIDT1/2は短縮し、さらに取り込まれた鉄は赤芽球で有効利用され赤血球となるため、% RCUも正常である。(×)

解答：D（*iM* 5 99～101）

□□ **86** 鉄欠乏性貧血について**誤っている**のはどれか。

A 腸管からの鉄吸収率が低下している。

B さじ状爪を認める。

C 慢性消化管出血が原因となる。

D 異味症を認める。

E 肉やホウレン草などの摂取不足が原因となる。

❏ 解法ガイド

成人男性では1日10mgの鉄を経口摂取し、1mgを上部小腸から吸収する。これは粘膜バリアにより鉄の過剰を防ぐためである。

しかし、鉄欠乏になると上部小腸における鉄吸収率を上昇させるために、トランスフェリンが増加する。これによって鉄の吸収率が上昇してくる。

❏ 選択肢考察

A 健常人では鉄は摂取された10％しか吸収されないが、鉄欠乏性貧血ではトランスフェリンの増加によって鉄の吸収率が増加して代償しようとする。(×)

B 爪の中央部が凹んでおり、周辺が浮き上がったような状態であるさじ状爪（spoon nail）は鉄欠乏性貧血に特徴的である。(○)

C 一般に成人男性の鉄欠乏性貧血の原因としては消化性潰瘍などの慢性消化管出血が最も多く、そのような場合には鉄を多く含んだヘモグロビンが慢性的に失われるため、鉄欠乏となると考えられる。また、成人女性では、子宮筋腫などの存在下には月経過多として反復性に大量の鉄が失われることになり、鉄欠乏をきたしやすい。(○)

D 高度の鉄欠乏性貧血では味覚異常を伴い、土を食べるなどの異味症を認めることもある。(○)

E 鉄欠乏の原因としては偏食や胃切除などによる摂取・吸収不良、乳児期、思春期、妊娠・授乳期などの鉄の需要の亢進、消化管出血や月経過多などの慢性出血などがあるが、これらはすべて需要と供給のアンバランスで鉄欠乏になるものである。特に食品中の鉄としては肉類、レバー、ホウレン草などの野菜に多く含まれている。牛肉や豚肉などの哺乳類の肉では肉の蛋白質であるミオグロビンに鉄が含まれており、さらに肉の中に存在する血液にはヒトと同様、鉄を多く含んだヘモグロビンが含まれているため、肉類には多くの鉄が含有されていると考えられる。(○)

解答：A（*iM* 5 96～101）

□□ **87**　35歳の女性。6か月前から動悸、息切れおよび立ちくらみを自覚したため来院した。眼球結膜に黄疸はないが眼瞼結膜は蒼白。血液所見：赤血球350万、Hb 7.0g/dl、Ht 21%、白血球5,800、血小板42万。血液生化学所見：アルブミン4.5g/dl、Fe 30μg/dl、総鉄結合能425μg/dl（基準290～390）、フェリチン10μg/dl（基準20～120）。

最も考えられるのはどれか。

A　悪性貧血　　B　鉄芽球性貧血　　C　遺伝性球状赤血球症
D　鉄欠乏性貧血　　E　再生不良性貧血

❑解法ガイド

身体所見 ＃1　35歳の女性、6か月前⇒亜急性に発症。

＃2　動悸、息切れ、立ちくらみ⇒慢性的な出現から鉄欠乏性貧血や呼吸器・循環器疾患を考えたい。

＃3　立ちくらみ⇒貧血による脳循環への酸素供給低下によるものであろう。

＃4　眼球結膜に黄疸はないが眼瞼結膜は蒼白⇒Hb値の低下が存在。原因は溶血によるものではないと考えられる。

検査所見 ＃1　赤血球350万（基準380～480万）、Hb 7.0g/dl（基準12～16）、Ht 21%（基準36～42）⇒MCVは60と小球性貧血。MCHは20と低色素性貧血。

＃2　白血球や血小板にはほとんど異常はない。貧血だけの問題である。

＃3　アルブミン4.5g/dl（基準4.5～5.5）と基準範囲内⇒栄養状態に問題はない。

＃4　Fe 30μg/dl（基準70～160）、総鉄結合能425μg/dlと血清鉄が低下し、総鉄結合能は上昇⇒鉄欠乏性貧血が最も考えられる。

＃5　フェリチン10μg/dl⇒貯蔵鉄が低下。これで鉄欠乏と診断される。

❑診　断　鉄欠乏性貧血。

❑解法サプリ　鉄欠乏性貧血は外来貧血患者の70%を占め、最も多い貧血である。鉄の欠乏は体内における需要と供給のアンバランスにより生じ、鉄の摂取・吸収不足などの供給の低下と、乳児期や思春期、妊娠・分娩・授乳期などにおける鉄需要の増大、および消化性潰瘍などによる消化管出血や子宮筋腫などによる月経過多で鉄の過剰な喪失が存在しているような場合に認められる。本例の鉄欠乏は子宮筋腫による可能性がある。

❑選択肢考察

A　悪性貧血は大球性貧血をきたす。骨髄において赤芽球の形成障害により無効造血を呈し、血清鉄や血清フェリチンの増加を認める。(×)

B　鉄芽球性貧血では鉄は体外に失われることはなく、無効造血で骨髄内溶血をしているのでむしろ過剰にあり、血清鉄やフェリチンは上昇していることが多い。(×)

C　遺伝性球状赤血球症は血管外溶血をきたす。一般に血管外溶血では鉄は体外に失われることはないので鉄欠乏にはならない。(×)

D　中年女性の小球性低色素性貧血であり、血清鉄の低下に加え、総鉄結合能の上昇傾向、血清フェリチンの著明な低下を認めることから、鉄欠乏性貧血が最も考えられる。(○)

E　再生不良性貧血では骨髄内の造血幹細胞の減少により造血能が低下するが、鉄を体外に失っているわけではないので、鉄欠乏とはならない。(×)

解答：D（*iM* 5 96）

□□ **88** 23歳の女性。易疲労感を主訴として来院した。身体的所見に著変を認めない。赤血球400万、Hb 8.3g/dl、Ht 20％、白血球7,800、血小板38万。血液生化学所見：アルブミン3.0g/dl、Fe 14μg/dl、総鉄結合能375μg/dl（基準290～390）。末梢血塗抹標本（⇒カラー口絵）を示す。

正しいのはどれか。

A　骨髄赤芽球減少

B　骨髄有核細胞数減少

C　血清LD増加

D　血清フェリチン低値

E　鉄吸収率減少

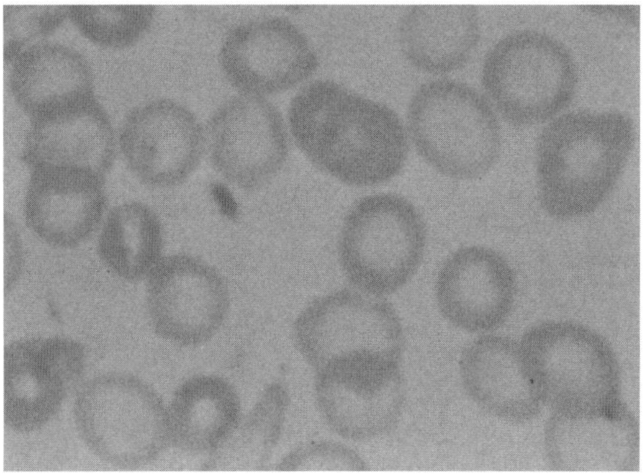

❏解法ガイド

身体所見

＃1　23歳の女性、易疲労感を主訴に来院⇒膠原病のような全身の炎症性疾患か、呼吸器疾患、循環器疾患、貧血などで末梢への酸素供給が低下し、末梢細胞におけるエネルギー産生が低下している状態をまず考えたい。

＃2　身体的所見に著変を認めない⇒23歳の女性ということからも膠原病のような疾患は考えにくい。

検査所見

＃1　赤血球400万（基準380～480万）⇒若年女性では基準範囲内。

＃2　Hb 8.3g/dl（基準12～16）と低下。

＃3　Ht 20％（基準36～42）と基準範囲を下回っている。

＃4　上記＃1～3より貧血が存在すると考えられる。MCV 50（＝20/4×10）と80以下であるため小球性貧血。MCH 21（＝8.3/4×10）と28以下なので低色素性貧血。

＃5　白血球7,800（基準4,000～8,500）と基準範囲。

＃6　血小板38万（基準15～40万）と基準範囲。

本症例は小球性低色素性貧血のみを呈しており、他の血球系には異常がない。若年女性であることからも、まず鉄欠乏性貧血を考えたい。

＃7　アルブミン3.0g/dl（基準4.5～5.5）と基準下限を下回り、栄養障害による貧血も考えられなくはないが、身体的所見に著変を認めないことから浮腫などはないと考えられ、否定的である。

＃8　Fe 14μg/dl（基準70～160）と低下⇒血清鉄の低下が存在。

一般に血清鉄の低下を伴った小球性貧血では鉄欠乏性貧血もしくは慢性炎症に伴った貧血が考えられるが、鉄欠乏性貧血では総鉄結合能が上昇傾向で、血清フェリチンが低下しているが、慢性炎症に伴った貧血では総鉄結合能は低下傾向で、血清フェリチンは上昇している。

＃9　総鉄結合能375 μg/dl と基準上限⇒鉄欠乏性貧血による小球性低色素性貧血であると判断される。

画像所見 末梢血の塗抹 May-Giemsa 染色標本では、

＃1　中央部の蒼白部分が赤血球直径の1/2以上を占める⇒central pallor の拡大した菲薄赤血球。

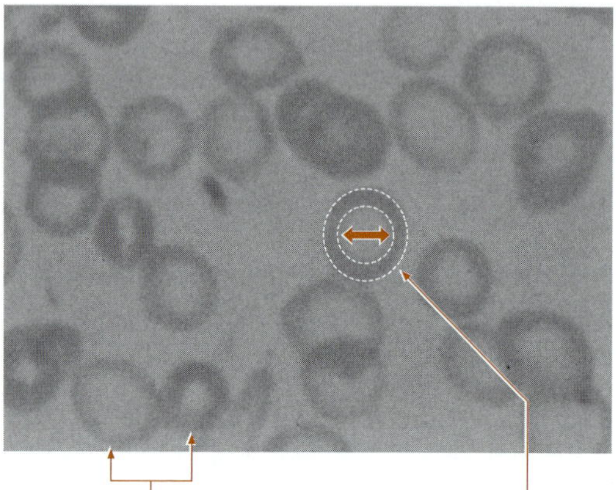

❏診　断　鉄欠乏性貧血。

23歳女性の小球性低色素性貧血で、血清鉄の低下、総鉄結合能基準上限から、鉄欠乏性貧血と判断される。

❏選択肢考察

A　鉄欠乏性貧血では貧血によるヘモグロビンの低下で腎臓への酸素供給量が低下し、腎臓からのエリスロポエチン産生が増加し、骨髄赤芽球は過形成となっている。(×)

B　鉄欠乏性貧血では腎臓からのエリスロポエチン産生が増加し、骨髄赤芽球過形成となり、骨髄有核細胞数は増加傾向となる。(×)

C　血清LDは細胞破壊により上昇する逸脱酵素の一つで、特に血液疾患との関係では赤血球内に存在するLD1型が溶血亢進により上昇する。その他、白血病や悪性リンパ腫など、悪性腫瘍でLDの上昇を認めることもある。しかし、鉄欠乏性貧血では溶血を生じるわけではなく、また腫瘍性疾患ではないため、血清LDの上昇は認めない。(×)

D　鉄欠乏性貧血では、まず貯蔵鉄が減少するためヘモジデリンやフェリチンが減少し、貯蔵鉄を反映する血清フェリチンが低値となる。(○)

E　鉄欠乏性貧血は鉄の摂取不足で生じるので、トランスフェリンは増加しており鉄吸収率は上昇している。(×)

解答：D (*iM* 5 99)

□□ **89** 鉄欠乏性貧血で摂取する必要性の低いのはどれか。

A ホウレン草　B 牛 肉　C 牛 乳
D マグロ　E レバー

❏解法ガイド 鉄欠乏性貧血に対する治療として、ワンパターンの鉄剤投与以外に、食事としてどのようなものに気をつけるかを問題にしている。

❏選択肢考察

A ホウレン草に鉄分の含有が多いのは有名である。(×)

B 牛肉にもヘモグロビンやミオグロビンが多く含まれ、鉄の含有量が多い。(×)

C 牛乳は母乳との比較でもよくいわれていることであるが、ともに鉄の含有量が十分ではない。乳児では牛乳貧血というのも有名である。(○)

D マグロは赤身であり、ヘモグロビンやミオグロビンなどの鉄の含有量が多い。(×)

E レバーはヘモグロビンやミオグロビンなどの鉄とともに貯蔵鉄の含有が多い。(×)

解答：C (***iM*** 5 101)

□□ **90** 消化管から吸収されやすい鉄を多く含むのはどれか。

A ホウレン草　B レバー　C 貝 類
D 海 藻　E 穀 物

❏解法ガイド 食品中の鉄としては肉類、レバー、ホウレン草などの野菜に多く含まれているため、これらの摂取の促進は鉄欠乏性貧血には有用である。

鉄にはヘム鉄と非ヘム鉄があり、吸収されやすいヘム鉄は魚や肉などの動物性食品に、吸収されにくい非ヘム鉄は野菜、貝類、穀物に多く含まれている。

また、鉄の吸収を促進する還元物質であるビタミンCなどが併用されることが多い。

鉄剤の内服については、緑茶や紅茶に含まれるタンニンは鉄の吸収を阻害するといわれていたが、現実的には大きな影響を与えないため、併用しても特に問題はない。

❏選択肢考察

A ホウレン草は鉄を多く含む食品であるが、非ヘム鉄を多く含むので吸収は比較的不良である。(×)

B 肉、レバー、魚などの動物性食品で、貯蔵鉄の多い肝臓(レバー)や、ミオグロビンの多い肉類、ヘモグロビンの多い血液などはヘム鉄の代表で、消化管からの吸収も良い。(○)

C 貝類も鉄を多く含む食品であるが、非ヘム鉄を多く含むので吸収は比較的不良である。(×)

D コンブ、ワカメ、ヒジキなどの海藻は非ヘム鉄を多く含むので吸収は比較的不良である。(×)

E 穀物はそれほど鉄含有量が多くはなく、鉄の多くは非ヘム鉄なので吸収は比較的不良である。(×)

解答：B (***iM*** 5 101)

□□ **91** 50歳の男性。生来、健康であったが、最近疲れやすくなったので来院した。眼瞼結膜はやや貧血状であるが黄疸はない。心・肺・腹部の理学的所見に異常はみられない。赤血球380万、Hb 7.7g/d*l*、Ht 26％、網赤血球1.0％、白血球6,500、血小板30万。なお2年前の人間ドックにおける血液検査には異常はなかった。爪の所見（⇒カラー口絵）を示す。

この患者の治療薬として適切なのはどれか。

A エリスロポエチン

B 鉄 剤

C 葉 酸

D ビタミンB_{12}

E ビタミンB_6

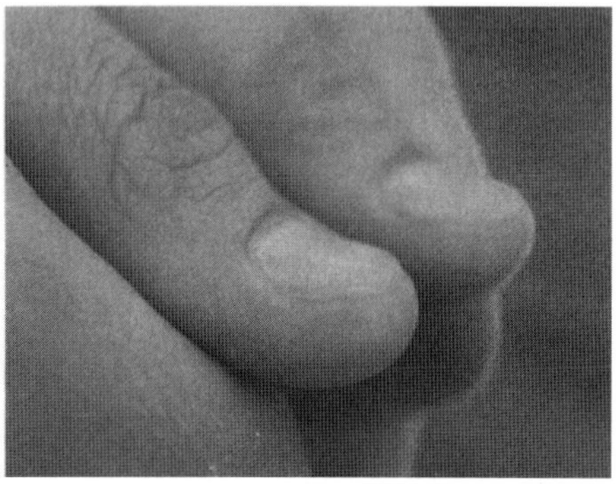

❏ **解法ガイド** 身体所見 ＃1 生来健康の50歳男性。易疲労感⇒慢性感染症や膠原病、あるいは呼吸器疾患・循環器疾患・貧血による末梢への酸素供給量の低下。

＃2 眼瞼結膜はやや貧血状であるが黄疸はない⇒溶血性貧血以外の貧血が存在。

＃3 心・肺・腹部の理学的所見に異常は認められない⇒呼吸器疾患や循環器疾患による末梢組織への酸素供給量の低下は考えにくい。肝脾腫は認められないので、貧血の原因として門脈圧亢進症による脾機能亢進症などは否定的。

検査所見 ＃1 赤血球380万（基準410～530万）、Hb 7.7g/d*l*（基準14～18）、Ht 26％（基準40～48）⇒赤血球数はやや低下傾向、HbやHtは著明に低下。

MCV 68と80以下で小球性、MCH 20と基準値の28以下なので低色素性貧血。

＃2 網赤血球1.0％（基準0.6～2.0％）と特に上昇も低下もしていない。

再生不良性貧血や赤芽球癆などの骨髄赤芽球数の減少をみる疾患では、赤血球の産生を反映する網赤血球は減少し、逆に出血や溶血ではエリスロポエチンを介する骨髄赤芽球の産生亢進で網赤血球は増加してくる。この症例はいずれでもないと考えられる。

＃3 白血球、血小板は基準範囲内。

＃4 上記＃1～3より本症例は小球性低色素性貧血を呈しているが、白血球系や血小板系には異常がなく、赤芽球のHb合成の異常による疾患が考えられる。

＃5 2年前の人間ドックにおける血液検査には異常はなかった⇒遺伝的にグロビン鎖の産生が障害されているサラセミアや、遺伝的なポルフィリン代謝異常による鉄芽球性貧血などは否定される。

画像所見 ＃1　爪の中央部が凹んでおり、周辺が浮き上がったような状態⇒鉄欠乏性貧血に特徴的であるスプーン状爪（spoon nail）。

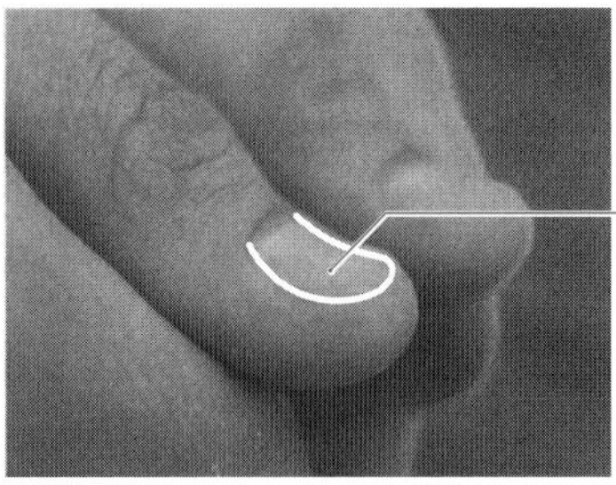

❏診　断　鉄欠乏性貧血。

❏選択肢考察

A　エリスロポエチンは腎性貧血の治療薬であるので適切ではない。腎性貧血では正球性の貧血となる。スプーン状爪は認めない。（×）

B　鉄欠乏性貧血に対する治療としては経口鉄剤投与が適切である。経口鉄剤を投与すると鉄無力症症状が改善し、さらに数日で網赤血球増加を伴ってHbが改善してくる。血清鉄が正常化しても、その段階で治療を中止すると鉄欠乏の原因が改善されていないかぎり、鉄欠乏性貧血を再発してくる。そのため、貯蔵鉄が正常化するまで、鉄剤はその後も数か月投与し続けるべきである。（○）

C　葉酸はDNA合成に必要なビタミンの一種であり、葉酸欠乏ではビタミンB_{12}欠乏と同様、巨赤芽球性貧血を呈する。慢性アルコール中毒で緑黄色野菜を摂取していない場合や、成長期、妊婦、持続する溶血性貧血などで葉酸の需要が亢進している場合、またメトトレキサートや抗けいれん薬などの葉酸代謝拮抗薬を用いている場合などには巨赤芽球性貧血を呈するので、場合により葉酸投与が必要となることもある。しかし、鉄欠乏性貧血では葉酸投与は必要ない。（×）

D　ビタミンB_{12}は卵や肉などの動物性食品に多く含まれる補酵素であり、コバラミンとしてDNA合成に関与している。そのため、悪性貧血や胃切除後貧血、Crohn病などにおける回腸末端部障害などでビタミンB_{12}の不足を生じると、巨赤芽球性貧血を呈するようになる。しかし、この症例は小球性低色素性貧血であり、典型的な鉄欠乏性貧血と考えられるため、ビタミンB_{12}投与は必要ない。（×）

E　ビタミンB_6はポルフィリン代謝における補酵素であり、鉄芽球性貧血において有効な治療となることもあるが、鉄欠乏性貧血そのものには有効ではない。（×）

解答：B（iM ⑤ 101）

Column

鉄剤の服用とお茶

経口的に鉄剤が投与される場合には1日100 mg前後が投与され、鉄の吸収を促進する還元物質であるビタミンCなどが併用されることが多い。緑茶や紅茶に含まれるタンニンは鉄の吸収を阻害するといわれていたが、現実的には大きな影響を与えないため、併用しても特に問題はない。

□□ **92**　23歳の女性。易疲労感を主訴として来院した。身体的所見に著変を認めない。赤血球360万、Hb 8.0g/dl、Ht 28％、網赤血球1.2％、白血球4,200（好酸球3％、桿状核好中球4％、分葉核好中球58％、単球5％、リンパ球31％）、血小板20万。

この患者に対して適切な治療はどれか。

A　濃厚赤血球輸血
B　蛋白同化ステロイド薬投与
C　副腎皮質ステロイド薬投与
D　葉酸投与
E　鉄剤投与

❏ **解法ガイド**

身体所見

＃1　23歳の女性。易疲労感を主訴⇒易疲労感は末梢細胞におけるエネルギー需給のアンバランスで生じる。

＃2　身体的所見に著変を認めない⇒23歳の女性ということからも膠原病のような疾患は考えにくい。

検査所見

＃1　赤血球360万（基準380～480万）と基準範囲よりやや低下。

＃2　Hb 8.0g/dl（基準12～16）⇒MCV 78（≒28/3.6×10）と80以下であり、小球性貧血。

MCH 22（≒8.0/3.6×10）と基準値の28～32を大きく下回り、低色素性貧血。鉄欠乏性貧血に合致する所見である。

＃3　網赤血球1.2％（基準0.6～2.0％）と基準範囲内⇒鉄欠乏性貧血では溶血性貧血のように網赤血球数の増加を認めたり、再生不良性貧血や赤芽球癆のように網赤血球数の著明な低下を認めることはない。

＃4　白血球数4,200（基準4,000～8,500）と基準下限。

＃5　好酸球3％（基準3～6）と基準下限。

＃6　桿状核好中球4％（基準0～10）と基準範囲内。

＃7　分葉核好中球58％（基準50～60）と基準範囲内。

＃8　単球5％（基準0～10）と基準範囲内。

＃9　リンパ球31％（基準20～40）と基準範囲内。

＃10　上記＃5～9より特に分画の異常はない。

＃11　血小板20万（基準15～40万）と基準範囲内⇒鉄欠乏性貧血では、血小板数はやや上昇傾向にあることもある。

❏ **診　断**　鉄欠乏性貧血。

❏ **解法サプリ**　鉄欠乏性貧血に対する適切な治療は経口鉄剤投与であり、経口投与が困難な症例や鉄の腸管吸収が著しく悪化している症例に対してのみ静注用鉄剤を投与する。

一般に健常成人では1日10～20mgの鉄を経口的に摂取し、十二指腸、空腸などの上部小腸でその10％の1～2mgが吸収されている。他の90％は腸管粘膜のバリアで吸収されないで便中に排泄される。

鉄欠乏性貧血に対する経口鉄剤は1日100mg前後が投与され、吸収を促進させるため還元剤であるビタミンCを併用する。経口鉄剤の副作用としては悪心・嘔吐などの胃腸障害が主体である。

緑茶や紅茶などのタンニン含有物は鉄吸収を抑制するといわれるが、その程度は軽く、治療効果に大きな影響はない。

静注用鉄剤では腸管バリアを介さないで投与するため鉄が過剰になる可能性があるため、その必要鉄量を計算して、時間をかけて投与するのが望ましい。

❏ 選択肢考察

A　急激に著明な貧血を生じ、末梢組織の酸素欠乏により組織が不可逆な破壊を生じるような場合には濃厚赤血球輸血なども貧血の治療となりうるが、一般にその原因を改善しないことには投与された赤血球の寿命が有限であることからも再発してくる。高齢者の著明な貧血や、大出血や著明な溶血でHbが8g/d*l* 以下となったような場合に適応となることがある。しかし、この症例では濃厚赤血球輸血の適応はない。(×)

B　蛋白同化ステロイド薬は男性ホルモン誘導体のメチルテストステロンなどが含まれるが、一般に再生不良性貧血の軽症例などに投与されることはあっても、鉄欠乏性貧血ではその適応がない。(×)

C　副腎皮質ステロイド薬は溶血性貧血の原因の一つである自己免疫性溶血性貧血や、再生不良性貧血の一部のものなどに対して適応となることがあるが、鉄欠乏性貧血に対しては適応がない。(×)

D　葉酸はDNA合成に必要なビタミンの一種である。その欠乏時には大球性の巨赤芽球性貧血を呈する。この症例は小球性低色素性貧血でもあり、葉酸投与の適応とはならない。(×)

E　鉄欠乏性貧血に対しては、まず経口鉄剤投与が行われるべきである。経口鉄剤投与によりチトクロームなどの酵素鉄が改善し、鉄無力症がまず改善してくる。さらに数日後に網赤血球増加を伴ってHbの回復をみ、貧血症状が改善してくる。(○)

解答：E（***iM*** 5 101）

到達目標 3

再生不良性貧血の病因、病態、診断、治療と予後を説明できる。

Point

[概　念]

❏全能性幹細胞の障害により骨髄が低形成（脂肪髄化）となり、末梢血で汎血球減少（相対的リンパ球増多）をきたすものである。我が国の年間の推定罹患者数は1,000人である。

❏70％は免疫異常による造血幹細胞に対する障害、残りは造血幹細胞自体の異常と考えられる。

[原　因]

❏先天性（Fanconi貧血）、後天性（特発性および続発性）、特殊型（肝炎後など）に分類される。そのうち、原因不明の特発性が最多で大部分を占める。続発性の原因としてはベンゼン、放射線、クロラムフェニコール、抗癌薬などがある。

[症　状]

❏汎血球減少の症状が中心となる。

①貧血、②発熱（白血球減少による易感染性）、③出血傾向（血小板減少による）。

cf. 再生不良性貧血は骨髄の異常なので、原則として肝・脾・リンパ節腫大は認めない。

[検　査]

①汎血球減少

・正球性正色素性貧血。

・白血球減少→相対的リンパ球増多。

・網赤血球減少。

・血小板減少→出血時間延長、毛細血管抵抗減弱（凝固時間正常）。

②骨髄穿刺→生検

・脂肪髄で占められている。

・有核細胞数減少。骨髄巨核球減少。

・相対的リンパ球増多。

③造血の低下

・PIDT 1/2延長、％RCU低下。

・血清鉄増加、不飽和鉄結合能（UIBC）低下、血清フェリチン増加、鉄芽球増加。

・血中・尿中エリスロポエチン増加。

[治　療]

①造血の回復（図15下参照）：重症度に応じて蛋白同化ステロイド薬投与、免疫抑制療法、骨髄移植。

②支持療法：輸血（濃厚赤血球・洗浄赤血球、血小板濃厚液）、G-CSFやエリスロポエチンなどの造血因子の投与。

[予　後]

❏軽症や中等症では60％以上が治療に反応する。重症例では支持療法では1年生存率30％、同胞からの骨髄移植では80％、免疫抑制療法では80～90％近くの長期生存が可能になった。

❏免疫抑制療法により長期生存した場合に、5～10％が骨髄異形成症候群に（その一部が急性骨髄性白血病に）移行し、10～15％が発作性夜間ヘモグロビン尿症（PNH）に移行する。

図 15　再生不良性貧血

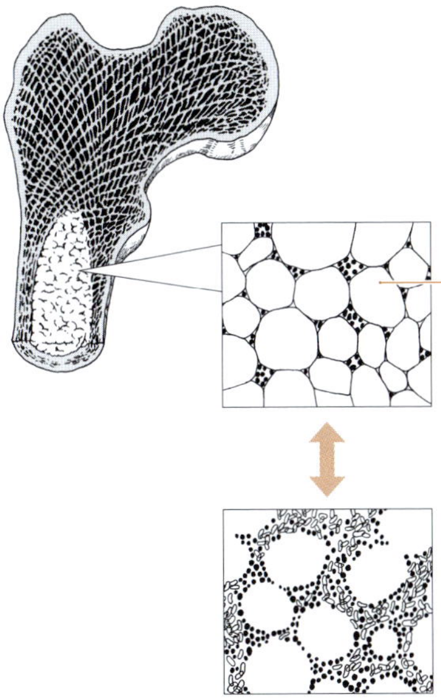

〈再生不良性貧血〉
細胞髄の減少と脂肪組織の増加。
細胞髄の割合は全体の30%以下になる。

赤血球減少 → ❏貧血症状
白血球減少 → ❏易感染性
血小板減少 → ❏出血傾向

（症　状）

〈正　常〉
健常者では細胞髄と脂肪組織の比はおよそ1：1である

主な検査所見

〈**骨　髄**〉汎血球減少
脂肪組織の増加

〈**末　血**〉汎血球減少
正球性正色素性貧血

〈**鉄代謝**〉血清鉄上昇
血清フェリチン上昇
UIBC低下
PIDT 1/2延長
%RCU低下
（以上）鉄が余っている

再生不良性貧血の重症度分類と治療法（治療は重症度によって異なる）

	顆粒球数	血小板数	網赤血球数	治療法
重　症	500/μL未満	2万/μL未満	2万/μL未満	骨髄移植 免疫抑制療法 （ステロイドパルス療法、抗胸腺細胞グロブリン）
中等症	1,000/μL未満	5万/μL未満	6万/μL未満	免疫抑制療法 蛋白同化ホルモン療法
軽　症	上記以外			経過観察 蛋白同化ホルモン療法

□□ **93**　再生不良性貧血の原因**でない**のはどれか。

A　鉛中毒
B　ベンゼン
C　放射線照射
D　クロラムフェニコール
E　急性ウイルス性肝炎

❑ 解法ガイド

再生不良性貧血は造血幹細胞レベルの障害で骨髄が低形成となり、脂肪髄化し、末梢血で汎血球減少をきたす疾患である。

再生不良性貧血は先天性のFanconi貧血と後天性の再生不良性貧血に分類され、後天性の再生不良性貧血は70％を占める原因不明の本態性のものと、クロラムフェニコールや抗癌薬、放射線照射、白髪染、ヒ素製剤などによる二次性のもの、さらに再生不良性貧血-発作性夜間ヘモグロビン尿症（PNH）症候群や肝炎後の再生不良性貧血などの特殊型に分けられる。

疫学的には本邦に多く、患者数は約5,000人であり、罹患患者数は年間1,000人と推定されている。

❑ 選択肢考察

A　鉛中毒はδ-アミノレブリン酸脱水素酵素などのヘム合成系の酵素が障害されることにより鉄芽球性貧血を合併することがあるが、再生不良性貧血をきたすことはない。(×)

B　ベンゼンは揮発性が高く、蒸気を吸入したとき中枢神経へ影響を与えるとともに皮膚からも吸収され、長期間の接触では発癌性や骨髄への影響で再生不良性貧血や急性骨髄性白血病などの原因となる。(○)

C　放射線照射で骨髄の造血幹細胞が障害されると骨髄が脂肪髄化して再生不良性貧血を生じる。(○)

D　クロラムフェニコールは副作用としての再生不良性貧血が発生した頻度が高かったために、使用されることはほとんどなくなった。乳幼児ではgray症候群（灰白症候群）を生じる。(○)

E　特殊型再生不良性貧血は再生不良性貧血-PNH症候群とともに急性ウイルス性肝炎などでも生じる。(○)

解答：A（*iM* 5 112）

□□ **94**　再生不良性貧血について正しいのはどれか。

A　血清LD上昇
B　網赤血球数増加
C　リンパ節腫大
D　エリスロポエチン増加
E　赤血球鉄利用率上昇

❏ **解法ガイド**　再生不良性貧血は臨床的には汎血球減少による貧血、発熱、出血傾向などを認め、検査所見としては、末梢血液所見では赤血球の形態には異常がなく、網赤血球数が減少し、正球性正色素性貧血をきたす。また、相対的リンパ球増多を伴った白血球減少や血小板減少を認める。骨髄でも有核細胞数の減少で低形成となり、相対的リンパ球増多を認める。鉄動態で、血漿鉄消失時間半減期（PIDT 1/2）が延長し、赤血球鉄利用率（%RCU）は低下する。

❏ **選択肢考察**

A　再生不良性貧血は溶血性貧血と異なり赤血球の破壊はなく、骨髄における無効造血をきたすものではないため骨髄内溶血も認めず、さらに悪性腫瘍由来のLDも増加しないため、一般に血清LDの上昇は認めない。(×)

B　再生不良性貧血は、造血幹細胞の障害で赤芽球形成も不良なため赤血球系の造血も低下し、網赤血球については、その割合も絶対数も低下する。(×)

C　再生不良性貧血は造血幹細胞レベルの障害であり、骨髄の低形成〜無形成で脂肪髄化するが、白血病や悪性リンパ腫、悪性腫瘍のようなリンパ節腫大や脾腫を認めることはない。(×)

D　再生不良性貧血では貧血をきたすため、腎臓からのエリスロポエチン分泌は増加してくる。しかし、骨髄ではエリスロポエチンに反応することはなく、低形成のままである。(○)

E　再生不良性貧血は、造血幹細胞の障害で骨髄が低形成となっており、骨髄赤芽球も減少しているため鉄の骨髄への取り込みが減少し、それを反映するPIDT 1/2は延長してくる。さらに赤血球の形成が低下しているため、赤血球鉄利用率（%RCU）も当然、低下してくる。(×)

解答：D（*iM* ⑤ 113〜114）

□□ **95**　再生不良性貧血について**誤っている**のはどれか。

A　血漿鉄消失時間半減期〈PIDT 1/2〉は延長する。
B　赤血球鉄利用率は低下する。
C　脾腫を認める。
D　相対的リンパ球増加を認める。
E　正球性正色素性貧血を呈する。

❏ 選択肢考察

A　再生不良性貧血は、造血幹細胞の障害で骨髄が低形成となっており、骨髄赤芽球も減少しているため、鉄の骨髄への取り込みが減少し、それを反映するPIDT 1/2は延長してくる。(○)

B　赤血球鉄利用率（% RCU）は静注された放射性鉄が赤血球としてどの程度利用されているかを検出するものである。放射性鉄が骨髄に取り込まれ、赤芽球のトランスフェリン受容体を介して赤芽球細胞質内に入り、それがHbに合成され、赤芽球が赤血球となり、末梢血液中に出現してきた放射能の割合を測定するものである。
再生不良性貧血では、造血幹細胞の障害で赤芽球も減少しているため骨髄への鉄の取り込みが低下し、赤血球産生の低下で放射性鉄の赤血球への利用は著明に低下する。そのため、% RCUは低下していると考えられる。(○)

C　再生不良性貧血は造血幹細胞レベルの異常で、骨髄の低形成〜無形成により脂肪髄化するが、肝腫大や脾腫大、リンパ節腫大などを認めることはない。(×)

D　再生不良性貧血では造血幹細胞の減少で、骨髄でも末梢血でも、半減期の短い顆粒球系細胞は著明に減少するが、半減期の長い免疫記憶リンパ球などは相対的に増える。そのため、白血球分画では相対的リンパ球増加を認める。(○)

E　再生不良性貧血は造血幹細胞の減少を認めるが、分化・成熟しうる造血幹細胞については質的異常がないため、形成される赤血球の異常は認めず、正球性正色素性貧血となる。(○)

解答：C（*iM* 5 113〜114）

□□ **96**　63歳の男性。2か月前から労作時に動悸を感じるようになり、3日前から鼻出血があり来院した。赤血球250万、Hb 7.0g/d*l*、Ht 22％、網赤血球0.2％、白血球1,800（桿状核好中球1％、分葉核好中球12％、リンパ球87％）、血小板3万。骨髄生検光顕H-E染色標本（⇒カラー口絵）を示す。

診断はどれか。

A　原発性骨髄線維症

B　赤芽球癆

C　再生不良性貧血

D　腎性貧血

E　骨髄癌腫症

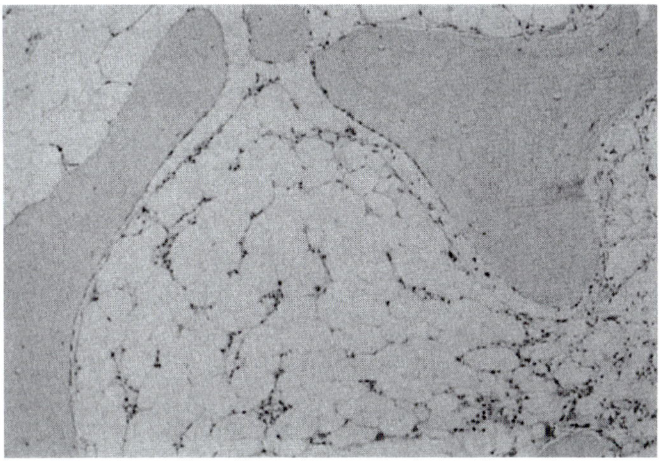

❏ **解法ガイド**

身体所見 ＃1　63歳の男性。2か月前から労作時に動悸⇒亜急性に発症している労作時動悸は心疾患（特に心不全をきたす疾患）のほか、呼吸器疾患や貧血に対する代償で循環器系のhyperdynamic状態なども考慮する必要がある。

＃2　3日前からの鼻出血⇒表在性出血傾向。年齢から後天的な血小板減少を考慮。

検査所見 ＃1　赤血球250万（基準410～530万）、Hb 7.0g/d*l*（基準14～18）、Ht 22％（基準40～48）⇒著明な貧血。MCV 88、MCH 28と正球性正色素性貧血なので溶血性貧血や再生不良性貧血、白血病、脾機能亢進症などを考えたい。

＃2　網赤血球0.2％（基準0.6～2.0％）と減少⇒造血障害による貧血であり、溶血や脾機能亢進症は考えにくい。

＃3　白血球1,800（基準4,000～8,500）と著明に低下。

＃4　桿状核好中球1％（基準0～10％）と基準下限。

＃5　分葉核好中球12％（基準50～60％）と著明に低下。

＃6　代償性にリンパ球87％（基準20～40％）と上昇⇒白血球1,800と減少していることから、相対的リンパ球増多（リンパ球の絶対値は上昇していないが、好中球などの顆粒球の減少で相対的にリンパ球割合が増加したもの）。

＃7　血小板3万（基準15～40万）と著明に低下⇒汎血球減少。造血器障害による汎血球減少であるため、再生不良性貧血や急性白血病などを考えたい。

画像所見 骨髄生検標本では、

＃1　造血細胞が著明に減少し、脂肪髄化⇒骨髄の低形成〜無形成。再生不良性貧血に特徴的な所見である（急性白血病では骨髄芽球などの白血病細胞が増加し、低形成とはならない）。

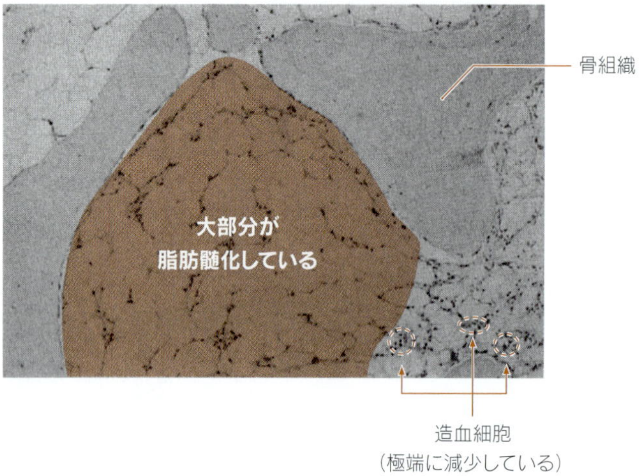

❑診　　断　再生不良性貧血。

❑解法サプリ　亜急性に発症した正球性正色素性貧血で、白血球および血小板も減少し、汎血球減少を呈している。白血球分画では相対的リンパ球増加を認めている。血小板数は5万以下となっているため出血傾向があり、鼻出血をきたしている。骨髄生検 H-E 染色標本では骨髄の低形成を示し、脂肪髄化している所見が得られている。以上より再生不良性貧血と考えることができる。

❑選択肢考察

A　原発性骨髄線維症では骨髄穿刺で dry tap となり、骨髄生検所見では線維化を認めるのが特徴である。(×)

B　赤芽球癆は何らかの原因によって骨髄赤芽球系のみの低形成を認めるが、この症例のように汎血球減少を認めるのではない。(×)

C　再生不良性貧血では汎血球減少、網赤血球減少、相対的リンパ球増加、骨髄生検で脂肪髄化などを認め、この患者の所見に合致する。(○)

D　腎性貧血は腎不全によりエリスロポエチンの低下を生じ、骨髄赤芽球系のみの低形成を認める。この症例のように汎血球減少を認め、脂肪髄化するものではない。(×)

E　骨髄癌腫症は悪性腫瘍が骨髄に転移して、正常造血が障害され、汎血球減少を認めるもので、骨髄穿刺で dry tap となり、骨髄生検所見では腫瘍細胞を認めるのが特徴である。(×)

解答：C（*iM* 5 113）

□□ **97** 再生不良性貧血の治療に**用いられない**のはどれか。

A 蛋白同化ステロイド薬
B ビタミンB_{12}
C 抗胸腺細胞グロブリン
D 造血幹細胞移植
E シクロスポリン

❏解法ガイド 再生不良性貧血の治療としては、軽症例に対しては蛋白同化ステロイド薬が有効で、中等症例に関しては抗胸腺細胞グロブリンなどが用いられる。重症例に関しては、40歳未満ではHLA matching donor（同胞・非血縁者）が存在する場合には造血幹細胞移植が行われ、40歳以上では抗胸腺細胞グロブリン（antithymocyte globulin；ATG）やシクロスポリンなどが投与される。その他、補充療法として輸血および造血因子の投与も行われている。

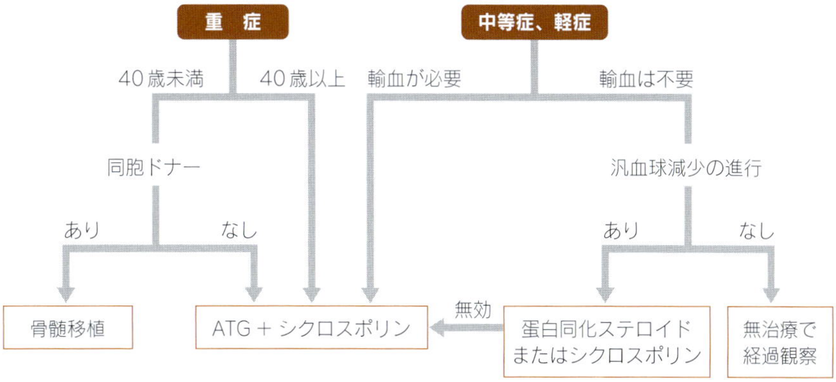

❏選択肢考察

A 蛋白同化ステロイドは男性ホルモン誘導体で、ヘモグロビン合成を促進する作用を有するため再生不良性貧血の治療に用いられることがある。(○)

B ビタミンB_{12}はDNA合成に関与するビタミンで、悪性貧血などによる欠乏で巨赤芽球性貧血をきたすことはあるが、再生不良性貧血の治療に用いられることはない。(×)

C 抗胸腺細胞グロブリン（ATG）は再生不良性貧血の中等症以上の場合に用いられる。(○)

D 再生不良性貧血の重症例に関しては、40歳未満ではHLA matching donorが存在する場合には造血幹細胞移植が行われる。(○)

E シクロスポリン（→腎障害に注意）は臓器移植に用いられる免疫抑制薬であるが、Behçet病の眼症状にも有効であり、また、再生不良性貧血にも有効である。(○)

解答：B（*iM* 5 115～116）

□□ **98**　68歳の男性。生来健康であったが、1週前から強い全身倦怠感があり入院した。四肢と殿部とに皮下膿瘍を認め、その膿と血液との培養で溶血性レンサ球菌を検出した。体温37.8℃。肝、脾を触れずリンパ節腫大も認めない。赤血球240万、Hb 7.2g/dl、Ht 20％、網赤血球0.2％、白血球2,000（桿状核好中球1％、分葉核好中球9％、リンパ球90％）、血小板1.8万。腸骨の骨髄生検光顕H-E染色標本（⇒カラー口絵）を示す。

この疾患の治療として適切なのはどれか。

A　エリスロポエチン投与

B　同種骨髄移植

C　摘　脾

D　抗胸腺細胞グロブリン

E　抗腫瘍化学療法

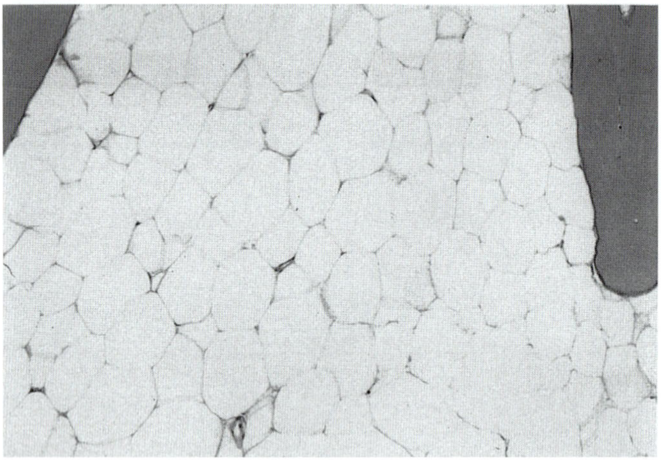

❏ 解法ガイド

身体所見 ＃1　生来健康な高齢男性が1週前から強い全身倦怠感で入院⇒急性の呼吸器障害や心疾患、または貧血や全身炎症性疾患などを考えたい。

＃2　四肢と殿部の皮下膿瘍⇒何らかの原因で易感染性をきたした可能性。

＃3　溶血性レンサ球菌を検出⇒生体防御システムの異常、特に好中球レベルの異常が考えられる。

＃4　体温37.8℃⇒多発性皮下膿瘍に対する炎症反応で微熱を呈した。

＃5　肝、脾を触れずリンパ節腫大も認めない⇒敗血症で腫瘤をきたしたり、肝炎を合併してきたりしているのではなく、また悪性リンパ腫などで免疫不全を生じているものは考えにくい。

検査所見 ＃1　赤血球240万（基準410～530万）、Hb 7.2g/dl（基準14～18）、Ht 20％（基準40～48）⇒MCV 83、MCH 30より正球性正色素性貧血。正球性正色素性貧血となるものとしては溶血性貧血や再生不良性貧血、白血病、脾機能亢進症などを考えたい。

＃2　網赤血球0.2％（基準0.6～2.0％）と減少⇒造血障害による貧血であり、溶血や脾機能亢進症は考えにくい。

＃3　白血球2,000（基準4,000～8,500）と著明に低下。

＃4　桿状核好中球1％（基準0〜10）と基準下限。

＃5　分葉核好中球9％（基準50〜60）と著明に低下。

＃6　代償性にリンパ球90％（基準20〜40）と上昇⇒相対的リンパ球増多（リンパ球の絶対値は上昇していないが、好中球などの顆粒球の減少で相対的にリンパ球割合が増加したもの）。

＃7　血小板1.8万（基準15〜40万）と著明に低下⇒汎血球減少。造血器障害による汎血球減少であるため、再生不良性貧血や急性白血病などを考えたい。

画像所見 骨髄生検標本では、

＃1　造血細胞が著明に減少。

＃2　脂肪髄化⇒骨髄の低形成〜無形成。再生不良性貧血に特徴的な所見である。

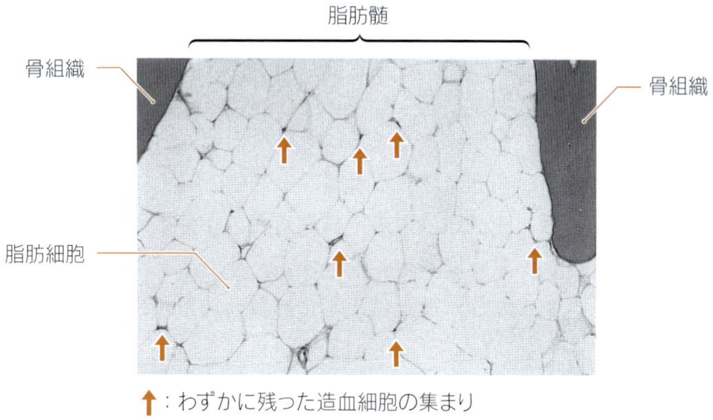

❏診　　断　再生不良性貧血（重症）。

本症例の顆粒球数は［白血球数2,000 × 10％ ＝ 200］と500以下であり、血小板数も2万以下である。

❏解法サプリ　再生不良性貧血の重症度分類では、顆粒球数が500未満、血小板数が2万未満の重症型と、顆粒球数が1,000未満、血小板数が5万未満の中等症型、および軽症型に分けられる。

❏選択肢考察

A　エリスロポエチン投与は腎性貧血における治療である。再生不良性貧血では貧血によって腎臓からのエリスロポエチン産生は増加しているため投与の必要はない。（×）

B　同種骨髄移植は重症型の再生不良性貧血では適応になりうるが、年齢が重要であり、40歳以下の症例では適応があるがこの患者のように高齢者では適応とはならない。（×）

C　摘脾は遺伝性球状赤血球症などのほか、ステロイドに抵抗性の自己免疫性溶血性貧血、特発性血小板減少性紫斑病などに適応があるが、再生不良性貧血は骨髄の疾患であり、脾臓は関与しないので摘脾の適応はない。（×）

D　抗胸腺細胞グロブリンやシクロスポリンは中等症以上の再生不良性貧血に対して適応がある。（○）

E　抗腫瘍化学療法は急性白血病などの悪性腫瘍では有用であるが、再生不良性貧血は腫瘍性疾患ではないので適応はない。（×）

解答：D（*iM* 5 115〜116）

□□ **99**　再生不良性貧血で最も重症なのはどれか。

A　好中球 1,200／μl
B　血小板 1 万／μl
C　網赤血球 8 万／μl
D　赤血球 200 万／μl
E　リンパ球 1,000／μl

❑解法ガイド　再生不良性貧血の重症度判定に用いられるのは、好中球、血小板、網赤血球である。

好中球 500 未満、血小板 2 万未満、網赤血球 2 万未満が再生不良性貧血の重症の判定基準である。

❑選択肢考察

A　好中球 1,000 未満で中等度、500 未満で重症と判断されるので、1,200／μl は軽症である。(×)

B　血小板 2 万未満は重症なので、血小板 1 万／μl は重症と判断される。(○)

C　網赤血球 6 万未満で中等症、2 万未満で重症なので、8 万／μl は軽症である。(×)

D　赤血球は再生不良性貧血の重症度判定には含まれないが、定期的な輸血の有無は重症度判定に関与する。(×)

E　リンパ球は再生不良性貧血の重症度判定には含まれない。(×)

解答：B (***iM*** ⑤ 115)

到達目標 4

溶血性貧血の病因、病態、診断と治療を説明できる。

Point

[概　念]

❏赤血球の崩壊が異常に亢進し、赤血球寿命が異常に短縮して、骨髄の代償機能を超えた結果、貧血を生じるようになったものが溶血性貧血である。一般に溶血性貧血では、貧血、黄疸を認める。

[発症機序]

❏赤血球寿命が短縮するが、骨髄がこれを代償（→骨髄は平常時の６～８倍の造血機能をもつ）している限りにおいては貧血を生じない。一般には、赤血球寿命が15～20日以内に短縮して初めて貧血を認めるようになる。

[溶血の一般所見]

❏溶血では、赤血球の破壊に伴い赤血球内のHbが代謝されて血液中間接ビリルビンが増加し、尿中ウロビリノゲンは増加してくる。また、赤血球内に含まれていたLDも血清中に出現し増加する。

❏肝臓やリンパ節内好酸球で産生されるハプトグロビン（Hp）は酸化ヘモグロビン（Hb-O_2）と結合してHp-Hb複合体となり、細網内皮系の受容体を介して分解処理される。ハプトグロビンの半減期は3.5～5日と長いが、Hp-Hb複合体の半減期は10～30分と短い。これによって、腎糸球体からのHb喪失を防止するとともに尿細管障害を回避し、血管壁の障害も防ぐことができる。ハプトグロビンは代償性の産生速度増加反応は遅いので、溶血で消費された場合には血清濃度が低下してくる。

❏溶血のため赤血球寿命は短縮し、代償性のエリスロポエチン増加に対する反応で骨髄赤芽球は過形成となり、末梢血中の網赤血球が増多してくる。

❏代償性の赤血球産生亢進で、核酸代謝も亢進しており、葉酸欠乏を生じることも多い。

[血管内溶血と血管外溶血]

❏溶血には、血管内で溶血が生じる場合と、脾臓などの血管外で溶血を生じる場合がある。

①血管外溶血

❏血管外溶血は、遺伝性球状赤血球症や温式抗体による自己免疫性溶血性貧血（AIHA）などで生じ、脾臓などの細網内皮系で、形態の異常のある赤血球や膜に抗体が結合している赤血球が捕捉・処理される。そのため、脾腫を生じるのが特徴である。

❏溶血で生じたHbの大部分は再利用され、ヘムは間接型ビリルビンになり、アルブミンと結合して肝臓に運搬され抱合されて処理されるので、Hbは尿中には出現しない。

②血管内溶血

❏血管内溶血は、赤血球破砕症候群のように機械的に赤血球が破壊されるものや、発作性夜間ヘモグロビン尿症のように補体に対する感受性亢進で溶血するものが含まれる。

❏血管内溶血では、ハプトグロビンで処理しきれないほどのHbが血漿中に遊離してくるので、これが腎糸球体で濾過され、ヘモグロビン尿として出現してくる。鉄欠乏になりやすい。

❏脾腫はなく、尿中にHbやヘモジデリン（Hbの代謝産物で鉄染色陽性となったもの）が出現する。

Point

［溶血の原因］

❏先天性：①赤血球自体の膜の異常（遺伝性球状赤血球症など）

②ヘモグロビンの異常（サラセミアなど）

③酵素の異常（ピルビン酸キナーゼ欠損症、G6PD 欠損症など）

❏後天性：①赤血球膜成分への自己抗体の出現による自己免疫性溶血性貧血（AIHA）

②赤血球膜の補体に関する過敏性の亢進による発作性夜間ヘモグロビン尿症（PNH）

③非免疫機序による赤血球の物理的破壊による赤血球破砕症候群、など

❏頻度が高いのは遺伝性球状赤血球症とAIHAである。

［症　状］

❏赤血球崩壊によるものと代償性赤血球産生増多によるものとがある。

❏貧血、黄疸。

［検　査］

❏末梢血：正球性正色素性貧血、網赤血球増多。

❏血清生化学検査：間接型優位の高ビリルビン血症、血清ハプトグロビン低下、

尿中ウロビリノゲン強陽性、LD（1）増加。

❏赤血球寿命の短縮。

❏骨髄：貧血による腎臓からのエリスロポエチンの増加により赤芽球は過形成となる。

図 16　溶血性貧血に共通の所見

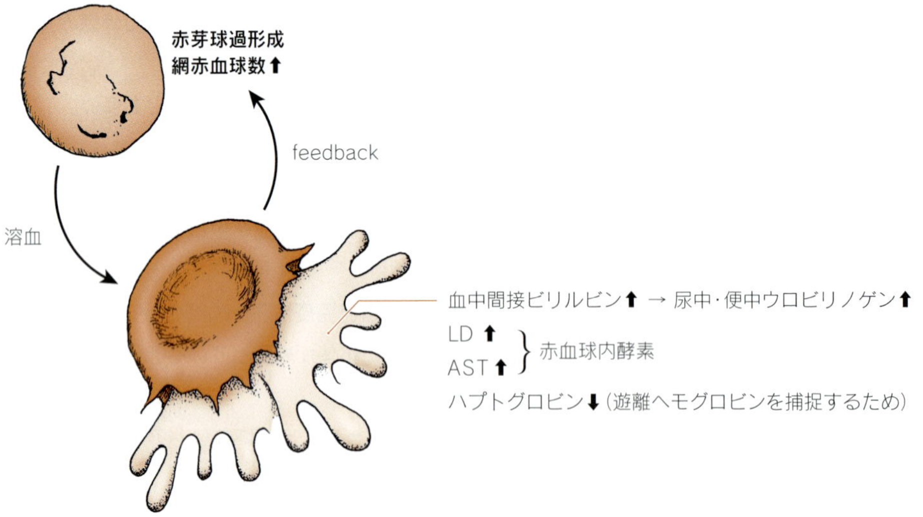

❏溶血性貧血は原因こそ違うが、赤血球が破壊されることで生じる貧血のことであるので、共通の所見が多い。まずはこれらの所見をみて溶血性貧血であることを確信した上で各種の溶血性貧血の鑑別ポイントをおさえて診断していく。

Point

[遺伝性球状赤血球症 (hereditary spherocytosis ; HS)]

❏ 赤血球膜の異常によって円盤状形態が失われて球状赤血球が出現し、これが脾などの網内系で捕捉されて溶血を生じる。常染色体優性遺伝。

❏ 症状：小児期からの、貧血、脾腫、黄疸、胆石（黒色石）。

❏ 末梢血：正球性～小球性貧血を呈する。球状赤血球を認める。

❏ 骨髄：赤芽球過形成を呈する。造血に質的な異常はない。

❏ 溶血亢進所見：間接型優位の高ビリルビン血症、血清ハプトグロビン低下、尿中ウロビリノゲン強陽性、LD（1）増加、赤血球寿命短縮。

❏ 赤血球浸透圧抵抗性は減弱し、自己溶血試験は亢進するが、グルコースやATP添加で改善される。

❏ 自己免疫性溶血性貧血とは異なり、Coombs 試験は陰性。

❏ 治療：摘脾が有効で、早期に症状の改善をみる。しかし、摘脾では赤血球自体の異常、すなわち球状赤血球、浸透圧抵抗性減弱、自己溶血亢進などについての改善は認められない。

[自己免疫性溶血性貧血 (autoimmune hemolytic anemia ; AIHA)]

❏ Ⅱ型アレルギー機序により、自己赤血球膜に対して自己抗体を生じたために溶血を生じ、貧血をきたしたもの。後天性溶血性貧血の中で最多、特に温式AIHAが多い。

❏ 自己抗体の種類により血管外溶血をする温式抗体による狭義のAIHA、血管内溶血をする冷式抗体による寒冷凝集素症（CAD）や、発作性寒冷ヘモグロビン尿症（PCH）がある。

①温式 AIHA（狭義のAIHA）

❏ 原因：特発性のほか、SLEなどの膠原病に続発するもの、慢性リンパ性白血病や悪性リンパ腫、ウイルス感染、免疫不全、卵巣腫瘍に続発するもの、α-メチルドパなどの薬剤に続発するものがある。

❏ 診断：一般の溶血所見に加え、抗赤血球抗体を測定するCoombs 試験（抗グロブリン試験）が必須。

❏ 治療：基礎疾患の治療に加え、副腎皮質ステロイド薬が第一選択である。
ステロイド治療に抵抗性の場合は摘脾術もしくは免疫抑制薬などが用いられる。

②寒冷凝集素症 (cold agglutinin disease ; CAD)

❏ IgM 抗体により生じ、寒冷状態で赤血球と結合し、補体の作用で血管内溶血を生じる。

❏ 末梢血：凝集塊を認める。

❏ 特異的検査：寒冷凝集素価上昇。

❏ 治療：保温が大切。一過性のことが多いので経過観察。

③発作性寒冷ヘモグロビン尿症 (paroxymal cold hemoglobinuria ; PCH)

❏ IgG 抗体（Donath-Landsteiner 抗体、二相性溶血素）により生じ、寒冷状態で赤血球と結合し、さらに加温することにより補体が活性化され、血管内溶血を生じる。梅毒に合併することもある。

❏ 特異的検査：Donath-Landsteiner 抗体陽性。

❏ 梅毒の治療。

Point

[発作性夜間ヘモグロビン尿症（paroxysmal nocturnal hemoglobinuria；PNH）]

❏ 造血幹細胞の後天的な突然変異により、赤血球膜の補体制御性GPI膜アンカー蛋白の欠損によって、補体感受性が異常に亢進しているために睡眠中に血液pHの低下に誘発された血管内溶血を生じるものをいう。

❏ 再生不良性貧血に合併（再生不良性貧血-PNH症候群）したり、急性骨髄性白血病に至るものもある。

❏ 症状：貧血。
睡眠中（2/3）や感染、ストレス、鉄剤投与、輸血などにより誘発される血管内溶血発作。
尿中ヘモグロビン、尿中ヘモジデリンによる早朝の着色尿（ポートワイン色、コーラ色）。
黄疸（間接ビリルビン＞直接ビリルビン）。
血栓症：溶血発作に続発して、腹痛（疝痛）、腰痛、頭痛。

❏ 検査：血中ハプトグロビン低値、骨髄中赤芽球増加。
sugar water testでイオン強度低下時の赤血球補体感受性亢進。
アンカー蛋白の欠損（赤血球膜アセチルコリンエステラーゼ、NAPスコア低下）。

❏ 治療：根本的治療はない。輸血が必要なときには、補体を除去した洗浄赤血球。

[赤血球破砕症候群]

❏ 物理的に赤血球が破砕されて生じる溶血性貧血で、血管内溶血を生じ、奇形赤血球が末血中に多数出現するものをいう。自己免疫の関与はないのでCoombs試験は陰性。

❏ 原因：①人工弁（機械弁）置換術後。
②細小血管障害性溶血性貧血（DIC、溶血性尿毒症症候群、血栓性血小板減少性紫斑病）。
③行軍ヘモグロビン尿症。

❏ 診断：貧血症状、溶血所見、重症例は腎障害や多臓器不全。
慢性に溶血が続くと、胆石を認める。
尿中ヘモジデリン陽性、尿潜血陽性。
末梢血塗抹標本でfragmentationを認める。

❏ 治療：原疾患の処置。

図 17　溶血性貧血の鑑別診断のプロセス

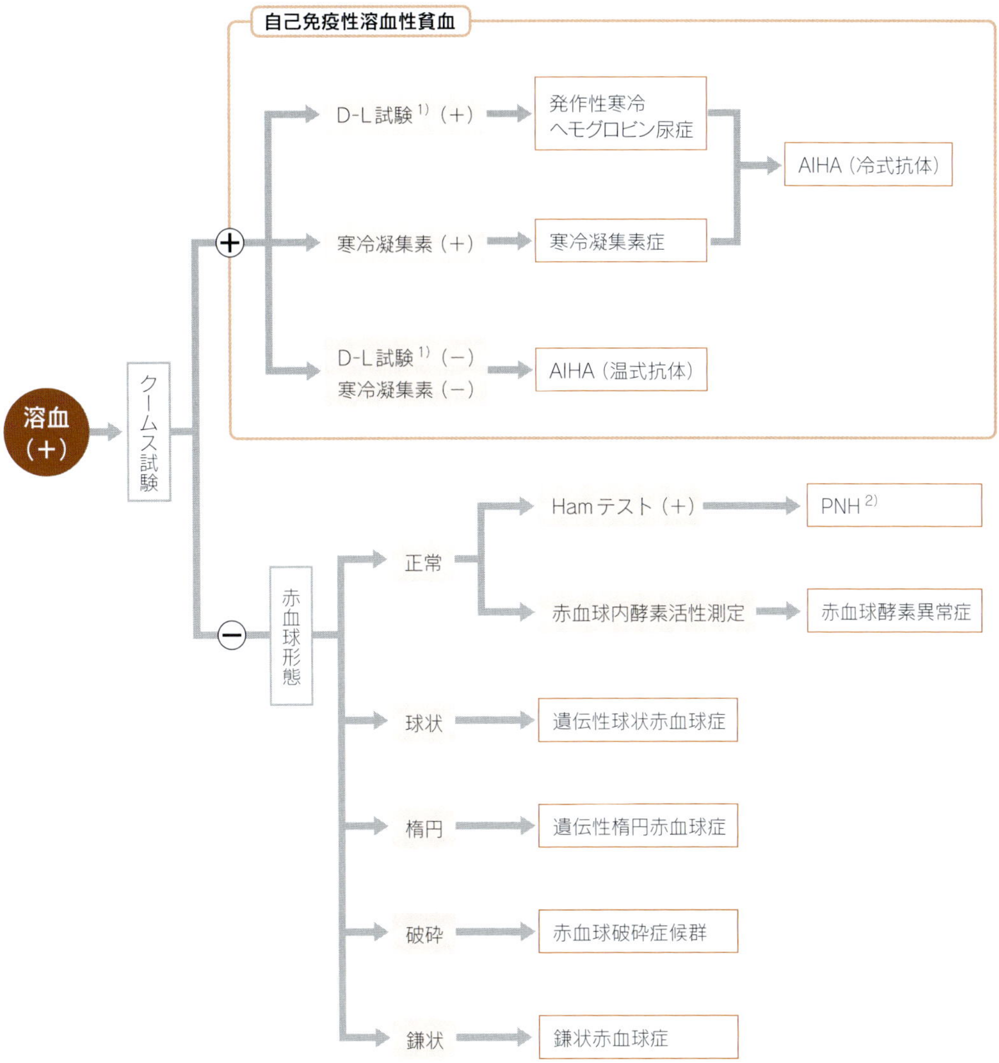

❑主な溶血性貧血のポイントを示す。鑑別の最初のステップは**自己免疫性の溶血であるかそうでないかの鑑別**であることに注意し、このフローで頭の中を整理するのがよい。

1）D-L 試験：Donath-Landsteiner 試験
2）PNH　：発作性夜間ヘモグロビン尿症
3）AIHA：自己免疫性溶血性貧血

□□ **100**　溶血性貧血に含まれるのはどれか。

A　悪性貧血
B　再生不良性貧血
C　鉄欠乏性貧血
D　発作性夜間ヘモグロビン尿症
E　赤芽球癆

❑ **解法ガイド**　溶血とは赤血球崩壊が亢進した状態であり、正常な赤血球寿命（120日）が短縮したものである。赤血球の崩壊の亢進により赤血球が減少すると、腎臓からのエリスロポエチン産生が促進し、骨髄における造血が亢進して赤血球寿命の短縮を代償しようとするが、その代償能力を超えて溶血が亢進した場合には溶血性貧血をきたすようになる。

溶血の原因としては赤血球自体の膜や酵素、Hbの異常によるものなどが先天性の溶血性疾患として認められ、赤血球膜成分への自己抗体の出現による自己免疫性溶血性貧血や、赤血球膜の補体に関する過敏性の亢進による発作性夜間ヘモグロビン尿症、また非免疫機序による赤血球の物理的破壊による赤血球破砕症候群（fragmentation）などの後天的溶血性疾患がある。

❑ **選択肢考察**

A　悪性貧血は、抗内因子抗体、抗胃壁細胞抗体により胃の壁細胞からの内因子分泌が低下し、ビタミンB_{12}の回腸末端における吸収が障害される結果、DNA合成障害で造血、特に赤血球系造血が障害され、核・細胞質成熟乖離を伴った巨赤芽球の出現を特徴とする疾患で、無効造血の結果、骨髄内で赤芽球破壊をきたす。（×）

B　再生不良性貧血は造血幹細胞レベルの障害で骨髄が低形成となり、脂肪髄化し、末梢血で汎血球減少をきたす疾患であり、溶血を伴うものではない。（×）

C　鉄欠乏性貧血では鉄の欠乏によりヘモグロビン合成が障害されるが、溶血は生じない。（×）

D　発作性夜間ヘモグロビン尿症は、後天的な造血幹細胞レベルの異常により、補体に対する過敏性を有する血球が出現し、夜間睡眠中、血液pHが低下することにより血管内溶血をきたす。（○）

E　赤芽球癆は、骨髄の造血細胞の中で赤血球を産生する赤芽球系の障害が出現することにより、骨髄赤芽球が減少、消失し、著明な貧血をきたす疾患である。赤芽球癆は赤血球の産生障害による疾患であるので、網赤血球の著明な低下を伴った貧血を認めるが、溶血を伴うものではない。（×）

解答：D（***iM*** 5 120）

□□ **101** 貧血の原因が主に血管外溶血によるものはどれか。

A 行軍ヘモグロビン尿症
B 遺伝性球状赤血球症
C 発作性夜間ヘモグロビン尿症
D 鎌状赤血球症
E 溶血性尿毒症症候群

❑ **解法ガイド** 溶血は発作性夜間ヘモグロビン尿症や赤血球破砕症候群のように溶血が血管内で起こる血管内溶血と、遺伝性球状赤血球症や自己免疫性溶血性貧血のように脾臓などの網内系で破壊される血管外溶血に分けられる。

❑ **選択肢考察**

A 行軍ヘモグロビン尿症は、重量物をもち、長期間、石畳の上などを弾力性に乏しい素材を靴底に使っている靴などを履いて歩いたり、剣道のように素足で強く足底を床に叩きつけるような運動をしたときには、足底部の毛細血管で物理的な圧力により赤血球の血管内溶血を生じ、microangiopathic hemolytic anemiaとして微小血管の障害による赤血球破砕症候群を伴った溶血をきたすことがある。(×)

B 遺伝性球状赤血球症は遺伝的な赤血球膜異常により小型球状赤血球が出現し、脾臓における血管外溶血が亢進することにより黄疸、貧血、脾腫、胆石などをきたす疾患である。(○)

C 発作性夜間ヘモグロビン尿症は、後天的な造血幹細胞レベルの突然変異により補体に対する過敏性を有する赤血球が出現し、夜間睡眠中に血清pHが低下したときなどに血管内溶血を生じ、翌朝起床時にヘモグロビン尿症を認めるものである。(×)

D 鎌状赤血球症は、遺伝的なグロビン鎖の質的な産生障害により赤血球が鎌状を呈するようになり、慢性的な溶血性貧血と血管閉塞による血流障害をきたす疾患である。鎌状赤血球症における貧血は赤血球応形機能の低下や赤血球の貪食などを生じることにより起こる。(×)

E 溶血性尿毒症症候群は、腸管出血性大腸菌（O157、O111）などの感染によりベロ毒素が産生され、腎障害が生じ、急性腎不全をきたすとともに、血管内多発性血栓の形成による赤血球破砕症候群をきたし、血管内溶血を認める。(×)

解答：B（***iM*** 5 122）

□□ **102**　破砕赤血球を**認めない**のはどれか。

A　鎌状赤血球症
B　溶血性尿毒症症候群
C　血栓性血小板減少性紫斑病
D　播種性血管内凝固〈DIC〉
E　行軍ヘモグロビン尿症

❏解法ガイド

赤血球は、直径が7 μm前後あるにもかかわらず、直径が5 μmと最も細い毛細血管でも循環を維持することができる。これは赤血球が両面が凹んだ円盤状をしており、またその細胞膜が脂質でできていることから、高度の応形機能をもつためである。しかし、溶血性尿毒症症候群や血栓性血小板減少性紫斑病、DICなどのように血管内血栓が多発するような細小血管性病変や、心臓人工弁置換術後などでは、その赤血球の応形機能を超えて物理的な機序で赤血球が破壊されるため、破砕赤血球を認めるようになる。

一般に赤血球破砕症候群は後天的な血管内溶血をきたす疾患で、末梢血塗抹標本では奇形や赤血球の破砕（fragmentation）が多数認められることで診断される。

❏選択肢考察

A　鎌状赤血球症では赤血球応形機能の低下や赤血球の貪食などを生じ、慢性的な溶血性貧血と血管閉塞による血流障害をきたすが、赤血球破砕は認めない。（×）

B　溶血性尿毒症症候群は、腸管出血性大腸菌（O 157、O 111）などの感染によりベロ毒素が産生され、腎障害が生じ、急性腎不全をきたすとともに、血管内多発性血栓の形成による赤血球破砕症候群をきたす。（○）

C　血栓性血小板減少性紫斑病は全身の血管内における血小板およびフィブリンからなる血小板性血栓が多発し、microangiopathic hemolytic anemia（細小血管障害性溶血性貧血）、血小板減少による出血傾向、中枢神経障害による精神神経症状、発熱、腎障害などを特徴とする。いわゆる赤血球破砕症候群の一つである。（○）

D　播種性血管内凝固（DIC）は種々の基礎疾患により全身の血管内で多数の血栓が形成され、そのため血小板や凝固因子が消費され、血小板や各凝固因子、フィブリノゲンなどの減少を特徴とするもので、これも赤血球破砕症候群の一つである。（○）

E　行軍やマラソン、剣道、空手などの運動により引き起こされる行軍ヘモグロビン尿症では、足底部の毛細血管で物理的な圧力により赤血球の血管内溶血を生じ、microangiopathic hemolytic anemiaとして微小血管の障害による赤血球破砕症候群を伴った溶血をきたす。（○）

解答：A（*iM* 5 122～123）

□□ **103** 溶血で**認められない**のはどれか。

A　脾腫大

B　血清鉄増加

C　網赤血球増加

D　尿ヘモジデリン陽性

E　尿ビリルビン陽性

❑解法ガイド　溶血は赤血球自体、もしくは赤血球外の異常により赤血球崩壊が亢進し、赤血球寿命が短縮したものであり、骨髄における代償能を超えて赤血球寿命が短縮した場合には貧血を呈するようになる。溶血時には赤血球膜の破壊によりヘモグロビンが間接ビリルビンとなり、血清中間接ビリルビンの増加による黄疸を認め、骨髄における代償性の赤血球造血の亢進で網赤血球の増加を認めることになる。

❑選択肢考察

A　遺伝性球状赤血球症や自己免疫性溶血性貧血の大部分のものでは、脾臓などの網内系で血管外溶血が亢進するため、しばしば脾腫を認める。(○)

B　一般に血管外溶血を認める場合には、ヘモグロビンは再利用されるため、尿中にヘモグロビンが失われることはないので、鉄の欠乏をきたすことはなく、血清鉄は増加傾向にある。しかし、血管内溶血を反復する発作性夜間ヘモグロビン尿症などでは尿中にヘモグロビンを喪失し、そのために鉄が失われることになり、鉄欠乏をきたし、血清鉄の減少を認めることもある。ここでは溶血性貧血一般に認められる所見としての問題であるので、血清鉄の増加は反復性の血管内溶血をきたす場合に認められうるといえる。(○)

C　溶血時には赤血球が減少するため、腎臓からのエリスロポエチンの産生・分泌が亢進することにより骨髄における赤芽球の分化・成熟が促進し、赤血球の産生が代償性に亢進してくる。そのため、網赤血球の増加を認める。(○)

D　尿ヘモジデリンは尿沈渣を鉄染色することにより検出されるものであり、一般に尿中に排泄されたヘモグロビンが変性して形成される。血管内溶血をきたした場合に血清中のヘモグロビン結合蛋白であるハプトグロビンと結合しうる以上のヘモグロビンが出現するようになると、糸球体で濾過されたヘモグロビンが尿中に排泄されるようになり、尿ヘモジデリンが陽性となる。尿ヘモジデリンは発作性夜間ヘモグロビン尿症や赤血球破砕症候群のような血管内溶血をきたす疾患の指標となりうる。(○)

E　ビリルビンには水に可溶性の直接ビリルビンと、水に不溶性の間接ビリルビンがあり、一般に溶血では間接ビリルビンが増加することにより黄疸をきたすが、直接ビリルビンの増加は認めないため、尿ビリルビンが陽性になることはない。尿ビリルビンは閉塞性黄疸やウイルス性肝炎のように直接ビリルビンが増加する場合に陽性となる。(×)

解答：E（***iM*** ⑤ 123～125）

□□ **104** 血管内溶血で**認められない**のはどれか。

A　末梢血白血球増加
B　尿中ヘモジデリン
C　血　尿
D　血清ハプトグロビン低下
E　血清間接ビリルビン増加

❑解法ガイド　溶血が血管内で起こる血管内溶血（発作性夜間ヘモグロビン尿症や赤血球破砕症候群など）では赤血球膜の破綻が血管内で生じるため、赤血球内のヘモグロビンが血漿中に出、血漿中のヘモグロビンが増加し、血清中のヘモグロビン結合蛋白であるハプトグロビンと結合して大分子となり、腎臓の糸球体における濾過を回避する。しかし、溶血が亢進すると血清ハプトグロビン濃度が低下し、ハプトグロビンのヘモグロビン結合能を超えて血漿中のヘモグロビンが増加した場合には糸球体でヘモグロビンが濾過され、尿中に出現したヘモグロビンが鉄染色陽性のヘモジデリンとなり、ヘモジデリン尿をきたすことがある。

❑選択肢考察

A　末梢血白血球は、血管内溶血が著明になった場合には反応性に増加してくることがある。血管内溶血に伴って認められるといえる。(○)

B　ヘモジデリン尿は、血管内溶血により血清ハプトグロビンのヘモグロビン結合能を超えて血漿中に出現したヘモグロビンが糸球体で濾過され、尿中に出現し、それが変性したものである。(○)

C　血尿とは尿中に過剰に赤血球が出現するようになった状態であり、尿沈渣中、赤血球が5個/hpf以上の場合を指す。尿中に赤血球自体が出現するのは心血管性病変や外傷、糸球体腎炎、尿路感染症、尿路結石、尿路腫瘍などの場合であり、血管内溶血では尿中にヘモグロビンやヘモジデリンが出現しても腎糸球体病変を伴わないかぎり尿中に赤血球が出現することはないので、血尿は認められない。しかし、ヘモグロビン尿および肉眼的血尿は、外見上、鑑別がほとんど不可能である。そのような場合には着色尿を遠心分離することにより、着色が残存している場合にはヘモグロビン尿、着色が軽減した場合には血尿と考えてよい。(×)

D　溶血時にはヘモグロビン結合蛋白（急性期反応性蛋白）であるハプトグロビンがヘモグロビンと結合することにより消費され、血清ハプトグロビン濃度は低下する。ハプトグロビンと結合したヘモグロビンは分子量が大きくなり、腎糸球体で濾過されず、体内で再利用される。(○)

E　溶血により赤血球ヘモグロビンが間接ビリルビンとなるが、肝臓における抱合能を超えて間接ビリルビンが増加した場合には、血清間接ビリルビン増加による黄疸を認めるようになる。(○)

解答：C（***iM*** 5 122）

□□ **105**　溶血に補体が関与するのはどれか。

A　遺伝性球状赤血球症
B　赤血球破砕症候群
C　鎌状赤血球症
D　巨赤芽球性貧血
E　発作性夜間ヘモグロビン尿症

❏ 解法ガイド　補体が関与する溶血は、一般的には赤血球膜成分を抗原とし、それに自己抗体が出現することにより赤血球膜表面で抗原抗体反応を生じ、それに血清中の補体が結合し溶血をする、いわゆる自己免疫性溶血性貧血と、後天的な造血幹細胞レベルからの異常で、血球の補体に対する感受性が亢進した発作性夜間ヘモグロビン尿症の２つが考えられる。

一般に補体は、古典経路（classical pathway）は抗原抗体反応を介して、また副経路（alternative pathway）はエンドトキシンやその他の因子を介して活性化され、最終的にC9が活性化されることにより赤血球膜の破綻を生じ、血管内溶血をきたすことになる。

❏ 選択肢考察

A　遺伝性球状赤血球症では遺伝的な赤血球膜の異常による小型球状赤血球の出現と、それによる脾臓の条件付け（splenic conditioning）によって球状赤血球が脾臓に捕捉され、早期破壊を示すが、そこには補体が関与することはない。（×）

B　溶血性尿毒症症候群などの赤血球破砕症候群では、血管内溶血を認めるが、これは物理的作用によるものであり、免疫や補体の関与によるものではない。（×）

C　鎌状赤血球症における貧血は赤血球応形機能の低下や赤血球の貪食などを生じることによる。溶血に補体が関与するものではない。（×）

D　巨赤芽球性貧血はビタミンB_{12}欠乏や葉酸欠乏が原因となるDNA合成障害で、無効造血による骨髄内溶血を認めるが、これは溶血性貧血には含まれない。（×）

E　一般に正常赤血球では、抗原抗体複合物の存在するとき以外は補体が赤血球膜に結合して活性化され、溶血を生ずることはないが、発作性夜間ヘモグロビン尿症では免疫反応が先行することなく、血清中の微量の補体により赤血球膜の破綻を生じ、血管内溶血をきたす。（○）

解答：E（*iM* 5 124）

□□ **106** 疾患と検査所見との組合せで正しいのはどれか。

A 発作性夜間ヘモグロビン尿症 ―― Ham 試験陽性
B 血栓性血小板減少性紫斑病 ―― Coombs 試験陽性
C 温式自己免疫性溶血性貧血 ―― Donath-Landsteiner 試験陽性
D 寒冷凝集素症 ―― 赤血球浸透圧抵抗低下
E 遺伝性球状赤血球症 ―― IgM 型抗赤血球抗体

❑解法ガイド 溶血性貧血のそれぞれの疾患で特徴的な検査所見を問うものである。

❑選択肢考察

A 発作性夜間ヘモグロビン尿症の診断は酸性化試験である Ham 試験や、イオン強度の低下による血球膜の過敏性をみるシュガーウォーターテストなどが陽性となることで診断される。(○)

B 血栓性血小板減少性紫斑病（TTP）は赤血球破砕による血管内溶血で溶血性貧血となりうるが、これは物理的な機序によるものであり、免疫機序を介するものではない。抗赤血球抗体を検出する Coombs 試験は自己免疫性溶血性貧血で陽性になるのであり、TTP で陽性になるのではない。(×)

C 自己免疫性溶血性貧血（AIHA）は、その自己抗体の至適温度により、37℃で反応する温式と、0～4℃で反応する冷式に分けられ、温式抗体は主として IgG が自己抗体となるもので、AIHA の大部分を占める狭義の AIHA である。Donath-Landsteiner 試験は冷式 AIHA の発作性寒冷ヘモグロビン尿症で陽性となる。温式 AIHA で陽性となるのではない。(×)

D 寒冷凝集素症は IgM などが寒冷凝集素として作用して冷式抗体による AIHA を呈するものである。赤血球浸透圧抵抗低下は遺伝性球状赤血球症で認められる所見である。(×)

E IgM 型抗赤血球抗体は寒冷凝集素症で陽性となるものであり、遺伝性球状赤血球症では陽性とはならない。(×)

解答：A（*iM* ⑤ 135）

□□ **107** 自己免疫性溶血性貧血で**認められない**のはどれか。

A 骨髄赤芽球低形成

B 直接 Coombs 試験陽性

C 脾 腫

D 血清不飽和鉄結合能〈UIBC〉低値

E 黄 疸

❏ 解法ガイド 自己免疫性溶血性貧血（autoimmune hemolytic anemia；AIHA）は遺伝性球状赤血球症とともに溶血性貧血の1/3を占め、頻度の高い疾患である。その診断としては、一般の溶血所見に加え、抗赤血球抗体を測定するCoombs試験（抗グロブリン試験）が必須である。

❏ 選択肢考察

A 一般に溶血性貧血では、腎機能が正常であるかぎり、腎臓からのエリスロポエチンが増加し、骨髄赤芽球の分化・成熟を促進することにより骨髄赤芽球が過形成となり、赤血球産生の増加を認める。(×)

B AIHAでは抗赤血球抗体が出現しており、それを検出する方法としてCoombs試験（抗グロブリン試験）が行われる。赤血球膜表面に結合した抗赤血球抗体を検出するのが直接Coombs試験で、血清中に存在する抗赤血球抗体を検出するのが間接Coombs試験である。温式AIHAでは原則として直接Coombs試験が陽性となり、抗体価が著明に高い場合には赤血球に結合していない抗赤血球抗体が血清中に出現するようになり、70％が間接Coombs試験陽性となりうる。(○)

C 遺伝性球状赤血球症やAIHAの大部分のものでは、脾臓などの網内系で血管外溶血が亢進するため、しばしば脾腫を認める。(○)

D 血清不飽和鉄結合能（UIBC）はトランスフェリンの鉄を結合する能力、すなわち総鉄結合能（TIBC）の中で鉄を結合している部分である血清鉄を除去したものである（血清鉄＋UIBC＝TIBC）。血管外溶血ではヘモグロビンが再利用され、血清鉄は上昇してくる。そのため代償性のトランスフェリンの上昇は生じず、TIBCの上昇はないと考えられる。その結果、UIBCは低値を示す。(○)

E 溶血が亢進すると赤血球破壊が亢進し、破壊された赤血球から出現してくるヘモグロビンは代謝され、間接ビリルビンとなるが、溶血の程度が肝臓におけるビリルビンの抱合能を超えて亢進した場合には間接ビリルビンが増加し、黄疸を呈するようになる。(○)

解答：A（*iM* 5 132）

□□ **108**　遺伝性球状赤血球症に合併することが稀なのはどれか。

A　葉酸欠乏
B　胆石症
C　赤芽球癆
D　腎不全
E　黄　疸

❏解法ガイド　遺伝性球状赤血球症（hereditary spherocytosis；HS）などの溶血性貧血では、経過中に急激に貧血の増悪をみることがあり、その原因として溶血発作と、ヒトパルボウイルスB19感染などによる一過性の骨髄における赤血球系造血の障害が1〜2週間にわたり続く無形成性発作などがある。その他、黄疸、貧血に加え、色素系の黒色胆石が胆嚢内結石として認められることもある。また、一般に造血が亢進している場合にはDNA合成も促進されているため、葉酸の消費量が増え、葉酸欠乏を合併することも少なくない。

❏選択肢考察

A　葉酸はDNA合成に必要であり、葉酸欠乏はDNA合成の障害を生じ、巨赤芽球性貧血をきたす。溶血性貧血では骨髄赤芽球の産生が促進され、細胞回転が速くなっているために、DNA合成のための葉酸の需要が亢進している。葉酸は体内貯蔵が7〜20mgしかなく、1日必要量が健康成人でも50〜100μgあるので、比較的欠乏が生じやすく、HSのように慢性持続性に溶血が亢進している例では、葉酸欠乏を合併する頻度が高い。（×）

B　HSでは慢性の血管外溶血を生じているため、色素性胆石として胆嚢内黒色石が認められる頻度が高い。可及的速やかに胆嚢摘出による結石除去を行う。（×）

C　赤芽球癆の原因としては、先天性のほか、後天性のものではヒトパルボウイルスB19感染によるものや、フェニトインなどの薬剤によるもの、胸腺腫に伴うものや自己免疫機序によるもの、腫瘍によるものなどがある。ヒトパルボウイルスB19感染では学童期などに伝染性紅斑などを呈することはあるが、赤血球寿命が120日と長いので、赤血球産生の一過性の障害があっても、ほとんど臨床的には気付かれないことが多い。しかし、HSやAIHAのような溶血性貧血を合併している場合には、赤血球寿命が著明に短縮しているため貧血症状が増強し、無形成性発作となり、赤芽球癆として気付かれることが少なくない。（×）

D　血管内溶血により大量のヘモグロビンが腎糸球体で濾過され、尿細管上皮が障害されて急性腎不全となることがあるが、HSは脾臓で溶血が促進している血管外溶血であるため、血漿中にヘモグロビンが大量に出現することはなく、腎不全をきたすことはない。（○）

E　HSは血管外溶血をきたす疾患であるので、間接ビリルビン優位の黄疸を認める。稀に、胆石が総胆管内に嵌頓した場合には直接ビリルビン優位の黄疸を合併することもある。（×）

解答：D（***iM*** 5 126）

□□ **109** 慢性溶血性貧血で特に注意するウイルスはどれか。

A 風疹ウイルス

B ヒトヘルペスウイルス6

C ヒトヘルペスウイルス8

D ヒトパルボウイルスB19

E コクサッキーウイルスA16

❏解法ガイド 一般に慢性溶血性貧血の臨床経過中には溶血発作および骨髄の無形成性発作による急激な貧血の増悪をみることがあるが、特に無形成性発作はヒトパルボウイルスB19感染が骨髄赤芽球系幹細胞に生じ、そのために造血が一過性に障害されることにより生じる。

ヒトパルボウイルスB19は学童に好発する伝染性紅斑（リンゴ病）と呼ばれる5類感染症（学校感染症第3種）を引き起こしたり、また妊婦の初感染で胎児水腫の原因となったりするが、それに加えヒトパルボウイルスB19は骨髄赤芽球系幹細胞に感染し、その分化・増殖を障害することにより1～2週の間、一過性に赤血球産生が抑制される。これは、急性赤芽球癆として認められることがある。

❏選択肢考察

A 風疹ウイルスは幼児期から学童に好発する風疹（三日ばしか）を引き起こすトガウイルス群に属するRNAウイルスである。一般に経過、予後は良いが、妊娠初期の風疹の初感染では経胎盤感染により先天性風疹症候群を起こすことに気を付けねばならない。血液疾患としては、風疹罹患後、急性の特発性血小板減少性紫斑病（ITP）を一過性に合併することがあるが、溶血性貧血の増悪などをきたすことはない。(×)

B ヒトヘルペスウイルス6は6か月以降の乳幼児期に好発する突発性発疹の原因ウイルスであり、合併症としては発熱に伴う熱性けいれんがあるが、造血器系への影響はほとんど認められない。(×)

C ヒトヘルペスウイルス8はAIDS患者に好発するKaposi肉腫の原因となるが、溶血性貧血の増悪などをきたすことはない。(×)

D ヒトパルボウイルスB19は骨髄赤芽球系幹細胞に感染し、その分化・増殖を障害することにより一過性に赤血球産生が抑制される。健常人では赤血球寿命が120日と長いのでほとんど無症状に経過するが、代償性に赤血球系造血が亢進している溶血性貧血患者では造血が抑制されると、著明な貧血を呈するようになる。これがいわゆる無形成性発作である。(○)

E コクサッキーウイルスA16はエンテロウイルス71とともに乳幼児の頬粘膜や手足などに有痛性の水疱性病変を形成する手足口病の原因ウイルスである。合併症としては、髄膜炎を呈することがあるが、造血器系の合併症は認められない。(×)

解答：D（***iM*** ⑤ 123）

□□ **110**　発作性夜間ヘモグロビン尿症で**誤っている**のはどれか。

A　酸溶血試験陽性
B　Coombs 試験陽性
C　尿中ヘモジデリン陽性
D　シュガーウォーターテスト陽性
E　glycosyl phosphatidylinositol〈GPI〉をアンカーとする膜蛋白異常

❏解法ガイド

発作性夜間ヘモグロビン尿症（PNH）は、後天的な造血幹細胞レベルからの異常により補体に対する過敏性を生じ、その結果血液pHの低下などで血管内溶血を呈し、貧血症状などを認めるものである。原因は、細胞膜に結合する蛋白であるアセチルコリンエステラーゼ（AChE）や、補体からの溶血防御作用を有するDAF（decay-accelerating factor）などが膜リン脂質の一種であるphosphatidylinositol（PI）部分の異常により欠損しているものであり、いわゆるGPIをアンカーとする膜蛋白の異常が遺伝子レベルで生じたものである。

赤血球AChE活性の低下や、好中球アルカリホスファターゼ活性の低下（NAPスコアの低下）、汎血球減少などを認めたりすることも少なくない。さらに赤血球の酸溶血試験であるHam試験、および低イオン強度下における補体感受性亢進をみるシュガーウォーターテストが診断上重要である。

❏選択肢考察

A　PNHでは赤血球の酸溶血試験であるHam試験は陽性となる。（○）

B　PNHは抗赤血球抗体の形成される自己免疫性溶血性貧血ではないので、Coombs試験は陽性とはならない。（×）

C　PNHでは、夜間睡眠時に換気がやや低下することにより血液が呼吸性アシドーシスに傾き、そのため血液pHが低下し、補体感受性の亢進した赤血球が溶血することにより、血漿中にヘモグロビンが流出する。それが腎糸球体で濾過され、尿中に排泄されるため、そのヘモグロビンの変性物として尿中ヘモジデリンが陽性となる。（○）

D　PNHでは低イオン強度下における補体感受性亢進をみるシュガーウォーターテストは陽性となる。（○）

E　PNHは赤血球AChE活性の低下や、好中球アルカリホスファターゼ活性の低下（NAPスコアの低下）を伴うが、これらも細胞膜に結合する蛋白で、GPIをアンカーとする膜蛋白の異常で生じる。（○）

解答：B（*iM* 5 137）

□□ **111**　45歳の女性。数週前にかぜに罹患した後から時々朝の尿がコーラ色に変化することに気付いた。数日前から息切れと動悸とが強くなり来院した。眼瞼結膜に貧血、眼球結膜に黄疸を認める。血液所見：赤血球186万、Hb 4.9g/dl、Ht 16.1％、網赤血球5.0％、白血球3,900（好中球82％、好酸球1％、単球4％、リンパ球13％）、血小板18万。患者尿（⇒カラー口絵）を示す。

この患者について適切なのはどれか。

A　好中球アルカリホスファターゼ指数が高値を示す。

B　血清鉄が低下する。

C　尿中ビリルビンが陽性となる。

D　Coombs試験が陽性となる。

E　摘脾が有効である。

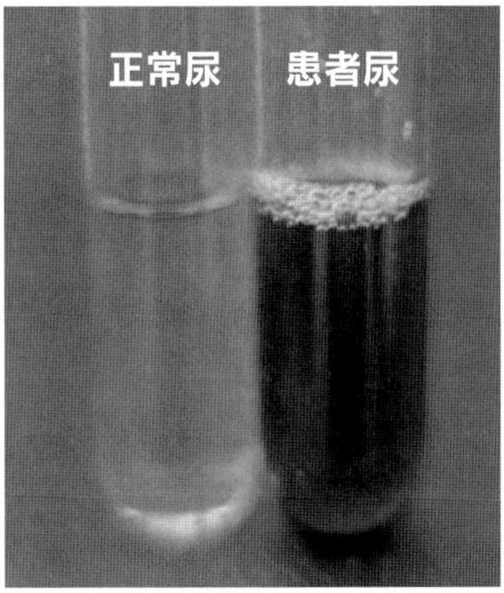

❑**解法ガイド**　身体所見　＃1　45歳の女性。数週前にかぜに罹患。

＃2　罹患した後から時々尿がコーラ色になる⇒着色尿。

＃3　朝の尿⇒夜間睡眠中に限って何らかの異常が生じた可能性。

＃4　かぜに罹患後⇒免疫機序が関与、もしくはストレスが関与。

＃5　数日前から息切れと動悸⇒比較的急性の呼吸器疾患、循環器疾患、貧血。

＃6　眼瞼結膜に貧血、眼球結膜に黄疸⇒成人女性の比較的急性の経過なので、何らかのきっかけで後天的に溶血を生じるようになった。

検査所見　＃1　赤血球186万（基準380～480万）、Hb 4.9g/dl（基準12～16）、Ht 16.1％（基準36～42）⇒MCV 87と正球性、MCH 26とやや低下し低色素性貧血。

＃2　網赤血球5.0％（基準0.6～2.0％）と著明に上昇⇒骨髄で赤血球系造血亢進を示唆。溶血性貧血の所見。

＃3　白血球3,900（基準4,000～8,500）とやや低下。

＃4　好中球82％と増加傾向。その他、特に明らかな異常な所見は認められない。

＃5　血小板18万（基準15～40万）と基準範囲内。

画像所見　＃1　患者尿は暗赤色⇒ヘモグロビン尿。

正常尿はわずかに黄色がかった透明であるが、患者尿は暗赤色である。着色尿の原因はさまざまであるが、この場合は発作性夜間ヘモグロビン尿症による血管内溶血で赤血球から血漿中に出たヘモグロビンが糸球体で濾過されて尿中に出現したヘモグロビン尿であろう。これはコーラ色とか赤ワイン色と称される。

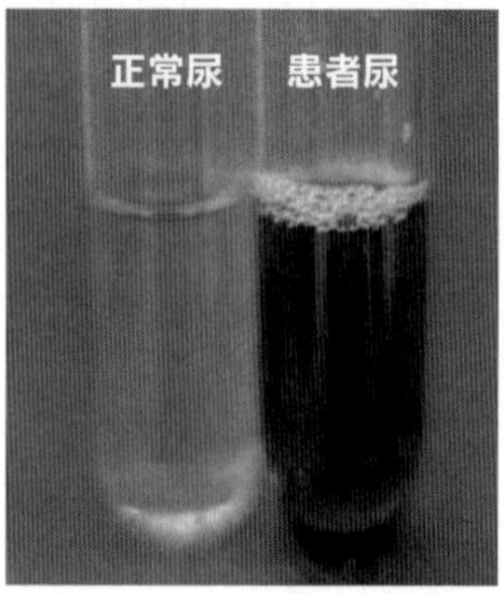

❏診　断　発作性夜間ヘモグロビン尿症（PNH）。

この症例は貧血、黄疸を認め、正球性貧血で、網赤血球数が上昇していることから、亜急性から急性に発症した溶血性貧血であり、さらに朝の尿が変色し、暗赤色を呈していることから、PNHが強く疑われる。

❏選択肢考察

A　好中球アルカリホスファターゼも赤血球AChEや赤血球DAFと同様にPIをアンカーとする膜蛋白の一つであり、PNHではこのアンカーの異常により膜蛋白が欠乏する。そのため好中球アルカリホスファターゼ活性（NAPスコア）も低下している。(×)

B　PNHなどの血管内溶血をきたす疾患は、自己免疫性溶血性貧血（AIHA）や遺伝性球状赤血球症（HS）などの血管外溶血をきたす疾患と異なり、尿中にHbを失うため鉄欠乏となるので、血清鉄が減少する。(○)

C　PNHでは、夜間睡眠時に補体感受性の亢進した赤血球が溶血することにより、血漿中にHbが流出する。そのために間接型ビリルビンの上昇を認めるが直接型ビリルビンの上昇はないので、尿中ビリルビンは陽性とはならない。(×)

D　PNHでは自己免疫性溶血性貧血と異なり赤血球に対する自己抗体が認められるわけではないので、Coombs試験陽性とはならない。(×)

E　PNHの治療としては洗浄赤血球輸血が行われる。AIHAと異なり、ステロイドや摘脾が有効なわけではない。(×)

解答：B（*iM* 5 136）

□□ **112** 44歳の女性。2か月前から朝の尿の色が褐色であることに気付き、また息切れと動悸とが強くなり来院した。顔面蒼白で、亜黄疸色である。血液所見：赤血球190万、Hb 5.0g/d*l*、Ht 16.1％、網赤血球6.2％、白血球3,700（好中球82％、好酸球1％、単球4％、リンパ球13％）、血小板20万。シュガーウォーターテスト陽性。Coombs試験陰性。

赤血球輸血に用いるのはどれか。

A　全　血
B　赤血球濃厚液
C　白血球除去赤血球
D　洗浄赤血球
E　解凍赤血球濃厚液

❑**解法ガイド**

身体所見

＃1　44歳の女性。2か月前から朝の尿が褐色になる⇒夜間睡眠中の異常による着色尿。

＃2　息切れと動悸、顔面蒼白で、亜黄疸色⇒成人女性に発症した後天的溶血。

検査所見

＃1　赤血球190万（基準380〜480万）、Hb 5.0g/d*l*（基準12〜16）、Ht 16.1％（基準36〜42）⇒MCV 85と正球性、MCH 26と低色素性貧血。

＃2　網赤血球6.2％（基準0.6〜2.0％）と著明に上昇⇒骨髄における赤血球系造血亢進。

＃3　白血球3,700（基準4,000〜8,500）とやや低下。

＃4　好中球82％と増加傾向。

＃5　その他の分画に特に異常は認められない。

＃6　血小板20万（基準15〜40万）と基準範囲内。

＃7　シュガーウォーターテスト陽性⇒発作性夜間ヘモグロビン尿症。赤血球が低イオン強度下で補体感受性がさらに高まり、補体性溶血を生じたことを示す。

＃8　Coombs試験陰性⇒抗赤血球抗体を検出するCoombs試験が陰性なので自己免疫性溶血性貧血（AIHA）は否定的である。

Coombs試験は抗赤血球抗体を検出する検査で、赤血球膜表面の抗原に結合している抗赤血球抗体を検出するのが直接Coombs試験、血清中に遊離して存在する抗赤血球抗体を検出するのが間接Coombs試験である。

❑**診　断**

発作性夜間ヘモグロビン尿症（PNH）。

この症例は貧血、黄疸を認め、正球性貧血で、網赤血球数が上昇していることから、亜急性から急性に発症した溶血性貧血であり、さらに朝の尿が褐色になること、およびシュガーウォーターテストが陽性であることから、PNHが強く疑われる。

❑**解法サプリ**

PNHは後天的な造血幹細胞レベルからの異常により補体に対する過敏性を生じ、その結果血液pHの低下などで血管内溶血を呈し、貧血症状などを認める。比較的頻度が高く、遺伝性球状赤血球症、自己免疫性溶血性貧血に次いで多い溶血性貧血で、中年に好発する。

合併症としては、再生不良性貧血の合併（再生不良性貧血-PNH症候群）や、血管内溶血による血栓形成、および尿中へのHb喪失による鉄欠乏性貧血などがある。

治療は、溶血発作を誘発しやすい感染症や妊娠、手術、輸血などを回避し、輸血が必要な場合には補体を除去した洗浄赤血球輸血を行うが、鉄欠乏性貧血を合併していても、鉄剤投与により補体感受性の亢進した血球の産生を促進することになりかねないので、注意する必要がある。

❏選択肢考察

A　全血輸血ではドナーの補体が含まれているので、投与された血液中の補体により患者赤血球の血管内溶血が亢進するので、不適切である。(×)

B　赤血球濃厚液であっても、全血よりも赤血球含量が多いだけであり、血漿成分は少なからず含まれている。全血輸血と同様に、ドナーの血漿成分に含まれる補体が輸血されると患者体内において患者血球を破壊することになり、貧血が増悪するので不適切である。(×)

C　白血球除去赤血球は、完全にではないが白血球が除去されているが、血漿成分は除去されておらず、そのため補体が患者血球を破壊することにより血管内溶血を生じるため、やはり不適切である。(×)

D　洗浄赤血球は、ドナーの赤血球を生理食塩水で洗浄することにより、ほとんど血漿成分を含まないものであるため、洗浄赤血球成分中には補体が含まれず、輸血しても患者赤血球を破壊することはないので、PNHの患者には最もよく用いられる輸血製剤である。(○)

E　解凍赤血球濃厚液であっても、その血漿中に含まれる補体はまだ活性をもっており、患者に投与されると患者血球を破壊するため、適切ではない。(×)

解答：D（***iM*** 5 137）

□□ **113**　19歳の女子。最近、動悸と息切れとを強く自覚するようになったので来院した。常用薬はない。赤血球230万、Hb 7.4g/dl、Ht 21％、網赤血球9.0％、血小板35万。末梢血塗抹May-Giemsa染色標本（⇒カラー口絵）を示す。

この患者に必要な検査はどれか。

A　Schilling試験

B　血清フェリチン濃度測定

C　血清ビタミンB_{12}濃度測定

D　Coombs試験

E　Rumpel-Leede試験

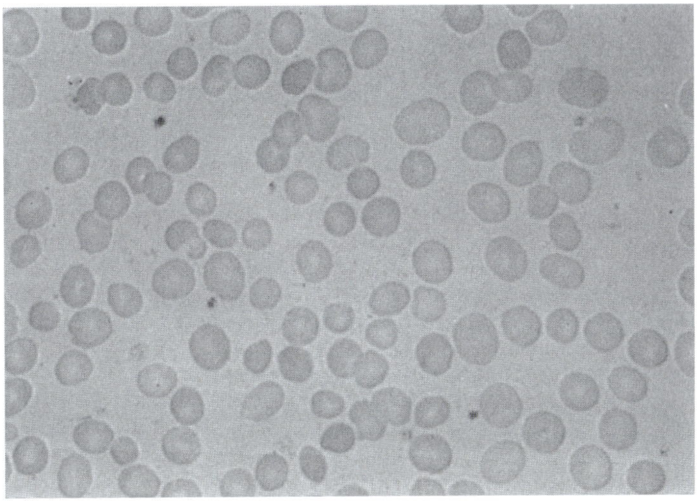

❏ **解法ガイド**

身体所見 ＃1　19歳の女子。動悸と息切れとを強く自覚⇒若年女性で、特に明らかな呼吸器疾患、循環器疾患が存在しない場合には鉄欠乏性貧血の増悪が考えられる。

検査所見 ＃1　赤血球230万（基準380～480万）、Hb 7.4g/dl（基準12～16）、Ht 21％（基準36～42）⇒MCV 91と正球性貧血、MCH 32と基準上限にあるので、正色素性から高色素性貧血。

＃2　網赤血球9.0％（基準0.6～2.0％）と著明に増加⇒骨髄における赤血球系造血亢進。溶血性貧血もしくは失血が最も考えられる。

＃3　＃1の高色素性貧血⇒増加してきた大型で多染性の網赤血球（＃2）が原因。

＃4　血小板35万（基準15～40万）と基準範囲内⇒再生不良性貧血や急性白血病のように骨髄における正常造血が全般的に低下している可能性は低い。

画像所見 末梢血塗抹May-Giemsa染色標本では、

＃1　大小不同の赤血球が多く認められる。

＃2　比較的小型の赤血球に中央部蒼白部分（central pallor）の消失した球状赤血球が目立つ。

＃3　大型で多染性の網赤血球が認められる。

＃4　上記＃1～3より遺伝性球状赤血球症や自己免疫性溶血性貧血が考えられる。

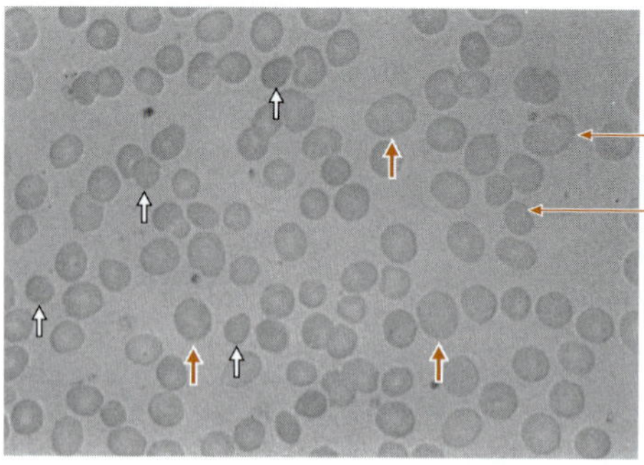

↑：大型で多染性の網赤血球

⇧：球状赤血球（central pallorが消失している）

❏診　断　遺伝性球状赤血球症（HS）もしくは自己免疫性溶血性貧血（AIHA）。

若年女性の動悸、息切れから貧血が考えられ、MCV、MCHから、正球性正色素性から高色素性の貧血が認められている。これは網赤血球の増加を伴っていることから溶血性貧血と判断され、血小板数より骨髄における造血の異常はないと考えられる。末梢血塗抹May-Giemsa染色標本からは多数の小型球状赤血球と大型で多染性の網赤血球が認められるので、HSもしくはAIHAが考えられる。

❏解法サプリ　一般に溶血性貧血の原因としては、HSおよびAIHAなどの頻度が高く、これらの疾患ではともに球状赤血球が出現する。抗赤血球抗体を検出するCoombs試験がAIHAでは陽性となることで鑑別される。

❏選択肢考察

A　Schilling試験はビタミンB_{12}吸収試験であり、AIHAやHSでは必要のない検査である。（×）

B　血清フェリチン濃度は貯蔵鉄を反映する。HSやAIHAなどの血管外溶血では鉄欠乏は認められないので、必要性の少ない検査である。（×）

C　血清ビタミンB_{12}濃度測定は巨赤芽球性貧血において検査すべきものである。溶血性貧血では葉酸欠乏となることはあってもビタミンB_{12}欠乏とはならないので測定する必要はない。（×）

D　Coombs試験はAIHAの診断に重要な検査で、抗赤血球抗体を測定するものである。（○）

E　Rumpel-Leede試験は毛細血管の脆弱性を検査するもので、血小板の減少や機能異常、またSchönlein-Henoch紫斑病で異常を示すが、ここでは必要のない検査である。（×）

解答：D（*iM* 5 133）

□□ **114** 13歳の女子。腹痛を主訴に来院した。昨日、夕食後に右季肋部痛が出現したが、安静により軽快した。本日、昼食後に再び右季肋部痛が出現した。眼瞼結膜に貧血、眼球結膜に黄疸を認める。右季肋部に圧痛を認める。左肋骨弓下に脾を4cm触知する。血清胆道系酵素値の上昇は認めない。直接Coombs試験陰性。腹部超音波検査では胆嚢頸部に径約1cmの結石を認める。

最も考えられる診断はどれか。

A 自己免疫性溶血性貧血

B 遺伝性球状赤血球症

C 発作性夜間ヘモグロビン尿症

D 巨赤芽球性貧血

E 赤血球破砕症候群

❏**解法ガイド** 身体所見 #1 13歳の女子。腹痛⇒消化管疾患、肝・胆・膵疾患、腎疾患、泌尿器系疾患、産婦人科的疾患などを考慮すべきである。

#2 昨日、夕食後に右季肋部痛が出現、安静により軽快⇒食後の右季肋部痛からは胃潰瘍、右結腸曲の病変、肝疾患、胆石、胆嚢炎などの胆道疾患を考慮したい。

#3 本日、昼食後に再び右季肋部痛が出現⇒食後に反復する右季肋部痛はまず胆石を考えたいが、13歳という年齢は一般のコレステロール胆石とは合致しない。

#4 眼瞼結膜に貧血、眼球結膜に黄疸⇒若年女子の貧血ではまず鉄欠乏性貧血を考えたいが、黄疸を認めるので溶血性貧血が最も考えられる。

#5 右季肋部に圧痛⇒胆石や肝炎を考慮させる所見である。

#6 左肋骨弓下に脾を4cm触知⇒溶血性貧血の中で血管外溶血を認めるものでは脾腫を伴う。遺伝性球状赤血球症もしくは自己免疫性溶血性貧血などの血管外溶血と考えられる。

検査所見 #1 腹部超音波検査で胆嚢頸部に径約1cmの結石⇒胆嚢頸部に結石嵌頓。

#2 血清胆道系酵素の上昇は認めない⇒胆嚢頸部の結石嵌頓による胆汁うっ滞であるので、肝臓から総胆管を介し消化管への胆汁の流出が障害されているのではない。

#3 食後の右季肋部痛（身体所見#3）は、食後のコレシストキニンによる胆嚢収縮で胆嚢内圧が上昇したのが原因である。

#4 直接Coombs試験陰性⇒抗赤血球抗体が認められないので自己免疫性溶血性貧血は否定的。

❏**診　断** 遺伝性球状赤血球症（HS）。

❏**解法サプリ** 13歳の女子における胆嚢頸部に存在する結石と、貧血および脾腫からはHSが最も考えられる。

診断は赤血球浸透圧抵抗性の減弱や自己溶血試験の亢進などが重要である。治療は脾摘出術が第一選択である。HSでは常染色体優性遺伝などにより赤血球膜の異常を生じ、小型球状赤血球が出現することにより脾臓でそれらが破壊され、胆嚢内の黒色石が形成される。この症例のように胆石を伴っている場合は胆石の処置を併せ行う必要がある。

❏**選択肢考察** A 自己免疫性溶血性貧血（温式抗体）は球状赤血球を認める血管外溶血性疾患であるが、直接Coombs試験陰性であることから否定的である。（×）

B　若年者の胆石、黄疸、貧血、脾腫から遺伝性球状赤血球症が最も考えられる。(○)

C　発作性夜間ヘモグロビン尿症は血管内溶血を認めるので、脾腫は伴わず、胆石もない。(×)

D　巨赤芽球性貧血はビタミンB_{12}もしくは葉酸欠乏によるDNA合成障害で、骨髄内で無効造血をきたすが、血管外溶血ではなく、胆石や脾腫は認めない。(×)

E　赤血球破砕症候群は溶血性尿毒症症候群、血栓性血小板減少性紫斑病、播種性血管内凝固などで認められるもので、血管内溶血を生じるので、脾腫は伴わず、胆石もない。(×)

解答：B（*iM* 5 126）

□□ **115**　15歳の男子。数年前から軽度の黄疸に気付いていたが放置していた。最近疲れやすくなったので来院した。赤血球365万、Hb 11.8g/d*l*、白血球10,800、血小板41万。血液生化学所見：総ビリルビン3.3mg/d*l*、AST 28IU/*l*(基準40以下)、ALT 21IU/*l*(基準35以下)。直接・間接Coombs試験とも陰性。末梢血塗抹標本（⇒カラー口絵）を示す。

適切な治療はどれか。

A　鉄剤投与　　B　蛋白同化ステロイド薬投与
C　副腎皮質ステロイド薬投与　　D　輸　血
E　脾摘出術

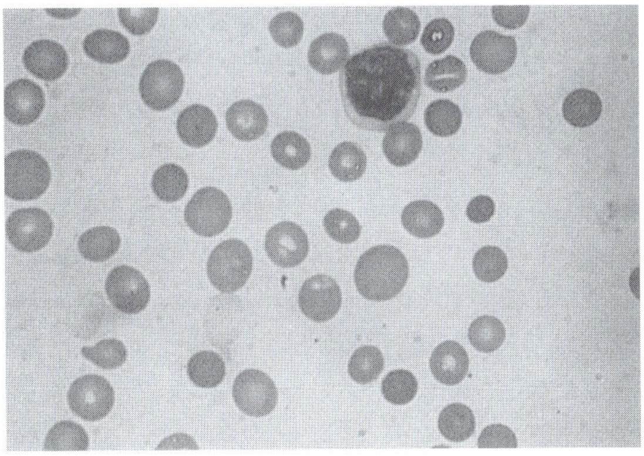

❏ **解法ガイド**

身体所見 ＃1　15歳の男子、数年前から軽度の黄疸⇒一般的には体質性黄疸を考えたい。

＃2　最近疲れやすくなった⇒易疲労感から体質性黄疸とは考えにくい。

検査所見 ＃1　赤血球365万（基準410～530万）と減少ぎみ。

＃2　Hb 11.8g/d*l*（基準14～18）とやや低下⇒MCH 32と基準範囲上限。

＃3　白血球数10,800（基準4,000～8,500）と15歳にしても上昇している。

＃4　血小板41万（基準15～40万）と基準上限をやや上回っているが、特に問題ではない。

この症例では正色素性貧血が問題であり、それが原因で易疲労感が出現したのか、白血球が増加していることから感染症や膠原病などの何らかの炎症性疾患が存在し、それにより易疲労感が出てきたのか、いずれかであろう。

＃5　総ビリルビン3.3mg/d*l*（基準0.2～1.0）と上昇⇒顕性黄疸。

＃6　AST 28IU/*l*、ALT 21IU/*l*⇒トランスアミナーゼはともに基準範囲内。

＃7　直接・間接Coombs試験陰性⇒抗赤血球抗体が出現する自己免疫性溶血性貧血は否定的である。

画像所見 血液塗抹標本では、

＃1　1時の方向に大リンパ球が1つ認められる。

＃2　赤血球ではやや大型で多染性の細胞が5時の方向と9時の方向に認められる。

＃3　小型のcentral pallorの消失した小型球状赤血球が多数存在している。

＃4　その他の赤血球はcentral pallorの直径が約1/3の正常な赤血球と考えられるが、8時の方向には涙滴赤血球様細胞も認められる。

＃5　上記＃1～4より小型球状赤血球、正常赤血球、大型で多染性の赤血球が存在。

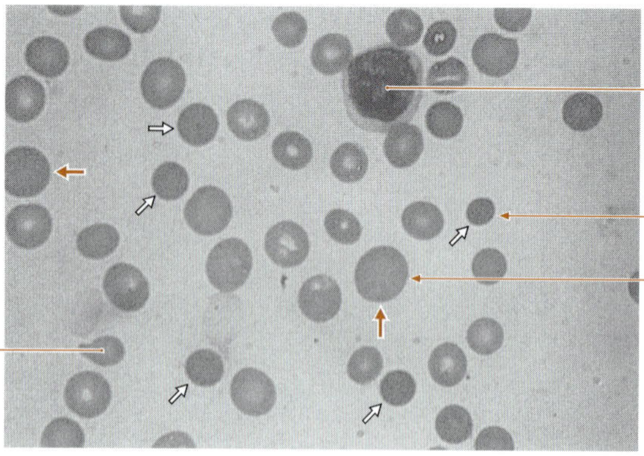

↑：大型で多染性の網赤血球
⇧：球状赤血球（central pallor が消失している）

❏診　断　遺伝性球状赤血球症（HS）。

15歳の男子で、軽度の白血球増加を伴った貧血があり、総ビリルビンの上昇と軽度の黄疸から溶血性貧血が考えられる。この黄疸は「数年前から」と慢性的に存在しており、血液塗抹標本で小型球状赤血球の出現、および網赤血球と思われる多染性で大型な赤血球の出現から、HSが最も考えられる。溶血が著明であったので、白血球数の増加を認めるようになったものと考えられる。また、小型球状赤血球は自己免疫性溶血性貧血（AIHA）でも認められるが、直接および間接Coombs試験が陰性であることから否定される。

❏選択肢考察

A　鉄剤投与は鉄欠乏性貧血に対して行われる治療であり、HSには適応とはならない。(×)

B　蛋白同化ステロイド薬は再生不良性貧血などの治療に用いられるが、HSには適応とならない。(×)

C　副腎皮質ステロイド薬は、同じく小型球状赤血球を呈するAIHAに対しては第一選択の治療となりうるが、HSでは免疫機序を介する溶血ではないので、適応とはならない。(×)

D　HSにおいて、溶血の増悪による溶血発作、もしくはヒトパルボウイルスB19の赤芽球に対する感染による赤芽球系形成の抑制で生じる無形成性発作では貧血が著明に進行することがある。そのような場合には輸血により貧血を改善する必要がある。一般にHSでは、健常人からの輸血を行った場合には輸血された赤血球の寿命は短縮するわけではないので、有効な治療となりうる。しかし、ここでは「赤血球365万、Hb 11.8g/d*l*」と著明な貧血を呈しているわけではなく、輸血の適応はないと考えられる。(×)

E　HSの第一選択の治療は脾摘出術である。脾摘出術を行うことにより、球状赤血球は残存するが、赤血球の破壊は改善し、赤血球寿命が正常化してくるので、貧血が改善する。(○)

解答：E（*iM* 5 126）

□□ **116**　27歳の女性。眼球結膜が黄色いことを主訴に来院した。眼瞼結膜に貧血、眼球結膜に黄疸を認める。脾を左肋骨弓下に4cm触知する。血液所見：赤血球263万、Hb 9.5g/dl、Ht 28％、網赤血球7.6％、白血球7,400（好中球75％、好酸球2％、単球5％、リンパ球18％）、血小板15万。直接Coombs試験陽性。末梢血塗抹May-Giemsa染色標本（⇒カラー口絵）を示す。

治療としてまず行うのはどれか。

A　蛋白同化ステロイド薬投与

B　副腎皮質ステロイド薬投与

C　濃厚赤血球輸血

D　シクロスポリン投与

E　摘脾術

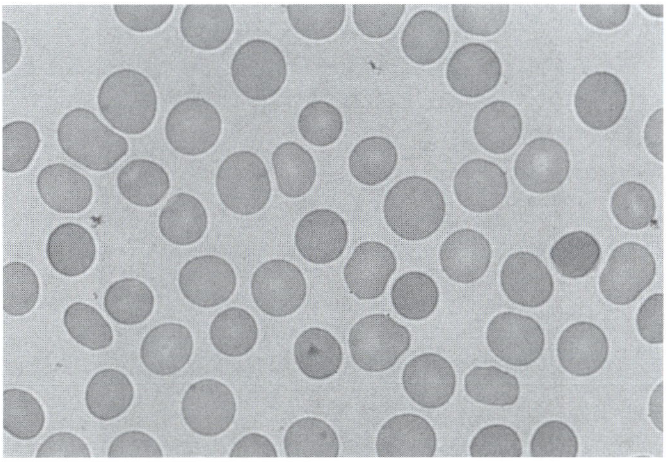

❏ **解法ガイド**

身体所見

＃1　眼瞼結膜に貧血、眼球結膜に黄疸を認める⇒溶血性貧血、肝硬変による門脈圧亢進症で脾機能が亢進し貧血を呈した可能性。

＃2　脾を左肋骨弓下に4cm触知する⇒脾腫。溶血性貧血ならば脾臓などの網内系で溶血が生じる血管外溶血による疾患を、肝硬変ならば門脈圧亢進症による脾機能亢進症が考えられる。

検査所見

＃1　赤血球263万（基準380～480万）と貧血を認める。

＃2　Hb 9.5g/dl（基準12～16）と低下。

＃3　Ht 28％（基準36～42）と低下。

＃4　MCV 106⇒大球性貧血。

＃5　MCH 36⇒高色素性貧血。

＃6　網赤血球7.6％（基準0.6～2.0％）と著明に上昇⇒網赤血球自体が大型で多染性であることから、MCVやMCHを上昇させ、大球性高色素性貧血を呈するようになることも少なくない。

＃7　白血球7,400（基準4,000～8,500）と基準範囲内。

＃8　好中球75％がやや増加⇒それ以外は分画は特に問題はない。

＃9　血小板15万（基準15～40万）とやや低下傾向にあるが、基準範囲内。

＃10　直接Coombs試験陽性⇒抗赤血球抗体陽性で自己免疫性溶血性貧血と診断。

画像所見 末梢血塗抹May-Giemsa染色標本では、

＃1　やや大小不同はあるが、比較的均一な赤血球が認められている。

＃2　赤血球の中央部蒼白部分 (central pallor) は減少しており、全く central pallor の存在しない赤血球も認められる⇒球状赤血球。

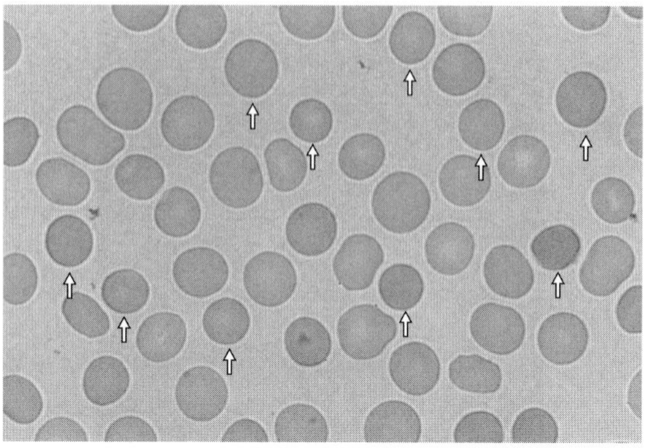

⇧：球状赤血球 (central pallorの消失) が大部分を占める。

❑ **診　断**　自己免疫性溶血性貧血 (AIHA)。

黄疸と貧血の存在より溶血性貧血が考えられる。脾腫があることから血管外溶血が最も疑われる。また、やや大球性高色素性貧血を呈しているが、これらは網赤血球の著明な増加によるものであり、溶血性貧血を否定するものではない。

末梢血塗抹May-Giemsa染色標本ではcentral pallorの消失した球状赤血球を多数認めることから、遺伝性球状赤血球症 (HS) もしくはAIHAが考えられるが、Coombs試験が陽性であることからAIHAと診断される。

❑ **選択肢考察**

A　蛋白同化ステロイド投与は再生不良性貧血などに用いられることがあるが、AIHAに用いられるものではない。(×)

B　AIHAは赤血球に対する自己免疫であるため、まず、副腎皮質ステロイド投与の適応がある。(○)

C　一般に治療可能な貧血には、緊急時でない限り輸血は避けたい。この患者ではHb 9.5g/d*l*であり輸血の適応とは考えられない。輸血は少なくともHb 7～8以下もしくはそれに準ずるときに行われる。また、貧血に対する輸血の原則は濃厚赤血球輸血であるが、発作性夜間ヘモグロビン尿症のように血漿成分の抗体や補体などの投与が悪影響を及ぼす可能性のあるときには、洗浄赤血球を用いることもある。(×)

D　シクロスポリン投与は再生不良性貧血の中等度以上の重症例に適応となる。(×)

E　まずステロイドを投与して、これに抵抗性であれば摘脾術を行う。摘脾術はまず行うべき治療ではない。(×)

解答：B (*iM* 5 132)

到達目標

5 巨赤芽球性貧血の病因、病態、診断と治療を説明できる。

Point

[概　念]

❏ 骨髄赤芽球の核成熟障害による骨髄内溶血で、無効造血を特徴とし、汎血球減少を伴った大球性高色素性貧血を呈する。

[原　因]

①ビタミンB_{12}欠乏の原因

・内因子欠乏：胃切除、悪性貧血（抗胃壁細胞抗体、抗内因子抗体などの自己免疫による）

・Crohn 病などの回腸末端病変

・その他：盲係蹄症候群、広節裂頭条虫の寄生

cf. 悪性貧血：胃壁および内因子に対する抗胃壁細胞抗体、抗内因子抗体などの自己免疫が生じたため、萎縮性胃炎・胃癌、ビタミンB_{12}欠乏による巨赤芽球性貧血、代謝産物蓄積による亜急性連合性脊髄変性症などを呈するものである。過去には有効な治療がなく、生存期間が1～3年と短かったため、悪性貧血と呼ばれていた。

②葉酸欠乏の原因

・慢性アルコール中毒などで栄養状態が悪い場合

・需要亢進：妊婦、造血亢進（溶血性貧血）、悪性腫瘍、血液透析

・抗腫瘍薬、免疫抑制薬（メトトレキサートなど）、サルファ剤、抗けいれん薬、経口避妊薬投与

[診　断]

❏ 症状：貧血の一般症状。
無効造血による骨髄内溶血→亜黄疸。
悪性貧血：萎縮性舌炎（Hunter 舌炎）、白髪、無月経、亜急性連合性脊髄変性症。

❏ 末梢血：大球性高色素性貧血、好中球過分葉（4分葉以上が5％以上）、汎血球減少などを認める。

❏ 骨髄：赤芽球系の過形成（M/E 比の低下）←エリスロポエチン上昇による。
細胞質は成熟しているのに核は未熟な核・細胞質乖離のある巨赤芽球を認める。

❏ 無効造血パターン：間接型ビリルビン上昇、LD 増加、血清ハプトグロビン減少。
PIDT 1/2 短縮、% RCU 低下。

❏ 血清ビタミンB_{12}濃度減少 and/or 葉酸濃度の減少。

[治　療]

❏ 葉酸もしくはビタミンB_{12}補充療法。

図 18　ビタミン B_{12} と葉酸の吸収

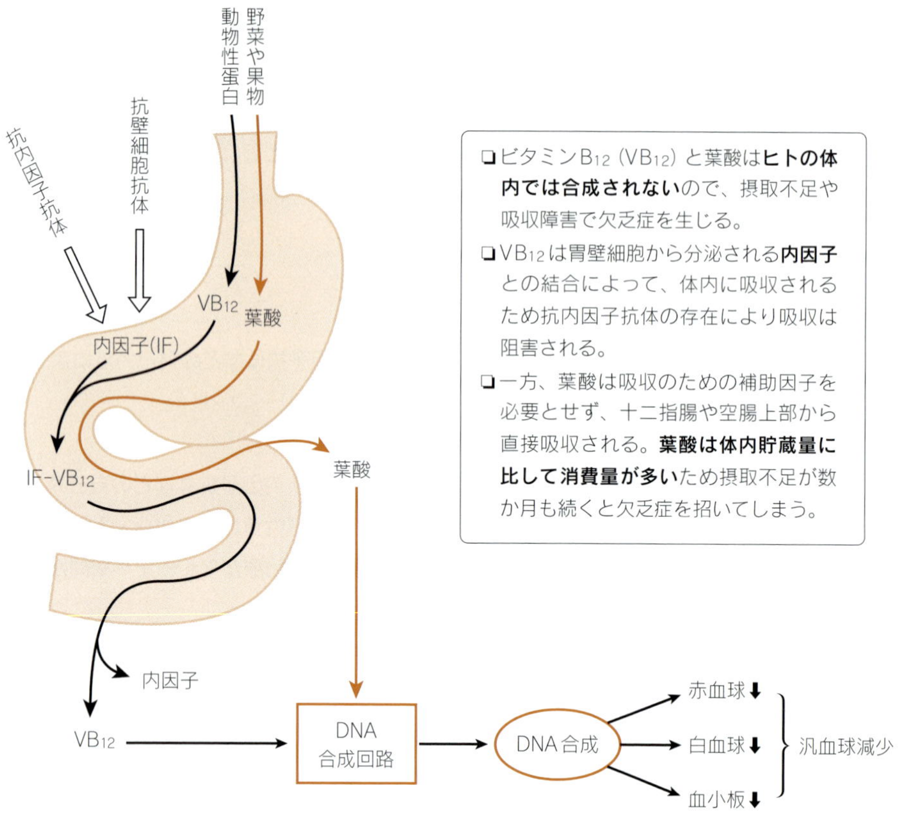

- ❏ビタミン B_{12}（VB_{12}）と葉酸は**ヒトの体内では合成されない**ので、摂取不足や吸収障害で欠乏症を生じる。
- ❏ VB_{12} は胃壁細胞から分泌される**内因子**との結合によって、体内に吸収されるため抗内因子抗体の存在により吸収は阻害される。
- ❏一方、葉酸は吸収のための補助因子を必要とせず、十二指腸や空腸上部から直接吸収される。**葉酸は体内貯蔵量に比して消費量が多い**ため摂取不足が数か月も続くと欠乏症を招いてしまう。

表 2　　ビタミン B_{12} 欠乏性と葉酸欠乏性の巨赤芽球性貧血

		ビタミン B_{12} 欠乏性巨赤芽球性貧血（悪性貧血）	**葉酸欠乏性巨赤芽球性貧血**
原　因	抗内因子抗体による内因子の減少		葉酸摂取不足、吸収障害、需要増大
症　状	貧血症状	動悸、息切れ、易疲労感	動悸、息切れ、易疲労感
	消化器症状	萎縮性胃炎、Hunter 舌炎、胃癌（合併率が高い）	下痢、舌炎
	神経症状	歩行障害（亜急性脊髄連合変性症）、知覚障害、意識障害	な　し
検　査	抗内因子抗体 抗壁細胞抗体 高ガストリン血症 血清ビタミン B_{12} 血清葉酸 Schilling テスト	（＋） （＋） （＋） ⬇ ➡（⬆） ⬇	（－） （－）～（＋） （－） ➡ ⬇ ➡
治　療	ビタミン B_{12} 筋注（葉酸投与は**禁忌**）		葉酸の経口摂取

□□ **117** ビタミンB_{12}について正しいのはどれか。

A 肉より緑黄色野菜に多く存在する。
B 内因子と結合して胃から吸収される。
C 欠乏により神経症状を認める。
D 補酵素型B_{12}は蛋白合成反応に必要である。
E 吸収不良が生じると数日以内に欠乏する。

❏解法ガイド

ビタミンB_{12}はコバラミンと呼ばれ、肉や卵などの動物性食品に含まれている。

ビタミンB_{12}は補酵素として葉酸と相互作用し、DNA合成に関与しているため、その欠乏ではDNA合成障害を生じ、巨赤芽球性貧血を呈したり、また亜急性連合性脊髄変性症を合併してくる。

ビタミンB_{12}は体内に3～5mg存在しており、1日の必要量は1～2 μgと微量であるため、約5年分の貯蔵量をもつといえる。ビタミンB_{12}は経口摂取されたのち、胃の壁細胞の産生・分泌する内因子と結合し、回腸末端部の内因子受容体を介して細胞内に取り込まれ、トランスコバラミンⅡと結合し、門脈血中に入り、肝臓に貯蔵され、必要に応じ末梢細胞に運搬されている。

ビタミンB_{12}は葉酸と比べ1日必要量が少ないため、摂取不足により欠乏をきたすことは稀であるが、葉酸は慢性アルコール中毒などで緑黄色野菜の摂取量が減少している場合には欠乏することが少なくない。

❏選択肢考察

A ビタミンB_{12}は肉、卵、乳製品に含量が多く、緑黄色野菜に多く存在するのではない。ビタミンB_{12}とともに、その欠乏で巨赤芽球性貧血をきたす葉酸は緑黄色野菜に多く含まれる。(×)

B ビタミンB_{12}は胃の壁細胞から産生・分泌される糖蛋白である内因子と結合し、回腸末端のビタミンB_{12}受容体を介して吸収される。(×)

C ビタミンB_{12}欠乏では亜急性連合性脊髄変性症などの精神神経症状を認める。神経症状としては、深部知覚の低下、また側索病変などにより歩行障害やRomberg徴候陽性の失調症、運動障害のほか、認知症から統合失調症様症状まで、各種の“medulloblastic madness”といわれる精神神経症状を呈するのが特徴である。(○)

D 補酵素型B_{12}はDNA合成反応に不可欠である。しかし、DNAからRNAを介し蛋白合成を行う反応には必要ではない。そのため、ビタミンB_{12}欠乏ではDNA合成障害で赤芽球の核の未熟性はあるが、蛋白であるヘモグロビン合成に異常は認めないため、細胞質が成熟するいわゆる核・細胞質成熟乖離現象を認めるようになる。(×)

E ビタミンB_{12}は体内総量として3～5mgあるが、1日必要量は1～2 μgと微量であるため、約5年分程度の体内貯蔵量をもつことになるので、吸収不良が生じてもすぐに欠乏するのではない。(×)

解答：C (***iM*** ⑤ 105～106)

□□ **118**　巨赤芽球性貧血の原因と**ならない**のはどれか。

A　悪性貧血

B　胃全摘術

C　盲係蹄症候群

D　メトトレキサート投与

E　鉛中毒

❑解法ガイド　巨赤芽球性貧血とは、細胞質は成熟しているが核は未熟（核・細胞質成熟乖離）である巨赤芽球性造血を認める貧血の総称で、その原因は大部分が葉酸欠乏もしくはビタミンB_{12}欠乏によるDNA合成障害による。

❑選択肢考察

A　悪性貧血は抗内因子抗体、抗胃壁細胞抗体により胃の壁細胞からの内因子分泌が低下し、回腸末端におけるビタミンB_{12}の吸収が障害される疾患であり、DNA合成障害による巨赤芽球性貧血、無酸症を伴った萎縮性胃炎、ビタミンB_{12}欠乏による亜急性連合性脊髄変性症のほか、白髪や不妊、橋本病や原発性胆汁性肝硬変などの、他の自己免疫疾患の合併などを認める。（○）

B　胃全摘術により壁細胞からの内因子分泌がなくなり、回腸末端におけるビタミンB_{12}の吸収が障害され、肝臓などにおけるビタミンB_{12}の貯蔵がなくなった場合に、ビタミンB_{12}欠乏による巨赤芽球性貧血をきたす。一般にビタミンB_{12}は生体内には肝臓などで約5年分の貯蔵量があるため、胃切除後は術後数週間で鉄欠乏性貧血を伴い、その後5年前後以降には胃全摘後の巨赤芽球性貧血をきたすようになる。（○）

C　盲係蹄（blind loop）症候群は胃幽門側亜全摘術後のBillroth Ⅱ法による再建術後や、胃全摘術後のRoux-en Y吻合後、その他、憩室症や全身性強皮症などで消化管運動が著明に低下しているような状態で、腸内細菌が異常増殖し、ビタミンB_{12}を消費することによりビタミンB_{12}の欠乏で巨赤芽球性貧血をきたしたものである。（○）

D　メトトレキサートは、葉酸代謝拮抗作用のある抗腫瘍薬・免疫抑制薬であるので、葉酸欠乏と同様にDNA合成障害で巨赤芽球性貧血を認める。（○）

E　鉛中毒はδ-アミノレブリン酸脱水素酵素などのヘム合成系の酵素が障害されることにより鉄芽球性貧血を合併することがあるが、それはヘモグロビン合成障害によるものなので、DNA合成障害による巨赤芽球性貧血とは異なり、小球性低色素性の鉄芽球性貧血となる。（×）

解答：E（***iM*** 5 105）

□□ **119** 巨赤芽球性貧血の原因と**ならない**のはどれか。

A 妊 娠

B A型慢性胃炎

C ビタミンB_6欠乏

D 慢性溶血性貧血

E 慢性アルコール中毒

❑解法ガイド 巨赤芽球性貧血の原因としてはビタミンB_{12}欠乏と葉酸欠乏がある。

ビタミンB_{12}欠乏の原因としては悪性貧血や胃全摘術後、blind loop症候群、広節裂頭条虫の寄生、回腸末端部病変などがある。

葉酸欠乏の原因としては慢性アルコール中毒や、妊婦や授乳婦、溶血性貧血などの葉酸需要の増大、抗けいれん薬やピルなどによる葉酸吸収障害、またメトトレキサートなどの葉酸代謝拮抗薬によるものなどがある。

その他、ビタミンB_{12}、葉酸に関連した先天性代謝異常も原因となりうる。

❑選択肢考察

A 妊娠中はDNA合成が盛んになるので葉酸需要が増加して供給が不足しがちであるので、葉酸欠乏による巨赤芽球性貧血をきたしやすい。(○)

B A型慢性胃炎は抗胃壁細胞抗体により生じる自己免疫による慢性胃炎で、悪性貧血の胃病変に合致するものであるので、内因子分泌が低下しビタミンB_{12}欠乏を認めるものである。(○)

C 巨赤芽球性貧血の原因はビタミンB_{12}もしくは葉酸欠乏によるDNA合成障害である。ビタミンB_6欠乏は鉄芽球性貧血の原因となることはあっても巨赤芽球性貧血の原因となるものではない。(×)

D 遺伝性球状赤血球症などの反復する慢性溶血性貧血では赤血球産生が増加するので細胞回転が速くなり、DNA合成に必要な葉酸需要の増大で、葉酸が十分に補充されなければ巨赤芽球性貧血をきたすようになる。(○)

E 慢性アルコール中毒では葉酸摂取の欠乏で巨赤芽球性貧血をきたすようになる。(○)

解答：C (**iM** 5 105)

□□ **120**　巨赤芽球性貧血について**誤っている**のはどれか。

A　赤芽球の核・細胞質成熟乖離状態
B　末梢血液中で好中球の過分葉
C　汎血球減少
D　網赤血球数増加
E　骨髄の赤芽球比率増加

❏ 解法ガイド　巨赤芽球性貧血の診断は、血清ビタミンB_{12}や血清葉酸値の測定、末梢血における大球性高色素性貧血、好中球の過分葉、骨髄における核・細胞質成熟乖離現象を伴った巨赤芽球性変化などでなされる。

❏ 選択肢考察

A　巨赤芽球性貧血ではDNA合成が障害され、赤芽球の核の成熟が障害されていることによる貧血なので（腎臓からのエリスロポエチン分泌は正常で、造血幹細胞レベルにも異常がないため）、骨髄赤芽球は過形成となり、骨髄への鉄の取り込みは促進するためPIDT 1/2は短縮するが、赤芽球では核・細胞質成熟乖離を伴っており、成熟途中で赤芽球が破壊され、溶血し、赤血球鉄利用率（% RCU）は低下することになる。その結果、赤芽球のHbは正常に作られるが、核のDNA合成が障害され、細胞分裂の回数が減少し、脱核後の赤血球は大型であり、大球性高色素性貧血となる。（○）

B　巨赤芽球性貧血ではDNAの合成障害により、新たな好中球産生が障害されているので、5葉以上に分葉している好中球の過分葉が認められる。（○）

C　一般に巨赤芽球性貧血ではDNAの合成障害を伴うため、大球性貧血をきたすのみならず、白血球や血小板数も減少することが多く、著明ではないが汎血球減少の傾向を示すことが多い。（○）

D　貧血により腎臓からのエリスロポエチン産生は亢進し、骨髄赤芽球は過形成となるが、ビタミンB_{12}欠乏によりDNA合成は障害され、核は未熟で、核・細胞質成熟乖離をきたし、成熟途中で赤芽球が破壊され、骨髄内溶血を呈する。そのため、網赤血球となるものも減少し、網赤血球の絶対数の低下を認める。（×）

E　巨赤芽球性貧血では、貧血のため腎臓からのエリスロポエチン産生および分泌が亢進し、骨髄の幹細胞には異常がないため、それに反応して骨髄赤芽球は過形成となり、骨髄赤芽球比率は上昇してくる。一般に骨髄有核細胞数は10万～30万/μlであるが、その中の白血球系細胞：赤血球系細胞の比率、すなわちM/E比（G/E比）は2～3：1が基準範囲内である。巨赤芽球性貧血では赤芽球過形成となるため、このM/E比が1以下となることも少なくない。（○）

解答：D（*iM* 5 107～108）

□□ **121**　悪性貧血について**誤っている**のはどれか。

A　平均赤血球容積〈MCV〉増加

B　血漿鉄交代率上昇

C　平均赤血球血色素濃度〈MCHC〉上昇

D　胃液酸度低下

E　尿中メチルマロン酸排泄量増加

❏解法ガイド　悪性貧血は胃の壁細胞や内因子に対する自己抗体が出現することにより、胃壁細胞の障害で無酸症を伴った萎縮性胃炎を呈し、さらに内因子の分泌障害でビタミンB_{12}の回腸末端における吸収が障害され、ビタミンB_{12}欠乏をきたす。そのためDNA合成が障害され、汎血球減少を伴った巨赤芽球性貧血や亜急性連合性脊髄変性症などの精神神経症状、Hunter舌炎、白髪の出現や軽度の脾腫などを認めるようになる。

骨髄内における溶血で無効造血を呈していることから、間接ビリルビン優位な黄疸やLDの上昇、ハプトグロビンの低下、血清ビタミンB_{12}の低下のほか、萎縮性胃炎を反映して胃液の無酸症を伴った血清ガストリンの上昇を認める。

❏選択肢考察

A　MCVは[Ht（%）/赤血球（$10^6/\mu l$）× 10]で表され、概念としては赤血球1個の体積と考えられる。ビタミンB_{12}欠乏などによる巨赤芽球性貧血では、DNA合成障害のため赤芽球の核が成熟しないにもかかわらず、RNAや蛋白合成には異常がないため、Hbの合成は正常に行われており、細胞質は成熟し、核・細胞質成熟乖離状態となる。そのため、赤芽球のHbは正常に合成されているにもかかわらず、細胞分裂の障害を生じ、脱核するときにも細胞質の豊富な巨赤芽球から核が放出されるため、その結果、残った赤血球のHbの量が多く、赤血球1個の大きさが大きくなる。それがMCVの上昇として認められるようになる。（○）

B　血漿鉄交代率（PIT）は1日の体重あるいは血液量あたりの体内における鉄の移動量を示しており、体内における鉄を介する赤血球造血の指標となっている。これはPIDT1/2と同様に、体内における鉄動態を反映するものの一つである。巨赤芽球性貧血では、骨髄赤芽球の成熟障害で骨髄内で赤芽球が破壊されるため貧血となっており、腎臓からのエリスロポエチン産生分泌が亢進し、赤芽球は過形成となる。そのため、骨髄への鉄の取り込みを示すPIDT1/2は短縮し、血漿鉄交代率は上昇してくる。（○）

C　MCHCは[Hb（g/dl）/Ht（%）× 100]で表され、基準値は31～35である。これは赤血球内のHbの濃度を示しており、MCHのように赤血球1個のHb量を示すものではない。巨赤芽球性貧血では大球性高色素性貧血となるが、これは赤血球1個のHb量が増加しているということであり、Hbの濃度が上昇しているということではないので、MCHCの上昇を認めるものではない。（×）

D　悪性貧血では抗胃壁細胞抗体により壁細胞の障害が認められるため胃液酸度は低下し、無酸症となることも少なくない。（○）

E　悪性貧血ではビタミンB_{12}欠乏により尿中メチルマロン酸排泄量は高値であることが多いが、特にバリン負荷で上昇してくるのが特徴である。（○）

解答：C（*iM* 5 109）

□□ **122**　巨赤芽球性貧血で正しいのはどれか。

A　葉酸欠乏はビタミンB_{12}欠乏に比べ短時間で生じる。

B　巨赤芽球では核の成熟と細胞質の未熟を認める。

C　過分葉好中球は幼若化した好中球である。

D　末梢血血小板数は増加傾向にある。

E　葉酸欠乏は神経症状を呈しやすい。

❏ 解法ガイド　巨赤芽球性貧血はDNAの選択的な合成障害により骨髄における巨赤芽球様変化を伴った大球性高色素性貧血を呈するものである。DNA合成障害により核は未熟となるが、蛋白合成障害がないためHbの合成には異常がなく、核・細胞質成熟乖離現象を呈するのが特徴である。

❏ 選択肢考察

A　ビタミンB_{12}は葉酸と比べ1日必要量が少ないため、摂取不足により欠乏をきたすことは稀であるが、葉酸は慢性アルコール中毒などで緑黄色野菜の摂取量が減少している場合には欠乏することが多いので、葉酸欠乏はビタミンB_{12}欠乏に比べ短時間で生じる。(○)

B　巨赤芽球性貧血はDNAの選択的な合成障害により核は未熟となるが、蛋白合成障害がないためHbの合成には異常がなく、核・細胞質成熟乖離現象を呈する巨赤芽球様変化を認める。(×)

C　巨赤芽球性貧血において顆粒球系ではDNA合成の障害で比較的幼若な白血球産生が障害され、末梢血液中では成熟好中球が増加して好中球の過分葉が認められるようになる。(×)

D　巨赤芽球性貧血はDNAの選択的な合成障害なので汎血球減少となり、末梢血血小板数も減少傾向にある。(×)

E　巨赤芽球性貧血は葉酸欠乏やビタミンB_{12}欠乏で生じるが、ビタミンB_{12}欠乏では亜急性連合性脊髄変性症などの神経症状を合併するが、葉酸欠乏ではそれらの精神神経症状は認めない。(×)

解答：A（***iM*** 5 105）

□□ **123**　68歳の女性。3か月前から食欲不振と全身倦怠感とを自覚するようになり、1か月前から味覚が鈍り、熱いお茶が舌にしみるようになった。このあいだ、家人に顔色の蒼白と白髪の進行とを指摘された。最近、歩行が不安定となり下肢先端のしびれ感も加わったため来院した。末梢血塗抹May-Giemsa染色標本（⇒カラー口絵）を示す。

この患者の検査所見として考えられるのはどれか。

	赤血球（万）	Hb（g/dl）	Ht（％）	白血球
A	397	8.2	27.4	6,000
B	342	10.1	29.1	3,500
C	310	9.5	26.0	5,100
D	300	8.7	25.6	5,200
E	234	8.5	25.7	3,000

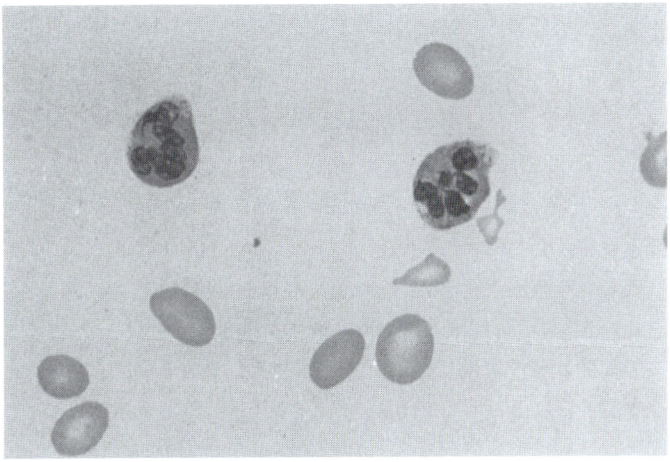

❑ **解法ガイド**　**身体所見**

＃1　68歳の女性。3か月前から食欲不振と全身倦怠感とを自覚⇒亜急性に発症した全身性疾患。末梢細胞におけるエネルギー代謝のアンバランスが考えられる。

＃2　1か月前から味覚鈍化⇒異味症をきたす鉄欠乏や、口角炎、舌炎、皮膚炎などを伴う亜鉛欠乏のほか、これら鉄や亜鉛のキャリア蛋白の減少、また舌、口腔粘膜の萎縮、唾液分泌の低下などが考えられる。

＃3　熱いお茶が舌にしみるようになった⇒舌の潰瘍や炎症の存在を疑わせる。

＃4　顔色の蒼白⇒貧血所見。

＃5　白髪の進行⇒65歳の白髪は特に異常ではないが、その進行が3か月前からと亜急性に生じているので悪性貧血も考慮したい。

＃6　最近、歩行が不安定となり下肢先端のしびれ感も加わった⇒悪性貧血の疑い。

悪性貧血によるビタミンB_{12}欠乏では亜急性連合性脊髄変性症を合併することが少なくない。後索や側索、末梢神経の障害を生じ、Romberg徴候陽性の運動失調や上位・下位運動ニューロン障害による運動障害、ポリニューロパチーとしてglove & stocking型のしびれ感などの感覚障害も存在しうる。

画像所見 末梢血塗抹May-Giemsa染色標本では、

＃1　赤血球と2つの分葉核球が認められる。

＃2　赤血球は大小不同、奇形が著明。

＃3　分葉核球は5葉以上に分葉しており、過分葉が認められる。

＃4　上記＃1〜3よりDNAの合成障害による貧血である巨赤芽球性貧血が最も考えられる。

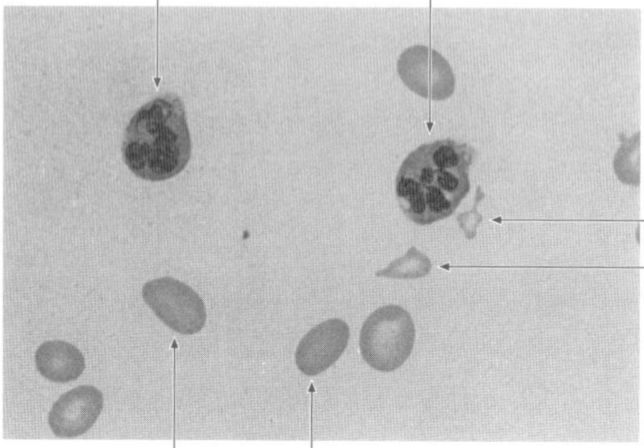

❑診　断　悪性貧血。

高齢者で亜急性に発症し、味覚障害や舌炎を伴い、白髪の進行と脊髄病変の存在から、ビタミンB_{12}欠乏の原因として悪性貧血が最も考えられる。

❑選択肢考察　この症例は悪性貧血による巨赤芽球性貧血であるので、MCVが100以上と上昇した貧血が認められるはずである。

A〜Eのすべての選択肢がHbが12g/dl以下と貧血であり、MCVを計算すると100以上となるのはEのみである。

Eの場合にはMCHは［8.5/2.34 × 10 = 36］と32以上で、高色素性貧血となっている。さらに白血球数3,000と減少しているが、一般に巨赤芽球性貧血ではDNAの合成障害を伴うため、大球性貧血をきたし、白血球数や血小板数も減少することが多く、著明ではないが汎血球減少の傾向を示すことが多いので、本症例に合致する。

解答：E（*iM* 5 107〜108）

□□ **124** 巨赤芽球性貧血の診断に**有用でない**のはどれか。

A 染色体分析

B 末梢血塗抹染色

C 骨髄血塗抹染色

D 平均赤血球容積〈MCV〉

E Schilling試験

❏ 解法ガイド

巨赤芽球性貧血の診断は血清ビタミンB_{12}や血清葉酸値の測定、末梢血における大球性高色素性貧血、好中球の過分葉、骨髄における核・細胞質成熟乖離現象を伴った巨赤芽球性変化などでなされる。また、ヒスチジン投与によりホルムイミノグルタミン酸(FIGLU)の尿中への排泄促進は主として葉酸欠乏で、バリン投与による尿中メチルマロン酸排泄促進は主としてビタミンB_{12}欠乏で認められることもある。

ビタミンB_{12}欠乏では亜急性連合性脊髄変性症を合併するが、葉酸欠乏ではそれらの精神神経症状は認めない。

❏ 選択肢考察

A 巨赤芽球性貧血はDNAの選択的な合成障害により骨髄における巨赤芽球様変化を伴った大球性高色素性貧血を呈するものであるが、染色体に異常はないので染色体分析の必要はない。染色体分析は骨髄異形成症候群などによる巨赤芽球出現時などで異常を呈する。(×)

B 巨赤芽球性貧血の末梢血塗抹染色では大球性高色素性貧血や好中球の過分葉(5分葉以上が5％以上)を認め、診断に有用である。(○)

C 骨髄血塗抹染色ではDNAの選択的な合成障害により核は未熟となるが、蛋白合成障害がないためヘモグロビンの合成には異常がなく、核・細胞質成熟乖離現象を呈する巨赤芽球様変化を認める。(○)

D 巨赤芽球性貧血では蛋白合成障害がないためヘモグロビンの合成には異常がなく赤血球1個のヘモグロビン量が増加するために平均赤血球容積(MCV)は上昇する。(○)

E 巨赤芽球性貧血の原因としてはビタミンB_{12}欠乏と葉酸欠乏があり、その診断としては血清ビタミンB_{12}や血清葉酸値の測定が有用である。さらに、ビタミンB_{12}吸収試験であるSchilling試験は、内因子の分泌障害でビタミンB_{12}の回腸末端における吸収が障害される悪性貧血の診断に有用である。(○)

解答：A(***iM*** ⑤ 107～108)

□□ **125** 49歳の女性。労作時の息切れと倦怠感を主訴に来院した。8年前に胃癌で胃全摘術を受けた。血液所見：赤血球350万、Hb 10.8g/dl、Ht 37%、白血球5,500、血小板15万。血液生化学所見：総ビリルビン1.2mg/dl、AST 45IU/l（基準40以下）、ALT 28IU/l（基準35以下）、LD 650IU/l（基準176～353）、Fe 44μg/dl。CRP 0.3mg/dl。

この患者の治療として正しいのはどれか。

A　エリスロポエチン投与
B　葉酸の経口投与
C　抗癌薬の経口投与
D　ビタミンB_{12}の筋注
E　濃厚赤血球輸血

❏**解法ガイド** 身体所見 ＃1　49歳の女性。労作時の息切れ⇒心不全、呼吸器疾患、貧血の疑い。

＃2　倦怠感⇒全身性疾患で生じるもので、非特異的症状である。

＃3　8年前に胃癌で全摘術を受けた⇒胃切除後貧血が疑われる。

胃切除後貧血は、早期には鉄欠乏性貧血で、5年以上経過してビタミンB_{12}の貯蔵量が枯渇した後は、巨赤芽球性貧血を認める。

検査所見 ＃1　赤血球350万（基準380～480万）、Hb 10.8g/dl（基準12～16）、Ht 37%（基準36～42）⇒貧血。MCVは100以上あるので、巨赤芽球性貧血が疑われる。胃切除後5年以上経過しているのでビタミンB_{12}欠乏に合致する。

＃2　白血球5,500（基準4,000～8,500）、血小板15万（基準15～40万）と基準範囲内⇒ビタミンB_{12}欠乏では汎血球減少となるはずであるが、この症例では白血球、血小板とも異常はないので程度が軽かったのであろう。

＃3　総ビリルビン1.2mg/dl（基準0.2～1.0）とわずかに増加⇒巨赤芽球性貧血による無効造血のため。

＃4　AST 45IU/l、ALT 28IU/l、LD 650IU/l⇒少し溶血の所見があり、無効造血による骨髄内溶血と合致する。

＃5　Fe 44μg/dl（基準70～160）⇒胃切除後は胃酸分泌もなくなるので、鉄欠乏を生じる。

＃6　CRP 0.3mg/dl⇒炎症はない。慢性炎症による鉄の利用障害は否定的である。

❏**診　断**　胃切除後のビタミンB_{12}欠乏による巨赤芽球性貧血。

❏**解法サプリ**　胃全摘術後8年を経過して発症した貧血であるので、巨赤芽球性貧血が最も考えられる。胃癌で胃全摘術を行っているので、胃壁細胞由来の内因子がなくなっており、そのためビタミンB_{12}の吸収が障害されている。治療としてビタミンB_{12}の筋注を行う。

❏**選択肢考察**
A　エリスロポエチン投与は腎性貧血に適応があるが、この患者では胃切除後のビタミンB_{12}欠乏による巨赤芽球性貧血であるので、エリスロポエチン投与は不適切である。この患者では貧血によってもうすでにエリスロポエチン濃度は十分に上昇していると考えられる。(×)

B　この患者の巨赤芽球性貧血の原因としては、ビタミンB_{12}欠乏が考えられ、葉酸の経口投与の適応ではない。(×)

C　胃癌の再発は、ほとんどが5年以内であり、このように8年も経過してから再発することはきわめて稀である。また、それを疑わせる所見もないので、抗癌薬の経口投与の必要はない。(×)

D　この患者は胃切除後のビタミンB_{12}欠乏による巨赤芽球性貧血であり、ビタミンB_{12}の吸収が障害されているので、ビタミンB_{12}の筋注が適切である。(○)

E　臨床症状も著明ではなく、「Hb 10.8g/d*l*」であることからも、濃厚赤血球輸血の必要はない。(×)

解答：D (*i*M 5 111)

core curriculum

Chapter 4

疾患

②白血病と類縁疾患

到達目標 1 急性白血病の病態、症候、診断、治療と予後を説明できる。

Point

［概　念］

❏ 腫瘍性増殖をする造血幹細胞のクローンの出現により、白血病細胞の臓器浸潤を生じ、正常の造血などが障害されたものを白血病という。
その増殖した細胞が、分化・成熟障害を伴っている場合には幼若細胞（芽球や前骨髄球）ばかりとなり、白血病裂孔（病的な幼若白血球と少数の成熟細胞に二分され、その中間型が抜けている現象）を伴った急性白血病となって、正常の血球の脱落症状を呈する。
cf. 分化障害を伴っていない場合には、幼若細胞から成熟細胞まで全体には数が増えた慢性白血病となる。しかし、慢性骨髄性白血病は急性転化し、急性白血病となることもある。

❏ 腫瘍性増殖をする細胞の種類により、大きくリンパ系と非リンパ系（広義の骨髄系）に分けられる。

［症　状］

❏ 貧血：特に、赤白血病では赤芽球の成熟が障害されているため貧血が著明である。

❏ 発熱：正常白血球減少による易感染性による。いずれの白血病型でも生じうる。

❏ 出血傾向：血小板減少による出血時間延長による。

❏ 肝・脾腫、リンパ節腫脹：白血病細胞の組織浸潤によるので、いずれの型でも生じうる。リンパ性白血病のほうがリンパ節腫大の程度は強い。

［検　査］

❏ 末梢血：正球性正色素性貧血、血小板減少症を認める。

❏ 骨髄検査では白血球系幼若細胞のみの腫瘍性増殖を呈し、他の赤芽球や巨核球、正常白血球系は著しく減少している。芽球の有核細胞数に占める割合は30％以上（WHO分類では20％以上）となる。

❏ 血清生化学検査：血中LD増加（非特異的だが病勢を反映）、尿酸上昇（特に化学療法開始時）。

［治　療］

❏ 多剤併用化学療法や放射線療法によって白血病細胞を根絶し、正常造血細胞のみを再生させることが基本であり、そのために化学療法で障害された正常造血細胞の回復まで支持療法（赤血球輸血、血小板輸注、抗菌薬投与、サイトカイン療法など）を行う。

❏ 寛解導入療法として、白血病細胞を10^7～10^8個に減少させ、末血や骨髄の血液像を正常化させる。
さらに、寛解導入時にも残存している白血病細胞をさらに減少させるための地固め療法を行う。

❏ 寛解導入率は60～80％に達するが、完全寛解の状態を維持し再発を防ぐ目的で維持療法を行う。
寛解導入療法→地固め療法→維持療法→強化療法（多剤併用で維持療法の時期に間欠的に行う）

❏ 寛解導入ができれば、適応があれば造血幹細胞移植を行う。

❏ 急性前骨髄球性白血病に対しては、ビタミンA誘導体であるATRA（all-trans retinoic acid）による分化誘導療法が完全寛解の導入に有用である。

［予　後］

❏ 急性骨髄性白血病の化学療法による寛解導入率は80％弱で、40％弱が治癒する。

❏ 小児急性リンパ性白血病では化学療法で95％以上が寛解導入され、80％近くが治癒する。

❏ 成人の急性リンパ性白血病は85％が寛解導入されるが治癒するのは30～40％しかない。

図 19　白血病の病態

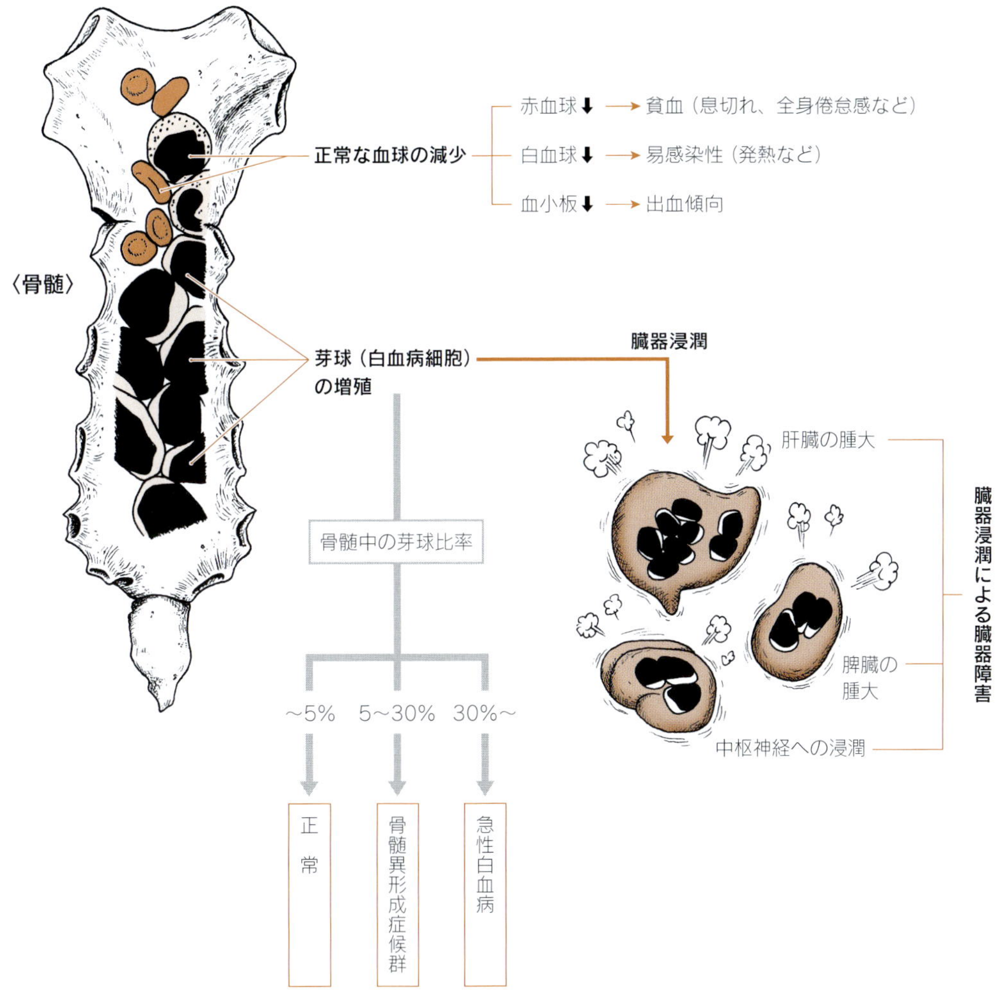

- ❑ 芽球（白血病細胞）が骨髄における**有核細胞の 30%以上**を占める場合を急性白血病とする（**WHO 分類では 20%以上**）。
- ❑ 芽球が増えることによって生じる病態は主に 2 つで、1 つは正常な血球の減少による**汎血球減少症**による病態で、もう 1 つは**芽球の臓器浸潤による臓器障害**である。
- ❑ 芽球はあらゆる臓器に浸潤しうるが、特に頻度が高いのは、**肝臓**、**脾臓**、**リンパ節**、**髄膜**である。

□□ **126** 急性白血病の白血病細胞の特徴について**誤っている**のはどれか。

A　自律的増殖
B　アポトーシス欠如
C　分化・成熟障害
D　細胞分裂速度亢進
E　正常造血障害

❏解法ガイド

腫瘍性増殖をする造血細胞のクローンの出現により、白血病細胞の臓器浸潤を生じ、正常の造血などが障害されたものを白血病という。

白血病細胞は正常造血細胞よりも細胞分裂速度は遅いが、自律的に際限なく増殖し、また、不死性があるため骨髄内が腫瘍細胞で占拠される。

その増殖した細胞が、分化・成熟障害を伴っている場合には幼若細胞（芽球や前骨髄球）ばかりとなり、白血病裂孔を伴った急性白血病となって、正常の血球の脱落症状を呈する。

❏選択肢考察

A　腫瘍性増殖をする造血細胞のクローンが白血病細胞である。(○)

B　正常血液細胞は分化・成熟すると、計画細胞死（アポトーシス）というメカニズムにより細胞が自然に死ぬようにプログラムされており、赤血球の寿命は120日間、白血球の中で最も多い好中球は数時間、血小板は数日間である。白血病細胞は遺伝子レベルの異常により、このアポトーシスが欠如して細胞死が起こらず、白血病細胞が増殖し続ける。(○)

C　腫瘍性増殖を続ける白血病細胞が分化障害を伴っていない場合には、幼若細胞から成熟細胞まで全体に白血球系細胞数が増えた慢性白血病となる。白血病細胞が、分化・成熟障害を伴っている場合には幼若細胞（芽球や前骨髄球）ばかりとなり、白血病裂孔を伴った急性白血病となる。(○)

D　白血病細胞が細胞分裂してから次の細胞分裂までの世代時間は、正常造血細胞よりも2～3倍も長いので、正常造血細胞に比べ細胞分裂速度は遅くなっている。それでも、白血病細胞はアポトーシスが欠如しており、不死性を有しているので白血病細胞数は増加し続ける。(×)

E　骨髄内は白血球系の幼若細胞で占拠され、正常造血細胞は障害されて、正常な赤血球、白血球、血小板の減少による症状を認める。(○)

解答：D（*iM* 5 149～151）

□□ **127**　急性白血病の症状として**誤っている**のはどれか。

A　息切れ
B　発　熱
C　鼻出血
D　赤ら顔
E　骨叩打痛

❏解法ガイド　白血病とは造血系の幼若細胞が腫瘍化した疾患であり、特に白血球系の単クローン性の異常増殖をきたすものである。白血病には、腫瘍細胞の分化・成熟が障害され、幼若細胞のみが異常増殖している急性白血病と、分化・成熟能は障害されず、腫瘍細胞とともにその分化・成熟した細胞も認められる慢性白血病や骨髄異形成症候群などがある。骨髄では、腫瘍細胞の増殖により正常細胞の造血が抑制され、貧血や血小板減少のほか、正常白血球の減少も認められる。そのため、発熱や出血傾向などが認められるようになる。

❏選択肢考察

A　急性白血病では骨髄における正常造血が減少しているので、貧血が著明となり、ヘモグロビンによる末梢組織への酸素供給が低下して、息切れ、労作時呼吸困難などを認める。(○)

B　急性白血病では正常な白血球が減少し、感染防御力が低下しているので易感染性がある。感染症のために発熱を認めることが多い。(○)

C　急性白血病では骨髄における正常造血が減少しているので、骨髄巨核球も減少して、鼻出血や紫斑などの出血傾向を認めることが多い。(○)

D　赤ら顔は顔面の赤血球が多い場合に認められる。カルチノイド症候群などで顔面の血管が拡張しているときや多血症で認められる。急性白血病では骨髄抑制のための貧血によって顔面蒼白となる。(×)

E　急性白血病では骨髄で白血病細胞が増殖するため、骨髄腔内の圧が高くなり骨叩打痛を認めることがある。(○)

解答：D（***iM*** 5 154～155）

□□ **128**　6歳の男児。1週前から左膝関節痛による歩行困難をきたし、3日前から37〜38℃の発熱をきたしたため近医を受診した。白血球26,000（骨髄芽球61％、桿状核好中球5％、分葉核好中球13％、好酸球1％、好塩基球1％、リンパ球19％）を指摘され、熱が下がらないため、精査を希望して来院した。顔面やや蒼白、眼瞼結膜は貧血様、両側頸部に小豆大のリンパ節を3個ずつ触知する。肝を右肋骨弓下に3cm、脾を左肋骨弓下に4cm触れる。

この患児に予想される所見はどれか。

A　紫　斑
B　鼓　腸
C　腹　水
D　浮　腫
E　運動麻痺

❏ **解法ガイド**　身体所見　＃1　1週前⇒急性の経過。

＃2　6歳の男児。左膝関節痛による歩行困難⇒成長期の骨端症や外傷、あるいは悪性疾患として急性白血病によるものも注意する必要がある。

＃3　3日前から37〜38℃の発熱。

検査所見　＃1　白血球26,000（基準4,000〜8,500）と著明な増加。

＃2　骨髄芽球61％、桿状核好中球5％、分葉核好中球13％、好酸球1％、好塩基球1％、リンパ球19％⇒骨髄芽球が末梢血中に多く出現。この段階で急性白血病という診断がほぼ確定的となる。

＃3　顔面やや蒼白、眼瞼結膜は貧血様⇒貧血が原因。

＃4　両側頸部に小豆大のリンパ節を3個ずつ触知する⇒急性白血病の所見と合致。

＃5　肝を右肋骨弓下に3cm、脾を左肋骨弓下に4cm触知⇒白血病細胞の浸潤。

❏ **診　断**　急性骨髄性白血病。

❏ **解法サプリ**　この症例は、関節痛に加え貧血、発熱、肝脾腫・リンパ節腫大を認め、さらに、末梢血所見で骨髄芽球が認められているので、小児に好発する急性リンパ性白血病ではなく急性骨髄性白血病であると診断される。

❏ **選択肢考察**

A　急性白血病では、骨髄において白血病細胞が増殖するのに伴い、正常造血が抑制されるので血小板が減少し、血小板減少による出血傾向として紫斑を認める。（○）

B　急性白血病の治療にビンクリスチンなどを用いた場合には麻痺性イレウスを呈して鼓腸をきたすことがあるが、急性白血病自体で鼓腸を認めることはない。（×）

C　急性白血病の白血病細胞は腹膜に至ることは稀で、腹水を伴うことは少ない。（×）

D　急性白血病では一般に浮腫をきたすことはない。急性白血病で著明な貧血となり、心不全をきたす場合には浮腫も生じることはありうるが、稀である。（×）

E　急性白血病自体では神経浸潤をきたすことは稀であり、運動麻痺の合併は一般的ではない。（×）

解答：A（*iM* ⑤ 154）

□□ **129**　55歳の男性。38℃の発熱と関節痛とを主訴として来院した。両側頸部に小指頭大のリンパ節を数個ずつ認め、肋骨弓下に肝1cm、脾1cmを触れる。赤血球215万、Hb 7.5g/d*l*、Ht 22％、網赤血球0.2％、血小板3.1万。白血球2.1万（桿状核好中球5％、分葉核好中球12％、好酸球2％、好塩基球1％、リンパ球19％、異常細胞61％）。それら異常細胞はAuer小体陰性、ペルオキシダーゼ反応陰性、エステラーゼ反応陰性である。骨髄血塗抹May-Giemsa染色標本（⇒カラー口絵）を示す。

診断はどれか。

A　急性骨髄性白血病　　B　急性骨髄単球性白血病

C　急性単球性白血病　　D　急性リンパ性白血病

E　赤白血病

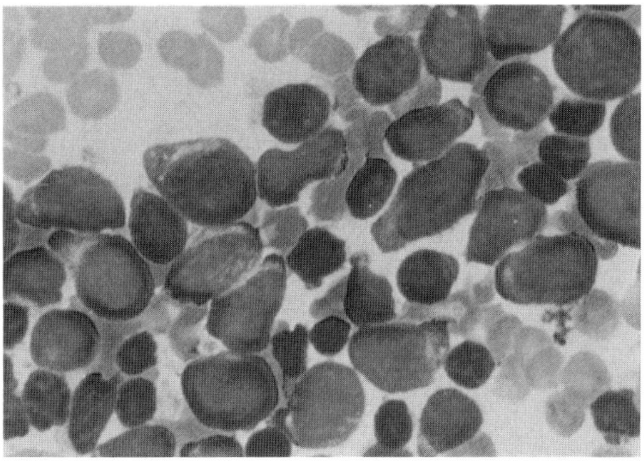

❏**解法ガイド**　身体所見　＃1　55歳の男性、38℃の発熱⇒微熱ではなく、感染症や膠原病などの炎症性疾患や悪性腫瘍を考えたい。

＃2　関節痛⇒この段階では膠原病がより強く疑われる。

＃3　両側頸部に小指頭大のリンパ節を数個ずつ認め、肋骨弓下に肝1cm、脾1cmを触れる⇒敗血症や膠原病、悪性腫瘍などでは肝脾腫大を伴った全身性リンパ節腫大を認めることも少なくない。

検査所見　＃1　赤血球215万（基準410～530万）、Hb 7.5g/d*l*（基準14～18）、Ht 22％（基準40～48）⇒貧血。MCV102と基準上限をやや上回る正球性～大球性貧血。

＃2　網赤血球0.2％（基準0.6～2.0％）と著明に低下⇒赤血球産生障害による貧血。

> 一般に貧血の場合に、
> 網赤血球⬆…骨髄における造血亢進にもかかわらず貧血が存在するので、溶血や出血による貧血と考えられる。
> 網赤血球⬇…骨髄における赤血球の産生が障害されているため貧血になったものと判断される。

＃3　血小板3.1万と低下⇒5万以下なので出血傾向が認められると推測される。

＃4　白血球2.1万と著明に上昇⇒感染症なども考えられる。

＃5　分葉核好中球12％と著明に低下。

＃6　異常細胞が61％出現⇒白血病細胞と考えられる。正常好中球は著明に減少しているのであろう。

＃7　それら異常細胞はAuer小体陰性、ペルオキシダーゼ反応陰性、エステラーゼ反応陰性⇒急性リンパ性白血病と診断される。

画像所見 骨髄血塗抹May-Giemsa染色標本では、

＃1　赤血球に比べ大型で、核の占める割合が大きく、クロマチンを大量に含む細胞が多数認められ、核小体を有するものも多い⇒白血病細胞は不均一であり、大小不同を認める。これは急性白血病に合致する所見である（これらの白血病細胞、すなわち芽球はAuer小体を認めないが、一般に芽球のみではAMLなのか、ALLなのかの判断が困難なことが少なくないので、特殊染色が必要となる）。

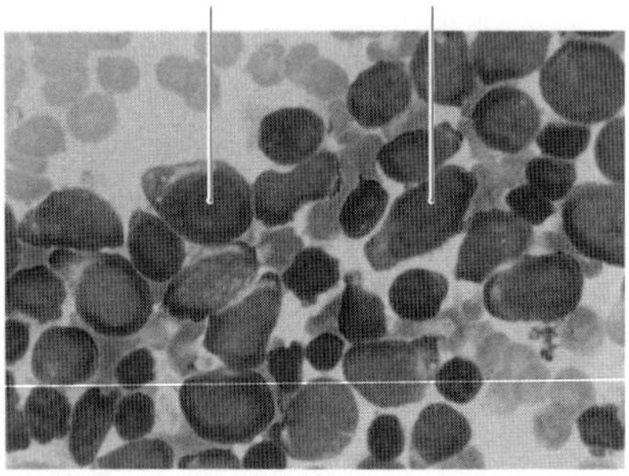

核の占める割合（N/C比）が大きいクロマチン
を大量に含む大型細胞を多数認める。

❏診　　断　急性リンパ性白血病（ALL）。

発熱、関節痛を認め、肝脾腫・リンパ節腫大を伴っている55歳の男性で、赤血球および血小板の著明な低下を認めるが、末梢血白血球数は増加しており、その大部分が芽球であることから、急性白血病と判断される。その末梢血液中の芽球はAuer小体陰性・MPO陰性であるのでALLと考えられ、さらに骨髄血塗抹染色標本でも多数の芽球が確認されるので、ALLと診断される。

❏選択肢考察

A　急性骨髄性白血病（AML）では末梢血や骨髄血で芽球が増加するが、MPO陽性であり、またAuer小体陽性の芽球も認められるはずであり、否定的である。（×）

B　急性骨髄単球性白血病（AMMoL、M4）は骨髄系・単球系の芽球が腫瘍性増殖したものであり、Auer小体が陽性のものが認められ、MPOは陽性となる。さらに単球系の芽球はエステラーゼ反応が陽性となり、骨髄系の芽球はエステラーゼ反応が陰性である。（×）

C　急性単球性白血病は単球系の芽球が腫瘍性増殖したものである。それらの芽球はAuer小体が陽性のものもあり、MPO陽性で、エステラーゼ反応も陽性となる。（×）

D　ALLは、FAB分類では小児に多く、細胞が均一なL1と、成人に多く、細胞が大型で不均一なL2、およびBurkitt型のL3に分けられる（WHO分類ではL1、L2は区分されず、芽球のリンパ球系表面マーカーによりB細胞系とT細胞系に分けられる☞p.197参照）。ALLの特徴は、芽球のMPO陽性率は3％以下で、Auer小体が陰性であり、また芽球のPAS染色は顆粒状に陽性となることである。（○）

E　赤白血病は白血球系のみならず、赤血球系にも幼若細胞の腫瘍性増殖と分化・成熟障害を生じたものであり、骨髄赤芽球は過形成であるが、成熟障害により貧血が著明であり、PAS陽性の巨赤芽球や環状鉄芽球も認められる。（×）

解答：D（*iM* 5 160）

□□ **130**　染色体にt (9；22) の転座が認められるのはどれか。

A　急性骨髄性白血病

B　急性前骨髄球性白血病

C　慢性骨髄性白血病

D　慢性リンパ性白血病

E　成人T細胞白血病

❑解法ガイド　染色体異常のt (9；22) であるPhiladelphia染色体 (Ph染色体) については分子生物学的な側面からの発癌機序との関係が明確になっている。

Ph染色体が陽性になるものとしては、慢性骨髄性白血病の大部分と急性リンパ性白血病の20％がある。

❑選択肢考察

A　狭義の急性骨髄性白血病 (AML) はFAB分類では骨髄芽球の成熟傾向がないM1と、前骨髄球への成熟傾向を伴うM2に分類される。AMLは白血病細胞のMPO陽性率が3％以上で、アズール顆粒やAuer小体が認められうる。しかし、一般にはPh染色体は陽性とはならない。(×)

B　急性前骨髄球性白血病の染色体異常としてはt (15；17) が90％に検出され、転座切断点にて遺伝子の融合を生じ、転写活性をもつPML遺伝子と、レチノイン酸受容体であるRAR α (retinoic acid receptor α) 遺伝子が融合し、キメラ遺伝子を形成するため、分化誘導が阻害され、白血化する。t (9；22) によるPh染色体ではない。(×)

C　慢性骨髄性白血病 (CML) は骨髄系の造血幹細胞の分化・成熟障害を伴わない腫瘍性増殖をする骨髄増殖性疾患の一つであり、t (9；22) によるPh染色体を特徴とする。(○)

D　慢性リンパ性白血病は高齢者に発症し、分裂能を失った成熟小型B細胞の腫瘍性増殖をきたすものである。Ph染色体は陽性ではない。(×)

E　成人T細胞白血病 (ATL) には特別な染色体異常はなく、Ph染色体は陽性とはならない。(×)

解答：C (*iM* 5 159)

□□ **131** 特異的な染色体異常が**知られていない**のはどれか。

A　急性骨髄性白血病〈M2〉
B　急性前骨髄球性白血病〈M3〉
C　急性骨髄単球性白血病〈M4-Eo〉
D　急性リンパ性白血病〈L3〉
E　成人T細胞白血病〈ATL〉

❑解法ガイド　現在、悪性腫瘍はその病態把握のために異常のある遺伝子の解明が急ピッチで進められており、診断と治療のために有用であることが期待されている。慢性骨髄性白血病のPh染色体では染色体の転座が、BCR/ABLキメラ遺伝子の形成で、癌遺伝子（細胞性チロシンキナーゼ型癌遺伝子）の活性化を促進することが証明されている。そのほか、急性前骨髄球性白血病（M3）のt（15；17）など、数多くの特徴的な染色体異常が報告されている。

❑選択肢考察

A　M2は成熟傾向を伴う急性骨髄性白血病（AML）で、t（8；21）相互転座でAML/MTG8キメラ遺伝子をもつ例が多い。これらは、化学療法によく反応し比較的予後が良い。（○）

B　M3では90％にt（15；17）相互転座を認める。PML/RAR α キメラ遺伝子を形成する。ほぼ全例にDICを合併する。ビタミンA誘導体のATRA投与による分化誘導療法が有効である。（○）

C　M4-Eoは、急性骨髄単球性白血病の中で、骨髄中に顆粒に異染性のある好酸球を5％以上に認めるものである。M4-Eoでは逆位染色体異常inv（16）を認めるのが特徴である。化学療法によく反応し比較的予後が良い。（○）

D　L3は急性リンパ性白血病の中でBurkittリンパ腫と呼ばれる大型で均一な核をもつ、特徴的な予後不良の白血病であったが、近年強力な化学療法によって治療成績が向上している。染色体異常ではt（8；14）が特徴的である。他の急性リンパ性白血病と異なりPAS染色が陰性であるが、B細胞型で細胞膜表面免疫グロブリンは陽性である。アフリカ型BurkittリンパではEpstein-Barrウイルス（EBV）との関係がある。（○）

E　ATLは乳児期の母乳感染によるHTLV-Ⅰの持続感染で、成人期にT細胞型の腫瘍性増殖による予後不良の悪性リンパ腫・白血病を生じたものである。HTLV-Ⅰ抗体が陽性で、特徴的なクローバー状の核をもった腫瘍細胞を認めるが、染色体異常に特徴的なものはない。（×）

解答：E（***iM*** 5 159）

□□ **132**　急性骨髄性白血病で**認められない**のはどれか。

A　Auer 小体陽性

B　Philadelphia 染色体

C　腫瘤形成

D　汎血球減少

E　ペルオキシダーゼ染色陽性

❏ 解法ガイド

急性骨髄性白血病は、広い意味ではペルオキシダーゼ（＝ミエロペルオキシダーゼ）染色陽性の白血病細胞が特徴である急性非リンパ性白血病（ANLL）として用いられることがあるが、狭義の急性骨髄性白血病（AML）はFAB分類では骨髄芽球の成熟傾向がないM1と、前骨髄球への成熟傾向を伴うM2に分類される。

AMLは白血病細胞のMPO陽性率が3％以上で、アズール顆粒やAuer小体が認められるが、アズール顆粒の量が少なく、Auer小体も稀に認められる程度で、急性前骨髄球性白血病のようにAuer小体が束になってfaggot bodyを形成することはない。

❏ 選択肢考察

A　Auer小体陽性は非リンパ性の急性白血病で認められるので、急性骨髄性白血病においても認められうる。（○）

B　t（9；22）転座により形成されるPh染色体を特徴とするのは慢性骨髄性白血病である。ただし、急性リンパ性白血病（ALL）の一部もPh染色体陽性となる。（×）

C　急性白血病では一般的には腫瘤形成はないが、急性骨髄性白血病では緑色腫という腫瘤を形成することがある（下記Column参照）。（○）

D　急性骨髄性白血病では骨髄内において骨髄系の芽球が分化・成熟障害を伴って腫瘍性増殖しているため、骨髄における正常造血は抑制され、赤芽球や正常顆粒球、正常骨髄巨核球などは減少し、末梢血液中では貧血や正常顆粒球の減少、血小板減少を認める。（○）

E　急性骨髄性白血病の芽球は、非リンパ系であるのでペルオキシダーゼ染色陽性となる。（○）

解答：B（***iM*** ⑤ 154～156）

Column

クロローマ（chloroma、緑色腫、孤立性白血病細胞肉腫）

急性骨髄性白血病の白血病細胞が腫瘤を形成したもので、深部臓器、軟部組織、皮膚、頭頸部、骨、中枢神経などに認められる。クロローマで発症したものは半数以上の患者は数か月以内に急性骨髄性白血病となる。診断は細胞化学所見と免疫学的性状によりなされ、治療は外科的切除ではなく、急性骨髄性白血病と同様に多剤併用の化学療法が行われる。

□□ **133** ⚡ 29歳の男性。発熱と全身倦怠感を主訴として来院した。身長170cm、体重58kg。体温37.8℃。四肢に紫斑の散在を認める。リンパ節腫脹はなく、肝と脾を触知しない。血液所見：赤血球203万、Hb 6.5g/dl、Ht 20%、白血球16,300、血小板1.3万。骨髄血塗抹染色標本（⇒カラー口絵）を示す。

最も考えられるのはどれか。

A　伝染性単核球症

B　成人T細胞白血病

C　急性リンパ性白血病

D　急性骨髄性白血病

E　慢性骨髄性白血病

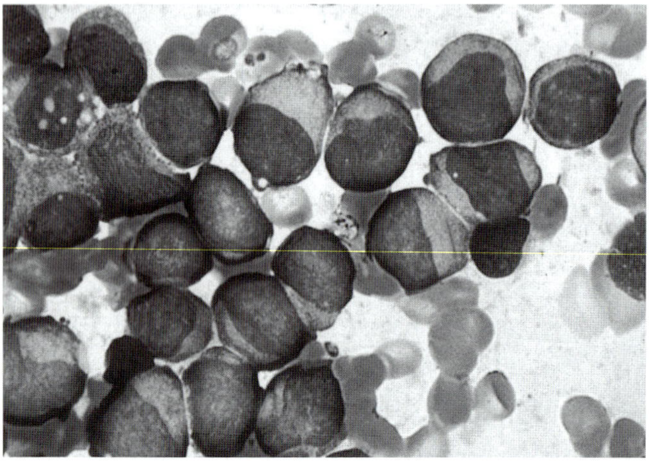

❏ **解法ガイド** 身体所見 #1　29歳の男性が発熱と全身倦怠感を主訴として来院⇒この段階では膠原病などの全身性疾患と考えられる。

#2　身長170cm、体重58kg⇒やや痩せ気味。

#3　体温37.8℃⇒微熱。膠原病もしくは感染症、腫瘍を考慮したい。

#4　四肢に紫斑の散在⇒表在性出血傾向。血管性病変か血小板異常のいずれか。

#5　リンパ節腫脹はなく、肝と脾を触知しない⇒悪性リンパ腫や脾機能亢進症などは否定的である。

検査所見 #1　赤血球203万（基準410～530万）、Hb 6.5g/dl（基準14～18）、Ht 20%（基準40～48）⇒正球性貧血（MCV 99）。

#2　白血球16,300⇒末梢血で白血球数増加。

> 急性白血病では末梢血白血球数が減少していることも増加していることもある。
> 減少している場合…骨髄での正常造血が低下しているため。
> 増加している場合…白血病細胞が骨髄から末梢血に出現したため。

#3　血小板1.3万（基準15～40万）と著明に減少⇒紫斑の原因。

画像所見 骨髄血塗抹染色標本で、

＃1　幼若な芽球が多くあり、Auer小体を伴った白血病細胞を認める⇒急性骨髄性白血病に合致する所見である。

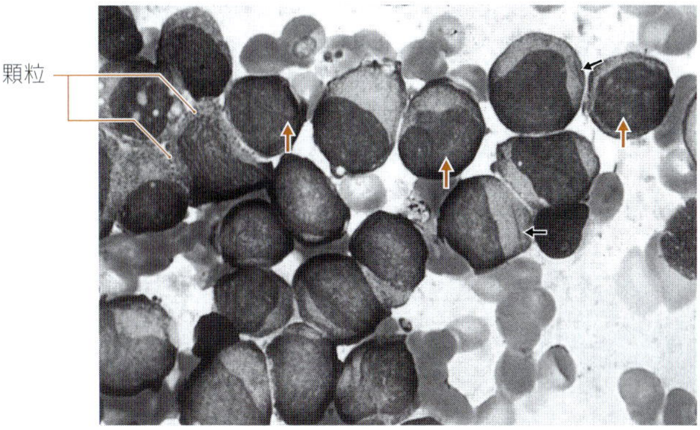

↑：核小体　↑：Auer小体

❏診　　断　急性骨髄性白血病。

臨床症状と血液所見から急性白血病と診断し、骨髄血塗抹染色標本のAuer小体などから急性骨髄性白血病と判断できる。

白血病全体の約60～70％を急性白血病が占め、全体の約55～65％を急性骨髄性白血病が占める。我が国での急性骨髄性白血病の有病率は、人口10万人あたり約3～4人と推定される。急性骨髄性白血病の男女比率は1.5対1で、やや男性に多い。

❏選択肢考察

A　伝染性単核球症はEBウイルスの初感染が若年成人に生じ、発熱、咽頭痛、全身性リンパ節腫脹、発疹、肝脾腫などを認めるものである。異型リンパ球は出現するが、白血病細胞の出現はないし、骨髄での造血の抑制は生じない。(×)

B　HTLV-Ⅰの持続感染が原因で発症する成人T細胞白血病では、微熱やリンパ節腫大を認め、クローバー状のCD4陽性のT細胞を認めるのが特徴である。この患者では著明な貧血や血小板減少などを認める点、幼若な白血病細胞を認める点などが異なる。(×)

C　急性リンパ性白血病は、急性骨髄性白血病と同様に、白血病細胞による骨髄抑制で正常な血液細胞の減少とそれによる症状を認めるが、白血病細胞はこの患者の骨髄血塗抹染色標本で認められるような、Auer小体を伴った白血病細胞ではない。(×)

D　この患者は、白血病細胞による骨髄での正常造血の抑制と、Auer小体を伴った白血病細胞などから急性骨髄性白血病と診断される。(○)

E　慢性骨髄性白血病は腫瘍性増殖をする白血病細胞は認めるが、その分化・成熟障害がないので成熟細胞を含んだ顆粒球系細胞の著明な増加と、巨大脾腫などを認めるので、この患者の所見とは異なる。(×)

解答：D（*iM* 5 175）

□□ **134** 急性前骨髄球性白血病について**誤っている**のはどれか。

A　ATRA投与が有効である。
B　白血病細胞にt(9；22)転座を認める。
C　赤沈が遅延する。
D　血清FDPが増加する。
E　白血病細胞にAuer小体がある。

❏解法ガイド　急性前骨髄球性白血病(acute promyelocytic leukemia；APL)はFAB分類M3であり、大型のアズール顆粒に富む前骨髄球が白血病細胞として腫瘍性増殖したものであり、時にAuer小体が束になってfaggot bodyを形成する。染色体異常としてt(15；17)が高率に検出され、DICの合併傾向が強いのが特徴である。

❏選択肢考察

A　APLには活性型ビタミンAであるATRA(all-trans retinoic acid)が分化誘導療法として用いられている。APLでは前骨髄球から骨髄球への分化・成熟が障害されているので、ATRAがその分化・成熟を促進し、白血病細胞のアポトーシスをもたらすので、多剤併用化学療法に比べると骨髄抑制などの副作用が少なく、DICなどの誘発もないので、治療初期段階の死亡数が激減し、90％以上が完全寛解に導入される。(○)

B　APLにおける白血病細胞は、大型のアズール顆粒に富む異常な前骨髄球であり、Auer小体を認めるとともに染色体異常としてt(15；17)が約90％に認められる。このように転座切断点にて遺伝子の融合(キメラ)を生じ、それにより新たな融合蛋白を形成することで腫瘍化すると考えられている。APLでは、t(9；22)であるPh染色体は認められない。(×)

C　APLはDICを合併しているのでフィブリノゲンが減少するため、貧血の程度や炎症の程度に比較して、赤沈は遅延している。(○)

D　APLは白血病細胞からのトロンボプラスチンの放出などによりDICを生じることが多く、その結果、血漿フィブリノゲンの減少や血清FDPの上昇、線溶系(プラスミノゲン)の低下などを認める。(○)

E　APLの白血病細胞は大型のアズール顆粒に富む前骨髄球であり、Auer小体を認め、時にそれが束になってfaggot bodyを形成するものもある。一般に非リンパ性の急性白血病はAuer小体が認められることもあるが、APLはその頻度が高いのが特徴である。(○)

解答：B (*iM* 5 177)

□□ **135**　19歳の男子。38℃の発熱で来院した。眼瞼結膜は貧血状であるが黄疸はない。四肢の皮下出血と口腔粘膜下の出血とを認める。頸部リンパ節腫脹はない。心・肺・腹部に異常所見はみられない。赤血球205万、Hb 6.9g/dl、Ht 20％、網赤血球0.5％、白血球900（桿状核好中球6％、分葉核好中球30％、リンパ球62％、前骨髄球2％）、血小板7万。骨髄穿刺所見：有核細胞数20万、G/E比9.5。ペルオキシダーゼ染色陽性を示す異常細胞を多数認める。末梢血塗抹May-Giemsa染色標本（⇒カラー口絵）を示す。

診断はどれか。

A　急性骨髄性白血病

B　急性前骨髄球性白血病

C　急性単球性白血病

D　急性リンパ性白血病

E　赤白血病

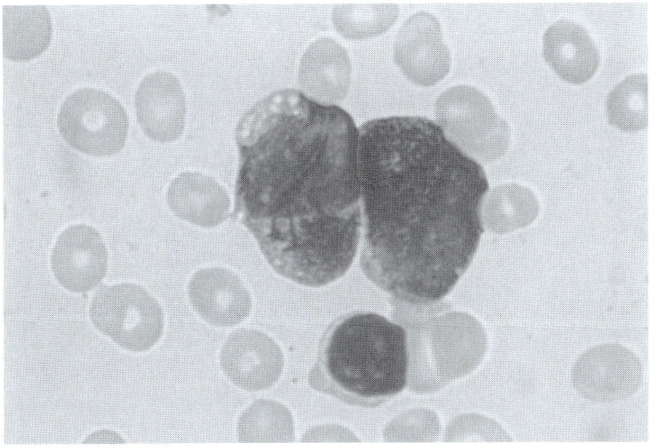

❏ **解法ガイド**

身体所見

＃1　19歳の男子、38℃の発熱⇒感染症、膠原病、悪性腫瘍などの疑い。

＃2　眼瞼結膜は貧血状であるが黄疸はない⇒溶血性貧血などは考えにくい。

＃3　四肢の皮下出血と口腔粘膜下の出血⇒表在性出血、出血傾向。

＃4　頸部リンパ節腫脹はない⇒伝染性単核球症や風疹が発熱の原因とは考えにくい。

＃5　心・肺・腹部に異常所見はみられない⇒感染性心内膜炎や肺炎、気管支炎などは発熱の原因としては否定的。また貧血および血小板減少をきたす脾機能亢進症は脾腫を認めることが多いので否定的である。

検査所見

＃1　赤血球205万（基準410～530万）、Hb 6.9g/dl（基準14～18）、Ht 20％（基準40～48）⇒著明な貧血。正球性貧血（MCV 98）。

＃2　網赤血球0.5％（基準0.6～2.0％）⇒貧血に比し低下。赤血球産生障害による貧血と考えられる。

＃3　白血球900（基準4,000～8,500）と著明に低下。

＃4　分葉核好中球30％（基準50～60）と著明に低下し、相対的にリンパ球数が62％と上昇。

＃5　前骨髄球2％⇒幼若細胞が認められている。

＃6　前骨髄球と桿状核好中球の途中の成熟段階である骨髄球や後骨髄球が認められ

ない⇒いわゆる白血病裂孔の状態。急性前骨髄球性白血病（APL）を示す。

＃7　血小板7万（基準15～40万）と減少⇒急性白血病において骨髄で白血病細胞が増加するため、正常造血が低下したものと考えられる。

＃8　骨髄穿刺所見では有核細胞数20万と基準範囲内（10～30万/μl）⇒汎血球減少の原因としての再生不良性貧血は考えられない。

＃9　G/E比9.5と基準値（2～3：1）を超えて上昇⇒APLが疑われるため、骨髄内で前骨髄球が腫瘍性増殖し、顆粒球系細胞が著明に増加したため、G/E比の著明な上昇をみたものと考えられる。

＃10　ペルオキシダーゼ染色陽性を示す異常細胞を多数認める⇒非リンパ性急性白血病において認められる骨髄芽球や前骨髄球であると考えられる。

画像所見 May-Giemsa染色標本では、

＃1　中央に大型で、核の占める割合が大きな細胞がある。クロマチンが粗である。

＃2　豊富なアズール顆粒とともに多数のAuer小体が認められ、faggot bodyを形成。

＃3　6時の方向には赤芽球が認められる。

＃4　上記＃1～3よりAPLと考えられる。

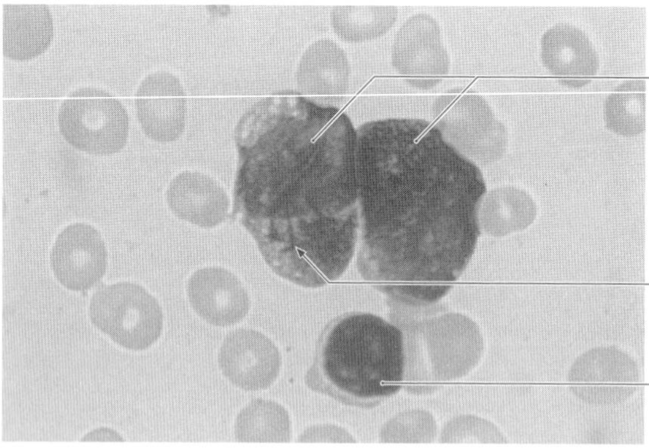

❏診　断　　急性前骨髄球性白血病（APL）。

❏選択肢考察

A　狭義の急性骨髄性白血病（AML）は白血病細胞のMPO陽性率が3％以上で、アズール顆粒の量が少なく、Auer小体も稀に認められる程度で、本例のようにAuer小体が束になってfaggot bodyを形成することはない。(×)

B　発熱、貧血、出血傾向があり、末梢血液中で白血病裂孔を伴った前骨髄球が出現しており、末血標本でAuer小体や大型のアズール顆粒が豊富な前骨髄球が認められることからAPLと診断される。(○)

C　血液像でfaggot bodyを伴った前骨髄球が認められるので急性単球性白血病ではない。(×)

D　急性リンパ性白血病では、リンパ系の幼若細胞であるリンパ芽球由来の白血病細胞が多数認められるはずであり、その場合にはAuer小体などが認められず、またMPOは陰性となり、PAS染色で顆粒状陽性を示す。(×)

E　赤白血病は他の急性白血病に臨床症状なども類似するが、特に赤芽球の成熟障害による貧血が著明で、骨髄では白血病裂孔とともに赤芽球は過形成となり、PAS陽性の巨赤芽球や環状鉄芽球が認められることもある。本例の血液像では赤芽球を認めるが、白血病細胞の形態から赤白血病は否定的である。(×)

解答：B（*iM* 5 177）

□□ **136** 28歳の女性。歩行時の息切れと性器出血とを主訴に来院した。皮膚は蒼白で両下肢に紫斑と点状出血とを認める。血液所見：赤血球310万、Hb 9.5g/dl、Ht 29％、網赤血球1.0％、白血球2,400、血小板1.3万。骨髄血塗抹May-Giemsa染色標本（⇒カラー口絵）を別に示す。

予想される検査所見はどれか。

A 抗血小板抗体陽性
B ハプトグロビン上昇
C 血清FDP増加
D 血清カルシウム高値
E 血清M蛋白陽性

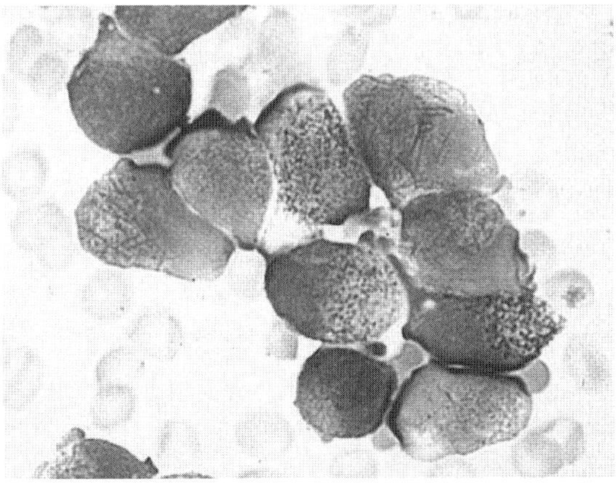

❏ **解法ガイド** 身体所見 ＃1 28歳の女性、歩行時の息切れ⇒末梢細胞への酸素供給の減少。呼吸器疾患や心疾患、貧血などを考えたい。

＃2 性器出血⇒若年女性なので、妊娠に関連したものである可能性もあるが、過多月経の可能性もある。

＃3 皮膚は蒼白⇒著明な貧血。

＃4 両下肢に紫斑と点状出血⇒表在性出血。性器出血と併せて考えると、出血傾向があったものと考えられる。

検査所見 ＃1 赤血球310万（基準380～480万）、Hb 9.5g/dl（基準12～16）、Ht 29％（基準36～42）⇒正球性貧血（MCV 94）。

＃2 網赤血球1.0％（基準0.6～2.0％）⇒貧血の割には増加していないので造血低下による貧血と考えたい。

＃3 白血球2,400（基準4,000～8,500）と減少⇒骨髄抑制を考えたい。易感染性を呈している可能性もあるが、この患者では発熱は認められていない。

＃4 血小板1.3万（基準15～40万）と減少⇒性器出血や皮下出血の原因。

画像所見 骨髄血塗抹May-Giemsa染色標本では、

＃1 周辺の赤血球に比し、大型の異型性の強い細胞が多数認められる。

＃2 どの細胞も核の占める割合が大きく、一部核小体がみられる幼若細胞。

＃3 細胞内に多数のアズール顆粒。

＃4 Auer小体を含んだ前骨髄球が認められる。

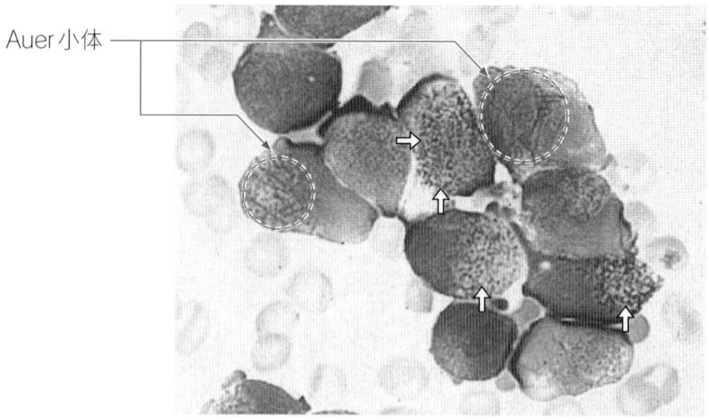

⇧：アズール顆粒

❑診　　断　急性前骨髄球性白血病（APL）。

出血傾向と貧血があり、骨髄塗抹May-Giemsa染色標本で、アズール顆粒が豊富で、多数のAuer小体を含んだ前骨髄球由来の白血病細胞と考えられる細胞が認められることから、APLと診断される。

❑解法サプリ　APLはFAB分類ではM3とされ、大型のアズール顆粒に富み、Auer小体を多数認める前骨髄球由来の白血病細胞が腫瘍性増殖しているものである。染色体異常としてはt（15；17）が高率に検出されるのが特徴であり、トロンボプラスチンの放出によるDICの合併がほぼ100％に認められる。診断は末梢血もしくは骨髄における塗抹May-Giemsa染色標本によりなされる。治療としては、ビタミンA誘導体であるATRAを用いた分化誘導療法が90％に有効である。

❑選択肢考察

A　抗血小板抗体は慢性の特発性血小板減少性紫斑病（ITP）で、脾臓における血小板破壊の亢進の原因となるものである。APLではDICにより、血管内血栓で消費が亢進したことで血小板が減少するのであり、特発性血小板減少性紫斑病とは異なる。（×）

B　APLではDICが合併する頻度が高いので、赤血球破砕症候群による溶血でハプトグロビン低下を認める可能性もある。（×）

C　APLではDICが合併する頻度が高いので、DICの指標となるD-ダイマーや血清FDPの増加を認める。（○）

D　血液疾患では成人T細胞白血病や多発性骨髄腫で、血清カルシウム高値を認めることがあるが、APLでは認めることは稀である。（×）

E　血清M蛋白陽性は多発性骨髄腫や原発性マクログロブリン血症などで認められるが、APLはリンパ球や形質細胞の腫瘍性増殖ではないので認められない。（×）

解答：C（*iM* 5 177）

□□ **137**　急性前骨髄球性白血病について正しいのはどれか。

A　BCR/ABLキメラ遺伝子を形成する。

B　合併する播種性血管内凝固〈DIC〉は、抗腫瘍化学療法によって改善する。

C　分化誘導療法は約50％に有効である。

D　分化誘導療法後のレチノイン酸症候群では、骨髄抑制による出血傾向を生じる。

E　分化誘導療法により寛解導入されても、その後の化学療法は必要である。

❏解法ガイド　急性前骨髄球性白血病（APL、M3）は白血病細胞からのトロンボプラスチンの放出によりほぼ全例にDICを生じ、出血傾向（鼻出血、歯肉出血、溢血斑など）を伴い脳出血や消化管出血で死亡する。急速な経過をとるが、DICの治療（ヘパリン＋AT Ⅲ、FOYなど）と、ビタミンA誘導体（ATRA；all-trans retinoic acid）による分化誘導療法による寛解導入、さらに多剤併用化学療法によって寛解維持がなされうる。一度完全寛解に入ると比較的予後は良好である（寛解期間は長い）。

❏選択肢考察

A　APLで認められる染色体異常としては、t（15；17）が特徴的である。BCR/ABLキメラ遺伝子を形成するのは慢性骨髄性白血病のPh染色体である。(×)

B　APLではほぼ全例にDICを合併するが、一般的にその化学療法に先立ってDICの治療を行わなければならない。化学療法によって自然に改善するのではない。(×)

C　APLにはビタミンAの誘導体であるATRAが分化誘導療法として用いられる。その有効率は90％で、化学療法のように骨髄抑制を生じない。(×)

D　ATRAを分化誘導療法に用いた場合には、白血球数の多い症例では治療直後に白血病細胞の分化障害が改善されて、急激な白血球増加をきたし胸部X線のスリガラス状変化を伴う呼吸困難を生じる。これを分化誘導療法後のレチノイン酸症候群という。レチノイン酸症候群を回避するためには白血球数が多いAPLに対しては、分化誘導療法時に化学療法を併用する必要がある。(×)

E　分化誘導療法により寛解導入されても、そのままでは再発するので化学療法による寛解維持療法が必要である。(○)

解答：E（*iM* ⑤ 177）

□□ **138**　急性単球性白血病に**認められない**のはどれか。

A　血清リゾチーム活性増加
B　非特異的エステラーゼ反応陽性
C　Auer小体陽性
D　巨大脾腫
E　歯肉腫脹

❑解法ガイド

急性単球性白血病（acute monocytic leukemia；AMoL）はFAB分類M5であり、骨髄有核細胞の中で単球系の細胞が腫瘍性増殖し、80％以上を占める。腫瘍細胞のペルオキシダーゼ染色は陽性であり、また非特異的エステラーゼ染色が陽性であるのが特徴である。

単芽球が大部分を占める未熟型のM5aと、単芽球が少なく、分化傾向を示す成熟型のM5bに分けられる。

AMoLは白血病細胞の組織浸潤傾向が強いため歯肉腫脹や皮疹などを認め、また貪食像を呈することも多い。さらに血中および尿中リゾチーム（ムラミダーゼ）活性の上昇を認めることも多い。

選択肢考察

A　AMoLでは血中および尿中リゾチーム（ムラミダーゼ）活性の上昇を認めるのが特徴である。（○）

B　エステラーゼ反応にはα-ナフチルブチレート染色などの非特異的エステラーゼ反応と、ナフトールASD-クロロアセテート染色などの特異的エステラーゼ反応があるが、AMoLで認められるエステラーゼ反応は非特異的エステラーゼ反応であり、ペルオキシダーゼ陽性の急性非リンパ性白血病の鑑別として、エステラーゼ反応が陽性であればAMoLであり、エステラーゼ反応が陰性であれば急性単球性白血病（M4、M5）以外の急性骨髄性白血病であり、さらに一部の細胞のみがエステラーゼ反応陽性であれば急性骨髄単球性白血病であると判断される。（○）

C　Auer小体は急性非リンパ性白血病で認められるが、AMoLでも認められる。しかし、すべての白血病細胞に認められるのではなく、Auer小体が認められることによって急性非リンパ性白血病と診断されるのであり、Auer小体が存在しないからといって急性非リンパ性白血病が否定されるものではない。（○）

D　AMoLの白血病細胞は組織浸潤傾向が強いので、肝脾腫大を認めることもあるが、巨大脾腫となることは稀である。一般に巨大脾腫は慢性骨髄性白血病や原発性骨髄線維症、Banti症候群などの門脈圧亢進症、マラリア感染症などで認められる。（×）

E　AMoLは白血病細胞の組織浸潤傾向が強いので、歯肉腫脹や、時に皮疹や髄膜浸潤などを認め、場合によりリンパ節への浸潤を認めることもある。時にリンパ節腫大が全身に及ぶこともあるが、リンパ性白血病ではないため、全身リンパ節腫大を特徴とするものではない。（○）

解答：D（*iM* 5 179）

□□ **139**　48歳の男性。1週間前から咽頭痛が出現し、歯肉腫脹も認められたため来院した。両側扁桃は著明に腫大しているが膿栓はない。体温38.3℃。赤血球260万、Ht 25％、白血球15,000（桿状核好中球5％、分葉核好中球12％、好酸球2％、好塩基球1％、リンパ球19％、異常細胞61％）、血小板10万。骨髄塗抹May-Giemsa染色標本（⇒カラー口絵）を示す。骨髄塗抹標本に認められる異常細胞の大部分は非特異的エステラーゼ染色陽性である。

考えられるのはどれか。

A　急性前骨髄球性白血病

B　急性リンパ性白血病

C　急性単球性白血病

D　慢性リンパ性白血病

E　成人T細胞白血病

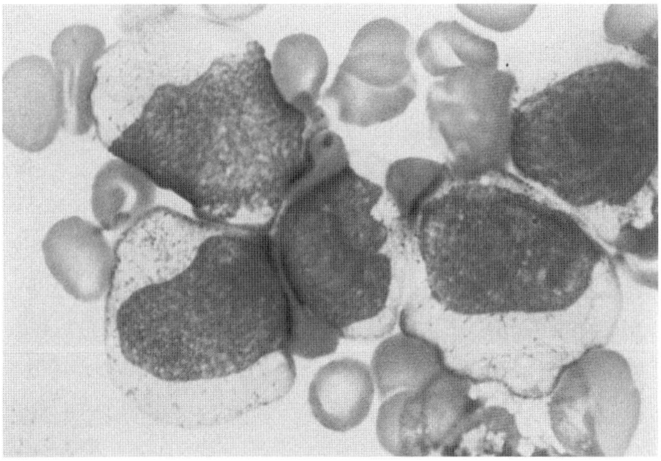

❏ 解法ガイド

身体所見

＃1　48歳の男性。1週間前から⇒急性疾患。

＃2　咽頭痛と歯肉腫脹が出現⇒歯肉腫脹はジフェニルヒダントインによる副作用や急性単球性白血病などを考慮したい。

＃3　両側扁桃は著明に腫大するも膿栓はない⇒好中球の貯留はなく、細菌感染は存在していないと考えられる。

＃4　体温38.3℃⇒発熱。感染症によるものか、腫瘍や膠原病などが考えられる。

検査所見

＃1　赤血球260万、Ht 25％⇒MCV 96と正球性貧血。

＃2　白血球15,000（基準4,000～8,500）と増加。

＃3　桿状核好中球5％、分葉核好中球12％、好酸球2％、好塩基球1％、リンパ球19％、異常細胞61％⇒大量の異常細胞から急性白血病と考えられる。

＃4　血小板10万（基準15～40万）と減少⇒急性白血病による白血病細胞が骨髄抑制を生じさせたためであろう。

＃5　異常細胞の大部分は非特異的エステラーゼ染色陽性⇒急性単球性白血病の白血病細胞であろう。

画像所見　骨髄塗抹May-Giemsa染色標本では、

＃1　赤血球と比べ大型の、核の占める割合が大きく不整な白血球系の細胞の存在。

核小体を伴っている⇒芽球と考えられる。

＃2　核に切れ込みが入っているものがある⇒単球系への分化傾向。

＃3　他の細胞には明らかな単球への分化傾向は認められない。

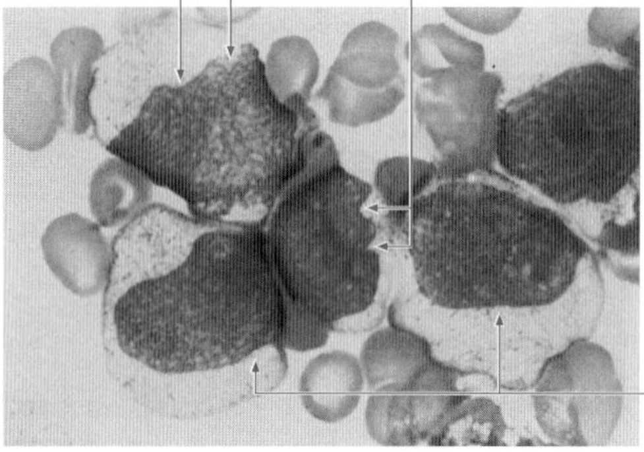

❏診　　断　急性単球性白血病（AMoL）。

成人男性の発熱、咽頭痛で発症し、歯肉腫脹もある。末梢血液像では正常造血が抑制され、貧血、正常白血球減少、血小板減少を認める。骨髄塗抹May-Giemsa染色標本では芽球が多数認められ、一部単球への分化傾向の認められるものもあるが、他の細胞にはそれが認められず、その判断は難しい。しかし、いずれにせよ、この骨髄所見からは急性白血病と判断できる。さらに、これらの異常細胞の大部分は非特異的エステラーゼ染色陽性であることから、急性単球性白血病（AMoL）であると判断される。

❏解法ガイド　AMoL（FAB分類M5）は単球系の細胞が腫瘍性増殖をしたもので、ペルオキシダーゼ染色弱陽性、非特異的エステラーゼ染色強陽性であるのが特徴である。組織浸潤傾向が強く、発熱、咽頭痛や扁桃腫大などで発症し、歯肉腫脹や皮疹などを認めるのが特徴である。白血病細胞は貪食像を示し、血中・尿中ムラミダーゼ（リゾチーム）活性の上昇を認める。

❏選択肢考察

A　一般的に急性骨髄性白血病（M1、M2）や急性前骨髄球性白血病の細胞では、非特異的エステラーゼ染色は陰性となる。(×)

B　急性リンパ性白血病は非特異的エステラーゼ染色陰性であるので否定される。(×)

C　発熱、咽頭痛、扁桃腫大、歯肉腫脹という臨床所見、および骨髄塗抹標本に認められる異常細胞の大部分は非特異的エステラーゼ染色陽性であることからAMoLが最も考えられる。(○)

D　慢性リンパ性白血病は欧米に多いが本邦には少ない。高齢者に多く、ほとんど無症状であり、末梢血白血球増加が診断のきっかけとなることが多い。末梢血液中では成熟リンパ球（B細胞が80％）の著明な増加を認め、肝脾腫大やリンパ節腫大を認めることが多い。この症例で認められる白血病細胞は幼若な細胞であり、慢性リンパ性白血病で認められる成熟リンパ球とは異なる。(×)

E　成人T細胞白血病の腫瘍細胞はリンパ系細胞であるため、非特異的エステラーゼ染色が陰性であるので、否定的である。(×)

解答：C（*iM* 5 179）

□□ **140** 赤白血病について**誤っている**のはどれか。

A 環状鉄芽球がみられる。

B PAS陽性顆粒をもつ赤芽球がみられる。

C 骨髄に巨赤芽球様細胞が出現する。

D 末梢血に赤芽球が出現する。

E 末梢血赤血球数は増加する。

❏解法ガイド 赤白血病は、骨髄芽球のみならず、赤芽球系にも分化・成熟障害を伴った幼若細胞の腫瘍性増殖をきたしたものであり、骨髄中赤芽球の割合は50％以上で過形成となり、PAS陽性の巨赤芽球や環状鉄芽球などの異型性を呈するものが多い。進行は比較的ゆっくりしているが、赤芽球の分化・成熟障害により著明な貧血を呈し、寛解率が悪く、予後不良である。FAB分類ではM6とされる。

❏選択肢考察

A 環状鉄芽球は、赤芽球の中で、鉄染色をし核周囲のミトコンドリアの鉄が陽性に染色されたものである。環状鉄芽球は鉄芽球性貧血や骨髄異形成症候群の環状鉄芽球を伴った不応性貧血（RARS）や赤白血病で認められる。(○)

B 赤白血病に認められる赤芽球は分化・成熟障害を伴い、腫瘍性増殖をしたものであり、PAS陽性顆粒を認めるのが特徴である。(○)

C 骨髄の分化・成熟障害を伴った赤芽球は異型性を呈し、PAS陽性の巨赤芽球となるものが多い。(○)

D 赤白血病では、骨髄内において骨髄芽球のみならず、赤芽球系にも分化・成熟障害を伴った腫瘍性増殖を認め、異型性のある赤芽球が多数出現する。それは骨髄と血管の間のバリアを超えて末梢血液中にも流入し、末梢血液中に赤芽球が出現することも多くある。(○)

E 赤白血病では、骨髄において赤芽球の腫瘍性の増殖を認めるが、赤芽球の分化・成熟障害により著明な貧血を呈する。(×)

解答：E（*iM* 5 180）

□□ **141**　急性白血病と治療の組合せについて正しいのはどれか。

A　急性前骨髄球性白血病 ──── ビタミンB_{12}誘導体による分化誘導療法
B　急性骨髄性白血病 ──── ビンクリスチン＋プレドニゾロン併用
C　急性リンパ性白血病 ──── ダウノルビシン＋シタラビン併用
D　髄膜白血病 ──── 髄腔内メトトレキサート投与
E　腫瘤形成性急性骨髄性白血病 ─ 外科的切除

❏解法ガイド

急性リンパ性白血病と非リンパ性の急性骨髄性白血病の治療は異なる。

急性リンパ性白血病（ALL）は、VP療法（ビンクリスチン＋プレドニゾロン）が中心で、適応がある成人や小児のハイリスクでは寛解導入時に同種造血幹細胞移植を行う。

急性前骨髄球性白血病（APL）以外の急性骨髄性白血病では、ダウノルビシン＋シタラビン（Ara-C）併用が中心の多剤併用療法で寛解導入し、適応がある場合には寛解導入時に同種造血幹細胞移植を行う。適応がない場合には、地固め療法、維持療法、強化療法などを続ける。

APLにはATRA（ビタミンA誘導体、all-trans retinoic acid）経口投与による分化誘導療法が行われる。ATRAの作用には、白血病細胞にt（15；17）ないしPML-RARαの再構成があることが必要であるが、これによりDICの改善が認められる。

❏選択肢考察

A　APLにはビタミンA誘導体による分化誘導療法が有用である。これで寛解導入し、ダウノルビシンなどで維持療法が行われる。ダウノルビシン＋シタラビン（Ara-C）併用で寛解導入を行う場合にはDICに対する治療を行う必要がある。（×）

B　ビンクリスチン＋プレドニゾロン併用（VP療法）で寛解導入を行うのは急性リンパ性白血病であり、急性骨髄性白血病ではない。（×）

C　急性骨髄性白血病ではダウノルビシン＋シタラビン（Ara-C）併用を行い、その後適応があれば造血幹細胞移植を行う。急性リンパ性白血病はVP療法が中心となる。（×）

D　中枢神経系は抗腫瘍薬が入りにくい聖域（sanctuary）であり、髄膜白血病は急性リンパ性白血病などで認められることが多いので、髄腔内メトトレキサート投与や中枢神経系放射線照射の適応となる。（○）

E　腫瘤形成性急性骨髄性白血病はクロローマ（緑色腫）と呼ばれ、急性骨髄性白血病などで深部臓器、軟部組織、皮膚、頭頸部、骨、中枢神経などに認められる。治療は外科的切除ではなく、急性骨髄性白血病と同様に多剤併用の化学療法が行われる。（×）

解答：D（***iM*** ⑤ 165～171）

□□ **142** 33歳の女性。動悸と性器出血とを主訴に来院した。眼瞼結膜は蒼白で、両下腿に点状出血を認める。赤血球230万、Hb 6.4g/d*l*、Ht 21.0%、白血球2,300、血小板0.9万。骨髄血塗抹May-Giemsa染色標本（⇒カラー口絵）を示す。

適切な治療薬はどれか。

A 全トランス型レチノイン酸

B シクロスポリン

C 抗ヒト胸腺細胞グロブリン〈ATG〉

D 放射線照射

E 副腎皮質ステロイド薬

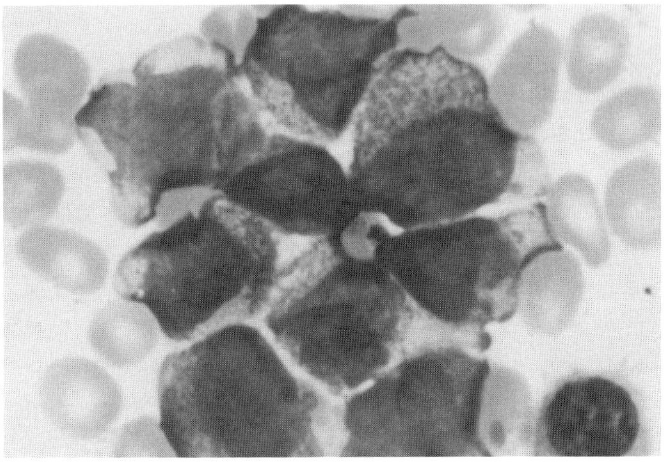

❏解法ガイド 身体所見 ＃1 33歳の女性、動悸⇒不整脈もしくは循環器系疾患を疑わせる。

＃2 性器出血⇒33歳と閉経前なので、月経時の大量出血、もしくは非月経時の性器出血、妊娠に関連した性器出血の可能性もある。

＃3 眼瞼結膜は蒼白⇒著明な貧血。貧血の結果、代償性に循環器系がhyperdynamic状態となり、動悸をきたしたものと推測される。

＃4 両下腿の点状出血⇒出血傾向により、重力的に最も圧のかかる下腿に点状出血をきたした。性器出血などの大量出血をきたした可能性が推測される。

検査所見 ＃1 赤血球230万（基準380～480万）、Hb 6.4g/d*l*（基準12～16）、Ht 21.0%（基準36～42）⇒MCV 90と正球性貧血。この出血傾向が慢性持続的に生じ、そのために鉄欠乏性貧血になったものではなく、比較的急激に出血をきたした結果、出血性貧血となったものと考えられる。

＃2 白血球2,300（基準4,000～8,500）と低下⇒本来、大量出血を生じた場合には白血球数が反応性に上昇するはずであるが、この症例では低下している。

＃3 血小板0.9万（基準15～40万）と著明に低下⇒血小板数2万以下では重篤な出血傾向をきたす。

画像所見 骨髄血塗抹May-Giemsa染色標本では、

＃1 中央に大型で、核の占める割合が大きな細胞が複数個認められ、クロマチンが粗である。

＃2 特に10時方向の細胞には豊富なアズール顆粒とともに多数のAuer小体が認め

られ、いわゆるfaggot bodyを形成している。

＃3　4時の方向には赤芽球が認められる。

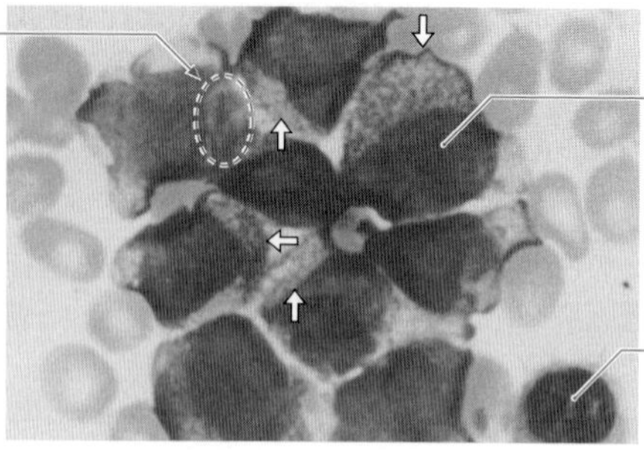

❏診　断　急性前骨髄球性白血病（APL）。

中年女性が、動悸と性器出血とを主訴としており、汎血球減少による貧血と、血小板減少による出血傾向がその原因と考えられる。また、白血球も減少しており、汎血球減少が認められている。骨髄血塗抹May-Giemsa染色標本では、大型の幼若細胞で、アズール顆粒が豊富で、Auer小体が多数存在していることから、異型性をもった前骨髄球が腫瘍性に増加していると考えられるため、APLと診断される。

❏解法サプリ　APLに対しては、他の急性白血病と異なり、ビタミンA誘導体のATRA（all-trans retinoic acid）による分化誘導療法が有用である。寛解導入後は化学療法による地固め療法を行う。また、DIC合併時には、寛解導入療法に先立ってDICの治療としてヘパリンやメシル酸ガベキサート（FOY）などによる治療を行う必要がある。

❏選択肢考察

A　全トランス型レチノイン酸はATRAのことであり、ビタミンA誘導体で、APLの寛解導入療法として分化誘導を行わせる目的で用いられている。その寛解導入率は90％である。一般の多剤併用化学療法と比べ骨髄抑制などの副作用が少なく、DICの誘発も少ないため、治療初期段階での死亡率が低く、有効であると考えられている。副作用としては、治療開始後の急激な白血球増加によるARDS（急性呼吸窮迫症候群）を伴うレチノイン酸症候群をきたすので、注意が必要である。（○）

B　シクロスポリンはT細胞に作用する免疫抑制薬であり、腎臓移植や心臓移植などの臓器移植後の免疫抑制薬として用いられることがあり、また再生不良性貧血に対して用いられたり、Behçet病に対して用いられることもある。しかし、非リンパ系の疾患であるAPLの治療に用いられることはない。（×）

C　抗ヒト胸腺細胞グロブリンは中等症以上の再生不良性貧血に用いられるが、APLの治療薬として用いられることはない。（×）

D　急性リンパ性白血病で髄膜白血病をきたした場合に中枢神経系への放射線照射が行われることがあるが、APLでは髄膜白血病の合併も稀であり、この段階で選択すべき治療ではない。（×）

E　副腎皮質ステロイド薬は、急性リンパ性白血病などにおける多剤併用療法としてビンクリスチンとともに寛解導入に用いられたり、悪性リンパ腫の寛解導入療法に用いられるが、APLの寛解導入療法や地固め療法に用いられることはない。（×）

解答：A（*iM* 5 166）

□□ **143**　急性白血病の支持療法について正しいのはどれか。

A　多剤併用化学療法時にはアロプリノールを併用する。
B　貧血に対しては洗浄赤血球輸血を行い、ヘモグロビン濃度を正常域に保つ。
C　多剤併用化学療法時の血小板減少に対しては血小板輸血を避ける。
D　ATRAによる分化誘導療法では副作用は認めない。
E　感染症に対しては菌感受性試験の結果を待って、強力な抗生物質療法を行う。

❏解法ガイド　急性白血病の治療法としては多剤併用化学療法や、急性前骨髄球性白血病に対するATRAを用いた分化誘導療法、造血幹細胞移植法などがある。多剤併用化学療法は急性リンパ性白血病に対してはプレドニゾロンおよびビンクリスチンを中心としてL-アスパラギナーゼなどを加えた寛解導入療法を行う。寛解導入後はメトトレキサートや6-MPなどによる寛解維持・強化療法を行う。中枢神経白血病による再発を予防するため頭蓋X線照射やメトトレキサートの髄腔内投与が行われる。急性骨髄性白血病に対してはAra-Cとダウノルビシン、6-MPなどを加えた寛解導入療法が行われ、その後、地固め療法や維持・強化療法が行われる。

これらの化学療法薬は腫瘍細胞の破壊とともに正常造血における骨髄抑制なども認めるので、貧血や白血球減少、血小板減少、免疫不全などをきたすが、これに対して支持(補助)療法が行われている。

❏選択肢考察

A　多剤併用化学療法時には腫瘍細胞が大量に破壊され、高尿酸血症となり尿酸腎症による急性腎不全を生じる。それを避けるためアロプリノールを併用する。(○)

B　赤血球は顆粒球や血小板の寿命に比べ120日と長いので、化学療法後、一過性の貧血をみても、赤血球輸血を必要とすることは稀である。また、急性白血病の治療中では症状安静をとることが一般的であり、特に末梢組織における酸素需要が高まるわけではないので、Hb濃度を正常域に保つ必要はない。洗浄赤血球は補体などを含まないので発作性夜間ヘモグロビン尿症に対する輸血に用いられるが、急性白血病の支持療法としては濃厚赤血球輸血が行われる。(×)

C　急性白血病の化学療法時には骨髄における血小板造血も抑制されるため、末梢血で血小板減少をきたし、出血傾向を認める。一般に血小板数が5万/μl以下で自然出血傾向が認められ、1～2万/μl以下になると重篤な出血を認める可能性があるため、血小板輸血を行うことにより血小板数を2～5万/μl以上に維持する必要がある。(×)

D　ATRAによる分化誘導療法は急性前骨髄球性白血病に対して行われ、寛解導入に良好な成績をおさめているが、分化誘導された結果、好中球の異常な増加を認め、肺水腫などのレチノイン酸症候群を生じることがある。(×)

E　抗白血病薬の使用により白血病細胞の減少を認めるが、正常白血球も減少するため感染症を併発することが多く、その対策としてはクリーンルームでの治療や、血中濃度を一定に維持する抗生物質の投与、重症例に対してはγ-グロブリン製剤や、G-CSFもしくはM-CSFなどの顆粒球・単球造血因子の投与などが行われる。一般に感染症が明らかに出現している場合には、一般の感染症と異なり、菌感受性試験の結果を待つことなく強力な抗生物質療法を行う。(×)

解答：A(*iM* 5 167、170)

□□ **144** 急性白血病の予後について正しいのはどれか。

A 急性前骨髄球性白血病〈M3〉はDIC合併で予後不良である。

B 高齢者の急性骨髄性白血病は比較的予後が良い。

C 骨髄異形成症候群が先行した急性骨髄性白血病は比較的予後が良い。

D 二次性白血病は一次性白血病に比し比較的予後が良い。

E 小児型急性リンパ性白血病〈L1〉は成人型〈L2〉よりも予後が良い。

❑解法ガイド

急性白血病の予後は、白血病の分類・種類により異なる。
染色体異常の特性により予後は大体決定される。

❑選択肢考察

A 急性前骨髄球性白血病（M3）はDIC合併があるが、ATRAによる分化誘導療法で比較的予後が良好である。一般的な急性骨髄性白血病の化学療法による寛解導入率は80％弱で、治癒率は40％弱であるが、急性前骨髄球性白血病ではATRAにより寛解率90％以上、長期生存率70％以上である。(×)

B 65歳以下では完全寛解率70～80％、5年生存率30％であるが、70歳以上では完全寛解率40～70％、治癒率10％以下であり、高齢者の急性骨髄性白血病は予後が悪い。(×)

C 骨髄異形成症候群が先行した急性骨髄性白血病は、完全寛解率40～65％、治癒率10～20％で比較的予後が悪い。(×)

D 二次性白血病はベンゼンや放射線、G-CSF、抗癌薬などによる急性白血病のことで、治癒率10％以下であり、一次性白血病に比し比較的予後が悪い。(×)

E 小児型急性リンパ性白血病（L1）のスタンダードリスクは化学療法のみでも比較的予後良好で、成人型（L2）よりも予後が良い（FAB分類では急性リンパ性白血病をL1～L3に分類するが、WHO分類ではL1とL2の分類は直接治療につながらないので区分されず、腫瘍細胞の由来がB細胞系かT細胞系かで分類されている）。(○)

解答：E（*iM* 5 171）

□□ **145**　急性骨髄性白血病で最も予後の悪い核型はどれか。

A　正常核型

B　逆位染色体異常 inv (16)

C　t (15；17) 転座

D　t (8；21) 相互転座

E　t (9；22) 転座

❏ 解法ガイド　急性白血病において、急性前骨髄球性白血病 (M3) の t (15；17)、急性骨髄性白血病 (M2) の t (8；21) および急性骨髄単球性白血病 (M4-Eo) の inv (16) が予後良好群である。これらでは5年生存率60％である。

5番、7番の長腕の欠失ないし欠損、3番の転座や逆位、t (6；9)、t (9；22)、11q23 異常を伴う場合の予後は悪く、5年生存率5～10％である。

正常核型は平均的予後で、5年生存率30～40％である。

❏ 選択肢考察

A　急性白血病において正常核型は平均的予後と考えられる。(×)

B　逆位染色体異常 inv (16) を認める急性骨髄単球性白血病 (M4-Eo) は、急性骨髄単球性白血病の中で、骨髄中に顆粒に異染性のある好酸球を5％以上に認めるものである。これは化学療法によく反応し比較的予後が良い。(×)

C　急性前骨髄球性白血病 (M3) では90％に t (15；17) を認め、PML/RAR α キメラ遺伝子を形成する。これは、ビタミンA誘導体の ATRA 投与による分化誘導療法が有効である。(×)

D　急性骨髄性白血病 (M2) は成熟傾向を伴う急性骨髄性白血病 (AML) で、t (8；21) で AML/MTG8 キメラ遺伝子をもつ例が多いが、これらは、化学療法によく反応し比較的予後が良い。(×)

E　t (9；22) は Ph 染色体であるが、慢性骨髄性白血病以外に急性リンパ性白血病 (ALL) によくみられる。急性骨髄性白血病で認められる場合には予後不良であることが多い (ただし、イマチニブ併用化学療法治療により予後は改善しつつある)。(○)

解答：E (*iM* 5 171)

到達目標 2

急性白血病のFAB分類を概説できる。

図 20　FAB 分類

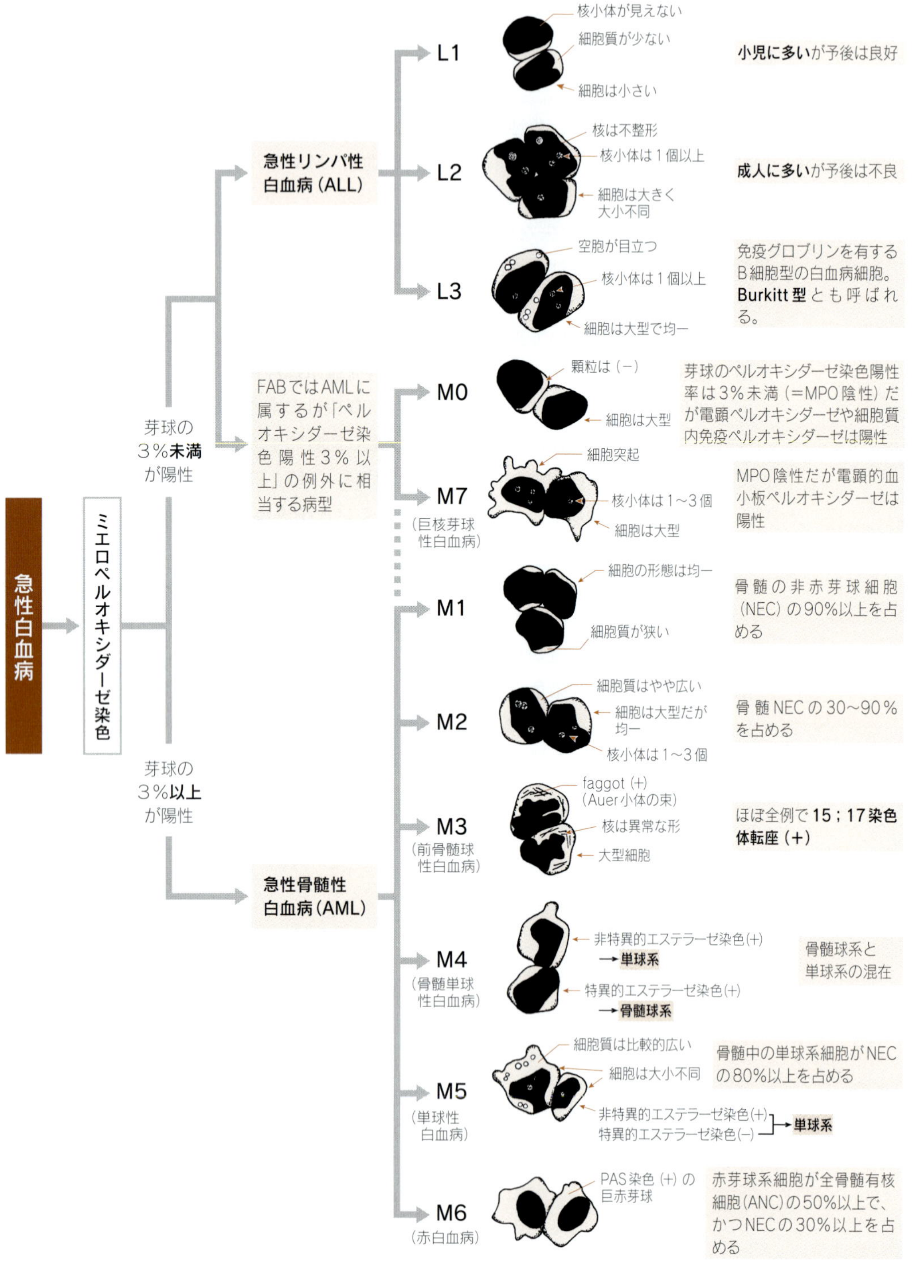
急性白血病
ミエロペルオキシダーゼ染色
芽球の3％未満が陽性
芽球の3％以上が陽性
急性リンパ性白血病（ALL）
FABではAMLに属するが「ペルオキシダーゼ染色陽性3％以上」の例外に相当する病型
急性骨髄性白血病（AML）
L1
核小体が見えない
細胞質が少ない
細胞は小さい
小児に多いが予後は良好
L2
核は不整形
核小体は1個以上
細胞は大きく大小不同
成人に多いが予後は不良
L3
空胞が目立つ
核小体は1個以上
細胞は大型で均一
免疫グロブリンを有するB細胞型の白血病細胞。Burkitt型とも呼ばれる。
M0
顆粒は（－）
細胞は大型
芽球のペルオキシダーゼ染色陽性率は3％未満（＝MPO陰性）だが電顕ペルオキシダーゼや細胞質内免疫ペルオキシダーゼは陽性
M7
（巨核芽球性白血病）
細胞突起
核小体は1～3個
細胞は大型
MPO陰性だが電顕的血小板ペルオキシダーゼは陽性
M1
細胞の形態は均一
細胞質が狭い
骨髄の非赤芽球細胞（NEC）の90％以上を占める
M2
細胞質はやや広い
細胞は大型だが均一
核小体は1～3個
骨髄NECの30～90％を占める
M3
（前骨髄球性白血病）
faggot（＋）（Auer小体の束）
核は異常な形
大型細胞
ほぼ全例で15；17染色体転座（＋）
M4
（骨髄単球性白血病）
非特異的エステラーゼ染色（＋）
→単球系
特異的エステラーゼ染色（＋）
→骨髄球系
骨髄球系と単球系の混在
M5
（単球性白血病）
細胞質は比較的広い
細胞は大小不同
非特異的エステラーゼ染色（＋）
特異的エステラーゼ染色（－）
→単球系
骨髄中の単球系細胞がNECの80％以上を占める
M6
（赤白血病）
PAS染色（＋）の巨赤芽球
赤芽球系細胞が全骨髄有核細胞（ANC）の50％以上で、かつNECの30％以上を占める

□□ **146**　急性白血病のFAB分類において正しい組合せはどれか。

A　L1 ―――――― ペルオキシダーゼ染色陽性細胞3％以上

B　L2 ―――――― 成人型急性リンパ性白血病

C　M0 ―――――― 急性巨核芽球性白血病

D　M3 ―――――― 急性単球性白血病

E　M6 ―――――― 急性前骨髄球性白血病

❑解法ガイド　FAB分類（French-American-British分類）は白血病細胞を形態学的・細胞化学的に分類したもので、病因論的分類ではないので不十分ではあるが、各国のスタンダードを設けたことにより、比較的対照しうるようになった。

FAB分類では、ペルオキシダーゼ（＝ミエロペルオキシダーゼ）染色陽性細胞が3％以上なら急性骨髄性白血病（AML；acute myeloid leukemia）、3％未満ならば急性リンパ性白血病（ALL；acute lymphoblastic leukemia）と分類し、AMLはM0～M7までの8型に、ALLはL1～L3までの3型に分類する（ただし、WHO分類ではL1とL2の分類は直接治療につながらないため区分されず、腫瘍細胞の由来がB細胞系かT細胞系かで分類している）。

FAB分類	WHO分類
L1 →×	Bリンパ芽球性白血病/リンパ腫
L2 →×	Tリンパ芽球性白血病/リンパ腫
L3 ――――→	Burkittリンパ腫

さらに、亜型として、急性前骨髄球性白血病（M3）であってもアズール顆粒が少なく、細胞内の顆粒が電子顕微鏡でしか確認できないM3-variant（M3V、M3亜型）や、急性骨髄単球性白血病（M4）の特徴をもつが、骨髄に形態学的に異常な好酸球が認められるM4-Eo〔16番染色体の腕間逆位inv（16）という特徴的な染色体異常があり、予後が比較的良いが、中枢神経系浸潤傾向が強い〕などがある。

❑選択肢考察

A　FAB分類では、ペルオキシダーゼ染色でLとMに大きく分類し、ペルオキシダーゼ染色陽性細胞3％以上をAML、3％未満をALLと分類する。L1～L3はALLに含まれるのでペルオキシダーゼ染色陽性細胞3％未満である。（×）

B　L1は小児型急性リンパ性白血病で、L2は成人型急性リンパ性白血病、L3はBurkittリンパ腫型の白血病細胞を認めるものである。（○）

C　M0は分化傾向のないAMLで、ペルオキシダーゼ染色が光顕では陰性であるが、電顕で陽性となる。急性巨核芽球性白血病はM7に分類される。（×）

D　M3は急性単球性白血病ではなくて急性前骨髄球性白血病である。急性単球性白血病はM5に分類され、さらに単芽球の単球への分化傾向のあるM5b、分化傾向のないM5aに分けられる。単芽球と骨髄芽球の両方が増加しているのがM4である。（×）

E　M6は急性前骨髄球性白血病ではなく、赤白血病である。赤白血病では赤芽球と骨髄芽球の両方が増加している。急性前骨髄球性白血病はM3に分類される。（×）

解答：B（*iM* 5 163）

□□ **147** 急性白血病のFAB分類においてペルオキシダーゼ染色陽性細胞が最も多いのはどれか。

A　L1

B　L3

C　M0

D　M2

E　M7

❏解法ガイド　FAB分類は急性白血病の分類法の一つである。骨髄穿刺液のMay-Giemsa染色標本による主観的に行われていた分類法に、ペルオキシダーゼ染色陽性率や細胞の形態分類の数量化を取り入れた分類法で、より客観的となり、国際比較が可能となった。

ペルオキシダーゼ染色陽性芽球が3％以上なら急性骨髄性白血病（AML）、3％未満なら急性リンパ性白血病（ALL）と分類する。FAB分類では白血病芽球が骨髄細胞中で30％以上（WHO分類では20％以上）を占めるものを急性白血病とし、5～30％（WHO分類では5～20％）の骨髄異形成症候群と区別している。

❏選択肢考察

A　L1は小児型の急性リンパ性白血病（ALL）で、白血病細胞のペルオキシダーゼ染色陽性率は3％未満である。（×）

B　L3はBurkitt型の白血病細胞を認めるもので、ペルオキシダーゼ染色陽性率は3％未満である。（×）

C　M0は分化・成熟傾向のないAMLで、AMLとしては光顕ではペルオキシダーゼ染色が陰性であるが、電子顕微鏡にてペルオキシダーゼ陽性顆粒が陽性、もしくはCD33やCD13が陽性であることが診断として必要である。（×）

D　M2は分化・成熟傾向のある急性骨髄性白血病であるので、白血病細胞のペルオキシダーゼ染色陽性率は3％以上である。（○）

E　M7は急性巨核芽球性白血病で、芽球は形態学的には、未熟な巨核球、ないし未分化な巨核芽球の形態を示し、リンパ芽球に類似し、芽球のペルオキシダーゼ反応は陰性である。診断は電子顕微鏡による血小板ペルオキシダーゼ陽性顆粒を証明するか、血小板抗原に対する抗体を使用して血小板由来糖蛋白（CD41またはCD62）を証明する必要がある。また、しばしば骨髄線維症を伴っている。（×）

解答：D（*iM* 5 163）

□□ **148** FAB分類において急性前骨髄球性白血病に相当するのはどれか。

A M3

B M4

C M5

D M6

E M7

❏ 選択肢考察

A 急性前骨髄球性白血病（APL）はFAB分類M3であり、大型のアズール顆粒に富む前骨髄球が白血病細胞として腫瘍性増殖したものであり、時にAuer小体が束になってfaggot bodyを形成する。DICの合併が多く、染色体異常としてt（15；17）を認める。（○）

B 急性骨髄単球性白血病である。幼若細胞が顆粒球系と単球系の両方への分化傾向を示すものである。（×）

C 急性単球性白血病である。骨髄有核細胞のうち、単球系の細胞が、（赤芽球を除いて）80％以上を占め、非特異的エステラーゼ染色陽性のものである。さらに単芽球の単球への分化傾向のあるM5b、分化傾向のないM5aに分けられる。（×）

D M6は急性赤白血病である。白血球系のみならず、赤血球系にも幼若細胞の腫瘍性増殖と分化・成熟障害を生じたもので、白血球系では、顆粒球系または単球系のいずれかの異常をきたす。（×）

E 急性巨核赤芽球性白血病である。巨核芽球の腫瘍性増殖によるもので、巨核球への分化・成熟が障害されている。（×）

解答：A（*iM* 5 163）

□□ **149**　34歳の男性。咳嗽と発熱とを主訴に来院した。眼瞼結膜に貧血はなく眼球結膜に黄疸はない。リンパ節腫脹はなく、肝・脾は触知しない。血液所見：赤血球370万、Hb 11.9g/d*l*、Ht 36％、白血球49,500、血小板6万。末梢血塗抹標本では異常細胞が68.5％ある。骨髄血塗抹May-Giemsa染色標本（⇒カラー口絵）を示す。

まず行うべき検査はどれか。

A　血清FDP測定

B　血清免疫電気泳動

C　組織適合性検査

D　骨髄細胞のペルオキシダーゼ染色

E　末梢血好中球アルカリホスファターゼ染色

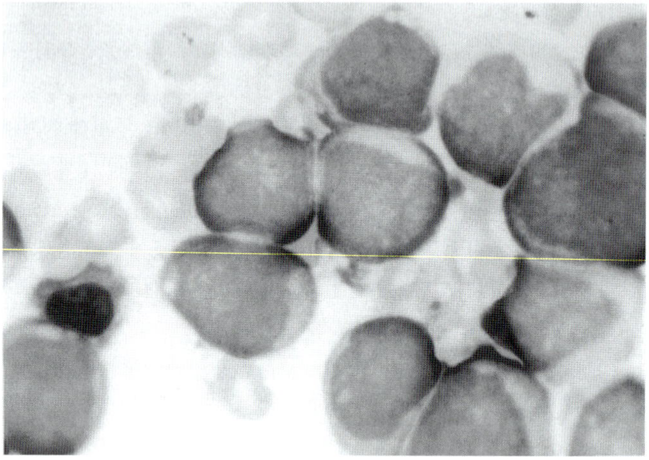

❏ **解法ガイド**　身体所見　＃1　34歳の男性が、咳嗽と発熱を主訴に来院⇒気道感染などを考えたい。

＃2　眼瞼結膜に貧血はなく眼球結膜に黄疸はない⇒貧血、溶血などは認めない。

＃3　リンパ節腫脹はない⇒悪性リンパ腫ではない。

＃4　肝・脾は触知しない。

検査所見　＃1　赤血球370万（基準410～530万）、Hb 11.9g/d*l*（基準14～18）、Ht 36％（基準40～48）⇒やや貧血傾向ではあるが、臨床症状でも貧血は認めていない。

＃2　白血球49,500（基準4,000～8,500）と著明に増加⇒この著増は一般の感染症では考えられず、白血病を考慮したい。

＃3　血小板6万（基準15～40万）と減少⇒白血病による骨髄抑制のためであろう。

＃4　末梢血塗抹標本では異常細胞が68.5％⇒白血病細胞の出現。もし白血病細胞が幼若なものばかりであれば、急性白血病の可能性が高い。

画像所見　骨髄血塗抹May-Giemsa染色標本では、

＃1　大型の細胞で、核の割合が大きく、N/C比が大きい幼若細胞を多数認める⇒急性白血病に合致する。

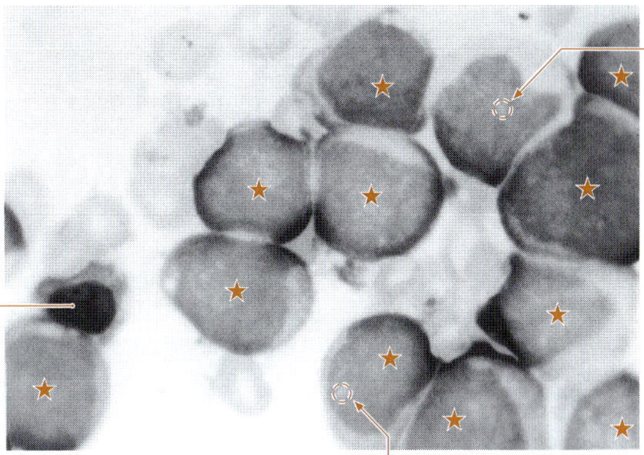

★：白血球系幼若細胞

❏診　　断　急性白血病。

この患者では臨床症状は著明ではないが、骨髄で幼若細胞を多数認め、末梢血でも白血球数が著明に増加している。白血病細胞ばかりで正常白血球が減少したため、易感染性が生じて呼吸器感染をきたし、それが主訴になったのであろう。

急性白血病では芽球の形態で急性骨髄性白血病か急性リンパ性白血病の鑑別診断ができないことが多いので、ペルオキシダーゼ染色をしてその鑑別を行う。

❏選択肢考察

A　血清FDP測定は播種性血管内凝固（DIC）の診断に、D-ダイマーとともに有用な検査である。この患者も急性白血病であるので、DICの合併はないとはいえない。しかし、骨髄所見から急性前骨髄球性白血病ではないこと、血小板減少が著明でないこと、出血傾向が認められないことなどから、まず行うべき検査とは考えにくい。（×）

B　一般に血清免疫電気泳動は多発性骨髄腫などのM蛋白血症で行うべき検査である。急性白血病ではM蛋白は認められないのでまず行うべき検査とは考えにくい。（×）

C　組織適合性検査はHLA適合性を検出するものであり、造血幹細胞移植において必要になる。この患者も急性白血病であり、寛解導入後などに必要となることもあるが、まずリンパ性か非リンパ性かの診断をつけるべきである。（×）

D　この患者では骨髄で幼若細胞は認められているが、それがリンパ性か非リンパ性かの判断は確実にはできないので、骨髄細胞のペルオキシダーゼ染色を行うことで、リンパ性か非リンパ性かの鑑別を行うべきである。ペルオキシダーゼ染色陽性芽球が3％以上なら急性骨髄性白血病（AML）、3％未満なら急性リンパ性白血病（ALL）と分類する。治療薬や予後、合併症などに大きな違いがある。（○）

E　末梢血好中球アルカリホスファターゼ染色は慢性骨髄性白血病や発作性夜間ヘモグロビン尿症で低下し、真性赤血球増加症などで上昇するが、急性白血病ではあえて行う必要はない。（×）

解答：D（*iM* 5 160）

□□ **150** 35歳の男性。歯肉出血を主訴として来院した。下肢に紫斑を認める。赤血球400万、Hb 11.0g/dl、白血球1,800（桿状核好中球20％、分葉核好中球14％、リンパ球40％、異常細胞26％）、血小板2.5万。末梢血塗抹染色標本上、白血球100個に対し赤芽球を2個認める。骨髄血塗抹May-Giemsa染色標本（⇒カラー口絵）を示す。

この患者のFAB分類における診断はどれか。

A　M1　　B　M2　　C　M3　　D　M5b　　E　L2

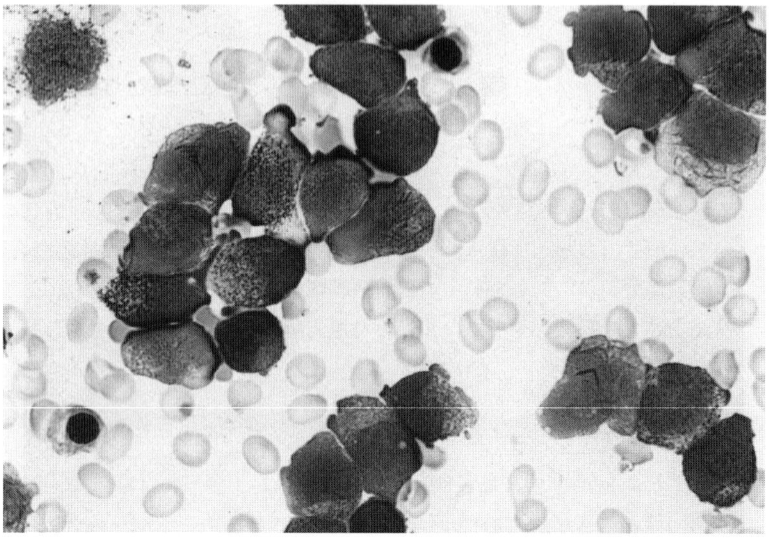

❏ **解法ガイド** 身体所見 ＃1　35歳の男性、歯肉出血および下肢に紫斑を認めた⇒表在性出血傾向。

検査所見 ＃1　赤血球400万（基準410～530万）、Hb 11.0g/dl（基準14～18）⇒35歳男性にしては貧血傾向である。

＃2　白血球1,800（基準4,000～8,500）と著明に減少。

＃3　桿状核好中球20％（基準4～14）、分葉核好中球14％（基準43～59）、リンパ球40％（基準26～40）⇒やや核の左方移動。

＃4　異常細胞26％⇒白血病細胞が出現している。

＃5　血小板2.5万（基準15～40万）と低下⇒巨核球の減少によって血小板産生が低下し減少したか、もしくはDICによる破壊亢進と考えられる。

＃6　末梢血塗抹染色標本上、白血球100個に対し赤芽球を2個認める⇒白赤芽球症と診断される。著明な出血もしくは白血病細胞の骨髄内増殖でバリアが破壊されたことによる可能性が高い。

画像所見 骨髄血塗抹May-Giemsa染色標本では、

＃1　大型の幼若細胞が認められる。

＃2　その中にアズール顆粒とAuer小体を多数認める⇒前骨髄球と判断される。

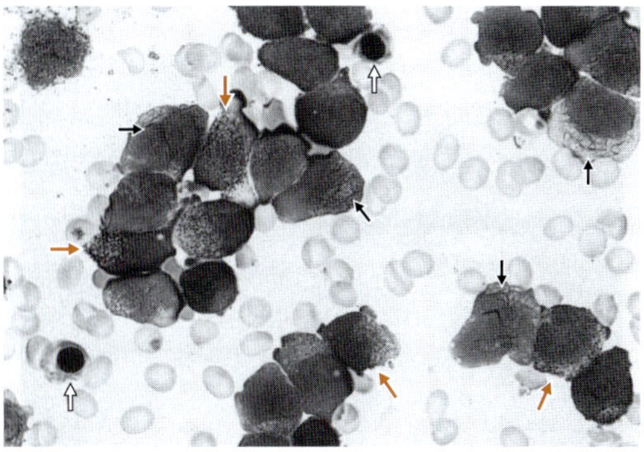

❏ **診　断**　急性前骨髄球性白血病（APL）。

❏ **選択肢考察**

A　FAB 分類の M1（急性骨髄性白血病）は成熟傾向のない急性骨髄性白血病で、この骨髄像のようなアズール顆粒や多数の Auer 小体を認めるものではない。（×）

B　FAB 分類の M2（急性骨髄性白血病）は成熟傾向のある急性骨髄性白血病であり、骨髄芽球や前骨髄球の合計が 50％以上を占める。この症例のようなアズール顆粒や多数の Auer 小体を認める前骨髄球のみが腫瘍性に増殖するものではない。（×）

C　この患者の感染症状や画像所見から APL（M3）と診断される。（○）

D　FAB 分類の M5b（急性単球性白血病）では分化型の急性単球性白血病（AMoL）であり、核に切れこみのある腫瘍細胞などを認めることが特徴である。（×）

E　FAB 分類の L2 は成人型の急性リンパ性白血病（ALL）で、アズール顆粒や Auer 小体を認めることはない。（×）

解答：C（*i*M 5 177）

Column

FAB 分類の M4-Eo の特徴（カラー口絵 20 ページ参照）

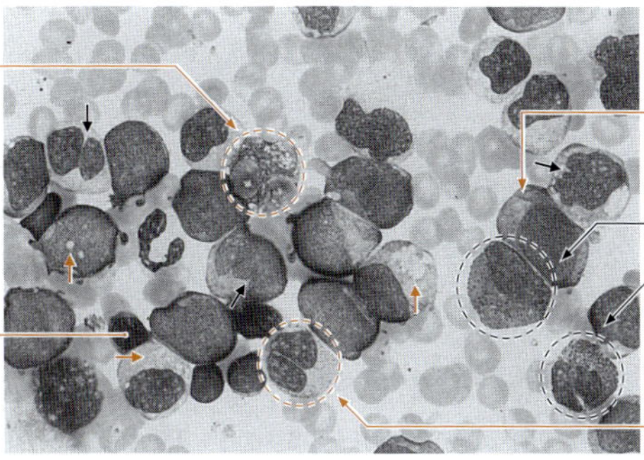

❏ 骨髄系幼若細胞とともに核に切れ込みの入った単球－マクロファージ系細胞が多く存在し、また異型好酸球を認めるため M4-Eo と判断される。

❏ 第 16 番染色体の腕間逆位である inv（16）を特徴とし、化学療法でも比較的予後が良い。中枢神経浸潤傾向を認める。

□□ **151**　21歳の男性。1か月前から38℃までの発熱と咽頭痛とを認め、歯肉腫脹も認められたので来院した。顔面やや蒼白。両側扁桃は著明に腫大している。歯肉は全体に腫脹している。全身に小豆大ないし大豆大のリンパ節腫大を多数認める。肝、脾および腎は触知しない。赤血球260万、Ht 25％、白血球15,000（桿状核好中球10％、分葉核好中球44％、単球26％、リンパ球20％）、血小板10万。血液生化学所見：総蛋白8.5g/dl、尿素窒素10mg/dl、LD 480IU/l（基準176～353）。骨髄塗抹May-Giemsa染色（⇒カラー口絵）を示す。

この患者のFAB分類における診断として最も考えられるのはどれか。

A　L1　　B　M1　　C　M3　　D　M5　　E　M6

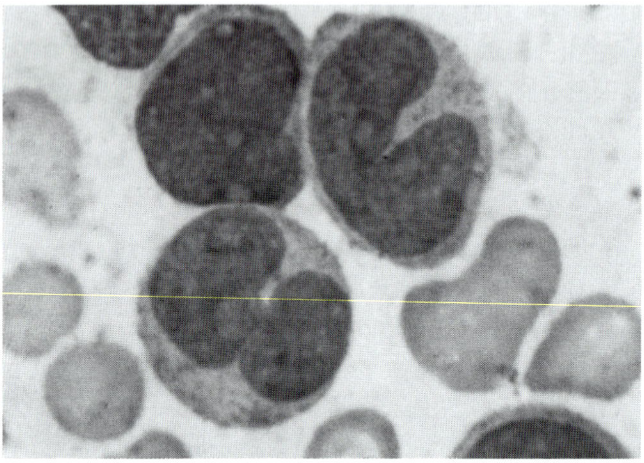

❏ **解法ガイド**

身体所見

＃1　21歳の男性。1か月前から発症⇒亜急性の経過。

＃2　38℃までの発熱と咽頭痛⇒急性扁桃炎および咽頭炎が考えられる。

＃3　歯肉腫脹⇒一般に歯肉腫脹は急性単球性白血病などの白血病細胞の浸潤でも認められる。そのほか抗てんかん薬であるジフェニルヒダントインによる副作用で認められる。

＃4　顔面やや蒼白⇒貧血、低蛋白血症もしくは心不全などが考えられる。

＃5　両側扁桃の著明な腫大、歯肉全体の腫脹、全身に多数の小豆大・大豆大のリンパ節腫大⇒全身感染症もしくは腫瘍細胞の全身への散布が考えられる。
腫瘍としては、肺癌や胃癌などの固形癌は流血中に癌細胞が出現することは比較的稀であるので、白血病や悪性リンパ腫を考えたい。

＃6　肝、脾および腎は触知しない⇒流血中に白血病細胞が存在したり、悪性リンパ腫の場合には肝脾腫大を認めることが少なくないが、本例では認められない。

検査所見

＃1　赤血球260万（基準410～530万）、Ht 25％（基準40～48）⇒MCV 96より正球性貧血。

＃2　白血球15,000（基準4,000～8,500）と増加。

＃3　桿状核好中球10％（基準4～14）、分葉核好中球44％（基準43～59）、単球26％（基準3～6）、リンパ球20％（基準26～40）⇒単球が増加。

＃4　血小板10万（基準15～40万）と低下⇒汎血球減少。

＃5　総蛋白8.5g/dl（基準6.5～8.0）と基準上限をやや上回る⇒栄養状態の低下

は認められないが、脱水によるものかもしれないので、注意が必要である。

＃6　尿素窒素10mg/dl（基準8～20）と基準範囲内⇒上昇しているわけではないので、脱水が著明であるとは考えにくい。

＃7　LD 480IU/lと上昇⇒LDは嫌気性解糖に関与する酵素であり特に肝細胞や骨格筋、心筋、赤血球、悪性腫瘍、肺間質などの細胞に多く、血清LDの上昇はこれらの細胞の破壊による逸脱を示している。

画像所見 骨髄塗抹May-Giemsa染色標本では、

＃1　赤血球と比べ大型の、核の占める割合が大きく不整な白血球系の細胞が認められ、核小体を伴っている⇒芽球と考えられる。

＃2　核に切れ込みが入っている⇒単球系への分化傾向。

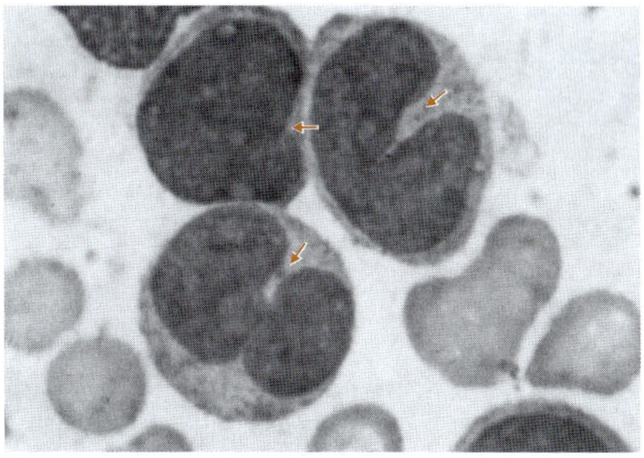

↑：核に切れ込みの入った大型の幼若細胞

❏診　　断　分化型急性単球性白血病（AMoL、M5b）。

若年成人男性の発熱、咽頭痛で発症した症例であり、歯肉腫脹やリンパ節腫大を認めるが、肝脾腫は認めていない。末梢血液像では正常造血が抑制され、貧血、正常白血球減少、血小板減少を認める。さらに、悪性腫瘍のマーカーでもあるLDの上昇を認める。また、骨髄塗抹May-Giemsa染色標本からは芽球が認められるが、一部単球への分化傾向の認められるものもあることから、AMoL（M5b）であると判断される。

❏選択肢考察

A　L1は小児型の急性リンパ性白血病（ALL）で、白血病細胞が均一であることが特徴である。この患者の白血病細胞のように核に切れ込みがあるものではない。(×)

B　M1は分化・成熟が少ない急性骨髄性白血病で、この患者の白血病細胞のように核に切れ込みがあるものではない。(×)

C　M3は急性前骨髄球性白血病で、白血病細胞に多くのアズール顆粒やAuer小体が認められるものである。(×)

D　M5は急性単球性白血病で、この患者では特に核に切れ込みがある白血病細胞が認められ、末梢血に単球が増加しているので、分化した急性単球性白血病であるM5bと判断される。(○)

E　M6は赤白血病であり、骨髄でも、顆粒球系の幼若細胞である白血病細胞とともに（異型性を伴った）赤芽球の増加を認める。この患者では赤芽球は認められない。(×)

解答：D（*iM* 5 179）

到達目標 3 慢性骨髄性白血病の病態、症候、診断、治療と予後を説明できる。

Point

［概　念］

❑ 慢性骨髄性白血病（chronic myelogenous leukemia；CML）とは非リンパ系幹細胞レベルのPh染色体をマーカーとするクローンの分化・成熟障害を伴わない腫瘍性増殖を生じたものである。

❑ t（9；22）をPh染色体（Philadelphia chromosome）といい、9番染色体の発癌遺伝子c-ablが22番染色体のBCRという遺伝子と結合し、BCR/ABLキメラ遺伝子の形成で、癌遺伝子（細胞性チロシンキナーゼ型癌遺伝子）の活性化を促進する。

［症　状］

❑ 無症状のことが多く、ほとんどが偶然に脾腫（巨脾）や白血球増多により発見される。

❑ 時には全身倦怠感や盗汗、微熱などの非特異的な症状により発見される。

［検　査］

❑ 末梢血液中では著明な白血球増加や血小板増加を認める。

❑ 骨髄における異常増殖は造血3系統に及ぶが、特に骨髄球系や巨核球系で著明である。

❑ 好中球アルカリホスファターゼ活性（NAPスコア）が著明に低下している。特異性大である。寛解期に入ると、約半数に正常化を認める。

cf. CMLはG-CSFによらず腫瘍性に好中球が増殖するので、末梢血には過剰に好中球が存在するためにnegative feedbackによりG-CSF分泌が抑制される。そのため、G-CSFに依存しているNAPもまた活性が低下する。

❑ PCR法などでPh染色体によるBCR/ABLキメラ遺伝子の検出も診断に有用である。

95％以上でG群22番目の染色体の長腕が9番に転座しており、この、t（9；22）をPh染色体といい、これはすべての血液有核細胞にみられ、寛解期や急性転化時にも認められる。

❑ 腹部超音波検査やCTで脾腫大の確認。

［経過、予後（急性転化）］

❑ 診断後の生存期間は、自然経過では平均4～5年といわれている。

❑ 経過中に急性転化を生じた場合は、分化・成熟障害を合併し、急性白血病の病像を呈して死亡する。

❑ 急性転化時には、全身症状、貧血の増強、発熱、出血傾向（血小板減少）や脾腫の急激な増大、NAPスコアの上昇、白血病裂孔出現、dry tap、CRP上昇などをきたす。

❑ 急性転化したものでは、約1/2は急性骨髄性白血病に、約1/4は急性リンパ性白血病に移行し、残りの一部は続発性骨髄線維症などを呈する。

［治　療］

①**イマチニブ：**異常なBCR/ABL融合蛋白質が機能するのを特異的に阻止することによりチロシンキナーゼ阻害作用による抗白血病作用を有する特異的分子標的薬。内服薬で、副作用は比較的軽い。

②**インターフェロン：**寛解率が60～80％でPh染色体が減少もしくは消失（約40％）するが、たとえPh染色体が消失しても、急性転化する例（特にALL型）がある。

③**造血幹細胞移植：**55歳以下の症例でHLAのマッチしたドナーがいる場合には、慢性期の造血幹細胞移植の成功率は同胞例では60％に達する。成功すると急性転化もほとんどないが、イマチニブの出現で適応が激減した。

図 21　慢性骨髄性白血病の病態

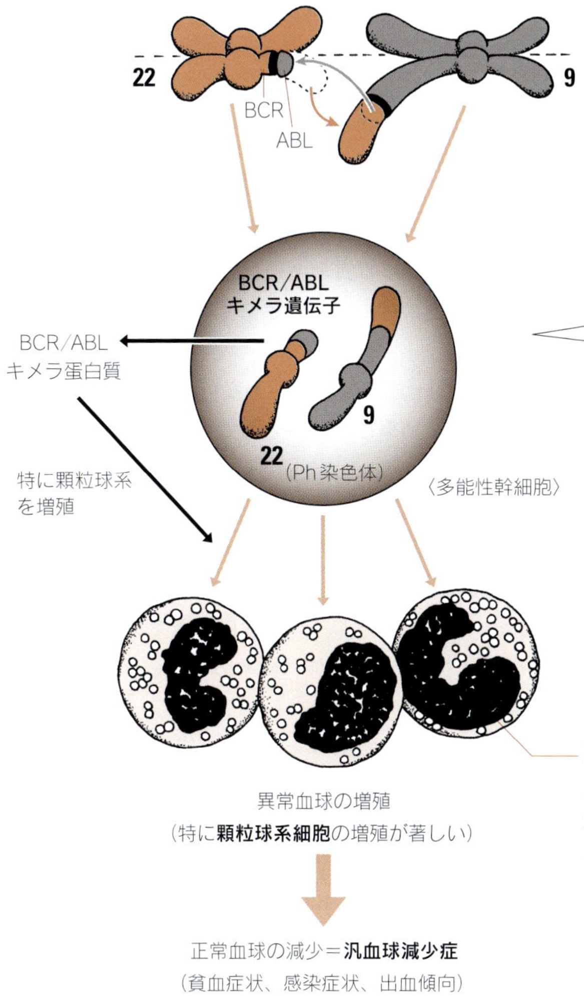

❏第22番染色体と第9番染色体の長腕間の相互転座により**BCR/ABLキメラ遺伝子をもった第22番染色体**ができる。これをPhiladelphia染色体（Ph染色体）という。➡これらの存在を証明すれば診断となる。

❏Ph染色体は多能性幹細胞にでき、BCR/ABLキメラ遺伝子は**BCR/ABLキメラ蛋白質を合成**する。

❏BCR/ABLキメラ蛋白質は細胞の増殖、特に**顆粒球系の増殖を促進**し、これによって骨髄内がPh染色体を有した異常細胞によって埋め尽くされてしまう。その結果、正常血球群の増殖が抑制され慢性骨髄性白血病の病態が完成する。

形態的な成熟能は維持されているので見た目には正常血球とほぼ同じであるが、生化学的には未熟であるので**好中球アルカリホスファターゼ活性（NAP）は正常よりも低く**、診断の手掛かりとなる。

表 3　慢性骨髄性白血病の治療法

治療法	概　要
メシル酸イマチニブ	現在の第一選択。BCR/ABLチロシンキナーゼの特異的阻害薬で寛解への導入効率が非常に高い。
同種造血幹細胞移植	唯一の根治療法。メシル酸イマチニブの登場により移植件数は減少しているが、いまだ重要な治療法である。
インターフェロンα	メシル酸イマチニブ抵抗例で用いる。効果、副作用ともに個人差が大きい。

□□ **152**　慢性骨髄性白血病に**認められない**のはどれか。

A　血小板増多

B　骨髄芽球の増加

C　Auer 小体

D　染色体異常 t（9；22）

E　脾　腫

❑ 解法ガイド

慢性骨髄性白血病（chronic myelocytic leukemia；CML）は骨髄系の造血幹細胞の分化・成熟障害を伴わない腫瘍性増殖をする骨髄増殖性疾患の一つであり、t（9；22）転座による Ph 染色体を特徴とする。骨髄における異常増殖は造血 3 系統に及ぶが、特に骨髄球系や巨核球系で著明であり、末梢血液中では著明な白血球増加や血小板増加を認める。

❑ 選択肢考察

A　CML は骨髄性の造血幹細胞の分化・成熟障害を伴わない腫瘍性増殖をきたしたもので、特に骨髄球系や巨核球系で腫瘍性増殖が著明であるため、末梢血顆粒球や血小板数の増加をみることが多い。（○）

B　CML は骨髄系の造血幹細胞の分化・成熟障害を伴わない腫瘍性増殖をする骨髄増殖性疾患であるので、骨髄中の骨髄芽球は増加している。（○）

C　Auer 小体は、急性前骨髄球性白血病で白血病細胞に多数認められ、faggot body を形成するので有名であるが、一般に急性非リンパ性白血病で認められる。リンパ性の白血病である ALL や CLL では Auer 小体は認められず、また CML においても Auer 小体は認められない。（×）

D　CML の染色体異常としては t（9；22）転座による Ph 染色体が特徴的で、ほぼ全例に認められる。Ph 染色体により BCR/ABL キメラ遺伝子が形成され、腫瘍化が生じると考えられている。PCR 法などで Ph 染色体による BCR/ABL キメラ遺伝子の検出も診断に有用である。（○）

E　CML は、発症時は無症状のことが多く、健康診断などの検査で末梢血白血球数の増加で診断されることが多いが、時には全身倦怠感や盗汗、微熱などの非特異的な症状により発見されることや、巨脾で発見されることもある。一般に CML の脾腫は巨脾となることが少なくない。巨脾は CML や原発性骨髄線維症のほか、特発性門脈圧亢進症やマラリア感染などでも認められる。（○）

解答：C（***iM*** 5 187）

□□ **153** 慢性骨髄性白血病で正しいのはどれか。

A 白血病細胞の分化・成熟障害を認める。
B 末梢血で著明な成熟白血球減少を認める。
C PML/RAR αキメラ遺伝子を形成する。
D 末梢血血小板数減少による出血傾向を認める。
E 自然経過では経過中にほとんどが急性転化を認める。

❏解法ガイド 慢性骨髄性白血病（CML）の慢性期は骨髄の非リンパ系造血幹細胞の分化・成熟障害を伴わない腫瘍性増殖で、末梢血顆粒球の増加や血小板数の増加を認める。

慢性期の状態が平均3～5年持続し、その後、移行期を経て急性転化期に入る。移行期には化学療法による白血球数や脾腫のコントロールが困難となり、血小板数が著明に増加もしくは減少し、慢性期に低下していたNAPスコアが上昇し、LDが高値となり、Ph染色体以外の付加的な染色体異常が認められるようになる。

急性転化においては、80％は急性骨髄性白血病の特徴を呈するが、20％は急性リンパ性白血病の特徴を認める。急性転化後は治療抵抗性で、数か月で死亡する。

❏選択肢考察

A CMLの慢性期では白血病細胞の分化・成熟障害を認めない。そのため、分化・成熟した顆粒球が末梢血にも多く認められる。(×)

B 骨髄で分化・成熟障害を認めない白血病細胞の腫瘍性増殖なので、末梢血で著明な成熟白血球増加を認める。(×)

C CMLはt(9；22)により形成されるPh染色体を特徴とし、それによりBCR/ABLキメラ遺伝子が形成される。t(15；17)によるPML/RAR αキメラ遺伝子を形成するのは急性前骨髄球性白血病である。(×)

D CMLでは骨髄巨核球の増殖による末梢血血小板数増加を認める。(×)

E CMLは慢性期、移行期、急性転化期に病期分類されるが、慢性期の状態が平均3～5年持続し、その後、移行期を経て急性転化期に入る。自然経過では経過中にほとんどが急性転化を認める。(○)

解答：E（*iM* 5 187～189）

□□ **154** 慢性骨髄性白血病の確定診断に最も有用な検査項目はどれか。

A 骨髄血染色体核型分析
B 血清リゾチーム〈ムラミダーゼ〉
C 血清尿酸
D 血清LD
E 血清ビタミンB_{12}

❏ 解法ガイド

慢性骨髄性白血病（CML）は、末梢血では貧血や白血球の著増、血小板増多を認めることが多い。骨髄では各種成熟段階の白血球が著明に増加しており、造血細胞のほとんどでt（9；22）、すなわちPh染色体が認められる。このPh染色体の形成によりBCR/ABLキメラ遺伝子が出現し、チロシンキナーゼ活性をもつようになり、癌化が促進される。

また、好中球アルカリホスファターゼ活性（NAPスコア）は、慢性期では低値を呈するが、急性転化とともに上昇してくる。血清ビタミンB_{12}やビタミンB_{12}結合能は上昇し、腫瘍マーカーとしてのLDも上昇、また細胞回転の亢進に伴い血清および尿中尿酸値は増加してくる。

❏ 選択肢考察

A CMLのほぼ全例にt（9；22）転座（Ph染色体）が認められるので、骨髄血染色体核型分析はその診断に有用であると考えられる。しかし、Ph染色体はCMLだけではなく、成人ALLの約30％にも陽性となるので注意を要する。（○）

B 血清リゾチーム（ムラミダーゼ）は白血病では急性単球性白血病や急性骨髄単球性白血病において増加するのが特徴的である。これは元来、単球が貪食および殺菌能を有するので、その腫瘍性増殖をした場合にも、それらの酵素が血清や尿中に上昇してくるためである。（×）

C 尿酸はプリン体の最終代謝産物で、尿中に排泄されるが、CMLでは白血球をはじめとする血球増多により細胞回転が促進し、その結果プリン体の代謝産物も増加し、血清尿酸値の上昇を認めるようになる。しかし、他の白血病や悪性リンパ腫をはじめとする悪性腫瘍でも細胞回転が促進し、血清尿酸値の上昇を認めることが多いので、特異度が低い。そのため、CMLの診断確定のため有用な検査項目とは言えない。（×）

D 血清LDはCMLで上昇しており、急性転化によりさらに高値となり、病勢を反映するので経過観察に有用である。しかし、一般にLDは肝細胞の破壊や筋肉、心筋細胞の破壊のほか、間質性肺炎や溶血、悪性腫瘍などで増加し、特異度が低い。そのため、血清LDが上昇していることにより、CMLという診断は確定できず、診断確定のために有用な検査項目とは言えない。（×）

E 血清ビタミンB_{12}は慢性骨髄性白血病において増加するが、特異性が低く確定診断には有用ではない。（×）

解答：A（*iM* 5 190）

□□ **155** 慢性骨髄性白血病の慢性期における診断のきっかけとして最も多いのはどれか。

A 貧　血
B 高　熱
C 紫　斑
D リンパ節腫大
E 健康診断

❑ 解法ガイド 慢性骨髄性白血病（CML）は、発症時は無症状のことが多く、健康診断で末梢血白血球数の増加で診断されることが多い。時には全身倦怠感や盗汗、微熱などの非特異的な症状により発見されたり、巨脾で発見されることもある。

急性白血病と異なり、貧血症状、出血傾向、感染症の合併が初診時に認められることは少ない。

❑ 選択肢考察

A 急性白血病では正常造血が抑制されて貧血を認めるが、CMLでは貧血が診断のきっかけになることは少ない。(×)

B 全身倦怠感や盗汗、微熱などの非特異的な全身症状を認めることはあるが、高熱をきたすことは稀である。(×)

C CMLでは急性転化しないかぎり血小板は増加することが多い。血小板減少を認めることは少なく、紫斑を認めることは稀である。(×)

D CMLは脾腫が著明になることがあっても、リンパ節腫大が主徴となることは稀である。急性転化時にはリンパ節腫大を認めることもある。(×)

E CMLは、健康診断時に白血球増加を指摘され、診断に至ることが最も多い。(○)

解答：E（*iM* ⑤ 188）

□□ **156**　35歳の女性。食欲不振と腹部膨満感とを主訴として来院した。右肋骨弓下に肝を1cm、左肋骨弓下に脾を5cm触れる。赤血球270万、Hb 8.5g/dl、Ht 26%、網赤血球0.8%、白血球56,000、血小板50万。末梢血塗抹May-Giemsa染色標本（⇒カラー口絵）を示す。

最も考えられる診断はどれか。

A　慢性骨髄性白血病

B　慢性リンパ性白血病

C　急性骨髄性白血病

D　急性リンパ性白血病

E　骨髄異形成症候群

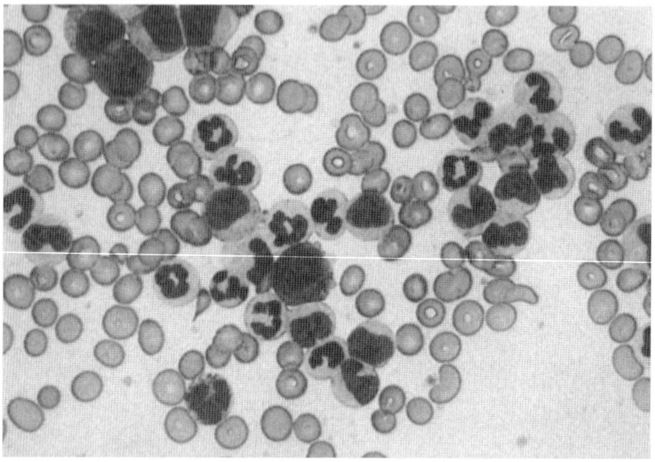

❏解法ガイド　身体所見　＃1　35歳の女性、食欲不振⇒消化器系の異常。

＃2　腹部膨満感⇒肝脾腫大や鼓腸、腹水などが考えられる。

＃3　右肋骨弓下に肝を1cm、左肋骨弓下に脾を5cm触れる⇒肝脾腫大。肝腫大に比し、著明な脾腫大を認める。脾腫により胃が左側方から圧排され、食欲不振の原因となっている可能性もある。

検査所見　＃1　赤血球270万（基準380～480万）、Hb 8.5g/dl（基準12～16）、Ht 26%（基準36～42）⇒正球性貧血（MCV 96）。

＃2　網赤血球0.8%（基準0.6～2.0%）⇒貧血に比し低下しているので、赤血球産生障害による貧血と判断される。

＃3　白血球56,000（基準4,000～8,500）と著明に増加⇒重症感染症や悪性腫瘍の骨髄転移、白血病などが考えられる。

＃4　血小板50万（基準15～40万）と増加。

画像所見　末梢血塗抹May-Giemsa染色標本では、

＃1　多数の白血球が認められる⇒白血球上昇に呼応する。

＃2　桿状核球や分葉核球も認められる。

＃3　それ以外にも後骨髄球、骨髄球、前骨髄球、骨髄芽球なども認められる。

＃4　上記＃1～3より、各種成熟段階の骨髄系の幼若細胞が末梢血液中に出現していることから慢性骨髄性白血病（CML）が最も考えられる。

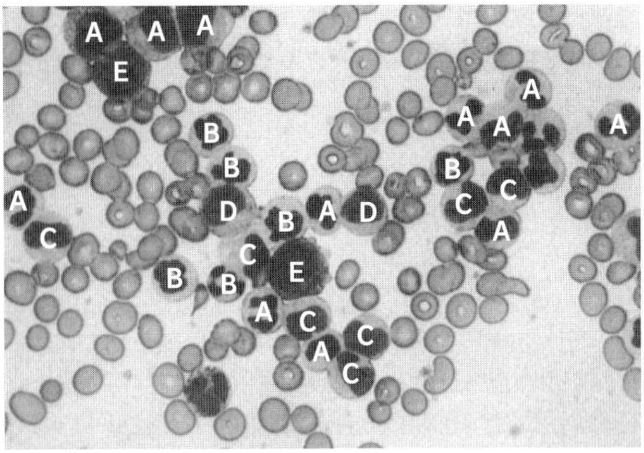

A：桿状核球
B：分葉核球
C：後骨髄球
D：骨髄球
E：前骨髄球

❏ **診　　断**　慢性骨髄性白血病（CML）。

❏ **選択肢考察**

A　著明な脾腫大とそれによる圧迫症状を認め、末梢血で貧血と血小板増多、著明な白血球増加を認める。さらに、末梢血標本では骨髄芽球から分葉核球に至る各種成熟段階の骨髄球系の細胞が認められることから慢性骨髄性白血病と診断される。（○）

B　慢性リンパ性白血病は高齢者に多く、肝脾腫やリンパ節腫大を認めるが、末梢血や骨髄で成熟リンパ球の増加を認め、この患者のように骨髄球系の細胞が増殖するのではない。（×）

C　急性骨髄性白血病では顆粒球系に分化・成熟障害を伴った腫瘍性増殖を認めるはずであり、各種成熟段階の骨髄球系の細胞が認められることはない。（×）

D　急性リンパ性白血病ではリンパ芽球系の分化・成熟障害を伴った腫瘍性増殖を認めるはずであり、各種成熟段階の骨髄球系の細胞が認められることはない。（×）

E　骨髄異形成症候群は高齢者に好発し、治療抵抗性の貧血が主訴となり、末梢血で汎血球減少、骨髄で異形成を伴った過形成を特徴とする。（×）

解答：A（*iM* 5 190）

□□ **157**　慢性骨髄性白血病の慢性期の第一選択薬はどれか。

A　代謝拮抗薬
B　アルキル化薬
C　インターフェロンα
D　チロシンキナーゼ阻害薬
E　全トランス型レチノイン酸

❏ **解法ガイド**　慢性骨髄性白血病の慢性期には、ABL蛋白の特定の部位に結合して、異常なBCR/ABL融合蛋白が機能するのを特異的に阻止することによりチロシンキナーゼ阻害作用による抗白血病作用を有する特異的分子標的薬のイマチニブが第一選択薬である。

❏ **選択肢考察**

A　メトトレキサートなどの代謝拮抗薬は核酸合成や蛋白合成を抑制するので、非腫瘍細胞に対する傷害作用も大きく、選択毒性が低いので副作用も大きく第一選択薬ではない。(×)

B　シクロホスファミドなどのアルキル化薬はDNA合成を抑制するので抗腫瘍薬として用いられるが、選択毒性が低く、副作用も大きいので慢性骨髄性白血病では第一選択薬ではない。(×)

C　インターフェロンαは寛解率が60～80％でPh染色体が減少もしくは消失（約40％）するが、たとえPh染色体が消失しても、急性転化する例（特にALL型）があり、また副作用としてうつ病、発熱、脱毛のほか、骨髄抑制、間質性肺炎、神経症状、自己免疫などがある。(×)

D　チロシンキナーゼ阻害薬のイマチニブはABL蛋白の特定の部位に結合して、異常なBCR/ABL融合蛋白が機能するのを特異的に阻止することによりチロシンキナーゼ阻害作用による抗白血病作用を有する。現在、慢性骨髄性白血病の第一選択薬で、イマチニブの出現で造血幹細胞移植の適応が激減した。(○)

E　全トランス型レチノイン酸は急性前骨髄球性白血病に対する分化誘導療法で用いられるが、慢性骨髄性白血病には適応がない。(×)

解答：D（*iM* 5 191）

到達目標 4 骨髄異形成症候群（MDS）の臨床像を説明できる。

Point

- 骨髄異形成症候群（myelodysplastic syndrome；MDS）とは造血幹細胞レベルの異常クローンの出現により、血球産生における量的および質的異常を呈し、分化・成熟障害による無効造血や血球機能障害をきたしたものである。
- 臨床的には中高齢者に多発し、治療抵抗性貧血（不応性貧血）や汎血球減少を伴う。
- 骨髄は正形成～過形成で、無効造血を呈し、血球の形態異常すなわち異型性を認める。
- 血球の異型性としては、Pelger-Huët（ペルゲル ヒュー）核異常や巨赤芽球の出現、巨大血小板や環状鉄芽球の出現などがあり、また約半数の症例では骨髄細胞の染色体異常を認める。
- 高率に急性骨髄性白血病や骨髄不全となり、予後不良である。

図 22　骨髄異形成症候群の病態

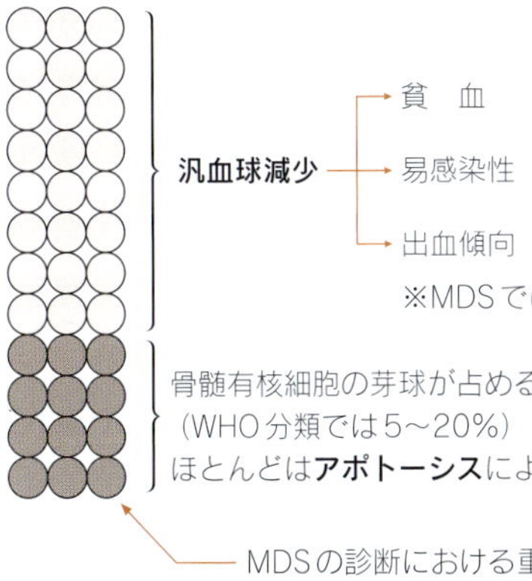

※MDS では発症時は症状に乏しいことが多い。

骨髄有核細胞の芽球が占める割合は**5～30%**（30%を超えると白血病の診断（FAB分類））（WHO 分類では5～20%）
ほとんどは**アポトーシス**によって死ぬので**無効造血**となる。

MDS の診断における重要ポイントは２つ

①染色体異常

MDS では約 50%の症例で染色体異常が認められる。AML では染色体転座が多いが MDS では転座は稀で染色体数の異常や欠失が多い。これを証明することは診断の大きな助けとなるので**必ず染色体検査を行う**。

②血球の形態異常

MDS には診断上**特異性の高い形態異常**がいくつかあり（下図）、これらを確認することで診断を下すことができる。

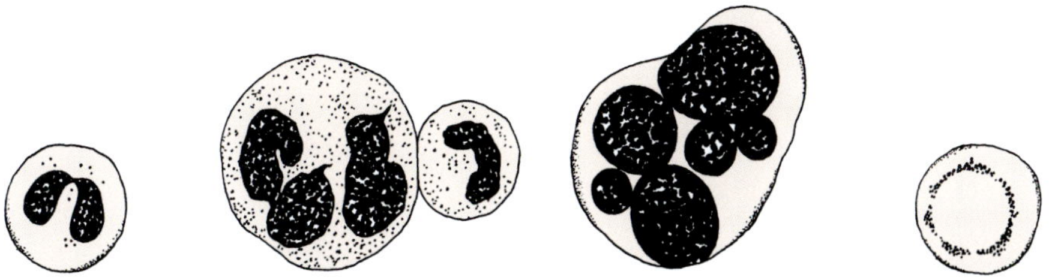

Pelger-Huët 様（メガネ型）の分節核を示し、細胞質内の顆粒形成が不良な成熟好中球

多分葉の巨大な好中球（右が正常サイズ）

多くの核をもつ巨大な赤芽球

核周の 1/3 以上が鉄染色で染められた**環状鉄芽球**。MDS の中の鉄芽球性不良性貧血でみられる。

□□ **158**　骨髄異形成症候群について**誤っている**のはどれか。

A　高齢男性に多い。
B　無効造血を呈する。
C　汎血球減少を認める。
D　急性骨髄性白血病に進展しやすい。
E　骨髄細胞数の減少を認める。

❏ 解法ガイド　骨髄異形成症候群（myelodysplastic syndrome；MDS）は高齢者の治療抵抗性の貧血ではまず考慮すべき疾患の一つである。その概念もクローン性疾患の考え方から理解しておきたい。

MDSでは造血幹細胞の異常クローンの出現により各血球の形態異常を呈し、好中球の形態異常も認めることも多く、そのなかでも偽Pelger-Huët核異常が有名である。

❏ 選択肢考察

A　MDSは中高齢でやや男性に多く、50歳以上が70％を占めるが、若年者や小児にも生じうる。（○）

B　MDSは後天的な造血幹細胞の異常で異常クローンが形成され、血球の分化・成熟障害をきたすため、骨髄は正形成～過形成であるにもかかわらず無効造血をきたす。（○）

C　MDSは骨髄の造血に異常があり、成熟障害があるので骨髄は過形成であっても成熟細胞に至らず、汎血球減少を生じる。（○）

D　MDSは緩徐に経過するが、不可逆性に進行し、自然寛解はない。死因としては急性骨髄性白血病への進行および骨髄不全であり、急性白血病には高リスク群では30％以上、低リスク群では10～20％進行するといわれる。（○）

E　MDSは、末梢血液中で汎血球減少を呈しているが、再生不良性貧血と異なり、骨髄が低形成となるのではなく、後天的な造血幹細胞の異常クローンの出現により血球の分化・成熟が障害されているので、骨髄は正形成～過形成で、無効造血を認める。（×）

解答：E（***iM*** 5 181）

□□ **159**　骨髄異形成症候群で**認められない**のはどれか。

A　骨髄染色体異常
B　骨髄低形成
C　偽 Pelger-Huët 核異常
D　巨大血小板
E　白血球減少

❏解法ガイド

骨髄異形成症候群（MDS）は後天的な造血幹細胞の異常で異常クローンが形成され、血球の分化・成熟障害をきたすため、骨髄は正形成～過形成であるにもかかわらず無効造血を合併するため、末梢血液中で治療抵抗性の貧血や血球形態の異常を伴った汎血球減少を認める。さらに高率に急性骨髄性白血病や骨髄不全を認め、予後不良となるのが特徴である。

MDSでは後天的な質的な異常を認める造血幹細胞から異常クローンが形成されるため、骨髄細胞の質的異常も伴い、約半数の症例で染色体の構造異常を認める。染色体異常としては欠失が多く認められ、クローンの不安定性によって、高リスク群や進行期などに異常を認める頻度が高くなる。

特別な染色体異常として、5q－症候群と呼ばれる染色体異常によるMDSがあり、これは高齢女性に多く、大球性貧血や血小板増加を伴い、白血病が比較的少なく、予後が良いものも存在している。

❏選択肢考察

A　MDSでは後天的に形成された異常造血幹細胞から異常クローンが形成されるため、それ由来の各種造血細胞の異常も伴い、約半数の症例で骨髄造血細胞の染色体形態異常を認める。(○)

B　骨髄異形成症候群では汎血球減少を認めるが、これは再生不良性貧血と異なり骨髄の低形成によるものではなく、骨髄低形成は認めない。骨髄異形成症候群は骨髄造血細胞のDNA異常によるものなので、成熟障害（とそれによるアポトーシスの欠如）により骨髄は正形成～過形成である。(×)

C　MDSでは血球の異形成があり、巨赤芽球の出現、巨大血小板や環状鉄芽球の出現とともに、骨髄球系では偽 Pelger-Huët 核異常などの形態異常を認める。Pelger-Huët 核異常は遺伝的であるが、偽 Pelger-Huët 核異常とは白血病や骨髄異形成症候群などで認められる Pelger-Huët 核異常類似の顆粒球の異常である。核がレイバンサングラス状やダンベル状をしていることがその特徴である。(○)

D　MDSの血球の形態異常として異型性のある赤芽球、環状鉄芽球、巨大血小板などを認める。(○)

E　MDSは後天的な造血幹細胞の異常で異常クローンが形成され、血球の分化・成熟障害をきたすため、骨髄は正形成～過形成であるにもかかわらず無効造血をきたし、不応性貧血や白血球減少、血小板減少で汎血球減少となる。(○)

解答：B（*iM* 5 183～184）

□□ **160**　68歳の男性。体動時の息切れを主訴として来院した。眼瞼結膜に貧血を認め、眼球結膜に黄疸を認めない。腹部触診では肝脾腫は触知せず、腹壁に異常はない。尿検査異常なし。血液所見：赤血球249万、Hb 8.4g/dl、Ht 25.5％、網赤血球0.25％、白血球2,700（桿状核好中球8％、分葉核好中球12％、好酸球1％、単球12％、リンパ球67％）、血小板5万。血液生化学検査：総ビリルビン0.6mg/dl、AST 25IU/l（基準40以下）、ALT 23IU/l（基準35以下）、LD 270IU/l（基準176～353）。骨髄血塗抹May-Giemsa染色標本（⇒カラー口絵）を示す。

最も考えられる診断はどれか。

A　脾機能亢進症

B　再生不良性貧血

C　骨髄異形成症候群

D　慢性骨髄性白血病

E　自己免疫性溶血性貧血

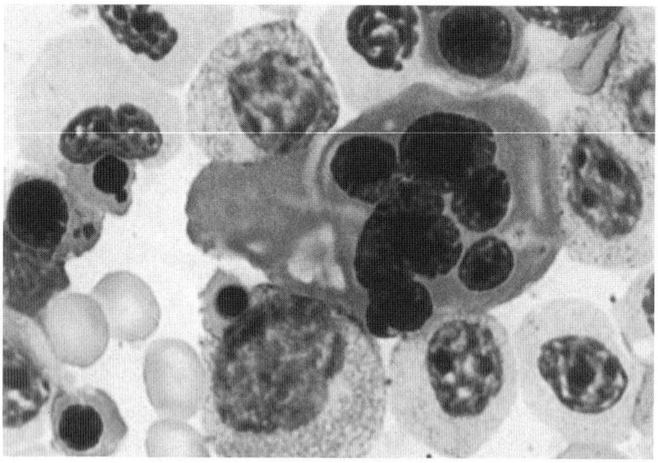

❑ **解法ガイド**　身体所見

＃1　68歳の男性。体動時の息切れ⇒末梢組織での酸素欠乏。心疾患、呼吸器疾患、貧血を考慮したい。

＃2　眼瞼結膜に貧血⇒息切れの原因として貧血と推測される。

＃3　眼球結膜に黄疸を認めない⇒溶血性貧血ではない。

＃4　肝脾腫は触知しない⇒脾機能亢進症は否定的である。

＃5　腹壁に異常はない⇒caput medusaeなどの門脈圧亢進症の所見もない。

検査所見

＃1　赤血球249万（基準410～530万）、Hb 8.4g/dl（基準14～18）、Ht 25.5％（基準40～48）⇒大球性貧血（MCV 102）。

＃2　網赤血球0.25％（基準0.6～2.0％）⇒貧血に比して網赤血球の著明な減少を認める。

＃3　白血球数2,700（基準4,000～8,500）と減少。

＃4　桿状核好中球8％（基準0～10）、分葉核好中球12％（基準50～60）、好酸球1％（基準3～6）、単球12％（基準0～10）、リンパ球67％（基準20～40）⇒相対的リンパ球増加。

＃5　血小板5万（基準15～40万）と減少⇒汎血球減少。

＃6　総ビリルビン0.6mg/dl（基準0.2～1.0）⇒黄疸はないので溶血性貧血は否定的。

＃7　AST 25IU/l、ALT 23IU/l⇒肝機能は正常。

＃8　LD 270IU/l⇒悪性腫瘍の腫瘍マーカーのLDも基準範囲内で問題ない。

画像所見 骨髄血塗抹May-Giemsa染色標本では、

＃1　骨髄は過形成ぎみ。

＃2　巨大な多核の異型赤芽球を認める。

＃3　顆粒球系の細胞にも異型性が認められる。

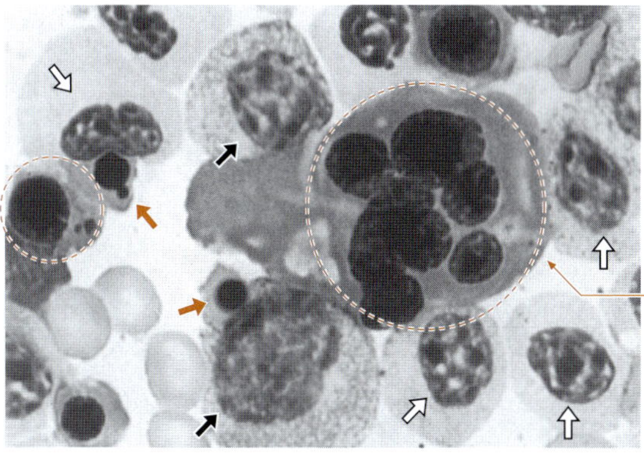

❑診　　断　骨髄異形成症候群。

❑解法サプリ　高齢者の汎血球減少をきたす疾患で、骨髄で低形成がない場合に何を考えるか、という問題である。この症例では大球性貧血（MCV = 25.5/2.4 × 10 = 102）を呈しており、骨髄では異形成を認めることから、骨髄異形成症候群と考えることができる。

一般に高齢者の汎血球減少を伴った正球性～大球性貧血では再生不良性貧血や急性白血病とともに骨髄異形成症候群を考慮する必要がある。

❑選択肢考察

A　脾機能亢進症は汎血球減少をきたすが、この症例では腹部触診で脾腫は認められず、また、脾機能亢進症の原疾患である門脈圧亢進症の所見もみられず否定的である。（×）

B　再生不良性貧血も汎血球減少をきたすが、この症例では骨髄所見は低形成でなく否定的である。（×）

C　骨髄異形成症候群は高齢者の汎血球減少を伴った貧血で、骨髄は正形成から過形成となり、各種細胞の異型性を認めるのが特徴である。（○）

D　慢性骨髄性白血病では末梢血で白血球増加を認めることが多く、脾腫も合併していることが一般的である。（×）

E　自己免疫性溶血性貧血だけでは汎血球減少の原因とはならず、黄疸がなく、脾腫も認めないことなどから否定される。（×）

解答：C（*iM* 5 184）

□□ **161**　75歳の男性。1年前から貧血が徐々に進行したため紹介された。身体所見で貧血と軽度の黄疸とを認める。血液所見：赤血球290万、Hb 8.0g/d*l*、Ht 22.0％、網赤血球2.0％、白血球3,900、血小板14万。血液生化学所見：総ビリルビン2.3mg/d*l*、直接ビリルビン0.5mg/d*l*。Fe 244μg/d*l*、総鉄結合能298 μg/d*l*（基準290～390）、フェリチン1,410ng/m*l*（基準20～120）。Coombs試験陰性。骨髄血塗抹May-Giemsa染色標本（a⇒カラー口絵）と鉄染色標本（b⇒カラー口絵）とを示す。

最も考えられるのはどれか。

A　サラセミア

B　不応性貧血

C　巨赤芽球性貧血

D　自己免疫性溶血性貧血

E　発作性夜間ヘモグロビン尿症

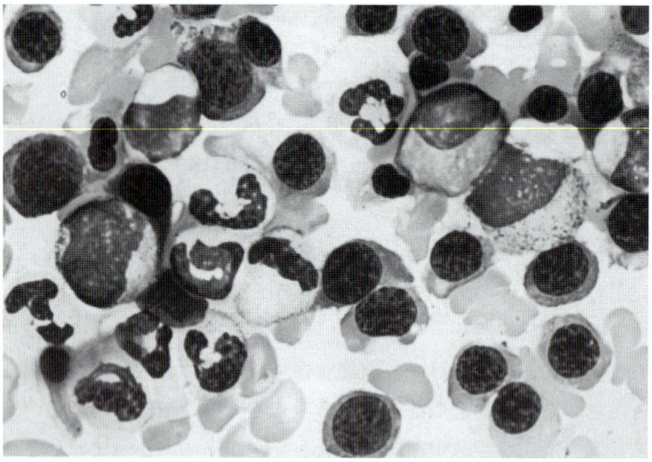

(a)

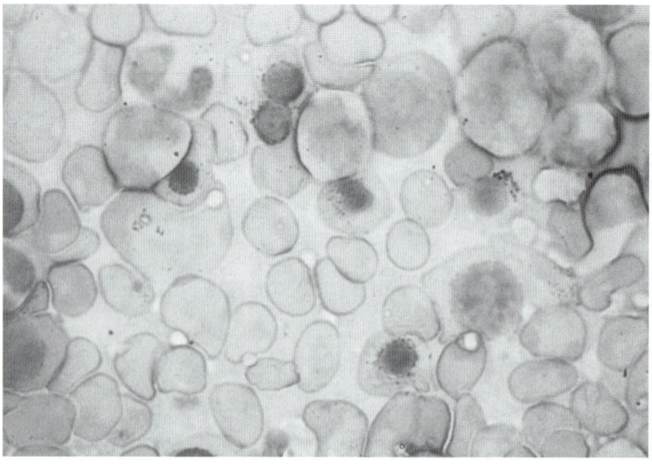

(b)

□ 解法ガイド

身体所見
＃1　75歳の男性⇒高齢男性。
＃2　1年前から⇒慢性的。
＃3　貧血が徐々に進行⇒高齢者ではやや貧血ぎみとなることが多いが、明らかな貧血を徐々に呈する場合には鉄欠乏性貧血のほか、治療抵抗性で汎血球減少を伴っていれば骨髄異形成症候群（MDS）なども考慮したい。
＃4　貧血と軽度の黄疸を認める⇒黄疸を伴った貧血では肝硬変などで門脈圧亢進症を伴った場合も考えられないではないが、一般的には溶血の亢進による貧血と考えたい。それには血管内および血管外溶血をきたす溶血性貧血と、骨髄内で造血が障害される無効造血が考えられる。

検査所見
＃1　赤血球290万（基準410～530万）と明らかに貧血。
＃2　Hb 8.0g/d*l*（基準14～18）、Ht 22.0％（基準40～48）と低下⇒MCV 76と80以下なので小球性貧血を呈している。
＃3　網赤血球2.0％（基準0.6～2.0％）と基準上限⇒骨髄における造血が抑制されているのではないので、再生不良性貧血や赤芽球癆などは否定的である。
＃4　白血球3,900（基準4,000～8,500）、血小板14万（基準15～40万）とともに減少⇒汎血球減少。骨髄における造血抑制か末梢での破壊亢進と考えられる。
＃5　総ビリルビン2.3mg/d*l*（基準0.2～1.0）⇒2.0mg/d*l*以上であるので顕性黄疸を認める。
＃6　直接ビリルビン0.5mg/d*l*（基準0.4以下）と間接ビリルビン優位の黄疸。溶血性貧血とともに骨髄内溶血による無効造血を考慮したい。これは身体所見における軽度の黄疸と合致する所見である。
＃7　Fe 244μg/d*l*（基準70～160）と著明に上昇。
＃8　総鉄結合能298μg/d*l*と基準下限。
＃9　フェリチン1,410ng/m*l*と著明に上昇。
＃10　上記＃7～9⇒溶血もしくは無効造血により血清鉄の上昇、総鉄結合能の低下（不飽和鉄結合能の低下）、血清フェリチンの上昇を呈していると考えられる。
＃11　Coombs試験陰性⇒抗赤血球抗体は陰性で自己免疫性溶血性貧血は否定的。

画像所見
骨髄血塗抹May-Giemsa染色標本（a）では、
＃1　多くの白血球系および赤血球系細胞が認められる⇒骨髄は低形成ではない。
＃2　白血球系細胞と赤血球系細胞の比率を表すM/E比はほぼ1である⇒基準値の2～3：1と比較すると赤芽球過形成の状態にある。
特に幼若細胞の比率が増えているわけではないので急性白血病は否定的であり、白血球系細胞全体の増加も認められないので慢性白血病も否定的である。
＃3　骨髄球系の細胞に異型性を認める。

骨髄血塗抹鉄染色標本（b）では、
＃4　5時の方向と11時の方向に赤芽球の核周囲に黒褐色の色素沈着を伴った顆粒が存在する⇒環状鉄芽球と判断される。

↑：多染性赤芽球　　↑：好塩基性赤芽球
★：異型桿状核球　　☆：異型後骨髄球

異型骨髄球　　異型前骨髄球

環状鉄芽球　　鉄染色陽性

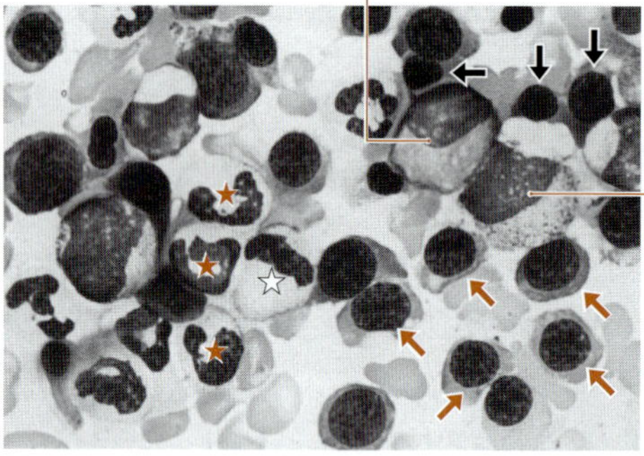

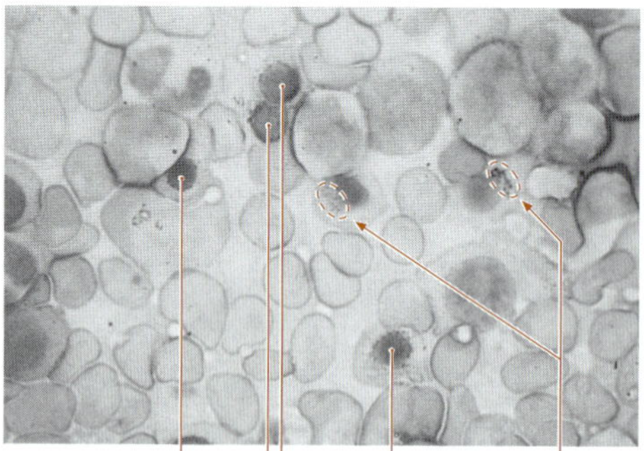

- □ 診　　断　　骨髄異形成症候群における環状鉄芽球を伴った不応性貧血。
　　　　　　　　汎血球減少があり、骨髄は低形成ではなく、骨髄内溶血による無効造血をきたす疾患で、環状鉄芽球を認めることから、鉄芽球性貧血・不応性貧血が最も考えられる。
　　　　　　　　特発性の鉄芽球性貧血は、骨髄異形成症候群の環状鉄芽球を伴った不応性貧血に合致する概念である。
- □ 解法サプリ　骨髄異形成症候群は高齢男性に好発し、汎血球減少を伴った治療抵抗性貧血で発症することが多い。
- □ 選択肢考察
　　A　サラセミアはHbのグロビン鎖の遺伝的な先天性産生障害であり、多くは常染色体劣性遺伝によりHbの合成障害で小球性低色素性貧血を呈し、また骨髄における無効造血によって亜黄疸を認め、さらに末梢血液中では標的赤血球などを認めることも少なくない。この症例では年齢や大球性高色素性貧血であることなどから否定される。(×)
　　B　この患者では汎血球減少があり、骨髄は低形成ではなく、骨髄内溶血による無効造血をきたす疾患で、環状鉄芽球を認めることから、鉄芽球性貧血・不応性貧血が最も考えられる。(○)
　　C　巨赤芽球性貧血は大球性高色素性貧血を呈しており、骨髄内溶血による無効造血を認めることから考慮されるが、骨髄で環状鉄芽球を認めることなどから否定的である。(×)
　　D　自己免疫性溶血性貧血は正球性貧血を呈することが多く、本例ではCoombs試験陰性であることから、抗赤血球抗体は陰性で自己免疫性溶血性貧血は否定的である。(×)
　　E　発作性夜間ヘモグロビン尿症は（血管内）溶血をきたす疾患であるため原則として正球性正色素性貧血となることが多く、網赤血球数が上昇してくる。造血幹細胞レベルの障害であるため白血球や血小板の減少を認めることもあり、また合併症として再生不良性貧血を認めることもある。骨髄で環状鉄芽球を認めることなどから否定的である。(×)

解答：B（*iM* ⑤ 184）

到達目標 5 成人T細胞白血病の病因、疫学、臨床所見を説明できる。

Point

[概　念]

- 成人T細胞白血病（adult T cell leukemia；ATL）とは、特に九州を中心とした海岸地方に好発する、30歳以上の成人に発症するT細胞性白血病である。
- レトロウイルスの一つであるHTLV-Ⅰ（human T-lymphotropic virus type-Ⅰ）が乳児期の母乳感染によりCD4陽性T細胞のDNAに組み込まれ、持続感染をしていたものが、成人期になり単クローン性の腫瘍性増殖をし、核に切れ込みの入ったクローバー状のT細胞の腫瘍性増殖を認める。
- 増殖するT細胞は、CD4陽性のヘルパーT細胞であるが、その機能は障害され、細胞性免疫不全を伴ってくる。また、皮膚への浸潤傾向も大（→皮膚T細胞リンパ腫の一つ）で、サイトカインによると考えられる高Ca血症も認められる。

[疫　学]

- HTLV-Ⅰキャリアの多い我が国の、特に九州、四国を中心とした海岸地方に好発する。
- 30歳以上の成人に発症する。
- 母乳感染してキャリア化したものだけがATLを発症しうる。

[分　類]

- 急性型（最多）、慢性型、くすぶり型、リンパ腫型に分類される。急性型が典型的で、予後は不良で通常1年以内に死亡する。

[特　徴]

- 腫瘍細胞の臓器浸潤傾向が高いためリンパ節腫大（無痛性）や皮疹などを認め、細胞性免疫不全によるニューモシスチス肺炎などの日和見感染症を伴い、また液性因子による高Ca血症を認める。
- T細胞の活性化を反映する可溶性IL-2受容体が血中に増加する。
- 標準的な治療法は確立しておらず、完全寛解への導入は困難である。

図 23　成人 T 細胞白血病について

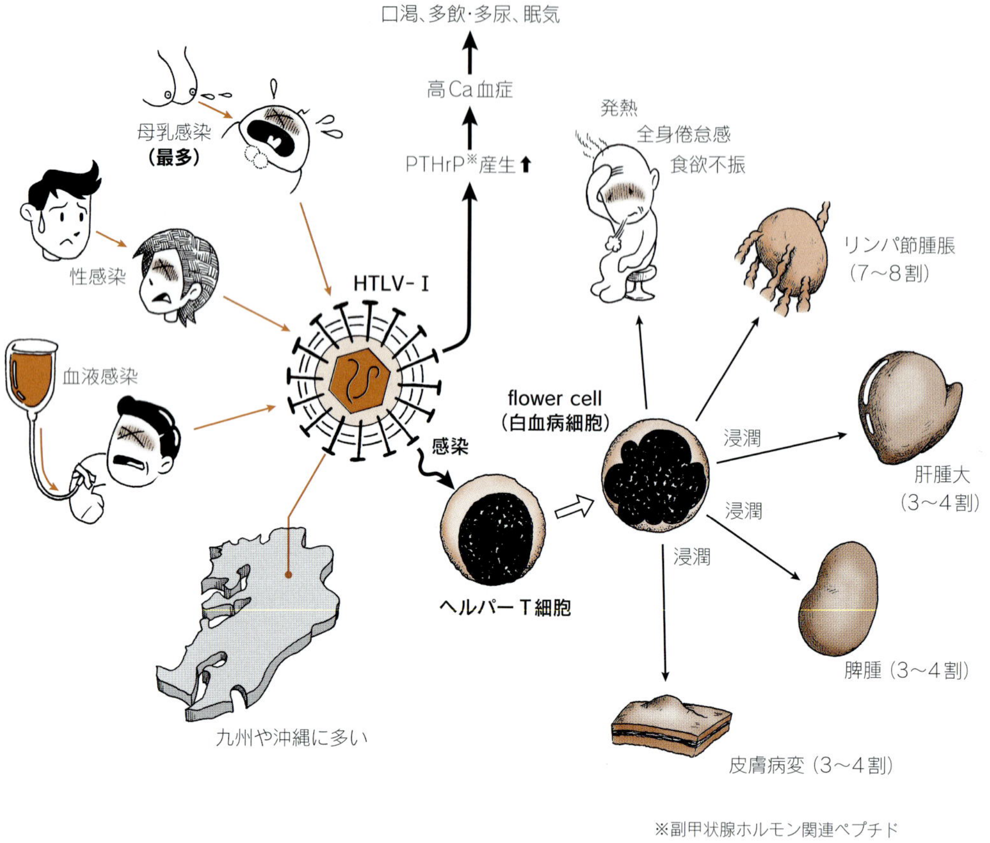

※副甲状腺ホルモン関連ペプチド

- 成人 T 細胞白血病 (ATL) はレトロウイルスの一つである **HTLV- I がヘルパー T 細胞に感染**し、悪性化することで発症する白血病の一型である。
- ウイルスの感染経路は 3 つあり、**①母乳感染、②性感染、③血液感染**により体内に入る。30～70 年を経て ATL を発症する。日本では特に九州、沖縄に多くみられる。
- ATL の白血病細胞は多くの臓器に浸潤しやすく、リンパ節腫大、肝腫大などが高率にみられる。
- 腫瘍細胞の産生した液性因子により**高 Ca 血症**が高率にみられるのも本症の特徴である。
- 一方、他の白血病と違って T 細胞のみがターゲットとなるため**貧血や出血傾向など赤血球、血小板の障害に起因する病態は通常みられない**ことも重要である。

□□ **162**　成人T細胞白血病の原因となるのはどれか。

A　HIV
B　HTLV-Ⅰ
C　ヒトパピローマウイルス
D　ヒトヘルペスウイルス
E　ヒトパルボウイルスB19

❏解法ガイド　成人T細胞白血病（ATL；adult T cell leukemia）は九州地方出身の人に多く、レトロウイルスの一つであるHTLV-Ⅰが乳児期の母乳感染によりCD4陽性のT細胞のDNAに組み込まれ、持続感染をしていたものが、成人期になり単クローン性の腫瘍性増殖をし、核に切れ込みの入ったクローバー状のT細胞の腫瘍性増殖を認めるものである。

❏選択肢考察

A　HIVは後天性免疫不全症候群（AIDS）の原因となるウイルスで、ATLの原因であるHTLV-Ⅰと同様にレトロウイルスに属し、CD4陽性のT細胞のDNAに組み込まれ、持続感染をする。ATLではCD4陽性細胞が腫瘍性増殖するのに対し、HIVはCD4陽性T細胞を破壊することにより免疫不全を認めるようになる。（×）

B　HTLV-Ⅰはレトロウイルスの一つで、逆転写酵素を有し、CD4陽性のT細胞のDNAに組み込まれ、持続感染した後、そのCD4陽性細胞が腫瘍性増殖するものである。（○）

C　ヒトパピローマウイルスは、皮膚の尋常性疣贅や外陰部の尖圭コンジローマ、さらには子宮頸癌の原因となる腫瘍ウイルスであるが、ATLの原因ではない。（×）

D　ヒトヘルペスウイルス（HHV）は、HHV-6が突発性発疹の原因に、HHV-8がKaposi肉腫の原因になるが、ATLの原因ではない。（×）

E　ヒトパルボウイルスB19は伝染性紅斑の原因ウイルスであるとともに赤芽球系に感染してその増殖を抑制するので、急性赤芽球癆や慢性の溶血性貧血では無形成性発作の原因となる。ATLの原因ではない。（×）

解答：B（*iM* 5 207）

□□ **163**　成人Ｔ細胞白血病について**誤っている**のはどれか。

A　骨転移を伴わない高カルシウム血症がみられる。
B　腫瘍細胞はクローバー状のCD4陽性Ｔ細胞である。
C　原因としては性行為によるものが最も多い。
D　病原体のキャリア率には地域特異性がある。
E　病原体はレトロウイルスである。

❏解法ガイド　成人Ｔ細胞白血病（ATL）は九州地方出身の人に多い。40歳以上に多く、腫瘍細胞の臓器浸潤傾向が高いため肝脾・リンパ節腫大や皮疹などを認め、細胞性免疫不全によるカリニ肺炎などの日和見感染症を伴い、また液性因子による高Ca血症を認めるのが特徴である。標準的な治療法は確立しておらず、完全寛解への導入は困難である。

❏選択肢考察

A　ATLでは腫瘍細胞の産生した液性因子により高Ca血症が認められるのが特徴である。この高Ca血症が意識障害や腎不全などを呈するようになるため予後に大きな影響を与えるので、その処置が重要である。（○）

B　ATLはCD4陽性Ｔ細胞に感染したのち、逆転写酵素によりRNAからDNAに転写され、それが宿主DNAに組み込まれ、数十年の潜伏期ののち一部がATL細胞となり、単クローン性の腫瘍性増殖をするようになり発症する。ATLにおける腫瘍細胞は、クローバー状のCD4陽性Ｔ細胞である。（○）

C　ATLは、母乳中に含まれるHTLV-Ⅰ感染Ｔ細胞を介して新生児～乳児期に感染し、DNA内に組み込まれ、キャリア化したものであり、数十年の潜伏期ののちキャリアの800～2,000人に１人がATL細胞の腫瘍性増殖により発症する。HTLV-Ⅰは輸血や性行為によっても感染しうるが、それらの感染によりキャリア化した人からのATLの発症はほとんど認められていない。（×）

D　HTLV-Ⅰの流行地は九州を中心とする日本の南西地域やカリブ海諸国、中央アフリカやオセアニアの一部などに限局されている。このように、病原体のキャリア率には母乳感染という特殊性があるため、地域特異性がある。（○）

E　ATLの病原体はHTLV-Ⅰであり、レトロウイルスの一種で、RNAウイルスに属する。レトロウイルスは逆転写酵素を有し、RNAからDNAに逆転写を行うことにより宿主DNAに組み込まれ、持続感染を可能とする。（○）

解答：C（***iM*** ⑤ 207～209）

□□ **164** 成人T細胞白血病について**誤っている**のはどれか。

A 細胞性免疫の低下を認める。
B 病原体はRNAウイルスである。
C 母乳を介して感染する。
D 潜伏期は1年以内である。
E 病原体は逆転写酵素を有する。

❏解法ガイド　成人T細胞白血病（ATL）は、RNAウイルスに属するレトロウイルスの一つであるHTLV-Ⅰのキャリア母体からの経母乳感染によって新生児〜乳児期に感染し、数十年間の持続感染ののち、感染を受けていたCD4陽性のT細胞が核に切れ込みの入ったクローバー状の核をもったATL細胞として単クローン性の腫瘍性増殖をするものである。本邦では九州地方に多く、キャリアの800〜2,000人に1人の割合で発症する、予後不良な白血病である。

❏選択肢考察

A HTLV-Ⅰは長い潜伏期ののちCD4陽性のT細胞を腫瘍性増殖させ、細胞性免疫不全をきたす。一方、HIVは同様に長い潜伏期ののちCD4陽性のT細胞を破壊することにより免疫不全を呈するようになる。（○）

B ATLの病原体はHTLV-Ⅰであり、レトロウイルスの一種で、RNAウイルスに属する。（○）

C ATLは、母乳中に含まれるHTLV-Ⅰ感染T細胞を介して新生児〜乳児期に感染し、DNA内に組み込まれ、キャリア化したものである。数十年の潜伏期の後、キャリアの800〜2,000人に1人がATL細胞の腫瘍性増殖により発症する。それゆえ、HTLV-Ⅰが陽性の母親は母乳栄養を回避すべきである。（○）

D ATLは感染したのち、数十年の潜伏期ののち一部がATL細胞となり、単クローン性の腫瘍性増殖をするようになり発症する。（×）

E ATLの病原体はHTLV-Ⅰであり、レトロウイルスの一種で、RNAウイルスに属する。レトロウイルスは逆転写酵素を有し、RNAからDNAに逆転写を行うことにより宿主DNAに組み込まれ、持続感染を可能とする。（○）

解答：D（*i***M** ⑤ 207〜209）

□□ **165**　43歳の女性。1週前から全身倦怠感と発熱とを認めて来院した。両側頸部に小指頭大のリンパ節を数個ずつ認め、右肋骨弓下に肝を2cm、左肋骨弓下に脾を3cm触れる。赤血球360万、Hb 12g/dl、網赤血球1.0%、白血球27,000、血小板14万。末梢血塗抹May-Giemsa染色標本（⇒カラー口絵）を示す。

誤っているのはどれか。

A　病原体はRNAウイルスである。

B　血清可溶性インターロイキン-2受容体〈sIL-2R〉が高値となる。

C　高カルシウム血症がみられる。

D　皮疹を認める。

E　血清LD低値を認める。

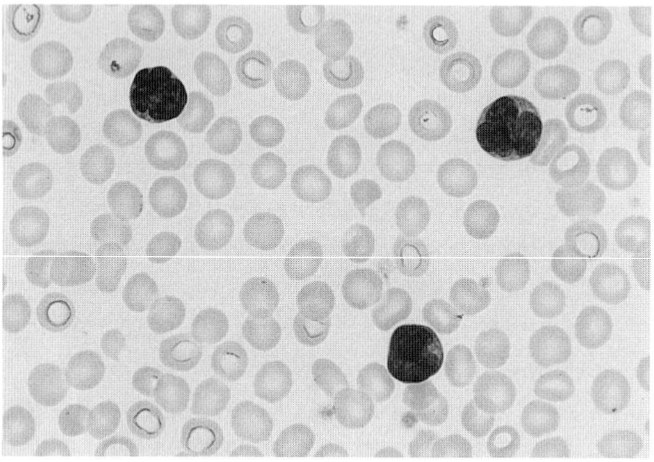

❑ **解法ガイド**

身体所見 ＃1　43歳の女性。1週前からの全身倦怠感と発熱⇒急性発症の感染症や膠原病をまず考えたい。

＃2　両側頸部に小指頭大のリンパ節を数個ずつ認める⇒全身感染症や膠原病、さらに悪性腫瘍などを考慮したい。

＃3　右肋骨弓下に肝を2cm、左肋骨弓下に脾を3cm触れる⇒肝脾腫。白血病などの悪性腫瘍細胞の浸潤や、肝炎による肝腫大および門脈圧亢進症の合併、もしくは敗血症などによる肝脾・リンパ節腫大と考えられる。

検査所見 ＃1　赤血球360万（基準380～480万）、Hb 12g/dl（基準12～16）と基準下限⇒貧血は明らかではない。

＃2　網赤血球1.0%（基準0.6～2.0）と基準範囲内。赤血球系造血の抑制はない。

＃3　白血球27,000（基準4,000～8,500）と著明に増加⇒重篤な感染症か白血病。

＃4　血小板14万（基準15～40万）と基準範囲をわずかに下回っている⇒自然出血傾向は認められない。

画像所見 末梢血塗抹May-Giemsa染色標本では、

＃1　核に切れ込みが入ったリンパ球が認められる。

＃2　核の状態がクローバー状⇒成人T細胞白血病の細胞の疑いが強い。

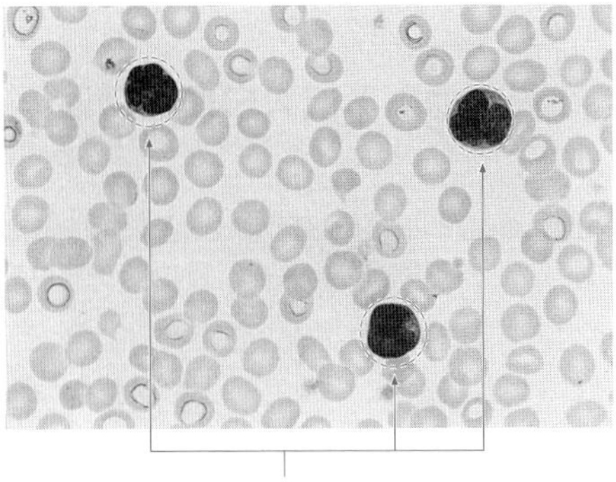

核に切れ込みの入ったリンパ球。
クローバー状リンパ球もしくはflower cellと呼ばれる。

❏診　断　成人T細胞白血病（ATL）。

43歳の中年女性であり、全身倦怠感、発熱といった非特異的な臨床症状で来院しているが、肝脾腫・リンパ節腫大を伴い、白血球数が著明に増加しているにもかかわらず、貧血や血小板減少がほとんど認められない。末梢血塗抹染色標本では白血球の増加は大部分、核に切れ込みが入ったクローバー状の細胞によると考えられる。核に切れ込みの入ったクローバー状のリンパ球が認められることから、ATLと診断される。

❏解法サプリ　ATLの診断は、抗HTLV-I抗体陽性、および核に切れ込みの入ったクローバー状の核をもったATL細胞の腫瘍性増殖からなされる。ATL細胞は臓器への浸潤傾向が強く、肝脾腫・リンパ節腫大や皮疹などを呈することも少なくないが、骨髄への浸潤は軽度であり、貧血や血小板減少が著明でないことが多い。さらに細胞性免疫不全による日和見感染でニューモシスチス肺炎などを伴うことも多く、また液性因子による高Ca血症が著明であることも特徴である。ATLのマーカーとしては高Ca血症や高LD血症などがある。

❏選択肢考察

A　ATLの病原体はHTLV-Iであり、レトロウイルスの一種で、RNAウイルスに属する。(○)

B　IL-2受容体（sIL-2R）は活性化されたT細胞上に発現し、T細胞活性化とともに可溶性の分子として血中に遊離される。遊離された血清可溶性IL-2受容体の量は、T細胞の活性化の消長を示す良い指標となるとともに、ATLでは高値を示す。(○)

C　ATLでは腫瘍細胞の産生した液性因子により高Ca血症が認められるのが特徴である。この高Ca血症が意識障害や腎不全などを呈するようになるため、高Ca血症に対しては生理食塩水やフロセミドの投与によるwashout、副腎皮質ステロイド薬の投与やカルシトニン、ビスホスホネート投与などが有用である。(○)

D　ATL細胞は組織への浸潤傾向が強く、肝脾腫・リンパ節腫大のほか、皮膚への浸潤傾向も強いため皮疹をきたすことが少なくない。一般にATLや菌状息肉症、Sézary症候群（菌状息肉症が白血化したもの）などのT細胞由来の腫瘍は皮膚への浸潤傾向が強く、皮疹や紅皮症を呈することが多い。(○)

E　ATLでは、腫瘍マーカーとして血清LD高値や血清Ca上昇が特徴的である。一般にLDは悪性腫瘍で上昇することが多く、特に悪性リンパ腫やATLではその病勢を反映している。(×)

解答：E（*iM* 5 207～209）

到達目標

6 小児白血病と成人白血病の違いを説明できる。

Point

- ❏成人の白血病では骨髄性：リンパ性＝4：1で急性骨髄性白血病（AML）が最も多いが、小児における白血病では骨髄性：リンパ性＝1：4と急性リンパ性白血病（ALL）の発生率が最も多いことが特徴である。
- ❏小児における全悪性腫瘍中、白血病の占める割合は50％以上であり、そのうち70％をALLが占めていることから、小児白血病の像としては小児ALLの特徴をおさえていることが大切である。

表4　小児急性リンパ性白血病と成人急性骨髄性白血病のまとめ

	小児急性リンパ性白血病	成人急性骨髄性白血病
原　因	1. 胎内での幼若B細胞における遺伝子自然変異 2. 生後のウイルス、化学物質、放射線などによる2度目の遺伝子変異	ウイルス感染や放射線、抗癌薬、化学薬品などの曝露などによる多段階的な遺伝子異常
好発年齢	3～6歳	中央値65歳（40歳以上で発症率は増加傾向にある）
症　状	1. 汎血球減少症…貧血、発熱、出血傾向 2. 芽球浸潤による症状…肝脾腫、リンパ節腫大、骨痛	
診　断	骨髄穿刺による組織診断が最も重要	
治　療	1. ①寛解導入療法…ビンクリスチンとプレドニゾロンで約90％は寛解に入る。 ②寛解後療法…寛解後の残存白血病細胞を駆逐する目的で化学療法を追加する。地固め療法と維持療法の2つを行う。 2. 造血幹細胞移植…難治性の場合などに行われる。	1. ①寛解導入療法…ダウノルビシンとシタラビンで70～80％は寛解に入る。 ②寛解後療法…寛解後の残存白血病細胞を駆逐する目的で化学療法を追加する。地固め療法と維持療法の2つを行う。 2. 造血幹細胞移植…第1寛解が得られた後にHLAの一致するドナーがいる場合に行われることがある。
予　後	95％以上が完全寛解に入る。 予後不良因子として、 ①1歳以下、 ②初発時白血球数5万以上、 ③9；22転座、t（4；11）転座、 がある。	65歳まででは80％が完全寛解に入るが、65歳以上では60％にとどまる。

□□ **166**　小児の白血病について**誤っている**のはどれか。

A　末梢血白血球数5万/μl以上は予後不良である。

B　1歳未満は予後不良である。

C　急性リンパ性白血病が半数以上を占める。

D　男児の発生率が高い。

E　急性リンパ性白血病の発症年齢は10歳代にピークを示す。

❏解法ガイド　小児白血病は小児悪性腫瘍の50％以上を占め、急性リンパ性白血病（ALL）が70％、急性骨髄性白血病（AML）が25％、慢性骨髄性白血病（CML）が数%である。

❏選択肢考察

A　一般に小児ALLは、初発時白血球数が1万/μl以下では比較的予後良好であるが、白血球数が多い場合には比較的不良であり、特に白血球数が初診時で5万/μl以上であれば不良である。(○)

B　一般に小児ALLは、疫学的には1～9歳・女児は比較的予後良好であるが、1歳以下もしくは10歳以上で男児であることが予後が比較的不良であるという特徴をもつ。(○)

C　小児の白血病はALLが約70％を占め、最も多い。(○)

D　一般に小児期においてはALLが多く、3～6歳に好発し、男女比はやや男児に多い。(○)

E　小児ALLの発症年齢のピークは3～6歳である。(×)

解答：E（*iM* 5 172）

□□ **167**

小児急性リンパ性白血病について正しいのはどれか。

A 治療は骨髄移植が第一選択である。

B 乳児期に発症したものは幼児期に発症したものに比べ予後が良い。

C 低出生体重児では発生率が高い。

D Down 症候群に合併することが多い。

E 髄膜白血病予防に髄腔内にビンクリスチンが投与される。

❏ **解法ガイド** 小児白血病の危険因子としては、一卵性双生児や Down 症候群、Fanconi 貧血、Bloom 症候群などの染色体異常、また毛細血管拡張性失調症（Louis-Bar 症候群）などの細胞性免疫不全や、放射線被曝やベンゼンへの曝露、アルキル化剤の投与などでは二次性白血病の発生もあり、危険度が高いといえる。Down 症候群などでは ALL の発生頻度が高いが、ベンゼン曝露などでは AML の発生頻度が高くなる。

❏ **選択肢考察**

A ALL は FAB 分類では L1、L2、L3 に分けられ、特に小児では小型で均一な細胞をもった L1 が多く認められる。小児 ALL で頻度が高い早期 B 細胞型の common ALL は 3～6 歳に発症のピークがあり、スタンダードリスク群ではビンクリスチンおよびプレドニゾロンの化学療法で 95％が寛解導入され、70～80％が治癒するので、比較的予後良好で、骨髄移植が行われる頻度は低い。(×)

B 小児 ALL のスタンダードリスクは、疫学的には 1～9 歳で女児であり、逆にハイリスクとしては 1 歳以下もしくは 10 歳以上で男児であるので、1 歳以下の乳児期に発症したものは 2 歳以上の幼児期に発症したものに比べ、予後は悪いと考えられる。(×)

C 小児急性白血病の相対危険度は出生体重による差はなく、その発生率が低出生体重児で高いということはない。(×)

D Down 症候群では ALL の発生頻度が高い。(○)

E 再発は抗白血病薬の届かない sanctuary での髄膜白血病や精巣腫瘍などとして発症するものが多いので、メトトレキサートなどの髄腔内投与や、中枢神経放射線照射などが併用されることもある。ビンクリスチンは神経毒性があるので、髄腔内に投与することは**禁忌**✦である。(×)

解答：D 解答：E（*iM* 5 172～173）

□□ **168**　12歳の女子。1週前から元気がなく、昨夜、鼻出血があり止血しにくかったため来院した。今朝から発熱が認められた。体温38.3℃。四肢と体幹とに出血斑を認める。眼瞼結膜は貧血状である。両側頸部に径1.0cmほどのリンパ節を数個触れるが、圧痛はない。肝を右肋骨弓下に2cm、脾を左肋骨弓下に3cm触知する。血液所見：赤血球340万、Hb 9.8g/dl、白血球112,000、血小板4万。血液生化学所見：AST 36IU/l（基準40以下）、ALT 26IU/l（基準35以下）、LD 1,200IU/l（基準176〜353）。骨髄血塗抹May-Giemsa染色標本（⇒カラー口絵）を示す。

正しいのはどれか。

A　この患児は年齢からは予後良好である。

B　この患児は白血球数が増加しているが予後は良好である。

C　腫瘍細胞はT細胞系のマーカーを認めることが多い。

D　縦隔腫瘍の検索が必要である。

E　治療は骨髄移植が第一選択である。

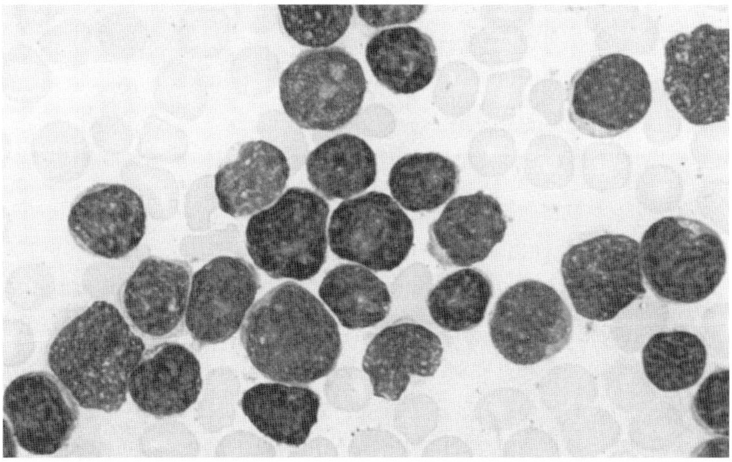

❏ **解法ガイド**　身体所見 ＃1　12歳の女児。1週前から元気がない。

＃2　昨夜、鼻出血があり止血しにくかった⇒急性発症。鼻出血はKiesselbach部位からの外傷性出血、もしくは表在性出血傾向が考えられる。

＃3　今朝から発熱。体温38.3℃⇒微熱ではないので全身の炎症性疾患。

＃4　四肢と体幹とに出血斑⇒表在性出血。血管の脆弱性、血小板減少や血小板機能異常症による出血傾向が考えられる。

＃5　眼瞼結膜は貧血状⇒赤血球および血小板の産生障害、もしくは末梢における破壊の亢進があったのであろう。

＃6　両側頸部に径1.0cmほどのリンパ節を数個触れるが、圧痛はない⇒一般にリンパ節腫大が急性感染症などで急激に生じた場合には被膜の炎症や圧の上昇で圧痛を認めることが多いが、悪性腫瘍による浸潤や、亜急性から慢性の経過をとる感染症（結核など）では圧痛を認めないことが多い。

＃7　肝を右肋骨弓下に2cm、脾を左肋骨弓下に3cm触知する⇒網内系の腫大。全身性感染症、網内系を中心とした腫瘍や、白血病による網内系への浸潤の疑い。

検査所見 ＃1　赤血球340万（基準380〜480万）、Hb 9.8g/dl（基準12〜16）⇒貧血。

＃2　白血球112,000（基準4,000〜8,500）と著明に増加⇒白血病、類白血病反応。

＃3　血小板4万（基準15〜40万）⇒5万以下に減少し表在性出血傾向を認めた。

＃4　AST 36IU/l、ALT 26IU/l⇒トランスアミナーゼは基準範囲内。

＃5　LD 1,200IU/lと増加⇒肝細胞や筋細胞、心筋細胞の破壊によるものではなく、悪性腫瘍や間質性肺炎、溶血などによるものが最も疑われる。

画像所見 骨髄血塗抹May-Giemsa染色標本では、

＃1　赤血球に比べ大型な細胞で、大部分を核が占めており、核小体を認める幼若白血球すなわち芽球が多数認められる⇒骨髄有核細胞の中で30％以上もの芽球が認められる場合には急性白血病と判断される。

＃2　芽球は大きさが比較的均一で小型。N/C比が大きい⇒FAB分類でALLのL1。

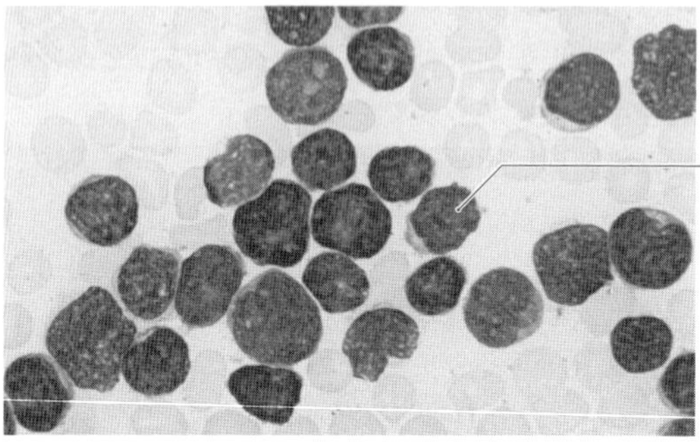

❏**診　　断**　急性リンパ性白血病（ALL）。

❏**解法サプリ**　ALLは小児急性白血病の70％を占め、ビンクリスチン＋プレドニゾロン療法による化学療法で寛解導入率95％、治癒率もスタンダードリスク群で70〜80％、ハイリスク群で50％前後となっている。そのハイリスク群とスタンダードリスク群のファクターとしては、年齢、性別、初診時白血球数、ヘモグロビン値、血小板値、腫瘍細胞表面マーカー、脾腫の存在、胸腺腫大、中枢神経浸潤などがある。

❏**選択肢考察**

A　一般に小児ALLでは2歳未満、10歳以上が予後不良であり、この症例は12歳であるということから予後不良と判断される。（×）

B　白血球数はALLの予後不良因子の一つであり、初診時の白血球数が5万以上で予後不良といえる。本例は白血球数112,000もあるため、予後不良である。（×）

C　一般的にスタンダードリスクのALLは早期B細胞型の頻度が最も高い。（×）

D　小児ALLは、胸腺腫大などの縦隔腫瘤が存在した場合にはハイリスク群で、予後不良とされるので、CTやMRIで縦隔腫瘍の検索が必要である。（○）

E　小児ALLは早期B細胞型のcommon ALLが最も多く、その治療としてはビンクリスチンおよびプレドニゾロンによる化学療法により95％が寛解導入される。第一選択は骨髄移植ではなく、ビンクリスチン、プレドニゾロンなどによる化学療法が選択される。（×）

解答：D（*iM* 5 174）

到達目標

7 真性多血症の病因、病態、診断と治療を説明できる。

Point

[概　念]

❏ 絶対的多血症の中で造血幹細胞レベルの腫瘍性増殖を認め、主として赤血球系が分化・成熟障害を伴わず腫瘍性増殖しているのが真性多血症（真性赤血球増加症）である。ほとんどの症例でJAK2遺伝子の変異を認める。

cf. **絶対的多血症と相対的多血症**：多血症は、赤血球数、Ht、Hbが基準上限を超えて増大するものだが、これには真に循環赤血球総量の増加するもの（絶対的多血症）と脱水などによる循環血漿量の減少によるもの（相対的多血症）とがある。循環赤血球量の増加を伴わず、血漿成分の減少などにより赤血球やHb濃度が上昇したものが相対的多血症であり、循環赤血球量の増加を伴っているのが絶対的多血症である。

[症　状]

❏ 顔面紅潮。

❏ 基礎代謝亢進による寝汗・微熱・体重減少・全身倦怠感。

❏ 血液粘稠度の亢進による頭痛・めまい・耳鳴。

❏ 好塩基球増加によるヒスタミン遊離による瘙痒感。

❏ 肝・脾腫（脾腫は2/3に認める）、高尿酸血症、潰瘍など。

[診　断]

❏ 赤血球増加（>600万/μL）、Hb（男18.5g/dL以上、女16.5g/dL以上）、Ht上昇。

❏ 白血球増加：後骨髄球や骨髄球も増加してくる。好塩基球・好酸球増加。

❏ 血小板増加。

❏ 好中球アルカリホスファターゼ活性（NAPスコア）上昇。

❏ ビタミンB_{12}の上昇、ビタミンB_{12}結合能の上昇。

❏ エリスロポエチン（血中、尿中）低下。

❏ 動脈血酸素飽和度：動脈血酸素飽和度が正常なことで続発性多血症と鑑別する。

[治　療]

❏ まず瀉血を行いHt値を45%以下にする。

❏ その後必要に応じ、化学療法（抗腫瘍薬投与）を行う。

[予　後]

❏ 血管障害、白血病化、骨髄線維症などを合併することがある。

図 24　多血症

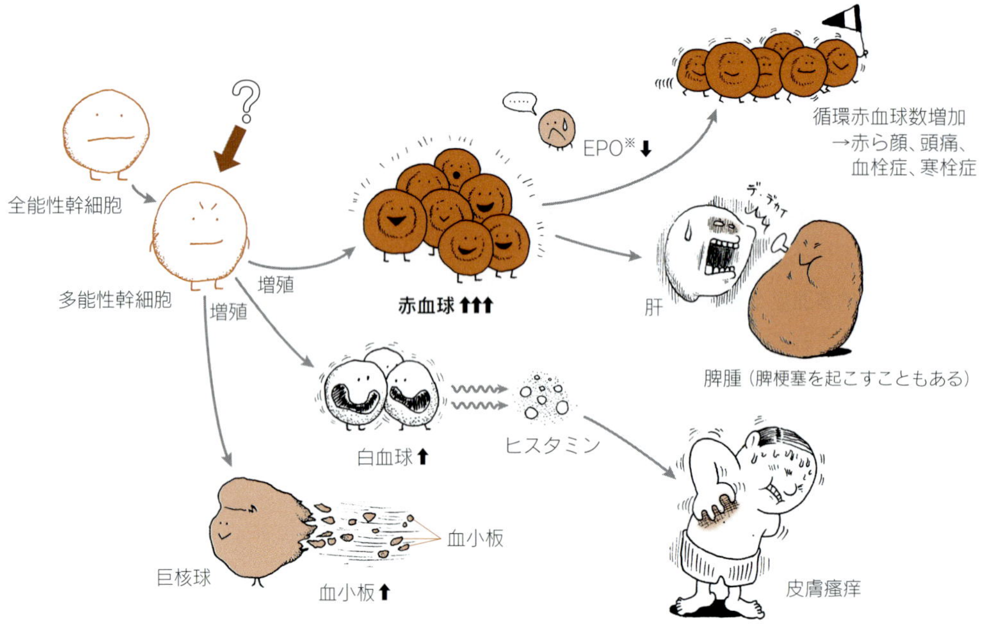

※EPO：エリスロポエチン

❏ **多血症**＝男性：赤血球数600万/μL以上、Hb 18.5g/dL以上、Ht上昇
　　　　　　女性：赤血球数550万/μL以上、Hb 16.5g/dL以上、Ht上昇

❏ **真性多血症**＝**多能性幹細胞レベルでの腫瘍化**によって赤血球、白血球、血小板が増加する疾患で、特に赤血球の増加が著しいものをいう。

図 25　赤血球増加症の治療ガイドライン

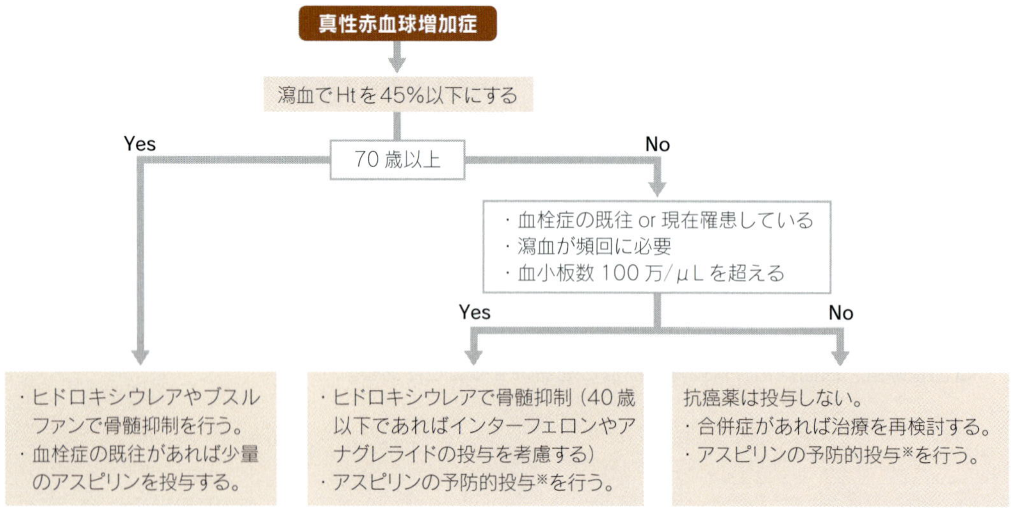

※評価は一定しない。

□□ **169**　真性赤血球増加症で**みられない**のはどれか。

A　動脈血酸素飽和度正常　　B　血清エリスロポエチンの増加
C　JAK2遺伝子の変異　　D　血清LDの増加
E　循環赤血球量の増加

❏解法ガイド　真性赤血球増加症は骨髄増殖性疾患の一つで、赤血球系細胞を中心とする多能性幹細胞レベルからの分化・成熟障害を伴わない腫瘍性の自律性増殖をするものであり、末梢血液中での赤血球増加を特徴とし、白血球や血小板数も増加してくる。すなわち、赤芽球系を中心とする骨髄増殖性疾患で、エリスロポエチン非依存性の自律性増殖能を有する異常クローンが出現することがその本態である。

臨床症状としては、顔面紅潮や基礎代謝の亢進、皮膚の瘙痒感のほか、過粘稠度症候群として高血圧や頭痛などを伴い、さらに脾腫や出血傾向、血栓症、高尿酸血症、潰瘍などを認める。

真性赤血球増加症の診断基準（WHO分類2008）

大基準	**1. Hb 18.5g/dL以上（男性）、Hb 16.5g/dL以上（女性）** もしくは赤血球量増加を示す他の所見の証明 **2. JAK2-V617Fもしくは機能的に類似なJAK2変異が存在**
小基準	1. 骨髄生検において、赤芽球系、顆粒球系および巨核球系細胞の著明な増殖により過形成を示す。 2. 血清エリスロポエチン低値 3. 内因性赤芽球系コロニー形成

2つの大基準と小基準を満たす。
大基準の1と2つの小基準を満たす。

❏選択肢考察

A　動脈血酸素飽和度が低下するとエリスロポエチンを介する続発性多血症の原因となるので、動脈血酸素飽和度が正常なことで続発性と鑑別できる。真性赤血球増加症はエリスロポエチンによる刺激で赤血球産生が促進するものではなく、骨髄赤芽球系細胞の分化・成熟障害を伴わない腫瘍性増殖がその本態である。(○)

B　真性赤血球増加症では、骨髄内における赤芽球系造血幹細胞が腫瘍性に増殖するため、赤血球が自律的に増加し、negative feedbackによりエリスロポエチン濃度は低下していることが多い。血清エリスロポエチンの増加による多血症は続発性赤血球増加症である。(×)

C　ほとんどの症例でJAK2遺伝子の異常により造血幹細胞のチロシンキナーゼが恒常的に活性化されることで腫瘍性増殖するようになる。(○)

D　LD（血清乳酸脱水素酵素）は肝細胞のほか、赤血球や肺の間質、骨格筋や心筋など、ほとんどの細胞に含まれている。血液疾患では溶血性貧血でLD1型が増加し、さらに悪性リンパ腫や白血病などのほか、真性赤血球増加症を代表とする骨髄増殖性疾患でも悪性腫瘍としてのLD増加を認めることが少なくない。(○)

E　循環赤血球量の増加が認められ、WHO基準では平均正常予想値の25％以上、あるいはHb値が男性18.5g/dl、女性16.5g/dl以上としている。(○)

解答：B（*iM* 5 193）

□□ **170** 二次性赤血球増加症の**原因とならない**のはどれか。

A 高地滞在

B Fallot四徴症

C 尿毒症

D 小脳血管芽細胞腫

E メトヘモグロビン血症

❏ 解法ガイド

赤血球増加症は男性では末梢血赤血球数600万/μl以上、Hb 18.5g/dl以上、Ht上昇、女性では末梢血赤血球数550万/μl以上、Hb 16.5g/dl以上、Ht上昇を示す。赤血球増加症は脱水やストレス赤血球増加症による相対的赤血球増加症と、循環赤血球量の増加を認める絶対的赤血球増加症がある。絶対的赤血球増加症は骨髄赤芽球系細胞の分化・成熟障害を伴わない腫瘍性増殖をきたすクローンが出現する真性赤血球増加症と、エリスロポエチン依存性に骨髄赤血球系のみの分化・成熟が反応性に増加している二次性赤血球増加症がある。

二次性赤血球増加症は高地滞在や呼吸器疾患、循環器疾患、メトヘモグロビン血症などの酸素含量の低下による腎臓からのエリスロポエチン産生の亢進や、小脳血管芽細胞腫や腎癌、肝癌などによるエリスロポエチン産生腫瘍でエリスロポエチンが増加し、骨髄赤芽球を刺激することにより赤血球系のみの増加を認めるものである。

❏ 選択肢考察

A 高地滞在では気圧の低下により酸素分圧も低下し、そのため血液中酸素含量は減少するので、腎臓からのエリスロポエチン産生が亢進し、血清エリスロポエチン濃度が上昇するため骨髄赤芽球を刺激し、二次性赤血球増加症となる。（○）

B Fallot四徴症は右→左シャントのチアノーゼ性先天性心疾患で、静脈血が動脈血に流入しチアノーゼを呈するため、血液酸素含量が低下し、腎臓からのエリスロポエチン分泌が促進するため、骨髄赤芽球が刺激され、多血症となる。しかし、乳幼児期では鉄の需要が亢進することも重なり、鉄欠乏状態になり、赤血球数は増加するが鉄欠乏によるHb合成の低下で、小球性低色素性の二次性赤血球増加症となりうる。（○）

C 尿毒症ではエリスロポエチンが低下するために骨髄赤芽球が低下して腎性貧血となるが、二次性赤血球増加症となることはない。（×）

D 小脳血管芽細胞腫や腎癌、肝癌などによるエリスロポエチン産生腫瘍でも、腫瘍性にエリスロポエチンが増加し、骨髄赤芽球を刺激することにより赤血球系のみの増加を認める。（○）

E メトヘモグロビン血症はヘモグロビンのFe^{2+}がFe^{3+}となったもので、酸素運搬能が低下しているために、エリスロポエチンの増加をきたし二次性赤血球増加症となる。（○）

解答：C（*iM* 5 139）

□□ **171**　65歳の男性。数週間前から頭痛がするので来院した。顔面が紅潮し、口唇に軽度のチアノーゼを認める。左肋骨弓下に脾を3cm触知する。脈拍88/分、整。血圧160/100mmHg。赤血球750万、Hb 16.9g/d*l*、Ht 55%、白血球25,700（好中性骨髄球1%、好中性後骨髄球1%、桿状核好中球2%、分葉核好中球69%、好酸球1%、単球9%、リンパ球17%）、血小板80万。動脈血ガス分析：PaO_2 85Torr、酸素飽和度97%、$PaCO_2$ 39Torr。

最も考えられるのはどれか。

A　慢性骨髄性白血病
B　二次性赤血球増加症
C　ストレス赤血球増加症
D　真性赤血球増加症
E　本態性血小板血症

❑ **解法ガイド**

身体所見

＃1　65歳の男性、数週間前の頭痛⇒亜急性の頭痛なので、緊張性頭痛も可能性はあるが、器質的疾患の可能性も除外できない。

＃2　顔面が紅潮⇒カルチノイド症候群などによる血管拡張か、真性もしくは続発性赤血球増加症などによる多血症であろう。

＃3　口唇に軽度のチアノーゼ⇒多血症の可能性が高い。一般にチアノーゼは貧血では少なく、多血症で認めることが多い。

＃4　左肋骨弓下に脾を3cm触知する⇒真性赤血球増加症に合致する。

＃5　脈拍88/分、整（基準60～100）⇒正常。

検査所見

＃1　血圧160/100mmHg⇒高血圧。頭痛の原因であった可能性が高い。

＃2　赤血球750万（基準410～530万）、Hb 16.9g/d*l*（基準14～18）、Ht 55%（基準40～48）⇒多血症。MCVは73と小さく、腫瘍性の増殖を行っているにもかかわらず鉄欠乏に陥っている可能性が高い。

＃3　白血球25,700（基準4,000～8,500）と著明に増加⇒多血症でも続発性多血症ではなく、真性赤血球増加症の可能性が高い。

＃4　好中性骨髄球1%、好中性後骨髄球1%、桿状核好中球2%、分葉核好中球69%、好酸球1%、単球9%、リンパ球17%⇒骨髄球系の各成熟段階の細胞が末梢血に出現しており、慢性の骨髄増殖性疾患に合致する。

＃5　血小板80万（基準15～40万）と増加⇒真性赤血球増加症に合致する。

＃6　PaO_2 85Torr（基準90±10）、酸素飽和度97%と正常⇒低酸素状態に伴うエリスロポエチン過剰による続発性多血症は否定的。

＃7　$PaCO_2$ 39Torr（基準40±5）⇒換気状態にも異常はない。

❑ **診　断**　真性赤血球増加症。

成人男性が、亜急性～慢性の経過をとって皮膚の紅潮やチアノーゼを認め、肝脾腫を呈している。血圧は上昇し、末梢血液中では赤血球、白血球、血小板のすべての血球が増加していることから、骨髄における造血幹細胞レベルからの分化・成熟障害を伴わない腫瘍性増殖が考えられる。特に皮膚の紅潮やチアノーゼからも赤血球増加が中心であると考えられ、そのような場合には真性赤血球増加症が最も疑われる。

真性赤血球増加症は多能性幹細胞の突然変異によりエリスロポエチン非依存性の自律

性増殖を有する異常クローンの出現により赤血球系細胞を中心とした自律性増殖が認められ、顆粒球系や血小板系の増加も認める。

❏ 選択肢考察

A　慢性骨髄性白血病も真性赤血球増加症などと同様に骨髄増殖性疾患であるが、その主たる増殖は骨髄球系および巨核球系であり、末梢血では好中球や好酸球、好塩基球などの顆粒球および血小板は増加するが、一般に赤血球は減少し、貧血を呈するので、否定的である。(×)

B　二次性赤血球増加症は、造血因子のエリスロポエチンが増加し、骨髄赤芽球系細胞が刺激され多血症となったものである。しかし、GM-CSFやG-CSF、トロンボポエチン、インターロイキンなどの他の造血因子の増加は認めず、末梢血白血球数や血小板数の上昇はないので、否定的である。(×)

C　ストレス赤血球増加症は脱水などと同様、相対的赤血球増加症に含まれ、循環赤血球量の絶対的な増加は認めず、また白血球数や血小板数の増加を認めないので、否定的である。(×)

D　この症例では末梢血液中の赤血球、白血球、血小板のすべての血球系が増加し、特に赤血球の増加が中心で、多血症による皮膚の紅潮やチアノーゼ、過粘稠度症候群によると思われる高血圧なども認め、さらに肝脾腫大を認めるので、真性赤血球増加症が最も考えられる。(○)

E　本態性血小板血症も骨髄増殖性疾患の一つで、骨髄の多能性幹細胞の突然変異により自律的な血小板産生をする巨核球の腫瘍性増殖を生じ、末梢血血小板数の自律性増殖を主とする疾患である。しかしこの症例の病態の中心は血小板の増加によるものではなく、末梢血赤血球増加によるものであるので否定的である。(×)

解答：D（***iM*** 5 193）

□□ **172**　真性多血症の治療として適切なのはどれか。

A　瀉　血
B　輸　血
C　鉄剤投与
D　ビタミンB_{12}投与
E　エリスロポエチン投与

❏**解法ガイド**　真性赤血球増加症の治療としては、血栓予防のための瀉血、腫瘍であることを考慮して、ヒドロキシウレアなどの抗腫瘍薬投与がある。

❏**選択肢考察**

A　瀉血は真性多血症における赤血球や血小板増多による血栓症を抑制するのに必要な治療であるが、あくまでも対症療法であり、根治療法ではない。(○)

B　真性多血症では過剰な赤血球があり輸血の必要はない。**禁忌**✶に近い。(×)

C　真性多血症では赤芽球の腫瘍性増殖によって鉄欠乏状態になっていることも多いが、鉄剤投与を行うと、過剰の赤血球が形成されてしまうので避けるべきである。(×)

D　ビタミンB_{12}投与は悪性貧血などで必要となるが、真性多血症では血清ビタミンB_{12}は上昇しており必要はない。(×)

E　真性多血症では赤芽球の腫瘍性増殖によって、反応性にフィードバックでエリスロポエチンは低下している。低下しているからといってエリスロポエチンを投与する必要はない。赤血球は過剰に存在する。(×)

解答：A（*iM* 5 196）

core curriculum

Chapter 5

疾 患

③悪性リンパ腫と骨髄腫

到達目標 1　悪性リンパ腫の分類を概説し、病態、症候、診断、治療と予後を説明できる。

Point

[概　念]

❑ 悪性リンパ腫とはリンパ組織を構成する細胞成分が腫瘍性増殖したものである。

[分　類]

❑ Hodgkinリンパ腫（10％を占める）と非Hodgkinリンパ腫（90％）に大別される。

❑ Hodgkinリンパ腫はHodgkin細胞および鏡面像を認める核をもったReed-Sternberg細胞の出現を特徴とする組織像を有し、リンパ節を原発とし、連続的に進展していく腫瘍である。

❑ 非Hodgkinリンパ腫はB細胞性とT細胞性に分けられ、組織学的には濾胞性とびまん性に分類されている。Hodgkinリンパ腫と比べ、リンパ節以外の場所で発生する節外性リンパ腫を呈したり、非連続性に病変が広がるものや、粘膜関連リンパ組織に発生するMALTリンパ腫が少なくない。

[症　状]

❑ 無痛性リンパ節腫大：Hodgkinリンパ腫では頸部に初発し連続性に広がるが、非Hodgkinリンパ腫ではWaldeyer輪に初発し非連続性に広がるのが特徴である。

❑ 全身症状：発熱（周期的高熱はPel-Ebstein型）、冷汗、体重減少、瘙痒（特に飲酒後）、皮疹。

❑ 病期の進んだものは細胞性免疫低下が著しく、易感染性を呈する。

[検　査]

❑ 末梢血ではリンパ球減少を認める。

❑ 血清LD増加（病勢を反映）、尿酸増加、Ca増加、Fe低下、Cu（銅）増加、ALP増加、炎症反応。

❑ 免疫検査：細胞性免疫の低下が著明（→特に進行したHodgkinリンパ腫）で、PPD（ツ反）陰転化。

❑ リンパ節生検でHodgkinリンパ腫ではReed-Sternberg細胞を認める。

[臨床病期（Ann Arbor & Cotswolds分類）]

❑ 身体所見、X線写真、リンパ管造影、骨髄検査、肝機能検査、CT、MRI、^{67}Gaシンチグラフィのほか、必要に応じて生検・開腹術（＋摘脾）を行い、病期が決定される。

[治　療]

❑ 表5、6参照。

[予　後]

❑ 予後を左右する因子には、病巣の部位と広がり、年齢、性別、全身症状などがある。

早期Hodgkinリンパ腫の予後良好なグループ

①50歳未満

②女性

③リンパ節病変の数が2個以下

④巨大腫瘤がない

⑤B症状（発熱、寝汗、体重減少）がないもの

図 26　Hodgkin リンパ腫と非 Hodgkin リンパ腫

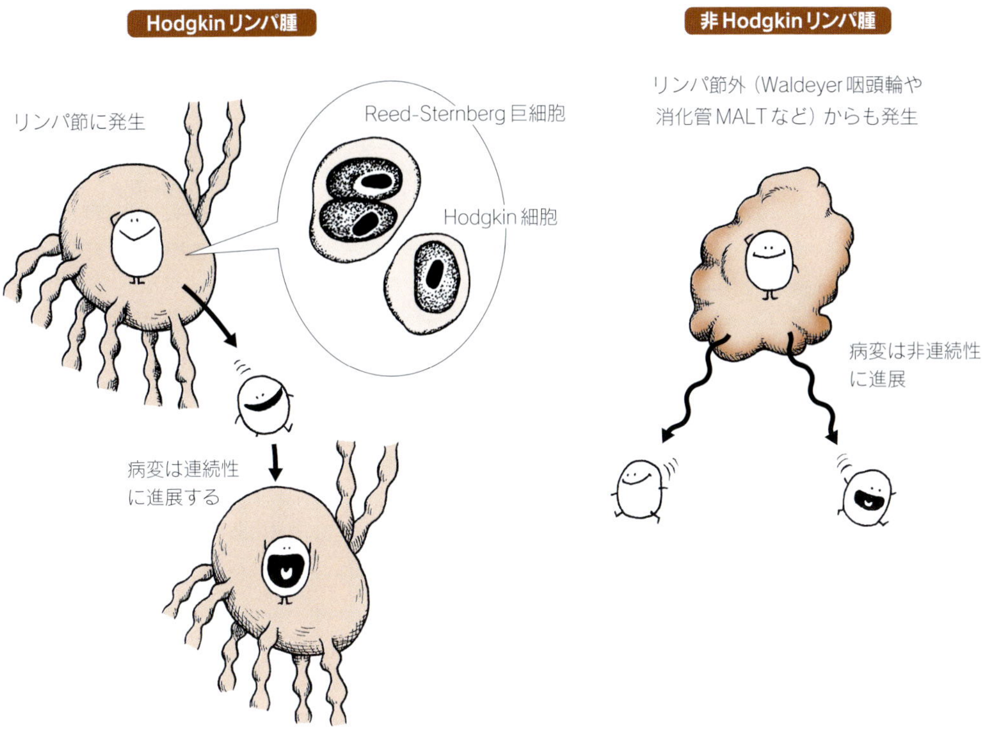

図 27　悪性リンパ腫の症状

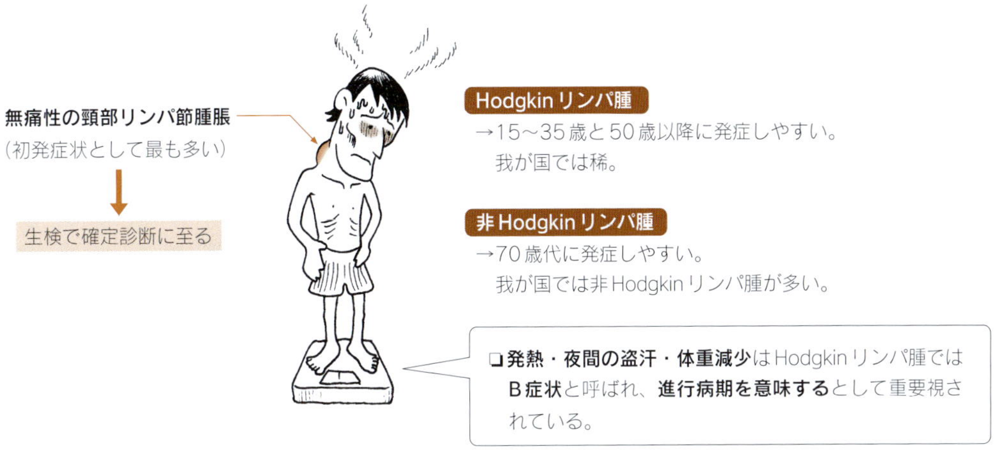

無痛性の頸部リンパ節腫脹
（初発症状として最も多い）
生検で確定診断に至る
Hodgkinリンパ腫
→15～35 歳と 50 歳以降に発症しやすい。
我が国では稀。
非 Hodgkinリンパ腫
→70 歳代に発症しやすい。
我が国では非 Hodgkin リンパ腫が多い。
❏ **発熱・夜間の盗汗・体重減少**は Hodgkin リンパ腫では **B 症状**と呼ばれ、**進行病期を意味する**として重要視されている。

表５　Hodgkinリンパ腫の病期分類と治療法

病　期		概　要		治療法
限局期	stage Ⅰ	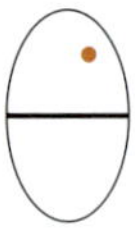	リンパ節（性）領域１つ	・ABVD療法※1（4～6コース）後、局所放射線療法 ・Ⅰ期・Ⅱ期でもＢ症状※2もしくは巨大腫瘤を伴えばABVD療法（6～8コース）
	stage Ⅱ	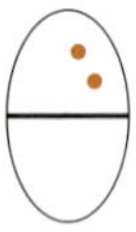	横隔膜の一側 リンパ節（性）領域２つ以上	
進展期	stage Ⅲ	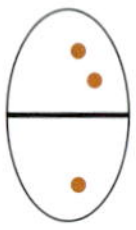	横隔膜の両側 リンパ節（性）領域	・ABVD療法（6～8コース） ・巨大腫瘤を伴えば放射線療法の併用あり
	stage Ⅳ	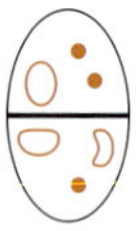	リンパ節（性）外組織にも及ぶ	

※1　ABVD療法：Hodgkinリンパ腫化学療法における標準療法である。アドリアマイシン＋ブレオマイシン＋ビンブラスチン＋ダカルバジンの4剤併用療法を指す。

※2　B症状とは38℃以上の原因不明の熱、著明な寝汗、過去6か月間で説明不能の10％以上の体重減少といった全身症状を伴う場合をいう。これらの全身症状を伴わないものを「A」とする。

表６　非Hodgkinリンパ腫の病期分類と治療法

悪性度	病　期	治療法
低悪性度	限局期（Ⅰ・Ⅱ）	局所放射線療法（IF-RT）
	進行期（Ⅲ・Ⅳ）	化学療法（CHOP療法※、R-CHOP療法※）、無治療経過観察
中悪性度	限局期（Ⅰ・Ⅱ）	CHOP療法（R-CHOP療法）＋局所放射線療法
	進行期（Ⅲ・Ⅳ）	CHOP療法（R-CHOP療法）、自家造血幹細胞移植
高悪性度		ALLに準ずる化学療法（第１寛解期に同種造血幹細胞移植）

非Hodgkinリンパ腫の場合は3群の悪性度により治療法が設定されている。

※CHOP療法：非Hogdkinリンパ腫の化学療法における標準療法である。シクロホスファミド＋ドキソルビシン＋ビンクリスチン＋プレドニゾロンの4剤併用療法を指す。B細胞型でCD20陽性なら、リツキシマブを加えたR-CHOP療法も行われる。

□□ **173** 悪性リンパ腫について正しいのはどれか。

A 悪性リンパ腫の発生は年間1,000人程度である。
B Hodgkinリンパ腫が90％を占める。
C Hodgkinリンパ腫は若年発症のほうが予後不良である。
D 非Hodgkinリンパ腫ではReed-Sternberg細胞が特徴である。
E 非HodgkinリンパではB細胞リンパ腫が最も多い。

❑ **解法ガイド** 悪性リンパ腫は免疫担当細胞由来の腫瘍を総称するものであり、末梢リンパ組織で腫瘤を形成することが多く、約10％を占めるHodgkinリンパ腫と約90％を占める非Hodgkinリンパ腫に大別される。

Hodgkinリンパ腫はHodgkin細胞および鏡面像を認める核をもったReed-Sternberg細胞の出現を特徴とする組織像を有し、リンパ節を原発とし、連続的に進展していく腫瘍である。

❑ **選択肢考察**

A 悪性リンパ腫の発生は年間10,000人程度で増加傾向にある。(×)
B 非Hodgkinリンパ腫が90％を占め、残りがHodgkinリンパ腫である。(×)
C Hodgkinリンパ腫は、①50歳未満、②女性、③全身症状なし、④病変が限局性のものが予後良好である。(×)
D Reed-Sternberg細胞が特徴であるのは非Hodgkinリンパ腫ではなく、Hodgkinリンパ腫である。(×)
E 非Hodgkinリンパ腫では一般には70～80％がB細胞リンパ腫、20～30％がT細胞リンパ腫で、NK細胞リンパ腫は5％以下であるが、九州地方ではHTLV-Iのキャリアが多い関係で成人T細胞白血病の発生が多い。(○)

解答：E（*i*M 5 210）

□□ **174** 低悪性度B細胞リンパ腫の原因となるのはどれか。

A EBウイルス感染
B HTLV-I感染
C 橋本病
D Basedow病
E 骨髄異形成症候群

❑ **解法ガイド** 非HodgkinリンパにはB細胞系とT/NK細胞系があり、予後から低悪性度リンパ腫、中悪性度リンパ腫、高悪性度リンパ腫の3つに大別される。

低悪性度B細胞リンパ腫の原因としては、Sjögren症候群と橋本病（慢性甲状腺炎）、MALTリンパ腫などがある。

Sjögren症候群では唾液腺の低悪性度B細胞リンパ腫、橋本病（慢性甲状腺炎）では甲状腺の低悪性度B細胞リンパ腫を認める。

*Helicobacter pylori*感染は胃のMALTリンパ腫の原因となる。

結核性膿胸後には胸膜に発生するB細胞リンパ腫を認めることがある。

❑ **選択肢考察**

A EBウイルス感染ではBurkittリンパ腫やNK細胞リンパ腫などを認めるが、低悪

性度B細胞リンパ腫の原因ではない。(×)

B　HTLV-I感染は、成人T細胞白血病の原因となる。(×)

C　橋本病やSjögren症候群、*H. pylori*感染は低悪性度B細胞リンパ腫の原因となる。(○)

D　Basedow病は悪性リンパ腫とは関係がない。(×)

E　骨髄異形成症候群では急性骨髄性白血病などを合併するが、リンパ腫を合併することはきわめて少ない。(×)

解答：C（*iM* 5 215）

□□ **175**　悪性リンパ腫の症状について**誤っている**のはどれか。

A　発　熱
B　寝　汗
C　体重減少
D　脾　腫
E　有痛性リンパ節腫大

❏ **解法ガイド**　悪性リンパ腫の初発症状は頸部やWaldeyer輪などのリンパ節の無痛性腫大などであり、進行するに伴い発熱、寝汗、体重減少などの全身症状を認めるようになり、全身状態が悪化してくる。全身症状を伴うものは病期Bとされ、全身症状を伴わない病期Aに比し、予後は不良である。

❏ **選択肢考察**

A　全身症状としての発熱は微熱のことが多いが、Hodgkinリンパ腫における発熱はPel-Ebstein型といわれる周期的高熱を伴うこともある。(○)

B　寝汗は悪性リンパ腫の全身症状の一つである。(○)

C　体重減少は悪性リンパ腫の全身症状の一つである。体重減少としては6か月間に10％以上の原因不明の体重減少が有意である。(○)

D　脾臓は網内系に属するので、悪性リンパ腫では体内で最も大きなリンパ節である脾臓が腫大し、脾腫を認める。(○)

E　悪性リンパ腫は有痛性ではなく、無痛性にリンパ節が腫大する。一般に有痛性リンパ節腫大は伝染性単核球症や急性扁桃炎などの急性炎症で認められる。(×)

解答：E（*iM* 5 211）

□□ **176** Hodgkinリンパ腫について正しいのはどれか。

A　HTLV-I抗体が陽性を示す。
B　Langerhans巨細胞が出現する。
C　ツベルクリン反応が陽性となる。
D　隣接リンパ節に連続性に進展する。
E　全身症状を伴うものが各病期のAと分類される。

❏解法ガイド　Hodgkinリンパ腫はHodgkin細胞および鏡面像を認める核をもつReed-Sternberg細胞の出現を特徴とする組織像を認めるが、背景のリンパ球には異型性はない。リンパ節を原発とし、連続的に進展していく腫瘍である。

❏選択肢考察

A　HTLV-I抗体が陽性を示すのは成人T細胞白血病であり、Hodgkinリンパ腫ではない。Hodgkinリンパ腫の原因は不明である。(×)

B　Langerhans巨細胞が出現するのは組織球症の場合であり、Hodgkinリンパ腫では鏡面像を認める核をもったReed-Sternberg細胞の出現を特徴とする組織像を認める。また、巨細胞としてHodgkin細胞も出現する。(×)

C　Hodgkinリンパ腫では特に進行すると細胞性免疫能の低下を認め、細胞性免疫能を反映するツベルクリン反応が陰性化する。(×)

D　Hodgkinリンパ腫は頸部リンパ節が無痛性に腫大することが多く、隣接リンパ節に連続性に進展する。非Hodgkinリンパ腫はHodgkinリンパ腫と比べ、リンパ節以外の場所で発生する節外性リンパ腫を呈したり、非連続性に病変が広がるものや、粘膜関連リンパ組織に発生するMALTリンパ腫が少なくない。特にWaldeyer咽頭輪を含む消化管で発生するものが多い。(○)

E　発熱、寝汗、体重減少などの全身症状を伴うものをB、伴わないものをAとして、病期ⅡA、ⅢBなどと扱う。(×)

解答：D（*iM* 5 211）

□□ **177**　悪性リンパ腫の病期（Ann Arbor分類）で第Ⅲ期にあたるのはどれか。

A　Waldeyer輪に限局した侵襲
B　頸部リンパ節および肝臓実質びまん性侵襲
C　脾臓および頸部リンパ節侵襲
D　胸腺および頸部リンパ節侵襲
E　頸部および両側肺門リンパ節侵襲

❏解法ガイド　悪性リンパ腫の臨床病期を以下に示す。

病期Ⅰ：1つのリンパ節領域またはリンパ性組織に限局する。
病期Ⅱ：横隔膜のいずれか一側で2つ以上のリンパ節領域に広がる。
病期Ⅲ：横隔膜の両側のリンパ節領域またはリンパ性組織の侵襲を伴う。
病期Ⅳ：肝臓や骨髄など、リンパ節以外の組織の侵襲を伴う。

選択肢考察

A　Waldeyer輪に限局した侵襲は1つのリンパ節領域に限局するので、病期Ⅰとなる。(×)
B　頸部リンパ節および肝臓実質びまん性侵襲では、肝臓という非リンパ性臓器あるいは組織のびまん性、散布性侵襲なので、病期Ⅳとなる。また、血液や骨髄中に腫瘍細胞が検出された場合も病期Ⅳとなる。(×)
C　脾臓および頸部リンパ節侵襲は、横隔膜両側のリンパ節領域の侵襲があるので、病期Ⅲとなる。(○)
D　胸腺および頸部リンパ節侵襲では横隔膜のいずれか一側で2つ以上のリンパ節領域に限局するので、病期Ⅱとなる。(×)
E　頸部および両側肺門リンパ節侵襲は横隔膜のいずれか一側で2つ以上のリンパ節領域に限局するので、病期Ⅱとなる。(×)

解答：C（*i*M⑤ 213）

□□ **178**　悪性リンパ腫の病期決定に**有用でない**のはどれか。

A　FDG-PET

B　腹部超音波検査

C　胸部造影CT

D　血清LD

E　骨髄穿刺

❏解法ガイド　悪性リンパ腫は末梢リンパ組織を中心とする免疫担当組織より発生する腫瘍であり、リンパ節およびリンパ節外性に腫瘤を形成するものである。その病期分類としては、病変の範囲や進行度を表す評価としてAnn Arbor分類が行われることがあり、これは非Hodgkinリンパ腫にも用いられている。

その病期分類としては、超音波検査やCT、MRI、リンパ管造影、^{67}Gaシンチグラフィなどの画像検査のほか、骨髄穿刺や生検、肝生検、血液像などの検査が行われる。

❏選択肢考察

A　FDG-PETは腫瘍などにおいて陽性像を示すものであり、悪性リンパ腫においてもその集積は侵襲を受けたリンパ節の個数や横隔膜の上下などの判断に有用である。(○)

B　腹部超音波断層法で腹部大動脈周囲リンパ節腫大、脾腫、肝腫大などを検出し、横隔膜の上下などの判断に有用である。(○)

C　胸部造影CTでは胸部大動脈周囲リンパ節腫大、縦隔腫瘍、胸腺などへの悪性リンパ腫の浸潤を検出できる。(○)

D　悪性リンパ腫では腫瘍由来のLDの出現により血清LDの上昇を認めるが、これは病勢を反映したり、治療効果判定に有用ではあるが、病期決定には有用ではない。(×)

E　悪性リンパ腫のAnn Arborの病期分類では、病期Ⅳとして「肝臓や骨髄など、リンパ節の節外性領域への侵襲が存在するもの」と示されており、骨髄穿刺により第Ⅳ期か否かの判断を行うべきである。それゆえ、骨髄穿刺は悪性リンパ腫の病期決定に必要と考えられる。(○)

解答：D (*iM* 5 213)

□□ **179** 悪性リンパ腫について**誤っている**のはどれか。

A 濾胞性リンパ腫の予後はびまん性リンパ腫より良好である。

B 血清乳酸脱水素酵素〈LD〉が増加する。

C MALTリンパ腫は*Helicobacter pylori*と関連がある。

D リンパ管造影でリンパ節は風船様腫大や泡沫様陰影欠損を示す。

E Hodgkinリンパ腫の初発部位は口蓋扁桃のことが多い。

❏ 解法ガイド 悪性リンパ腫は約10％を占めるHodgkinリンパ腫と90％を占める非Hodgkinリンパ腫に大別される。

非Hodgkinリンパ腫はB細胞性とT細胞性に分けられ、組織学的には濾胞性およびびまん性に分類されている。Hodgkinリンパ腫と比べ、リンパ節以外の場所で発生する節外性リンパ腫を呈したり、非連続性に病変が広がるものや、粘膜関連リンパ組織に発生するMALTリンパ腫が少なくない。特にWaldeyer咽頭輪を含む消化管で発生するものが多い。

❏ 選択肢考察

A 非Hodgkinリンパ腫は組織学的には濾胞性とびまん性に分類され、一般に濾胞性リンパ腫は低悪性度のものが多く、びまん性リンパ腫は中等度〜高悪性度のものが多いので、びまん性リンパ腫のほうが予後が不良である。(○)

B 一般に悪性腫瘍では血清LDの上昇を認めることが多く、非特異的ではあるが、腫瘍の病勢を反映するものとして測定されることが少なくない。特に血液系の悪性腫瘍である白血病や悪性リンパ腫などでは治療効果判定などに用いられることが多い。(○)

C 胃では*Helicobacter pylori*に関係した比較的良性のMALTリンパ腫がある。(○)

D 近年、深部リンパ節は超音波検査やCT、MRIなどにより検索されることが多いのでリンパ管造影を行う頻度は比較的低いが、リンパ管造影を行った場合には悪性リンパ腫により腫大しているリンパ節は風船様の腫大や泡沫様の陰影欠損を認める。(○)

E 一般に悪性リンパ腫の初発症状は表在リンパ節の無痛性進行性の腫大であり、次第に全身症状を伴い、日常生活が制限されてくる。Hodgkinリンパ腫の初発部位は頸部リンパ節腫大が最も多く、癒着を認めることは少ない。進行すると深部リンパ節や肝門部などのリンパ節も腫大してくる。口蓋扁桃などのWaldeyer咽頭輪に好発するのは非Hodgkinリンパ腫である。(×)

解答：E（***iM*** 5 215〜219）

□□ **180**　Hodgkinリンパ腫について**誤っている**のはどれか。

A　男性より女性のほうが予後が良い。

B　病期ⅣＢでは細胞性免疫能が低下している。

C　頸部リンパ節が好発部位である。

D　Reed-Sternberg巨細胞の存在は病理診断上有用である。

E　我が国では悪性リンパ腫の中で最も頻度が高い。

❏解法ガイド　Hodgkinリンパ腫の初発症状は頸部リンパ節の無痛性腫大などであり、進行するに伴い発熱、寝汗、体重減少などの全身症状を認めるようになり、全身状態が悪化してくる。全身症状を伴うものは病期Ｂとされ、全身症状を伴わない病期Ａに比し、予後は不良である。Hodgkinリンパ腫における発熱はPel-Ebstein型といわれる周期的高熱を伴うこともあり、また体重減少としては6か月間に10％以上の原因不明の体重減少が有意である。さらにHodgkinリンパ腫は病期が進行すると細胞性免疫が著しく低下し、易感染性を呈するようになる。その他、リンパ組織の腫大により縦隔腫瘤などを形成し、種々の臓器の圧迫症状を呈するようになる。

診断としては腫瘍組織の病理学的検査が重要であり、治療は、病期Ⅰ期、Ⅱ期に対してはABVD療法後に局所放射線療法（病変部放射線照射、involved-field raidiotherapy；IF-RT）を、病期Ⅲ期、Ⅳ期に対してはABVD療法などの多剤併用化学療法が行われる。

❏選択肢考察

A　Hodgkinリンパ腫では、50歳未満、病期が早いもの、全身症状を伴わないもの、女性のほうが予後が良い。（○）

B　病期ⅣＢはHodgkinリンパ腫の中で最も進行した状態（肝臓や骨髄、胸膜などの非リンパ組織に対する侵襲があり、発熱や体重減少などの全身症状を伴う）であるので、細胞性免疫能の低下が著明となる。（○）

C　初発症状は頸部リンパ節の無痛性腫大が多い。（○）

D　Reed-Sternberg巨細胞は核が鏡面像をとる巨細胞であり、Hodgkin細胞の融合したものと考えられており、病理診断上、有用である。（○）

E　我が国では悪性リンパ腫の10％がHodgkinリンパ腫であり、残り90％が非Hodgkinリンパ腫であるので、悪性リンパ腫の中でHodgkinリンパ腫が最も多いわけではない。しかし、欧米では悪性リンパ腫の中でHodgkinリンパ腫が最も多い。（×）

解答：E（*iM* 5 210～214）

□□ **181**　発生部位と節外性悪性リンパ腫の組合せについて正しいのはどれか。

A　眼 ―――――――― NK細胞リンパ腫
B　鼻 ―――――――― 低悪性度B細胞リンパ腫
C　胃 ―――――――― 成人T細胞白血病
D　大　腸 ―――――― MALTリンパ腫
E　縦　隔 ―――――― Tリンパ芽球性リンパ腫

❏ 解法ガイド　節外性リンパ腫は、発生する臓器によって一定の特徴があり、治療や予後が異なる。

❏ 選択肢考察

A　眼では大半が低悪性度B細胞リンパ腫で、限局性病変であり生命予後は良好である。局所の放射線照射の適応となる。(×)

B　鼻に発生するリンパ腫はNK細胞リンパ腫が多い。(×)

C　胃では中悪性度B細胞リンパ腫が多く、吐血や穿孔の原因となることもある。胃では*Helicobacter pylori*に関係した比較的良性のMALTリンパ腫もある。成人T細胞白血病はリンパ節以外の節外性病変では皮膚に病変を認めることが多い。これは菌状息肉症と共通している。(×)

D　MALTリンパ腫は大腸ではなく、胃に好発する。これは*H. pylori*は胃粘膜に存在しているからである。(×)

E　縦隔ではHodgkinリンパ腫、びまん性大細胞型B細胞リンパ腫のほか、Tリンパ芽球性リンパ腫を認めることがある。Tリンパ芽球性リンパ腫は比較的若年に多く、男性に好発し、骨髄にリンパ腫細胞が入り込みやすく、T細胞性の急性リンパ性白血病と連続したスペクトルと考えられている。(○)

解答：E（***iM***⑤ 215）

□□ **182**　20歳の女性。体重減少と微熱を主訴として入院した。両側頸部に母指頭大のリンパ節を数個ずつ触れる。肝を2cm、脾を1cm触れる。赤血球504万、Hb 12.3g/dl、Ht 38%、白血球7,700(好酸球13%、桿状核好中球17%、分葉核好中球52%、単球7%、リンパ球11%)、血小板35万。生検リンパ節のスタンプMay-Giemsa染色標本(⇒カラー口絵)を示す。

診断はどれか。

A　癌のリンパ節転移

B　サルコイドーシス

C　結核性リンパ節炎

D　非Hodgkinリンパ腫

E　Hodgkinリンパ腫

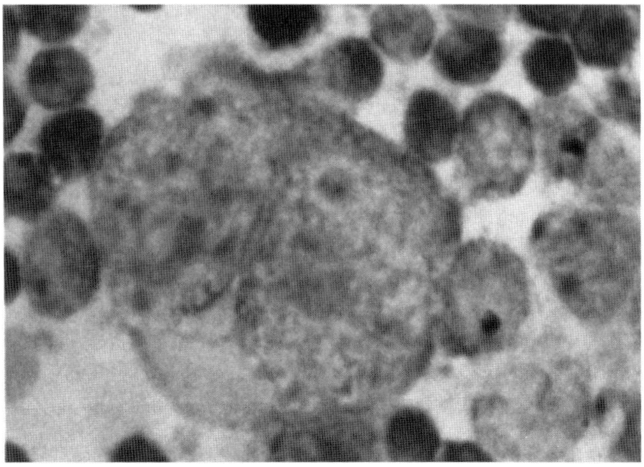

❏解法ガイド　身体所見　#1　20歳の女性。体重減少と微熱⇒全身症状。

#2　両側頸部に母指頭大のリンパ節を数個ずつ触れる⇒小児の頸部リンパ節腫大は非特異的なこともあるが、成人の母指頭大の比較的大きなリンパ節腫大は、全身症状を伴っていることを考え合わせると、まず悪性リンパ腫、特にHodgkinリンパ腫を考えたい。

#3　肝を2cm、脾を1cm触れる⇒肝脾腫大。全身リンパ組織の腫大の可能性。悪性リンパ腫によるリンパ組織腫大は圧痛を認めず、進行性である。Hodgkinリンパ腫では連続性に、非Hodgkinリンパ腫では非連続性に進展する。

検査所見　#1　赤血球504万(基準380～480万)、Hb 12.3g/dl(基準12～16)、Ht 38%(基準36～42)⇒貧血は認めない。

#2　白血球7,700(基準4,000～8,500)と基準範囲内。

#3　リンパ球11%(基準20～40)と減少⇒悪性リンパ腫では末梢血リンパ球数が減少することが多い。

#4　好酸球13%(基準3～6)と上昇⇒Hodgkinリンパ腫における末梢血好酸球の増加と合致する。

#5　血小板35万(基準15～40万)と基準範囲内⇒骨髄への腫瘍細胞の浸潤はない。

画像所見 生検リンパ節のスタンプMay-Giemsa染色標本では、

＃1 中央部に巨細胞が認められ、その核は鏡面像を呈する⇒Reed-Sternberg細胞。Hodgkinリンパ腫に特徴的な巨細胞であり、周辺の細胞は反応性の増殖をきたしたものと考えられている。

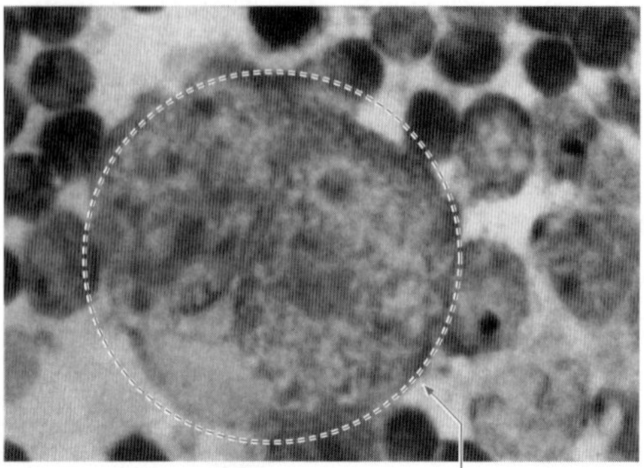

鏡面像を呈する巨細胞（Reed-Sternberg細胞）

❏診　断　Hodgkinリンパ腫。

体重減少や微熱といった全身症状を主訴として入院し、頸部リンパ節腫大や肝脾腫を認めており、末梢血で貧血や白血球数および血小板数の異常はないが、白血球分画で好酸球増加を伴ったリンパ球減少を認めている。さらに生検リンパ節のスタンプ標本でReed-Sternberg細胞が認められていることから、Hodgkinリンパ腫と診断される。

❏解法サプリ　Hodgkinリンパ腫は本邦では比較的少なく、悪性リンパ腫の約10％を占め、15～35歳、および50歳以降の二峰性の好発年齢を呈する。初発症状は発熱、寝汗、体重減少などの全身症状のほか、無痛性進行性の頸部リンパ節腫大を呈することが多い。

❏選択肢考察

A　癌のリンパ節転移では、この症例と同様、全身症状やリンパ節の無痛性腫大などを伴うことがあるが、生検リンパ節スタンプ標本上、Reed-Sternberg細胞を認めることはなく、癌細胞の浸潤を認めるので、否定的である。（×）

B　サルコイドーシスは乾酪壊死を伴わない類上皮性肉芽腫を形成するのが組織学的な特徴であり、この症例の組織所見とは合致しない。サルコイドーシスは若年成人の健康診断における胸部X線所見上の両側肺門リンパ節腫大で発見されることが多く、頸部リンパ節腫大を主訴とすることは稀である。（×）

C　結核性リンパ節炎では頸部リンパ節結核として頸部リンパ節腫大をきたし、さらに結核の臨床症状としての発熱、寝汗、体重減少などを認めることもあるので鑑別が必要であるが、リンパ節の生検組織像で乾酪壊死を伴った肉芽腫を認めることが重要であり、この症例の組織像とは異なる。（×）

D　生検リンパ節のスタンプ標本でReed-Sternberg細胞が認められていることから、Hodgkinリンパ腫と診断され、非Hodgkinリンパ腫は否定される。（×）

E　Hodgkinリンパ腫は全身症状を伴い、頸部リンパ節の無痛性腫大で発症することが多く、末梢血で好酸球の増加やリンパ球の減少を生じ、さらにリンパ節スタンプ標本でReed-Sternberg細胞を認めているので、最も適すると考えられる。（○）

解答：E（*iM* 5 210）

□□ **183**　悪性リンパ腫の治療について**誤っている**のはどれか。

A　Hodgkinリンパ腫のⅠA期は化学療法＋局所放射線照射の適応となる。

B　Hodgkinリンパ腫のⅣ期は化学療法が中心となる。

C　T細胞性非Hodgkinリンパ腫には分子標的療法が有効である。

D　初回治療不応Hodgkinリンパ腫には自家造血幹細胞移植を併用した大量化学療法を行う。

E　低悪性度非Hodgkinリンパ腫のⅠ期・Ⅱ期には局所放射線療法が適応となる。

解法ガイド

かつては広範囲放射線療法単独がⅠA期とⅡA期のHodgkinリンパ腫患者に対する標準的治療法であったが、現在は化学療法（ABVD療法）と局所放射線療法（病変部放射線照射、involved - field raidiotherapy；IF - RT）の併用療法が行われている。

Hodgkinリンパ腫Ⅲ期、Ⅳ期の患者や、bulky disease（巨大腫瘤）を有する患者、B症状を有する患者は放射線療法の併用の有無にかかわらず多剤併用化学療法が必要である。

Hodgkinリンパ腫の標準的化学療法としては米国で開発されたMOPP療法（ナイトロジェンマスタード、ビンクリスチン、プロカルバジン、プレドニゾロン）とイタリアで開発されたABVD療法（ドキソルビシン、ブレオマイシン、ビンブラスチン、ダカルバジン）がある。

非Hodgkinリンパ腫の低悪性度リンパ腫のⅠ期・Ⅱ期には局所放射線療法（IF - RT）が適応となる。

非Hodgkinリンパ腫の化学療法では、ビンクリスチン、シクロホスファミド（エンドキサン）、アドリアマイシンにプレドニゾロンを加えたCHOP療法、さらに、B細胞性リンパ腫にはリツキシマブを加えたR - CHOP療法が有効である。

❏ 選択肢考察

A　Hodgkinリンパ腫の病期Ⅰ期、Ⅱ期に対してはABVD療法後に局所放射線療法（IF - RT）が行われる。（○）

B　Hodgkinリンパ腫のⅢ期、Ⅳ期は多剤併用化学療法の適応である。（○）

C　B細胞非Hodgkinリンパ腫にはリツキシマブによる分子標的療法が有効であるが、T細胞やNK細胞由来の非Hodgkinリンパ腫には適応とはならない。（×）

D　放射線療法単独治療の後に再発をきたした患者の予後は比較的良好で、その後の化学療法によって長期生存が60～80％可能である。再発性Hodgkinリンパ腫には自家造血幹細胞移植を併用した大量化学療法が有効である。また、初回治療不応例に対しては、自家骨髄または自家末梢血幹細胞移植併用大量化学療法の適応となる。（○）

E　低悪性度非Hodgkinリンパ腫のⅠ期・Ⅱ期には、化学療法よりも局所放射線療法（IF - RT）が適応となる。放射線治療により約半数に治癒が得られる。（○）

解答：C（***iM*** ⑤ 214、218）

□□ **184**　低悪性度非 Hodgkin リンパ腫について**誤っている**のはどれか。

A　B 細胞リンパ腫が多い。

B　低悪性度リンパ腫は抗腫瘍薬で治癒が得られる。

C　胃 MALT リンパ腫は *Helicobacter pylori* の除菌で改善する。

D　CD20 陽性濾胞性 B 細胞リンパ腫には分子標的療法が有効である。

E　中悪性度以上のリンパ腫に進展することがある。

❏解法ガイド

非 Hodgkin リンパ腫は、低悪性度、中悪性度、高悪性度に分けられる。

低悪性度リンパ腫は、濾胞性リンパ腫や MALT リンパ腫が含まれ、比較的予後良好である。

❏選択肢考察

A　B 細胞リンパ腫は低悪性度が多く、T 細胞性や NK 細胞性は中〜高悪性度リンパ腫が多い。(○)

B　限局性病変の低悪性度リンパ腫は放射線療法にはよく反応するが、抗腫瘍薬に対する反応は中悪性度以上のリンパ腫に比し悪い。無症状の場合や非進行性病変の場合は、化学療法を早期に開始することによる生存期間の延長効果が確認されていない。(×)

C　胃 MALT リンパ腫も低悪性度のリンパ腫で、*H. pylori* の除菌で腫瘍自体が改善することが多い。(○)

D　CD20 陽性濾胞性 B 細胞リンパ腫には、リツキシマブによる分子標的療法が有効である。リツキシマブは関節リウマチの治療にも用いられている。(○)

E　低悪性度リンパ腫は経過観察中に中悪性度以上のリンパ腫に進展することがある。(○)

解答：B (*iM* 5 218)

□□ **185**　Hodgkin リンパ腫の予後不良因子はどれか。

A　女　性　　B　40 歳未満　　C　病期 IA 期

D　体重減少　　E　赤沈 50 mm 未満/1 時間

❏解法ガイド

Hodgkin リンパ腫は悪性リンパ腫の中では比較的予後良好であり、平均 75 % の治癒率が得られている。

早期（Ⅰ期、Ⅱ期）の Hodgkin リンパ腫の予後因子を以下に示す。

予後良好（favorable）なグループ

- 50 歳未満
- 女　性
- リンパ節病変の数が 2 個以下
- 巨大腫瘤がない
- B 症状がなく赤沈が 50 mm 未満

❏ **選択肢考察**

A　男性より女性のほうが予後良好である。(○)

B　40歳未満はそれ以上より予後良好である。(○)

C　病期は全身症状を伴わないで限局性病変のⅠA期が最も予後が良い。(○)

D　発熱、体重減少や寝汗などの全身症状は予後不良因子である。(×)

E　赤沈が50mm未満は予後良好である。(○)

解答：D (*iM* 5 214)

□□ **186**　非Hodgkinリンパ腫で予後良好なのはどれか。

A　パフォーマンス・ステイタス〈PS〉低下

B　全身症状陽性

C　血清LD高値

D　限局性病変

E　T細胞リンパ腫

❏ **解法ガイド**　非Hodgkinリンパ腫の予後因子を以下に示す。

- 60歳以上は予後不良
- 血清LD高値（＞500）は予後不良
- パフォーマンス・ステイタス：2～4は予後不良
- 病期Ⅲ・Ⅳは予後不良
- リンパ節外病変（3個以上）、節外病変、白血化は予後不良
- B細胞よりもT細胞のほうが予後不良

❏ **選択肢考察**

A　パフォーマンス・ステイタスが低下しているときは予後不良である。(×)

B　発熱や体重減少、盗汗などの全身症状陽性では予後不良である。(×)

C　血清LD高値は予後不良である。(×)

D　病変の広がりが限局性のものは浸潤性病変に比べて予後良好である。(○)

E　T細胞リンパ腫やNK細胞リンパ腫はB細胞リンパ腫に比べて予後不良である。(×)

解答：D (*iM* 5 219)

□□ **187**　56歳の男性。頸部腫瘤を主訴として入院した。体温37.5℃。両側頸部に母指頭大のリンパ節を数個ずつ触れる。右肋骨弓下に肝を3cm、左肋骨弓下に脾を2cm触知する。赤血球453万、Hb 12.5g/d*l*、Ht 42％、白血球3,500（桿状核好中球3％、分葉核好中球65％、好酸球7％、単球5％、リンパ球20％）、血小板17万。血液生化学所見：アルブミン4.1g/d*l*、LD 725IU/*l*（基準176～353）、CRP 0.5mg/d*l*。生検リンパ節のH-E染色標本（⇒カラー口絵）を示す。

適切な治療はどれか。

A　経過観察
B　免疫療法
C　化学療法
D　放射線治療
E　同種骨髄移植

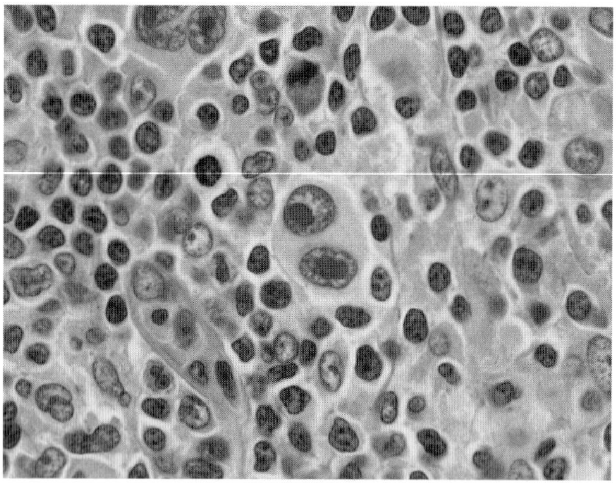

❏解法ガイド

身体所見 ＃1　56歳の男性。頸部腫瘤⇒頸部リンパ節腫大。結核性リンパ節腫大、悪性リンパ腫、頭頸部腫瘍、感染症などが考えられる。

＃2　体温37.5℃⇒微熱を認める。結核や悪性リンパ腫、腫瘍などが考えられる。

＃3　肝を2cm、脾を1cm触れる⇒肝脾腫大。悪性リンパ腫の可能性。

検査所見 ＃1　赤血球453万（基準410～530万）、Hb 12.5g/d*l*（基準14～18）、Ht 42％（基準40～48）⇒貧血はない。

＃2　白血球3,500（基準4,000～8,500）と低下。

＃3　好酸球7％（基準3～6）と増加、リンパ球20％（基準20～40）と減少⇒悪性リンパ腫に合致する所見である。

＃4　血小板17万（基準15～40万）は正常である。

＃5　アルブミン4.1g/d*l*（基準4.5～5.5）とやや低下。

＃6　LD 725IU/*l*と増加⇒悪性リンパ腫における活動性を反映している。

＃7　CRP 0.5mg/d*l*とやや上昇。

画像所見 生検リンパ節のH-E染色標本では、

＃1　中央部に巨細胞。その核は鏡面像を呈する⇒Reed-Sternberg細胞。

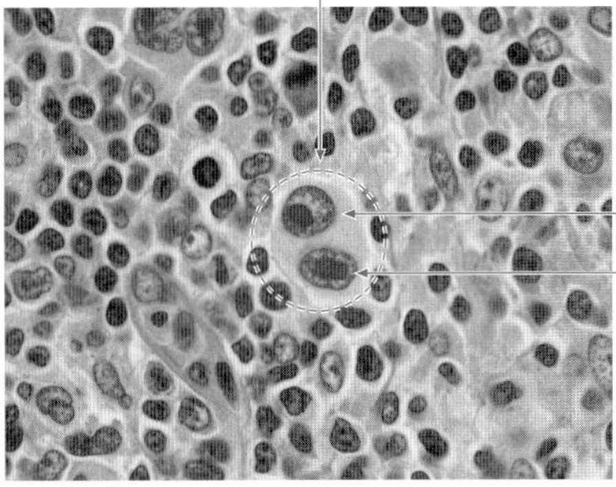

❏診　断　Hodgkin リンパ腫。

頸部リンパ節腫大や肝脾腫を認めており、末梢血で貧血や血小板数の異常はないが、白血球分画で好酸球増加を伴ったリンパ球減少を認めている。さらに生検リンパ節のスタンプ標本で Reed-Sternberg 細胞が認められていることから、Hodgkin リンパ腫（病期ⅢＢもしくはⅣB）と診断される。

❏選択肢考察

A　低悪性度リンパ腫で症状がなく、増大傾向もない場合には、経過観察することもあるが、Hodgkin リンパ腫では原則として経過観察を行うことはない。(×)

B　免疫療法は一部の腫瘍で有効であるが、それは多くの場合他の治療法がない場合である。Hodgkin リンパ腫には適応がない。(×)

C　Hodgkin リンパ腫の病期Ⅲ期もしくはⅣ期であるので、ABVD 療法などの多剤併用化学療法が行われる。(○)

D　放射線治療は Hodgkin リンパ腫の病期ⅠＡもしくはⅡＡの場合に適応となる。(×)

E　初回治療不応例に対して、自家骨髄、または自家末梢血幹細胞移植併用大量化学療法の適応となるが、一般に同種骨髄移植は急性白血病や重症再生不良性貧血などの治療である。(×)

解答：C（*iM* 5 212）

到達目標
2 多発性骨髄腫の病態、症候、診断、治療と予後を説明できる。

Point

[概　念]

- 多発性骨髄腫とは骨髄（赤色髄）の形質細胞（骨髄腫細胞）が腫瘍性に増殖したものである。

[病態生理]

- 骨髄腫は、基礎に形質細胞の単クローン性（monoclonal）の腫瘍性増殖があって、これらの細胞は同じ遺伝子構成なので、産生する場合には全く同じ蛋白を多く産生する。
- 形質細胞はもともと免疫グロブリンを産生する細胞なので、腫瘍になってもその機能が残存している場合には、同一免疫グロブリンを大量に産生しＭ蛋白を形成する。しかし、この免疫グロブリンは正常と異なり抗原刺激で産生されたものではないので、対応する抗原のない無益な免疫グロブリンである。骨髄では正常免疫グロブリン産生細胞は減少し、液性免疫不全を生じ、易感染性を認める。
- 骨髄腫細胞で産生されるＭ蛋白は、IgG型が最も多く、IgA型、Bence Jones型がこれに次ぐ。
- Ｍ蛋白が大量に出現すると過粘稠度症候群となって、脳などの循環不全が認められる。血小板周囲に異常蛋白が結合してその機能が低下することもある。この場合には血漿交換などが必要となる。しかし、Bence Jones型では尿中に異常蛋白が失われて血液中に残存せず、また多発性骨髄腫の一部にはＭ蛋白を形成しないものもあるので、それらの場合には過粘稠度症候群は示さない。

[症　状]

- 骨痛（腰背部痛）、貧血、正常γ-グロブリン産生抑制による易感染性、浮腫、、高Ca血症など。
- Ｍ蛋白が著明なときには過粘稠度症候群を呈する。

[検　査]

- 末梢血所見では、Ｍ蛋白のため赤血球がγ-グロブリンにより連結される（赤血球連銭形成）。
- 骨髄穿刺：腫瘍による抑制で低形成。異型性の強いＢリンパ球様形質細胞が腫瘍性増殖している。
- 電気泳動で単クローン性免疫グロブリン増加で産生されたＭ蛋白を検出する。
- 骨Ｘ線：赤色髄のある頭蓋骨、肋骨、椎骨、骨盤などに骨打ち抜き像（punched-out lesion）などの骨破壊や病的骨折、骨萎縮などを認める。
- 骨髄腫腎により尿素窒素増加、尿中β_2-ミクログロブリン増加（近位尿細管障害）。
- 血液中β_2-ミクログロブリン増加：形質細胞からの産生による。アミロイドーシスの原因となる。

[治　療]

- 多剤併用化学療法：MP療法（メルファラン、プレドニゾロン）など。サリドマイドも有効。
- 放射線療法：腫瘍病巣が狭い範囲に限られている場合や腫瘤を形成している場合に適応がある。
- インターフェロン（維持療法として）。
- 患者は高齢者が多いので、HLAマッチングドナーによる造血幹細胞移植は行われることは少ない。
- 対症療法：過粘稠度症候群に対しては血漿浄化療法を行う。
  骨折予防や高Ca血症に対してビスホスホネート投与。

[予　後]

- 予後不良。平均30～40か月で尿毒症、悪液質、感染症、出血などで死亡する。
- ５年生存率は25％程度である。

図 28　多発性骨髄腫の病態・症候

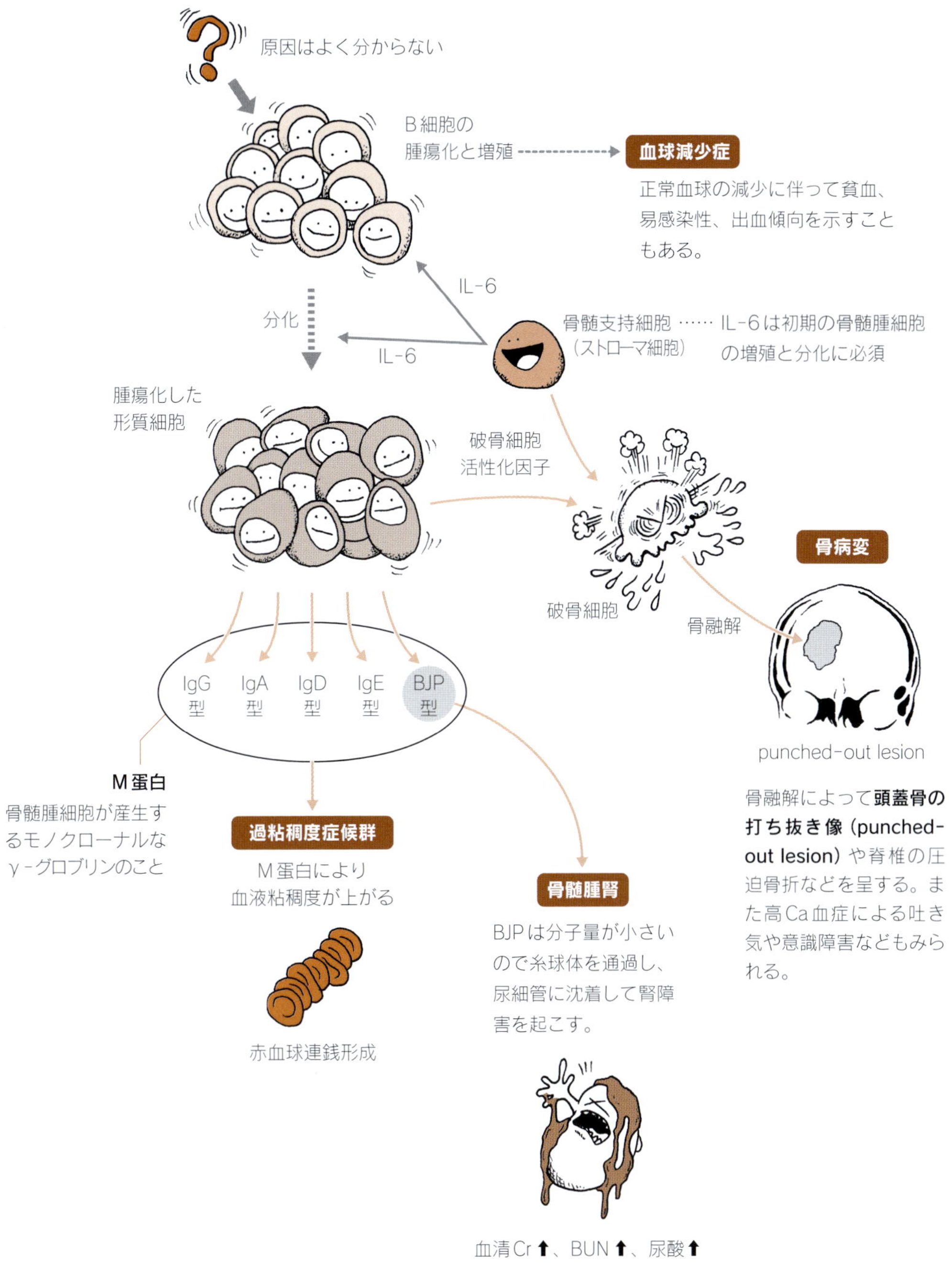
原因はよく分からない
B細胞の
腫瘍化と増殖
血球減少症
正常血球の減少に伴って貧血、
易感染性、出血傾向を示すこと
もある。
IL-6
分化
IL-6
骨髄支持細胞
（ストローマ細胞）
……IL-6は初期の骨髄腫細胞
の増殖と分化に必須
腫瘍化した
形質細胞
破骨細胞
活性化因子
破骨細胞
骨融解
骨病変
IgG
型
IgA
型
IgD
型
IgE
型
BJP
型
punched-out lesion
骨融解によって**頭蓋骨の
打ち抜き像**（punched-
out lesion）や脊椎の圧
迫骨折などを呈する。ま
た高Ca血症による吐き
気や意識障害などもみら
れる。
M蛋白
骨髄腫細胞が産生す
るモノクローナルな
γ-グロブリンのこと
過粘稠度症候群
M蛋白により
血液粘稠度が上がる
赤血球連銭形成
骨髄腫腎
BJPは分子量が小さい
ので糸球体を通過し、
尿細管に沈着して腎障
害を起こす。
血清Cr⬆、BUN⬆、尿酸⬆

表 7　多発性骨髄腫の主な治療法

治療法	解　説
化学療法	MP 療法（メルファラン＋プレドニゾロン）、または VAD 療法（ビンクリスチン＋アドリアシン＋デキサメタゾン） が一般的である。 またインターフェロンが有効な場合もある。
放射線療法	病巣が限局している場合に行う。 骨痛や脊髄圧迫症状の軽減を図ることが可能。
大量化学療法＋造血幹細胞移植	65 歳未満の症例では大量化学療法後に自家末梢血幹細胞移植（PBSCT）を行うことで生存期間の延長と QOL の改善が図れることが明らかになってきた。
ビスホスホネート剤	ビスホスホネートが破骨細胞を抑制して骨折や高 Ca 血症による症状を緩和する。
サリドマイド	難治例に対して血管新生阻害作用を有するサリドマイドが奏効することが報告されている。

□□ **188**　多発性骨髄腫で腫瘍性増殖する細胞はどれか。

A　NK 細胞
B　T 細胞
C　マクロファージ
D　肥満細胞
E　形質細胞

❏ 解法ガイド　多発性骨髄腫は形質細胞の単クローン性の腫瘍性増殖をするものであり、腫瘍細胞の産生する免疫グロブリンの過剰によって M 蛋白を形成する。それに対し、マクログロブリン血症は原発性マクログロブリン血症ともいわれ、IgM 産生性 B 細胞の単クローン性腫瘍性増殖をするもので、IgM による血清中の M 蛋白の形成が特徴である。

❏ 選択肢考察

A　NK 細胞が腫瘍性増殖する NK 細胞腫は、EB ウイルスが原因となって発症することもある。多発性骨髄腫ではない。(×)

B　T 細胞が腫瘍性増殖するものとしては成人 T 細胞白血病や T 細胞性非 Hodgkin リンパ腫などがある。(×)

C　マクロファージは貪食作用があり、また、T 細胞に抗原提示を行う。多発性骨髄腫は形質細胞の腫瘍性増殖でマクロファージの腫瘍性増殖ではない。(×)

D　肥満細胞は好塩基球が組織に移行したもので、その腫瘍性増殖は皮膚科でみられる色素性じんま疹である。(×)

E　多発性骨髄腫は形質細胞の単クローン性の腫瘍性増殖をするものである。(○)

解答：E（*iM* 5 224）

□□ **189** 多発性骨髄腫で**誤っている**のはどれか。

A 骨破壊
B 腫瘤形成
C 全身リンパ節腫脹
D 単クローン性免疫グロブリン産生
E 正常免疫グロブリン抑制

❑ **解法ガイド** 多発性骨髄腫は形質細胞の単クローン性の腫瘍性増殖をするものであり、腫瘍細胞の産生する免疫グロブリンの過剰によってM蛋白を形成するのを特徴とする。

❑ **選択肢考察**

A 多発性骨髄腫では、形質細胞が骨髄内で腫瘤形成性に腫瘍性増殖して骨を破壊するので、腰痛や病的骨折などを認める。(○)

B 多発性骨髄腫では腫瘍性増殖した形質細胞が腫瘤形成するのが特徴である。時に腫瘍細胞が血中に流出して白血化し、形質細胞性白血病となることもある。(○)

C 多発性骨髄腫では形質細胞が骨髄において腫瘤形成性に増殖するため、全身リンパ節腫脹を呈することはない。(×)

D 多発性骨髄腫では免疫グロブリンを産生する形質細胞が単クローン性に増殖するため、単クローン性免疫グロブリン産生でM蛋白を形成することが多い。ただし、多発性骨髄腫でも、免疫グロブリンを産生しない形質細胞が腫瘍性増殖したものがあり、そのような場合にはM蛋白を形成しないこともある。(○)

E 多発性骨髄腫は悪性のM蛋白血症であり、正常免疫グロブリンを抑制するため、免疫不全を認める。(○)

解答：C (***i*M** 5 226)

□□ **190** 多発性骨髄腫で認められる可能性が低いのはどれか。

A 血中β_2-ミクログロブリン増加
B 赤血球連銭形成
C 血清IgM増加
D 高カルシウム血症
E 血清粘稠度増加

❑ **解法ガイド** 多発性骨髄腫は40歳以上の男性に多く、骨髄を中心として腫瘤を形成しながら形質細胞の単クローン性の腫瘍性増殖をきたし、その細胞から産生される単クローン性の免疫グロブリンがM蛋白を形成する。臨床的には腰痛や貧血、浮腫が初発症状であることがあり、また蛋白尿や赤沈亢進などが診断の契機となるものもある。

末梢血では貧血や塗抹染色で連銭形成を認め、骨髄では形質細胞の腫瘍性増殖が認められる。

❑ **選択肢考察**

A 多発性骨髄腫の骨髄腫細胞はβ_2-ミクログロブリンを産生し、腫瘍量を反映しているといわれる。この血液中β_2-ミクログロブリンの増加は予後因子としても重要である。(×)

B 多発性骨髄腫では腫瘍性増殖をした骨髄腫細胞が産生する単クローン性の免疫グ

ロブリンにより血液の粘稠度が亢進し赤血球の連銭形成を生じるようになる。(×)

C　多発性骨髄腫は形質細胞の腫瘍性増殖であるので、免疫グロブリンの増加やBence Jones蛋白の増加を認めるが、原則としてIgMの増加を認めることはない。IgMはB細胞の腫瘍性増殖であるマクログロブリン血症で増加する。(○)

D　多発性骨髄腫では骨髄内で形質細胞による腫瘤を形成するため、骨打ち抜き像(punched-out lesion)をきたし、骨を破壊するので高Ca血症となる。(×)

E　多発性骨髄腫では骨髄腫細胞の産生する単クローン性の免疫グロブリンにより血清粘稠度が亢進し、過粘稠度症候群をきたすようになり、循環障害により頭痛やめまい、視力障害、意識障害などをきたしたり、出血傾向を認めることもある。(×)

解答：C (*iM* 5 226)

□□ **191**　多発性骨髄腫の症状として**誤っている**のはどれか。

A　腰　痛
B　貧　血
C　浮　腫
D　血　栓
E　発　熱

❏ 解法ガイド　多発性骨髄腫は主として骨髄で形質細胞の単クローン性の腫瘍性増殖をきたしたものであり、多発性の腫瘤を形成することが多く、骨を破壊し、頭蓋骨や脊椎骨、骨盤骨、肋骨などの赤色髄のある骨において打ち抜き像(punched-out lesion)を認める。

単クローン性に腫瘍性増殖をした骨髄腫細胞は単クローン性の免疫グロブリンの腫瘍性産生を行い、M蛋白を形成し、それによりγ-グロブリンの上昇をきたす。しかし、正常γ-グロブリンは抑制されており、液性免疫は低下し、易感染性を呈するのが特徴である。

❏ 選択肢考察

A　多発性骨髄腫では赤色髄のある骨において形質細胞の腫瘤形成性病変を形成するため、腰椎病変などでは腰痛や病的骨折を認めることが多い。(○)

B　多発性骨髄腫は骨髄内での正常な造血が抑制されるので、貧血や血小板減少を認める。(○)

C　多発性骨髄腫ではネフローゼ症候群などの合併で、浮腫を認めることも多い。(○)

D　多発性骨髄腫では骨髄内形質細胞の腫瘍性増殖で、正常造血が抑制され、血栓形成ではなく血小板減少による出血傾向や異常蛋白による血小板機能障害、異常蛋白の出現により凝固因子の機能が障害され、凝固異常を認めることもある。(×)

E　多発性骨髄腫では正常造血が抑制されるとともに正常免疫グロブリンが減少して、易感染性を認めるので、発熱を認めることが多い。(○)

解答：D (*iM* 5 226)

□□ **192**　多発性骨髄腫に合併することが稀なのはどれか。

A　急性腎不全
B　アミロイドーシス
C　出血傾向
D　病的骨折
E　高コレステロール血症

❏解法ガイド　多発性骨髄腫の合併症としては高Ca血症を約30％に認め、過剰に産生されたγ-グロブリンのL鎖により尿中ではBence Jones蛋白（BJP）を形成するとともに、アミロイド様物質としてアミロイド沈着をきたし、心不全やネフローゼ症候群などの原因となることもある。

❏選択肢考察

A　過剰に産生されたγ-グロブリンのL鎖は分子量が小さいので糸球体で濾過されるが、それが尿細管を障害し、骨髄腫腎（myeloma kidney）として腎不全の原因となる。また、近位尿細管障害ではFanconi症候群を合併してくる。そのほか、高Ca血症による急性腎不全をきたすこともある。さらにアミロイドーシス合併時にはネフローゼ症候群を生じ、腎障害をきたすこともある。（×）

B　多発性骨髄腫は単クローン性に腫瘍性増殖をした形質細胞の産生するγ-グロブリンのクラスによって、半数以上を占めるIgG型のほか、BJ（Bence Jones）型、IgA型、その他IgD型やIgE型などに分類される。BJ型の多発性骨髄腫以外においても、一般にH鎖に比べL鎖のほうが大量に産生され、過剰のγ-グロブリンのL鎖が尿中に排泄された場合にはBJPとなり、またアミロイド蛋白としてAL型アミロイドーシスをきたし、アミロイドが全身臓器の細胞外に沈着し、ネフローゼ症候群や心不全、末梢神経障害などをきたすようになる。（×）

C　多発性骨髄腫では、末梢血液像で正球性貧血が認められることが多いが、白血球や血小板の減少は比較的少ない。しかし、時に異常蛋白による血小板機能障害を認め、出血傾向をきたすことがある。また、血清中の異常蛋白の出現により凝固因子の機能が障害され、凝固異常を認めることもある。いずれにせよ、多発性骨髄腫では出血傾向をきたすことも少なくない。（×）

D　多発性骨髄腫では骨髄内で形質細胞による腫瘤を形成するため、punched-out lesionをきたし、骨を破壊するので易骨折性を認める。（×）

E　多発性骨髄腫においては、機序は不明であるが、低コレステロール血症を認めることが多い。多発性骨髄腫にネフローゼ症候群を合併した場合などでは、他のネフローゼ症候群と異なり、高コレステロール血症となることは稀である。（○）

解答：E（*iM* 5 226）

□□ **193**　60歳の男性。浮腫、腰痛および貧血を主訴として来院した。右肋骨弓下に肝を1cm触れる。尿を56℃と100℃とに加熱したものの写真（⇒カラー口絵）を示す。

この患者の尿中に認められるのはどれか。

A　赤血球

B　白血球

C　ビリルビン

D　Bence Jones蛋白

E　細　菌

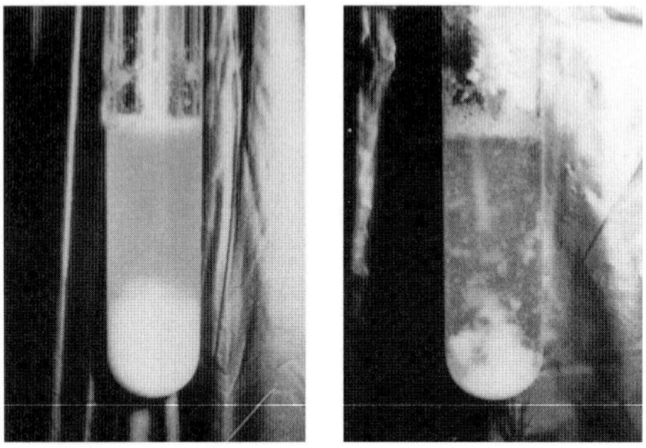

56℃で加熱　　100℃で加熱

❑ **解法ガイド**

身体所見 ＃1　60歳の男性、腰痛、貧血⇒40歳以上の症例の腰痛は関節リウマチや骨粗鬆症なども考えられるが、貧血を合併していることから慢性炎症や骨髄病変が疑われる。

＃2　浮腫⇒低蛋白血症もしくは静水圧の上昇が主たる原因である。肝硬変やネフローゼ症候群による低アルブミン血症や、腎不全や心不全による静水圧の上昇が全身性浮腫の代表的な原因である。

＃3　右肋骨弓下に肝を1cm触れる⇒肝硬変や慢性肝炎の可能性もある。脾腫に関しての記載がないので脾機能亢進症による貧血を伴っているか否かは不明である。

画像所見 ＃1　尿を56℃で加熱した場合には沈殿物が存在する。

＃2　その上澄みも混濁している。

＃3　100℃で加熱すると沈殿物は残存しているが、上澄みは透明となり、混濁が再溶解したと判断される⇒Bence Jones蛋白（BJP）の特性。

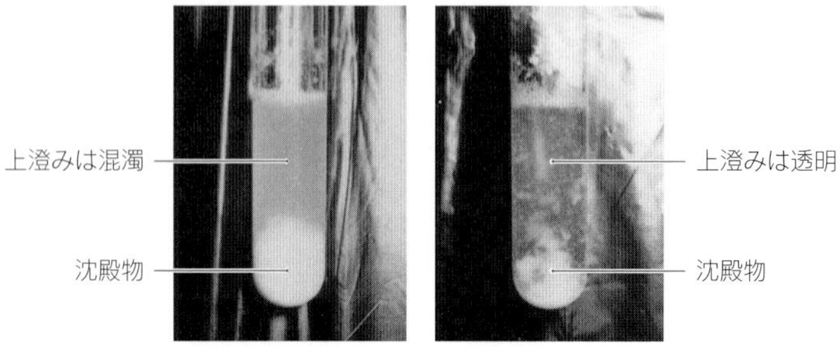

56℃で加熱　　100℃で加熱

❏診　断

多発性骨髄腫。

高齢男性であり、BJPを認めることから、多発性骨髄腫が最も考えられる。多発性骨髄腫は主として骨髄において腫瘤形成性に形質細胞が単クローン性に腫瘍性増殖をするので、骨は打ち抜き像（punched-out lesion）を認め、腰痛や易骨折性をきたすことが多く、さらに造血障害などにより貧血を伴うことも少なくない。また、ネフローゼ症候群の合併時やアミロイドーシスの合併で浮腫をきたすことも多い。この症例では肝腫大を認めているが、この肝腫大はアミロイドーシスを合併した可能性も少なくない。

以上より、多発性骨髄腫が最も疑われるが、その診断には骨髄穿刺もしくは骨髄生検で形質細胞の腫瘍性増殖を確認し、血清蛋白免疫電気泳動などでM蛋白を検出する必要がある。

❏解法サプリ

Bence Jones蛋白（BJP）はγ-グロブリンのL鎖であり、多発性骨髄腫における形質細胞から産生されることが多く、γ-グロブリンのL鎖のκもしくはλのいずれかが糸球体で濾過され、尿中に排泄されたものである。一般に多発性骨髄腫は骨髄などにおいて形質細胞の単クローン性の腫瘍性増殖をきたしたものであり、そのほとんどが単クローン性にγ-グロブリンを産生するが、そのM蛋白の種類によりIgG型、Bence Jones（BJ）型、IgA型、また稀なIgD型やIgE型に分けられている。

BJ型は形質細胞からBJPのみを産生するが、それ以外のIgG型やIgA型などでもH鎖に比べて過剰に産生されたL鎖が血清中から糸球体を経て尿中に排泄されBJPとなる。BJPは、尿蛋白検査の試験紙法では陰性となることが多いが、鋭敏なスルホサリチル酸法では陽性となる。

❏選択肢考察

A　赤血球が尿中に出現するのは血尿であり、糸球体腎炎や尿路腫瘍、尿路の炎症などが原因となる。多発性骨髄腫では骨髄腫腎（myeloma kidney）として腎障害を認めることもあるが、この患者では血尿があるとは考えにくい。(×)

B　白血球が尿中に出現するのは腎盂腎炎などの尿路感染や間質性腎炎であり、多発性骨髄腫で認められるとは考えにくい。(×)

C　ビリルビン尿は閉塞性黄疸による直接型ビリルビンが増加する場合に認められ、多発性骨髄腫において認められるとは考えにくい。(×)

D　この患者では、尿を56℃で加熱した場合には沈殿物が存在し、100℃で加熱すると混濁が再溶解するBJPが認められている。(○)

E　細菌尿は腎盂腎炎などの尿路感染で認められるが、多発性骨髄腫では尿路感染を合併しない限り、認められない。(×)

解答：D（*iM* ⑤ 229）

□□ **194** 　66歳の男性。5か月前から腰痛を自覚している。家人に顔色が悪いと言われて来院した。眼瞼結膜に貧血を認める。血液所見：赤血球353万、Hb 10.8g/dl、Ht 32.5%、白血球3,600（好中球70%、単球2%、リンパ球28%）、血小板22万。頭部X線単純写真を示す。

診断確定のために必要な検査はどれか。

A　血清尿素窒素測定

B　血清LD測定

C　血清カルシウム測定

D　血漿粘稠度測定

E　骨髄穿刺

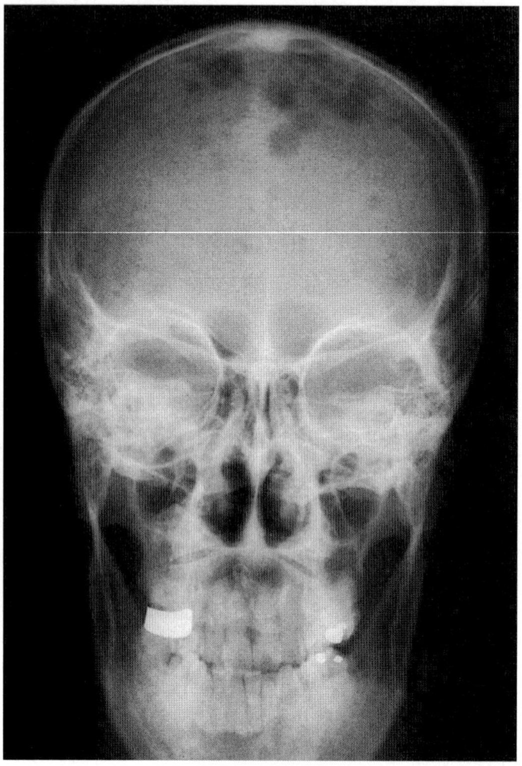

❑ **解法ガイド** 身体所見 #1　66歳の男性。5か月前からの腰痛⇒40歳以上の亜急性に発症する腰痛では骨粗鬆症や関節リウマチなどのほか、多発性骨髄腫も考慮したい。

#2　家人に顔色が悪いと指摘された⇒貧血の存在。

#3　眼瞼結膜に貧血を認める⇒顔色不良の原因は貧血によると判断される。

検査所見 #1　赤血球353万（基準410〜530万）、Hb 10.8g/dl（基準14〜18）、Ht 32.5%（基準40〜48）⇒正球性正色素性貧血（MCV 92、MCH 31）。

#2　白血球3,600（基準4,000〜8,500）と低下。

#3　白血球分画⇒特に著変は認められない。

#4　血小板22万（基準15〜40万）と基準範囲内。

#5　上記#1〜4より正球性貧血と白血球減少があるので、骨髄における造血障害

の可能性、もしくは脾機能亢進症による血球減少の可能性が示されている。

画像所見 頭部X線単純写真では、

＃1 頭蓋骨に多発性の骨打ち抜き像（punched-out lesion）⇒多発性骨髄腫に典型的。

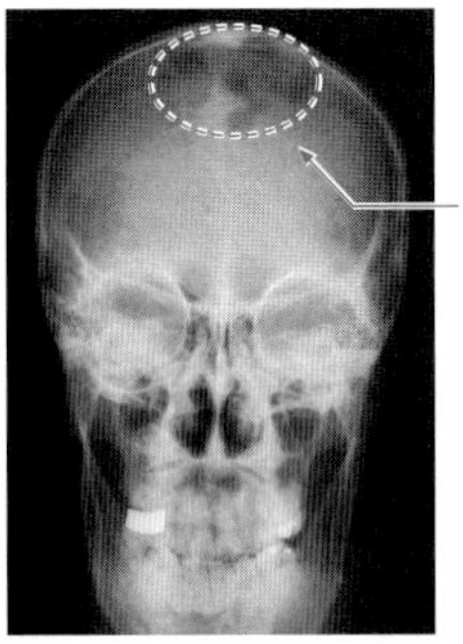

❏診　断　多発性骨髄腫。

一般に多発性骨髄腫では頭蓋骨や脊椎骨、骨盤骨、肋骨などの赤色髄が存在する造血を行っている骨髄において腫瘤形成性に形質細胞の単クローン性の腫瘍性増殖を認めるため、骨が破壊され、骨打ち抜き像を呈するようになる。

❏解法サプリ　多発性骨髄腫の診断確定のためには、まず骨髄穿刺や骨髄生検などによる骨髄内における形質細胞の腫瘍性増殖を確認し、その形質細胞の腫瘍性増殖は単クローン性であるということを反映する血清M蛋白や尿中Bence Jones蛋白（BJP）の検出、また血清蛋白免疫電気泳動などによるM蛋白の確認とともに、正常免疫グロブリンの抑制などが重要である。

❏選択肢考察

A　血清尿素窒素（BUN）は一般には腎障害で糸球体濾過率（GFR）が低下した場合に血清中で上昇してくるものであり、BUNの上昇は主として腎不全を反映するものである。多発性骨髄腫では尿中BJP出現例では尿細管障害を引き起こしやすく、それによる骨髄腫腎（myeloma kidney）で腎不全に至ることも少なくないが、それは非特異的であり、診断確定のために必要な検査とは言えない。(×)

B　血清LDは多発性骨髄腫においては増加し、その予後判定にも重要であり、また治療経過の観察にも有用であるが、さまざまな疾患で上昇し、特異度が低いので、診断確定のために有用とは言えない。(×)

C　多発性骨髄腫では骨髄における形質細胞の腫瘤形成により骨の破壊を生じ、骨打ち抜き像を多数認め、約30％の症例で高Ca血症をきたす。しかし、非特異的であり、血清Ca測定が診断に有用な検査とは言えない。(×)

D　多発性骨髄腫においては、血漿粘稠度は産生されるM蛋白により上昇し、頭痛や出血傾向、めまい、視力障害などをきたす。しかし、原発性マクログロブリン血症で産生されるモノクローナルなIgMによっても、より高い血漿粘稠度を呈することがあるので、血漿粘稠度検査は特異度が低い。(×)

E　多発性骨髄腫は形質細胞の腫瘍性増殖であり、これを骨髄穿刺により検出することは診断確定に必要である。一般に骨髄穿刺液もしくは骨髄生検で有核細胞の10％以上の形質細胞（骨髄腫細胞）が検出された場合に診断される。その形質細胞は異型性の強いものが多い。(○)

解答：E（*iM* 5 227）

□□ **195**　60歳の男性。腰痛を主訴に来院した。顔色不良で下腿に点状出血を認める。尿所見：蛋白２＋、糖（－）、沈渣に赤血球15/1視野。血液所見：赤血球251万、Hb 8.3g/dl、白血球8,700（桿状核好中球５％、分葉核好中球60％、単球２％、リンパ球33％）、血小板５万。血液生化学所見：総蛋白9.5g/dl、蛋白分画（アルブミン41.6％、α_1-グロブリン2.9％、α_2-グロブリン5.4％、β-グロブリン7.2％、γ-グロブリン42.9％）。血清蛋白の電気泳動所見を示す。

最も考えられるのはどれか。

A　原発性マクログロブリン血症　　B　多発性骨髄腫
C　ネフローゼ症候群　　D　関節リウマチ
E　慢性腎不全

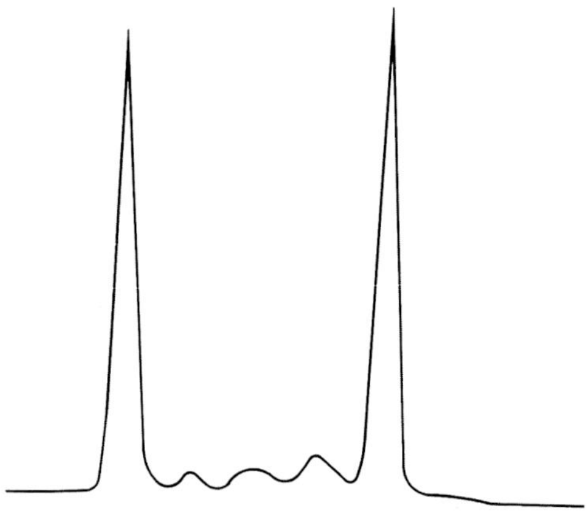

❏**解法ガイド**

身体所見

＃１　60歳の男性の腰痛⇒骨粗鬆症の合併による腰痛、悪性腫瘍の脊椎転移や、多発性骨髄腫、椎間板ヘルニアなどを考えたい。

＃２　顔色不良、下腿の点状出血⇒血小板減少や凝固因子低下に貧血を伴っている。

検査所見

＃１　尿蛋白２＋⇒蛋白尿。

＃２　尿糖（－）⇒血糖値の上昇や近位尿細管障害による尿糖の出現は否定的。糖尿病性腎症で蛋白尿をきたしたとは考えられない。

＃３　沈渣に赤血球15/1視野⇒５以上であるので、血尿が存在した。

＃４　赤血球251万（基準410～530万）と著明に低下。

＃５　Hb 8.3g/dl（基準14～18）⇒貧血。

＃６　白血球8,700（基準4,000～8,500）で基準値をやや上回っている。

＃７　白血球分画では特に異常は認められない。

＃８　血小板５万（基準15～40万）と低下⇒下腿の点状出血は血小板減少による。白血球を除く赤血球や血小板の低下が認められることから、骨髄における赤血球系か血小板系の産生障害、または末梢における破壊の亢進が考えられる。

＃９　総蛋白9.5g/dl（基準6.5～8.0）と著増。

＃10　アルブミン41.6％（基準61～73）と50％以下⇒相対的なアルブミンの低下。

＃11　α_1、α_2、β-グロブリンには特に異常がない。

＃12　γ-グロブリン42.9％（基準11～20）と著増⇒アルブミンの割合は低下して

いるが、これはγ-グロブリンの著増によるものであり、総蛋白の増加もγ-グロブリンの上昇によるものである。

画像所見 血清蛋白の電気泳動所見では、

＃1 γ-グロブリン部にアルブミンと同等以上の尖鋭なピーク⇒M蛋白が存在。
γ-グロブリン部に単クローン性の免疫グロブリンの増加をきたした。

＃2 他のγ-グロブリンの山は低い⇒正常免疫グロブリンは抑制されている。

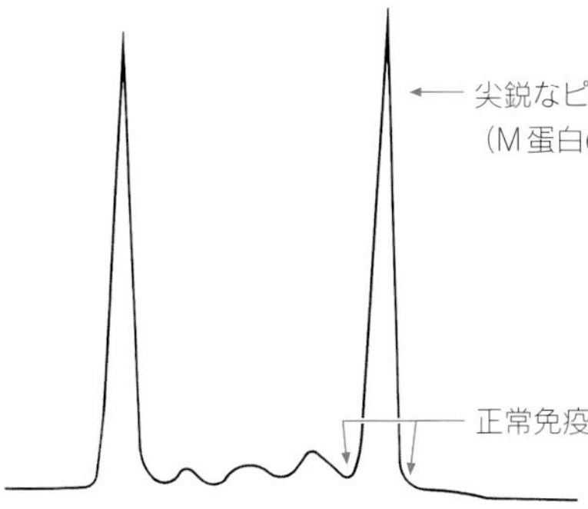

❏診　　断　　多発性骨髄腫。

M蛋白（単クローン性免疫グロブリン）を形成していると判断され、またγ-グロブリンのM蛋白以外の成分は抑制されているので、悪性の単クローン性免疫グロブリン血症の可能性が高く、亜急性に腰痛が出現しているということ、貧血や血小板減少を認めるということから、骨髄において形質細胞が腫瘤形成性に腫瘍性増殖をしている多発性骨髄腫が最も疑われる。

❏選択肢考察

A　γ-グロブリンのM蛋白以外の成分は抑制されているので、悪性の単クローン性免疫グロブリン血症の可能性が高く、原発性マクログロブリン血症も考慮されるが、亜急性に腰痛が出現しているということ、貧血や血小板減少を認めるということから、多発性骨髄腫が最も疑われる。(×)

B　腰痛を伴った悪性の単クローン性免疫グロブリン血症で、貧血や血小板減少を認めることから、多発性骨髄腫が最も疑われる。(○)

C　ネフローゼ症候群は腎糸球体の毛細血管の透過性亢進により、分子量の小さいアルブミンやIgGなどが尿中へ喪失し、肝臓における代償性の蛋白合成の亢進によりα_2-グロブリンやβ-グロブリンの増加を認めるので、電気泳動所見が異なる。ネフローゼ症候群の主訴は浮腫であり、亜急性の腰痛や出血傾向を認めることは稀である。(×)

D　関節リウマチは慢性炎症性疾患であり、低アルブミン血症に加え、炎症反応としてα_2-グロブリンやγ-グロブリン分画の多クローン性の増加を認めるので、この患者の電気泳動所見とは合致しない。(×)

E　血尿や蛋白尿、貧血や腰痛は慢性腎不全に合致する所見であるが、慢性腎不全では単クローン性免疫グロブリン血症などは認められない。(×)

解答：B（*iM* 5 225）

□□ **196**　70歳の男性。両下肢のしびれ感と腰痛とを主訴として来院した。眼瞼結膜に貧血を認めるが黄疸はない。赤血球200万、Hb 6.8g/d*l*、白血球3,000（桿状核好中球3％、分葉核好中球32％、単球1％、リンパ球64％）、血小板6万。血液生化学所見：総蛋白7.8g/d*l*、蛋白分画（アルブミン40.3％、α_1-グロブリン4.0％、α_2-グロブリン9.1％、β-グロブリン6.8％、γ-グロブリン39.8％）。骨髄血塗抹May-Giemsa染色標本（⇒カラー口絵）を示す。

診断として正しいのはどれか。

A　急性リンパ性白血病
B　慢性リンパ性白血病
C　悪性リンパ腫
D　多発性骨髄腫
E　原発性マクログロブリン血症

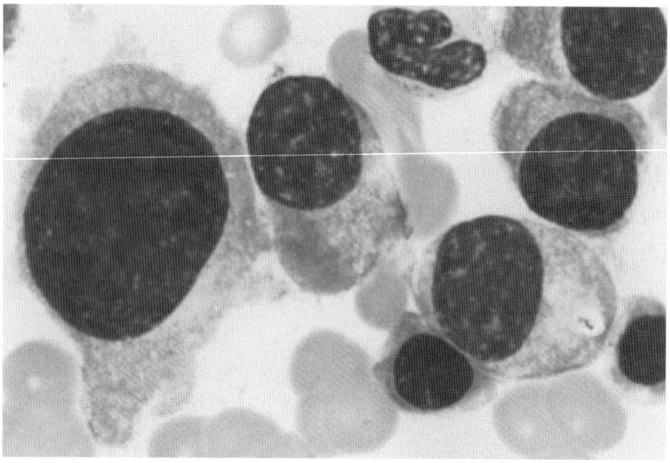

❏解法ガイド

身体所見
＃1　70歳の男性⇒高齢者。
＃2　腰痛⇒骨粗鬆症、変形性骨関節症、多発性骨髄腫の可能性。
＃3　両下肢のしびれ感⇒脊椎病変による神経の圧迫によるものであろう。
＃4　眼瞼結膜に貧血を認めるが黄疸はない⇒溶血性貧血では黄疸を認めることが多いので、赤血球の産生障害による貧血と判断される。

検査所見
＃1　赤血球200万（基準410～530万）、Hb 6.8g/d*l*（基準14～18）と著明な貧血。
＃2　白血球3,000（基準4,000～8,500）と減少。
＃3　分画ではリンパ球64％（基準20～40）と基準よりはるかに上昇⇒リンパ球増多と思えるが、「白血球3,000」と低下していることより、実はリンパ球の増多が生じたのではなく、リンパ球数の絶対値には異常を認めず、むしろ好中球の桿状核球や分葉核球などが減少しており、それによる相対的リンパ球増多と考えるべきであろう。
＃4　血小板6万（基準15～40万）と低値。
＃5　総蛋白7.8g/d*l*（基準6.5～8.0）と基準範囲内。
＃6　蛋白分画はAlb 40.3％（基準61～73）⇒50％以上であるべきだが減少。
＃7　γ-グロブリン39.8％（基準11～20）と著明に増加。

画像所見 骨髄血塗抹 May - Giemsa 染色標本では、

＃１ 大きな核を有し、核が偏在し、その周囲に核周囲明庭を伴った細胞質が青染する細胞が多数認められる。

＃２ それらは大小不同であり、異型性を伴っている。

＃３ 上記＃１・２より、これは異型性を伴った形質細胞であり、多発性骨髄腫で認められる骨髄腫細胞であると判断される。

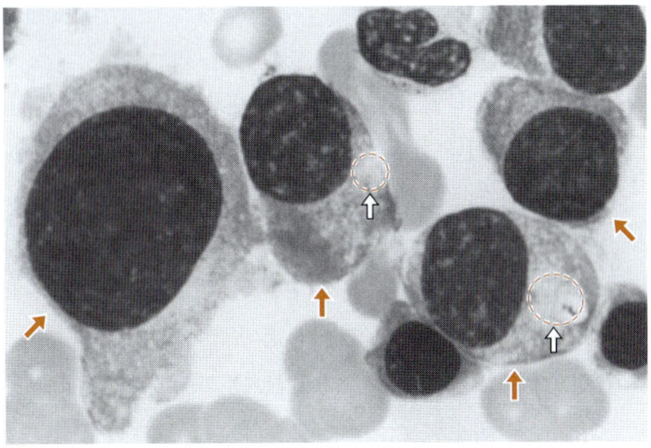

↑：大小不同で、核の偏在する異型細胞

⇧：核周囲明庭（halo）

❑ 診　断

多発性骨髄腫。

両下肢のしびれ感と腰痛を伴った高齢男性であり、造血障害による貧血や好中球減少、血小板減少を認め、血清総蛋白は正常であるが、γ - グロブリンの著明な増加を認める。その原因として骨髄血塗抹 May - Giemsa 染色標本より異型性を伴った形質細胞が多数出現しており、多発性骨髄腫の可能性が疑われる。

❑ 選択肢考察

A 急性リンパ性白血病では末梢血や骨髄ではリンパ芽球を認める。この患者では形質細胞は増殖しているが、リンパ芽球の増殖は認められないので否定的である。（×）

B 慢性リンパ性白血病では成熟Ｂ細胞の増殖を認めるが、形質細胞の増殖は認められない。（×）

C 悪性リンパ腫は増殖するリンパ球様細胞はリンパ節で増殖するのであり、無痛性リンパ節腫大が主症状となる。増殖する細胞は形質細胞ではない。（×）

D 腰痛を伴った高齢男性で、異型性を伴った形質細胞が多数出現しており、多発性骨髄腫と診断される。（○）

E 原発性マクログロブリン血症は IgM 産生性のＢ細胞が腫瘍性増殖するもので、骨髄で腫瘤形成はなく、形質細胞の腫瘍性増殖はない。（×）

解答：D（*iM* 5 226）

□□ **197**　多発性骨髄腫の治療として**誤っている**組合せはどれか。

A　メルファラン ―――――――― 腫瘍細胞抑制
B　ビスホスホネート ―――――― 高 Ca 血症
C　サリドマイド ―――――――― 血管新生抑制
D　放射線照射 ――――――――― 腰椎病変
E　造血幹細胞移植 ―――――― 高齢患者

❏解法ガイド　多発性骨髄腫は、病態が多彩であるため、病型（くすぶり型、無症候型など）や進展度（病期）を考慮して治療法を選択する必要がある。

多発性骨髄腫の治療は、化学療法、インターフェロン、放射線療法、造血幹細胞移植、サリドマイドやボルテゾミブ（プロテアソーム阻害薬）投与などが行われている。

また、対症療法として、疼痛、高 Ca 血症や高尿酸血症に対する治療、局所放射線療法などが行われることもある。

❏選択肢考察

A　メルファランはDNA合成抑制薬で、腫瘍細胞抑制作用がある。MP療法として、メルファランとプレドニゾロンが併用されることが多い。また、VAD療法（ビンクリスチン、ドキソルビシン、デキサメタゾン）が用いられることも多い。（○）

B　多発性骨髄腫に合併する高 Ca 血症には、生理食塩水やフロセミド、ビスホスホネートなどが投与される。（○）

C　サリドマイドは血管新生抑制作用があり、多発性骨髄腫に有効である。大量化学療法＋造血幹細胞移植を受けた後の再発例にも有用である。ただし、妊婦には催奇形性があるので注意が必要である。（○）

D　腰椎病変で難治性の腰痛や病的骨折には局所への放射線照射が適応になることがある。（○）

E　多発性骨髄腫に自家造血幹細胞移植が行われることがあるが、これは通常若年患者に適応となる。（×）

解答：E（***iM*** 5 228～230）

□□ **198** 多発性骨髄腫の予後不良因子として**誤っている**のはどれか。

A IgA型多発性骨髄腫
B 血清β_2-ミクログロブリン高値
C 血清クレアチニン高値
D 血清カルシウム濃度高値
E 第21番染色体異常

❏ 解法ガイド 多発性骨髄腫の平均生存期間は約3年であり、生存期間中央値は低危険（low risk）群で50～71か月、中間危険（intermediate risk）群で19～40か月、高危険（high risk）群で4～17か月である。

平均30～40か月で尿毒症、悪液質、感染症、出血などで死亡する。

その予後因子としては、腎機能、ヘモグロビン値、performance status、血清カルシウム濃度のほか、β_2-ミクログロブリン、CRP、PCLI（plasma cell labeling index）などが重要な予後因子とされている。

第13番染色体長腕の微細欠失が高頻度に検出され、多発性骨髄腫の予後不良因子とされる。

治療に用いた抗腫瘍薬による続発性白血病が生じることもある。

❏ 選択肢考察

A 産生するM蛋白の中で、IgA型多発性骨髄腫の予後が悪い。（○）
B β_2-ミクログロブリンは形質細胞から産生されるので、血清β_2-ミクログロブリン高値は多発性骨髄腫の予後を反映するといわれている。（○）
C 多発性骨髄腫では腎機能障害を認めることが多く、血清クレアチニン高値は予後因子の一つとされている。（○）
D 多発性骨髄腫では骨病変のpunched-outもあり、血清Ca濃度が高値を示すことも多く、予後因子の一つとされている。（○）
E 多発性骨髄腫の予後因子として有名なのは、第21番染色体ではなく、第13番染色体異常である。（×）

解答：E（***iM*** 5 230）

到達目標 3 単クローン性免疫グロブリン血症を概説できる。

Point

［概　念］

❏単クローン性免疫グロブリン血症（M蛋白血症）とは、B細胞のうち、あるクローンの細胞だけが（腫瘍性あるいは反応性に）増殖することにより単クローン性の免疫グロブリン（もしくはその構成成分）が出現するものである。

❏腫瘍性増殖をするものとしては、

①特定の形質細胞の腫瘍性増殖をきたす多発性骨髄腫

②IgM産生のB細胞の腫瘍性増殖をきたす原発性マクログロブリン血症

③H鎖病

などが代表的である。

❏そのほか、非腫瘍性ではあるが、多発性骨髄腫などと同様に、Bence Jones蛋白（BJP）を認める頻度の高い原発性アミロイドーシスなどがある。

cf.　BJPはγ-グロブリンのL鎖の二重体（κ＞λ）で、これらの過剰な産生により尿中に分泌される。尿中にBJPが存在すると、pH 4.9の酢酸緩衝液下では56℃で白濁し、100℃で再溶解するのが特徴である。

❏免疫グロブリンはH鎖（γ、μ、α、δ、ε）とL鎖（κ、λ）から成り立つ。これらは各々別の蛋白鎖であったものが、S-S結合したものである。したがって、各々のもしくは両方の産生細胞の腫瘍性増殖がありえる。

・H鎖のみ腫瘍性増殖→H鎖病

・L鎖のみ腫瘍性増殖→Bence Jones型の骨髄腫

・H鎖、L鎖両方の腫瘍性増殖→骨髄腫（IgG、IgA、IgD、IgE型）、マクログロブリン血症（IgM）

表８　単クローン性免疫グロブリン血症の代表的疾患

分　類	疾　患	概　説
形質細胞性腫瘍	多発性骨髄腫	❏骨髄内で形質細胞が腫瘍性に増殖する疾患である。 ❏IgA、IgG、IgD、IgE、BJP型の５型があり、それぞれの型で単クローン性のグロブリン産生が認められる。
	MGUS (monoclonal gammopathy of undetermined significance)	❏以前は良性M蛋白血症と呼ばれていた疾患である。 ❏M蛋白を認めるが、骨髄腫、リンパ腫などの基礎疾患の確認されないものをいう。 ❏骨髄中の形質細胞が10％未満で、臨床徴候を認めず、M蛋白も少ないものと定義されている。
	マクログロブリン血症	❏成熟Ｂ細胞と形質細胞の中途段階である「リンパ形質細胞」の腫瘍性増殖で、分子量の大きいマクログロブリンの一種であるIgMをモノクローナルに産生する病態をマクログロブリン血症という。
	Ｈ鎖病	❏Ｈ鎖とは免疫グロブリンのheavy chain（重鎖）のことで、μ、δ、γ、ε、αの５種類がある。 ❏Ｈ鎖病は形質細胞腫瘍でこれらのＨ鎖をモノクローナルに産生する疾患を指し、μ、δ、γ、α病の４型がある（ε鎖病はまだ報告されていない）。
	原発性アミロイドーシス	❏アミロイド蛋白は免疫グロブリンのlight chain（軽鎖）でできており、アミロイドーシスはそのアミロイド蛋白が全身諸臓器に沈着する疾患である。 ❏アミロイドーシスはアミロイドの種類によって分類されており、原発性アミロイドーシスは臨床的分類名であるが、そのほとんどで骨髄に軽度の形質細胞増殖がみられ、血中にM蛋白やBJPを認める。
Ｂ細胞性腫瘍	慢性リンパ性白血病	❏慢性リンパ性白血病（CLL）とは成熟小型Ｂ細胞が腫瘍性に増殖する疾患のことである。そのためモノクローナルな免疫グロブリンの産生が認められる。
	Ｂ細胞性 非Hodgkinリンパ腫	❏リンパ球の腫瘍性増殖のうち中枢リンパ組織に発生するものをALL、CLLといい、末梢リンパ組織に発生するものを悪性リンパ腫という。 ❏この悪性リンパ腫の中で成熟リンパ球が腫瘍化したものを非Hodgkinリンパ腫といい、Ｂ細胞性とＴ細胞性に分類されている。Ｂ細胞性非Hodgkinリンパ腫では単クローン性免疫グロブリンの上昇がみられる。
その他の疾患	クリオグロブリン血症	❏クリオグロブリンは０～４℃の低温で可逆的に凝固する血清蛋白のことで免疫グロブリンを含んでいる。 ❏クリオグロブリン血症は多発性骨髄腫やマクログロブリン血症に伴い完全にモノクローナルなクリオグロブリンであるⅠ型とポリクローナルなIgGとモノクローナルIgMとが混合するⅡ型、完全にポリクローナルなⅢ型の３つに分類されている。

□□ **199** 本態性Ｍ蛋白血症〈MGUS〉で認められるのはどれか。

A　著明な単クローン性免疫グロブリン増加

B　尿中Bence Jones蛋白陽性

C　骨Ｘ線単純写真の骨打ち抜き像〈punched-out lesion〉

D　赤沈亢進

E　Ｍ蛋白以外の血清免疫グロブリン低下

❏解法ガイド

電気泳動でＭ蛋白を認めるものの中で、多発性骨髄腫や原発性マクログロブリン血症などの悪性疾患と診断されないものを、本態性Ｍ蛋白血症（monoclonal gammopathy of undetermined significance；MGUS）と呼ぶ。

以前は、悪性でないということで、良性単クローン性γ-グロブリン血症（benign monoclonal gammopathy）と呼ばれていたが、一部に悪性疾患への移行が認められる（10年の経過で10％が骨髄腫に移行する）ことから、診断された段階ではＭ蛋白の意義が不明であるということで、本態性Ｍ蛋白血症と呼ばれるようになった。

❏選択肢考察

A　本態性Ｍ蛋白血症ではＭ蛋白も著明なピークを形成するのではなく、その割合も悪性のものよりも少ないのが特徴である。これは本態性Ｍ蛋白血症は腫瘍性の産生によるものではないためである。(×)

B　尿中BJPは多発性骨髄腫などで過剰に単クローン性に産生されたγ-グロブリンのＬ鎖が尿中に排泄され、正常な蛋白と異なり、56℃で白濁し、100℃で再溶解するものである。(×)

C　多発性骨髄腫では、腫瘍性増殖した形質細胞は骨髄内において腫瘤を形成するため骨破壊を認め、骨Ｘ線写真で打ち抜き像を認めるが、本態性Ｍ蛋白血症では腫瘤を形成するわけではないので、punched-out lesionは認めない。(×)

D　本態性Ｍ蛋白血症であっても、多発性骨髄腫などの悪性Ｍ蛋白血症であっても、ともにＭ蛋白によるγ-グロブリンの上昇を認めるため、赤沈は亢進する。一般に赤沈は10±5mm/時間が基準値であり、その促進は貧血や急性炎症で生じることの多いフィブリノゲンの上昇、慢性炎症で生じることの多いγ-グロブリンの上昇などで認められる。(○)

E　本態性Ｍ蛋白血症と多発性骨髄腫などの悪性Ｍ蛋白血症との違いの一つはＭ蛋白以外の正常な免疫グロブリン産生を抑制するか否かであり、良性のものでは抑制はなく、悪性のものでは抑制され、多発性骨髄腫などではＭ蛋白によりγ-グロブリンが高値を示すにもかかわらず正常免疫グロブリンが低下しているため、液性免疫不全による易感染性を呈する。(×)

解答：D（***iM*** 5 234）

□□ **200**　多クローン性免疫グロブリン血症をきたすのはどれか。

A　多発性骨髄腫
B　原発性マクログロブリン血症
C　原発性アミロイドーシス
D　重鎖病
E　肝硬変

❑解法ガイド　クローンとは同一のゲノムをもつ細胞もしくは個体の集団のことであり、単クローン性免疫グロブリン血症というのは、一般にはある免疫グロブリンを産生する細胞の反応性もしくは腫瘍性増殖により、そのゲノムをもつ細胞が大量に存在することによって、免疫グロブリンに含まれる特定の蛋白が著明に増加したものを指す。

腫瘍性増殖をするものとしては、特定の形質細胞の腫瘍性増殖をきたす多発性骨髄腫や、IgM 産生の B 細胞の腫瘍性増殖をきたす原発性マクログロブリン血症などが代表的である。そのほか、非腫瘍性ではあるが、多発性骨髄腫などと同様に、Bence Jones 蛋白 (BJP) を認める頻度の高い原発性アミロイドーシスがある。

❑選択肢考察

A　多発性骨髄腫は形質細胞の単クローン性の腫瘍性増殖を特徴とする。その腫瘍細胞が産生する単クローン性の免疫グロブリンが異常に増加する。(×)

B　原発性マクログロブリン血症は IgM 産生性の B 細胞の単クローン性の腫瘍性増殖をきたす疾患であり、IgM 型の M 蛋白を認める。(×)

C　原発性アミロイドーシスはアミロイド蛋白が全身臓器の細胞外に沈着する疾患である。アミロイド蛋白として免疫グロブリンの L 鎖やトランスサイレチンなどが産生されアミロイド蛋白となるものもある。単クローン性免疫グロブリン血症をきたす。(×)

D　重鎖病は L 鎖を欠く不完全な H 鎖からなる異常蛋白が形成される疾患であり、H 鎖の種類によって γ 鎖病、α 鎖病、μ 鎖病、δ 鎖病などと呼ばれるが、それが M 蛋白となるものもある。(×)

E　肝硬変では肝細胞機能障害によってアルブミン産生が低下するとともに、慢性炎症に対する反応性の高免疫グロブリン血症をきたし、電気泳動上、β-γ ブリッジといわれる多クローン性の高免疫グロブリン血症を認める。(○)

解答：E (***iM*** 5 221)

□□ **201**　70歳の男性。近医で血清蛋白異常を指摘され、精査のため来院した。身体所見に特記すべき異常はない。尿所見：蛋白（−）。血液所見：赤血球420万、Hb 12.5g/dl、Ht 37％、白血球3,800（桿状核好中球7％、分葉核好中球52％、好酸球3％、好塩基球1％、単球5％、リンパ球32％）、血小板22万。血液生化学所見：総蛋白7.6g/dl、アルブミン4.5g/dl。血清蛋白電気泳動でγ-グロブリン分画に20％のMピークを認め、IgG（κ）と同定された。IgG 1,700mg/dl（基準960〜1,960）、IgA 250mg/dl（基準110〜410）、IgM 120mg/dl（基準65〜350）。頭部と骨盤とのX線単純撮影で異常を認めない。骨髄穿刺で形質細胞の増加を認めない。

適切な治療方針はどれか。

A　経過観察
B　副腎皮質ステロイド薬投与
C　サリドマイド投与
D　多剤併用化学療法
E　インターフェロン投与

❏解法ガイド

身体所見

＃1　70歳の男性。血清蛋白異常の精査⇒血清蛋白の異常としては低アルブミン血症や高γ-グロブリン血症、低γ-グロブリン血症などが代表的である。

＃2　身体所見に特記すべき異常はない⇒低アルブミン血症による浮腫や、低γ-グロブリン血症による易感染性は否定的。

検査所見

＃1　尿蛋白（−）⇒高γ-グロブリン血症の中でBence Jones蛋白（BJP）などによるM蛋白が認められる場合には、尿試験紙法で陰性であってもスルホサリチル酸法で陽性となることがある。この尿蛋白の検査法が試験紙法であるのか、鋭敏なスルホサリチル酸法であるのかを考慮する必要がある。

＃2　赤血球420万（基準410〜530万）、Hb 12.5g/dl（基準14〜18）、Ht 37％（基準40〜48）⇒貧血は認めない。

＃3　白血球3,800（基準4,000〜8,500）と基準下限をやや下回る。

＃4　その分画には異常を認めない。

＃5　血小板22万（基準15〜40万）と基準範囲内。血液所見には異常はない。

＃6　総蛋白7.6g/dl（基準6.5〜8.0）と基準範囲内。

＃7　アルブミン4.5g/dl（基準4.5〜5.5）と基準範囲内。

＃8　血清蛋白電気泳動でγ-グロブリン分画に20％のMピークを認め、IgG（κ）と同定された⇒通常γ-グロブリンは血清蛋白の16％前後を占めることが多いが、Mピークすなわち単クローン性のM蛋白だけで20％も占めるということは、良性もしくは悪性の単クローン性のIgGの産生があったと考えられる。

＃9　IgG（κ）⇒IgGのH鎖は当然γであるが、L鎖がκとλのうちκ型であると判定される。これは単一ゲノム由来の細胞が腫瘍性増殖をした単クローン性の増殖によるものと考えられる。

＃10　IgG 1,700mg/dlと基準範囲内⇒そのMピークの程度が著明ではないことを示している。

＃11　IgA 250mg/dl、IgM 120mg/dlとともに基準範囲内⇒IgG以外の他の免疫グロブリンの抑制も存在しない。

画像所見 ＃1　頭部と骨盤とのX線単純撮影で異常を認めない⇒多発性骨髄腫なら骨打ち抜き像が認められるはずだが、それは否定的である。

＃2　骨髄穿刺で形質細胞の増加を認めない⇒形質細胞の腫瘍性増殖を認める多発性骨髄腫は否定的である（多発性骨髄腫では腫瘤を形成していない部分からの骨髄穿刺では形質細胞の増殖を認めないこともあるので、注意すること）。

❑診　断　本態性M蛋白血症。

高齢男性で、血清蛋白の異常を指摘されており、γ-グロブリン分画でIgG（κ）のMピークを認めるが、IgG自体も基準範囲内であり、IgA、IgMなどの他の免疫グロブリンの抑制はなく、さらに末梢血液で赤血球、白血球、血小板のいずれにも異常を認めない。これは良性のM蛋白血症を示しており、また頭部や骨盤X線単純撮影でもpunched-out leisionを認めず、骨髄穿刺で形質細胞の増加を認めないことから、65歳という多発性骨髄腫の好発年齢であるが、多発性骨髄腫は否定的である。本態性M蛋白血症と診断されよう。

❑選択肢考察

A　本態性M蛋白血症は、何らかの原因による形質細胞への刺激によって単クローン性の反応性の増殖をきたし、M蛋白を形成したものである。その原因が除去されればM蛋白の改善を認める。ただし、多発性骨髄腫のごく初期である可能性も否定されないため、この症例では経過観察することが最も適切であろう。(○)

B　多発性骨髄腫に対してはアルキル化薬や副腎皮質ステロイド薬を代表とする治療を行うことがあるが、この症例では副腎皮質ステロイド薬の投与は必要なく、逆に副腎皮質ステロイド薬投与により副作用を注意しなければならなくなるので、**禁忌**★である。(×)

C　サリドマイドは、1957年に開発された催眠薬であったが、催奇形性があり四肢欠損の奇形児の誕生を引き起こす「サリドマイド事件」を起こしたため販売中止となった。サリドマイドはラセミ体として販売されたが、R体は無害であるがS体は非常に催奇形性が高いために生じた薬害であった。しかし、血管新生抑制作用があり多発性骨髄腫の治療薬として用いられることはあるが、本態性M蛋白血症には適応がない。(×)

D　多剤併用化学療法は一般に急性白血病などに対して行われるが、多発性骨髄腫に対してもメルファランと副腎皮質ステロイド薬を組み合わせたMP療法がよく用いられる。しかし、本態性M蛋白血症に用いられるものではない。(×)

E　インターフェロン投与も多発性骨髄腫に対しては多剤併用化学療法により寛解期に入った場合に維持療法として用いられることがあるが、本態性M蛋白血症に対する治療とはならない。(×)

解答：A

□□ **202**　原発性マクログロブリン血症で認められることが少ないのはどれか。

A　クリオグロブリン
B　色素沈着
C　肝脾腫大
D　視力障害
E　リンパ節腫大

❏解法ガイド　原発性マクログロブリン血症では、腫瘍性増殖するのがB細胞であり、リンパ節や肝臓、脾臓、骨髄などに腫瘍細胞の浸潤が認められ、腫大してくる。また、産生分泌されるのが分子量の大きなIgMであるため、過粘稠度症候群をきたしたり、クリオグロブリン血症となるものもある。多発性骨髄腫の産生するM蛋白に比べ、原発性マクログロブリン血症で産生されるIgMは過粘稠度症候群の程度が強い。

❏選択肢考察

A　原発性マクログロブリン血症では、産生分泌されるM蛋白が分子量の大きなIgMであるため、過粘稠度症候群をきたしたり、クリオグロブリン血症となる。(×)

B　色素沈着を伴ったM蛋白血症としては多発性骨髄腫に合併するCrow-Fukase症候群(POEMS症候群)があるが、原発性マクログロブリン血症では認めない。(○)

C　原発性マクログロブリン血症では腫瘍細胞の浸潤で肝脾腫大をきたすことが多く、多発性骨髄腫との違いの一つである。(×)

D　原発性マクログロブリン血症で産生されるIgMは過粘稠度症候群の程度が強く、眼底所見では静脈がソーセージ様の変化を呈し、出血、滲出を伴うので、視力障害をきたす。(×)

E　原発性マクログロブリン血症では約40%にリンパ節腫大を伴う。(×)

解答：B (*iM* 5 231)

Chapter 6

疾　患

④出血傾向・紫斑病その他

到達目標 1 出血傾向の病因、病態、症候と診断を説明できる。

図 29　出血性疾患の診断

出血時間が延長している場合

❏血小板数の低下の有無から入って損傷組織が放出した成分に対する血小板の凝集能、すなわち血小板の機能異常の観点から鑑別を進める。

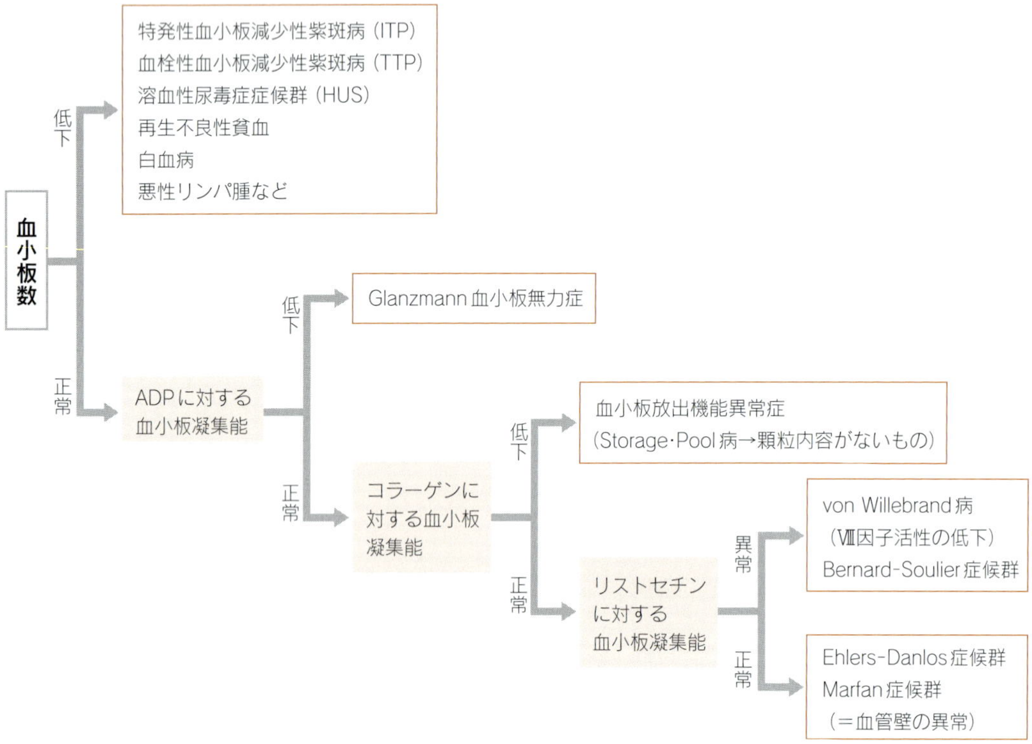

❏出血性疾患の診断では、出血時間、血小板数、プロトロンビン時間（PT）、活性化部分トロンボプラスチン時間（APTT）、線溶系活性（FDP）を測定することでおおよその目安をつけることができる。

❏理解の上ではまず出血時間で大きく２群に分け、その後PTと血小板数でさらに分類していくとわかりやすい。

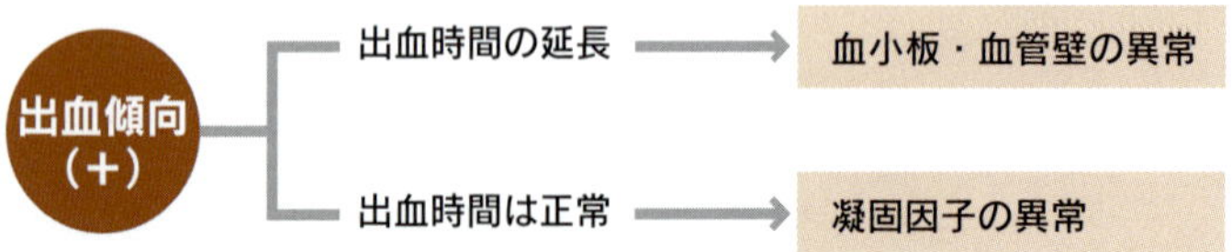

出血時間は正常

❏基本的にはPTとAPTTの延長、正常の組合せで考える。

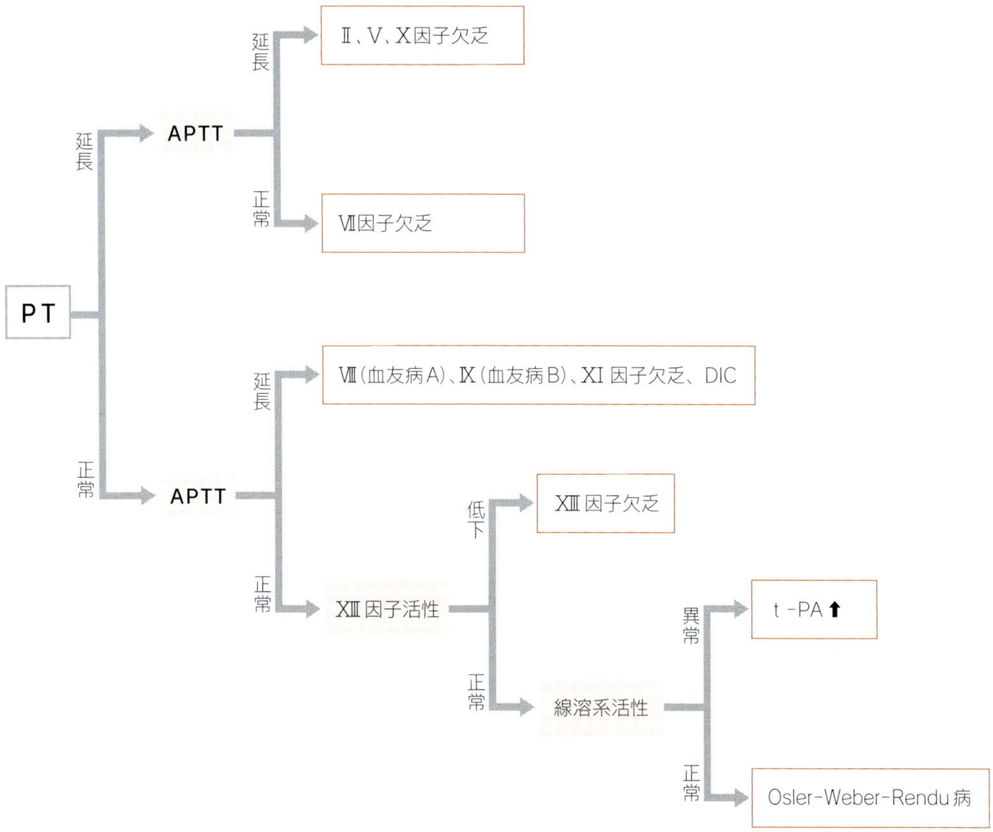

Point

［概　念］

❏ 血管壁の異常や血管透過性を抑制する血小板異常などによる血管の易破綻性や、血管が破綻した場合にそれを止血する血小板や凝固因子の異常で、血液が血管外に出やすくなっている状態をいう。

［原　因］

❏ 血管異常：Schönlein-Henoch紫斑病、Ehlers-Danlos症候群、Osler-Rendu-Weber病など。

cf. **紫斑（purpura）**：皮下出血のことで、紅斑（erythema）と異なり硝子圧法でも消失しない。下腿などの毛細血管圧の高い部位に多く、血管炎を伴うもの（例：Schönlein-Henoch紫斑病）ではやや膨隆する。血小板異常による点状出血と凝固因子欠乏による斑状出血に分けられる。

❏ 血小板減少：特発性血小板減少性紫斑病（ITP）、溶血性尿毒症症候群。

❏ 血小板機能異常：Bernard-Soulier症候群、von Willebrand病。

❏ 先天性凝固因子欠乏：血友病A、血友病B。

❏ 後天性凝固因子欠乏：ビタミンK欠乏、播種性血管内凝固（DIC）。

［症　状］

❏ **表在性出血**：血小板数減少や血小板機能異常症、血管の異常による。紫斑、粘膜出血をきたす。

❏ **深部出血**：凝固因子の欠乏（例：血友病A、血友病B、ビタミンK欠乏）が原因となる。
関節内や筋肉内出血をきたす。

［出血性素因の検査］

①血小板数

・血小板数減少：特発性血小板減少性紫斑病（ITP）、DIC など。

・血小板数増加：本態性血小板血症など。

cf. 血小板数と出血傾向

$<$ 10万/mm^3 ―――― 外圧に対して紫斑出現

$<$ 5万/mm^3 ―――― 自然に出血出現

$<$ 2～3万/mm^3 ―――― 臓器への出血

$<$ 1万/mm^3 ―――― 脳出血などの危険性大

②血小板機能

・二次凝集（ADP、コラーゲン、エピネフリン）：低下→アスピリン投与など。

・粘着能・リストセチン凝集能：低下→von Willebrand病、Bernard-Soulier症候群。

③出血時間延長

・血小板減少、血小板機能異常（von Willebrand病など）、血管異常。

④（活性化）部分トロンボプラスチン時間〔(A) PTT〕

・内因系（Ⅻ、Ⅺ、Ⅸ、Ⅷ）、共通系（Ⅹ、Ⅴ、プロトロンビン、フィブリノゲン）の異常で延長。

⑤プロトロンビン時間（PT）

・外因系（Ⅶ）・共通系の異常で延長（肝硬変や劇症肝炎など）。

⑥ Rumpel-Leede試験（毛細血管抵抗性試験）

・血小板減少、血小板機能異常、毛細血管の異常で陽性。

□□ **203** 先天性出血性素因で最も頻度が高いのはどれか。

A 血友病A
B 血友病B
C von Willebrand病
D 血小板無力症
E Bernard-Soulier症候群

❏ **解法ガイド** 先天性出血性素因では、血小板機能異常である血小板無力症、Bernard-Soulier症候群などがあり、凝固因子異常としては血友病A、血友病Bがある。また、von Willebrand病は凝固因子異常であるとともに血小板機能異常でもある。

❏ **選択肢考察**

A 血友病Aは先天性出血性素因で最も頻度が高く、我が国で4,000～5,000人の患者がいる。伴性劣性遺伝をし、多くが男性患者である。(○)

B 血友病Bは血友病Aと同様伴性劣性遺伝をするが、血友病Aの1/4～1/5の頻度である。(×)

C von Willebrand病は先天性出血性素因をきたす疾患では血友病Aに次ぎ頻度が高い。(×)

D 血小板無力症はGlanzmann病とも呼ばれ、血友病Aに比較すると、稀な疾患である。主に常染色体劣性遺伝する。血小板膜のGP Ⅱb/Ⅲaの減少により、ADP、エピネフリン、コラーゲンなどに対する凝集能も消失し、血餅退縮能も低下している。血小板数や形態に異常がないにもかかわらず出血時間が著明に延長する。(×)

E Bernard-Soulier症候群は血友病Aに比較すると稀な疾患である。主に常染色体劣性遺伝する。von Willebrand因子の受容体である血小板膜の糖蛋白のGP Ⅰbの欠損により血小板粘着能が低下する。しかし、GP Ⅱb/Ⅲaは正常であるので、ADP、エピネフリン、コラーゲンなどに対する凝集能は正常である。(×)

解答：A (*iM* ⑤ 244)

□□ **204**　出血時間が延長するのはどれか。

A　血友病Ａ

B　血友病Ｂ

C　ビタミンＫ欠乏症

D　特発性血小板減少性紫斑病

E　アレルギー性紫斑病

❑解法ガイド

出血時間は止血機能検査の一つであり、皮膚に加えた切創からの出血が止血に至るまでの時間を測定し、血管損傷に伴う血小板血栓（一次止血血栓）の形成を反映している。

出血時間は*in vivo*の検査であり、古典的ではあるが、簡便でかつ生体の止血能を直接反映するため、広く行われている。

出血時間の延長は主として血小板数の減少や血小板機能異常により生じる。血小板機能異常症としては先天性の血小板無力症やBernard-Soulier症候群のほか、von Willebrand病や無フィブリノゲン血症、また薬剤による血小板機能抑制（アスピリンやインドメタシンなどのNSAIDs、チクロピジン）などがあり、時に後天的な血小板機能異常症として慢性骨髄増殖性疾患や骨髄異形成症候群などがある。

❑選択肢考察

A　血友病Ａは伴性劣性遺伝による第Ⅷ因子凝固活性の欠乏で血液凝固過程が遅延するが、血小板数や形態、出血時間、毛細血管抵抗性などは正常である。（×）

B　血友病Ｂは血友病Ａと同様に凝固活性の欠乏で血液凝固過程が遅延するが、血小板数や形態、出血時間、毛細血管抵抗性などは正常である。（×）

C　ビタミンＫは第Ⅱ、Ⅶ、Ⅸ、Ⅹ因子の肝臓における産生に必要な脂溶性ビタミンであり、その欠乏により第Ⅱ、Ⅶ、Ⅸ、Ⅹ因子が欠乏してくる。そのため、凝固因子欠乏による出血傾向を呈するが、血小板の数や機能に異常を認めるものではないので、出血時間の延長は認めない。（×）

D　特発性血小板減少性紫斑病は血小板膜表面に結合するIgGにより血小板減少をきたしたもので、血小板数の減少による出血時間の延長を認める。（○）

E　アレルギー性紫斑病では毛細血管抵抗性の減弱を認めるが、血小板数やその機能に異常は認めないため、出血時間の延長を認めることはない。（×）

解答：D（***iM*** 5 57、243）

□□ **205**　血小板数は正常であるが、出血時間が延長**しない**のはどれか。

A　血小板無力症〈Glanzmann 病〉

B　von Willebrand 病

C　長期にわたる抗生物質服用

D　アスピリン服用

E　尿毒症

❑解法ガイド　「血小板数は正常で、出血時間が延長するのはどれか」という問題であるので、血小板機能異常症をきたすものを考えたい。

血小板機能異常は血小板無力症やBernard-Soulier症候群などの先天的な血小板機能異常症、またvon Willebrand病（vWD）や無フィブリノゲン血症、アスピリンやチクロピジン、インドメタシンなどによる薬剤性の血小板機能異常症のほか、骨髄増殖性疾患や骨髄異形成症候群などによる造血幹細胞レベルからの異常で血小板機能が障害されるものが原因となる。

❑選択肢考察

A　血小板無力症はGlanzmann病とも呼ばれ、血小板膜のGP Ⅱb/Ⅲaの減少により、血小板数や形態に異常がないにもかかわらず出血時間が著明に延長する。(○)

B　vWDは、血管内皮細胞や骨髄巨核球で産生されるvon Willebrand因子の量的・質的異常による出血性疾患で、表在性出血傾向と血小板粘着能（リストセチン凝集能）の低下による出血時間の延長を認めるものである。(○)

C　長期にわたる抗生物質の服用では腸内細菌叢の変化により腸内細菌により産生されるビタミンK_2が欠乏し、第Ⅱ、Ⅶ、Ⅸ、Ⅹ因子、ビタミンK依存性の内因系・外因系の凝固因子が欠乏し、PT、APTTの延長をきたし、PIVKA-Ⅱの増加を認めるが、血小板の数や機能には異常がないので、出血時間の延長は認めない。(×)

D　アスピリンはシクロオキシゲナーゼⅠを阻害することでアラキドン酸からのプロスタグランジンH_2合成抑制を介してトロンボキサンA_2合成を抑制し、抗血小板凝集作用を発現するため、後天的な血小板機能異常をきたし、出血時間が延長する。(○)

E　尿毒症では尿毒素により血小板機能が低下し、血小板数が正常でも出血傾向を認める。ただし、溶血性尿毒症症候群（HUS）は血管内皮細胞の障害で広範に血管内血栓が形成され、血小板の消費が亢進するため、末梢血血小板数が減少することが中心となって、出血時間が延長してくる。(○)

解答：C（*i***M** ⑤ 57、243）

□□ **206** プロトロンビン時間が延長し、活性化部分トロンボプラスチン時間が正常なのはどの凝固因子の欠損か。

A 第Ⅱ因子
B 第Ⅶ因子
C 第Ⅷ因子
D 第Ⅸ因子
E 第XⅢ因子

❏解法ガイド プロトロンビン時間（PT）は外因系凝固機序を反映し、活性化部分トロンボプラスチン時間（APTT）は内因系凝固機序を反映する検査である。

PTは第Ⅶ因子を中心とする外因系凝固因子の異常や共通系の異常で延長し、またAPTTは第XⅡ、第XⅠ、第Ⅸ、第Ⅷ因子などの内因系凝固因子および共通系の異常で延長してくる。

❏選択肢考察

A 第Ⅱ因子は（プロ）トロンビンで、共通系に含まれる凝固因子なので、その欠乏でPTもAPTTも延長する。（×）

B APTTが正常なので内因系凝固機序および共通系凝固機序に異常はなく、PTが延長しているので外因系凝固機序のみの異常と考えられ、第Ⅶ因子活性の低下がその原因と判断される。（○）

C 第Ⅷ因子は内因系の凝固因子なので、その欠乏で内因系の凝固因子を反映するAPTTのみが延長し、外因系の凝固因子を反映するPTは延長しない。（×）

D 第Ⅸ因子は内因系の凝固因子なので、その欠乏で内因系の凝固因子を反映するAPTTのみが延長し、外因系の凝固因子を反映するPTは延長しない。（×）

E 第XⅢ因子はフィブリン安定化因子で、内因系でも外因系でもない。そのため、その欠乏はPTもAPTTもどちらも延長しない。第XⅢ因子はアレルギー性紫斑病（Schönlein-Henoch紫斑病）で減少する。（×）

解答：B（*iM* ⑤ 60、244）

□□ **207** プロトロンビン時間が**延長しない**のはどれか。

A　ワルファリン服用
B　閉塞性黄疸
C　血友病B
D　播種性血管内凝固〈DIC〉
E　肝硬変

❏解法ガイド　プロトロンビン時間（PT）は高濃度の組織トロンボプラスチン存在下でCa^{2+}を再添加させて測定されるもので、外因系凝固因子のスクリーニング検査に用いられている。すなわち第Ⅴ、第Ⅶ、第Ⅹ因子、プロトロンビン、フィブリノゲンの各因子の異常においてPTは延長する。

❏選択肢考察

A　ワルファリンなどのクマリン誘導体は経口的に投与され、消化管から吸収され、ビタミンKに拮抗することにより肝臓におけるビタミンK依存性凝固因子の産生を抑制し、血栓形成傾向を改善する。それゆえ第Ⅱ（プロトロンビン）、第Ⅶ、第Ⅸ、第Ⅹ因子活性が低下する。ワルファリン服用によりビタミンK依存性凝固因子は活性が低下し、血漿プロトロンビン活性も低下すると考えられる。（○）

B　閉塞性黄疸は膵頭部癌や下部総胆管癌などで認められ、消化管への胆汁分泌が低下し、そのため脂肪吸収が障害されるのでビタミンA、D、E、Kなどの脂溶性ビタミンの吸収も障害され、ビタミンK欠乏を生じる。それにより第Ⅱ因子であるプロトロンビン活性が低下し、その他、第Ⅶ、第Ⅸ、第Ⅹ凝固因子活性も低下するので、出血傾向を認める。（○）

C　血友病Bは伴性劣性遺伝による第Ⅸ因子の活性の低下により血液凝固過程が遅延し、乳児期以降、関節や筋肉内出血などの深部出血を反復するものである。内因系凝固機序を反映するAPTTが著明に延長するが、外因系凝固機序を反映するPTは正常であり、出血時間や血小板数、毛細血管抵抗などに異常は認めない。（×）

D　DICでは血小板減少とともに内因系および外因系凝固因子活性の促進により各凝固因子が消費され、減少し、内因系、外因系凝固因子がともに低下するので、APTTやPTはともに延長し、また血漿フィブリノゲン濃度も低下し、血小板数も減少する。形成された血栓に線溶系が作用し、プラスミンが消費され、減少するとともに、フィブリン分解産物であるFDPは増加してくる。それゆえ、DICではPTも延長する。（○）

E　肝硬変では肝臓機能の障害により肝細胞における蛋白合成が低下し、血清アルブミンの減少とともにビタミンK依存性に肝臓で合成されるプロトロンビンの活性も低下してくる。（○）

解答：C（*iM* 5 60、244）

□□ **208**　部分トロンボプラスチン時間が**延長しない**のはどれか。

A　von Willebrand 病
B　血小板無力症
C　血友病 A
D　抗リン脂質抗体症候群
E　ビタミン K 欠乏

❏ 解法ガイド　部分トロンボプラスチン時間（PTT）は内因系および共通系の凝固機序を反映する。その延長を認めるのは第Ⅷ因子凝固活性の低下による血友病 A や von Willebrand 病、プロトロンビンや第Ⅶ、第Ⅸ、第Ⅹ因子の欠乏をきたすビタミン K 欠乏、肝硬変や劇症肝炎などの肝不全がある。

❏ 選択肢考察

A　von Willebrand 病は von Willebrand 因子が減少することにより血小板機能の異常を生じ、血小板数は正常であるにもかかわらず出血時間の延長などをきたす。多くは第Ⅷ因子凝固活性の低下も認め、そのため PTT の延長を認めるものもある。（○）

B　血小板無力症（Glanzmann 病）は血小板数や形態に異常が認められないにもかかわらず、血小板凝集能が消失し、血餅退縮能が低下するため出血時間が著明に延長する疾患である。しかし、凝固因子系の異常が認められないため、PTT の延長は認められない。（×）

C　血友病 A は、伴性劣性遺伝により、第Ⅷ因子凝固活性の先天的な低下により血液凝固が遅延し、乳児期以降、関節や筋肉出血などの深部出血を反復する疾患である。第Ⅷ因子凝固活性の低下により内因系の血液凝固が障害され、PTT が延長する。（○）

D　抗リン脂質抗体症候群は後天的な血栓症の中で最も多い疾患である。SLE 患者などに認められ、リン脂質依存性の凝固反応を抑制する抗リン脂質抗体（抗カルジオリピン抗体）が出現することにより生物学的偽陽性（Wassermann 反応陽性かつ TPHA 陰性）を生じたり、ループス抗凝固因子として凝固因子活性を低下させ、PTT の延長を認めたり、また血小板減少をきたすが、それにもかかわらず動静脈血栓症は反復し、肺塞栓や胎盤梗塞による習慣性流産などを認めるものである。（○）

E　ビタミン K は第Ⅱ、第Ⅶ、第Ⅸ、第Ⅹ因子の肝臓における産生に必要な脂溶性ビタミンである。ビタミン K 欠乏症では第Ⅱ、第Ⅶ、第Ⅸ、第Ⅹ因子活性の低下により内因系および外因系の凝固因子がともに減少し、APTT および PT の延長、肝臓で産生される凝固因子を測定するヘパプラスチンテストの延長などを認める。（○）

解答：B（*iM* ⑤ 59）

□□ **209** ビタミンK欠乏の診断のために有用な検査はどれか。

A　骨髄穿刺

B　ヘパプラスチン試験

C　Rumpel-Leede試験

D　全血凝固時間

E　血小板数

❑解法ガイド　ビタミンKは肝臓でビタミンK依存性に合成される凝固因子である第Ⅱ（プロトロンビン）、第Ⅶ、第Ⅸ、第Ⅹ因子の産生に必要であり、ビタミンK欠乏ではそれらの凝固因子欠乏により出血傾向を呈する。診断はプロトロンビンや第Ⅶ、第Ⅸ、第Ⅹ因子活性の低下を反映して、PT、APTT、ヘパプラスチンテスト、トロンボテストなどが延長する。また、PIVKA-Ⅱが上昇してくる。

治療としてはビタミンK製剤の静脈内投与が行われ、数時間後に出血傾向は改善してくる。予防的には、出生時や産科退院時の出生1週頃、および生後1か月健診時の3回にわたり、ビタミンKシロップ剤を投与する。

❑選択肢考察

A　骨髄穿刺は、末梢血血小板数が減少する出血傾向の場合に、その血小板数の減少が骨髄における産生障害であるのか、もしくは末梢における破壊亢進によるものかの鑑別に用いられるものである。凝固因子欠乏に対して用いられることはない。(×)

B　ヘパプラスチンテストは第Ⅰ因子（フィブリノゲン）や第Ⅱ因子、第Ⅶ因子、第Ⅹ因子を反映するものであり、ビタミンK依存性凝固因子を比較的反映しているので、診断のために重要な検査と考えられる。(○)

C　Rumpel-Leede試験は毛細血管抵抗性の減弱の有無をみる検査であり、血小板数および血小板機能異常、さらに血管壁の脆弱性などが反映される検査である。しかし、凝固因子活性を反映するものではなく不適切である。(×)

D　全血凝固時間は内因系および外因系、共通系の凝固因子を総合的にみるものであり、ビタミンK欠乏においても延長するが、ビタミンK非依存性の第Ⅷ因子凝固活性の低下においても延長してくるので、診断確定とはなりにくい。(×)

E　ビタミンK欠乏はプロトロンビンや第Ⅶ、第Ⅸ、第Ⅹ因子活性の低下をきたすが、血小板数や血小板機能に異常をきたさないので、有用ではない。(×)

解答：B（*iM* 5 60）

□□ **210**　血清 PIVKA-Ⅱが上昇するのはどれか。

A　血友病
B　von Willebrand 病
C　特発性血小板減少性紫斑病
D　播種性血管内凝固〈DIC〉
E　ビタミンK欠乏

❑ 解法ガイド　PIVKA-ⅡはビタミンK欠乏やビタミンK拮抗因子であるクマリン系のワルファリン投与などで認められる凝固活性のないプロトロンビン前駆体であり、また肝細胞癌の腫瘍マーカーとしても用いられている。

❑ 選択肢考察

A　血友病Aは第Ⅷ凝固因子欠乏、血友病Bは第Ⅸ因子欠乏によるもので、ともに伴性劣性遺伝による先天性凝固因子異常である。PIVKA-Ⅱとは関係がない。(×)

B　von Willebrand 病は von Willebrand 因子が減少することにより血小板機能の異常を生じ、また、多くは第Ⅷ因子凝固活性の低下も認め、そのため APTT の延長を認める。しかし、PIVKA-Ⅱとは関係がない。(×)

C　特発性血小板減少性紫斑病は血小板数の減少による出血時間の延長を認めるが、ビタミンK欠乏を生じるわけではなく、PIVKA-Ⅱとは関係がない。(×)

D　DIC では、血管内の血小板性血栓が多発するために血小板が減少するとともに凝固因子も減少する。しかし、ビタミンK欠乏を生じるわけではなく、PIVKA-Ⅱとは関係がない。(×)

E　ビタミンKは肝臓におけるプロトロンビン（第Ⅱ因子）、第Ⅶ因子、第Ⅸ因子、第Ⅹ因子などの凝固因子の産生に必要であり、その欠乏ではそれらの活性が低下し、また凝固活性のないプロトロンビン前駆体である異常な蛋白として PIVKA-Ⅱが出現するようになる。(○)

解答：E（*iM* ⑤ 60）

□□ **211** ヘパリン投与により**影響を受けない**検査はどれか。

A 活性化部分トロンボプラスチン時間
B プロトロンビン時間
C トロンビン時間
D 毛細血管抵抗
E ヘパプラスチン時間

❏ 解法ガイド ヘパリンは分子量15,000～18,000の多糖類硫酸塩の混合物で、流血中に存在するアンチトロンビンⅢ（AT Ⅲ）の作用を増強することにより抗トロンビン作用を介して凝固を抑制し、血栓症の治療や予防に用いられる。経口抗凝固薬のワルファリンと異なり、即効性である。

ヘパリンは血小板数や血小板機能に影響を与えないので、出血時間や毛細血管抵抗などを変化させることはないが、共通系の凝固因子を抑制するので、内因系および共通系の凝固機序を反映するAPTTや、外因系および共通系の凝固機序を反映するPT、およびそれらを総合した全血凝固時間のほか、トロンビン-フィブリノゲン反応系の異常を反映するトロンビン時間などが延長してくる。一般に凝固時間やAPTTを基準値の1.5～2倍に保つことにより血栓症の治療がなされるが、出血傾向をきたした場合にはヘパリン拮抗薬である硫酸プロタミンが用いられる。

❏ 選択肢考察

A APTTは内因系および共通系の凝固因子を反映しており、ヘパリン投与によりAT Ⅲによるトロンビンの活性が抑制されることにより延長してくる。(○)

B PTは第Ⅶ因子などの外因系と共通系の機能を反映する。ヘパリン投与ではAT Ⅲの作用によりトロンビンの活性が抑制されるのでPTは延長してくる。(○)

C トロンビン時間は血漿にトロンビンを加え、それが凝固するまでの時間をみる。トロンビン生成過程とは独立しており、内因系および外因系の凝固因子の影響を受けず、フィブリノゲンがフィブリンになる反応をみるものである。それゆえ、トロンビン時間の異常をきたすものとしては、ヘパリン投与によるアンチトロンビンⅢの作用の亢進や、フィブリノゲンの質的・量的異常、FDPの過剰な存在などがある。ヘパリンの存在下ではトロンビン時間が延長する。(○)

D 毛細血管抵抗を調べる検査としてはRumpel-Leede試験があり、血圧計のマンシェットにより収縮期と拡張期の中間の圧をかけ、末梢側の毛細血管破綻の有無によりその抵抗性をみるものである。毛細血管抵抗も一般的に血小板の数や機能の異常で低下し、またSchönlein-Henoch紫斑病（アレルギー性紫斑病）でも陽性となる。しかし、毛細血管抵抗は凝固因子による影響は受けないので、ヘパリンを投与しても異常を呈することはない。(×)

E ヘパプラスチン時間は肝臓で産生される凝固因子を反映するので、共通系の凝固因子を抑制するヘパリン投与の影響を受ける。(○)

解答：D（*iM* 5 57）

□□ **212**　生後4週の女児。出生体重3,010g。母乳栄養。乳児健診で、成長、発達とも正常であったが、肝を右肋骨弓下に3cmとやや大きく触れたため、血液検査を受けた。帰宅後、採血部位からの出血がなかなか止まらず、血腫をつくったため来院した。他の部位からの出血や出血斑を認めない。赤血球300万、Hb 9.3g/d*l*、Ht 29％、白血球9,200、血小板16万、出血時間3分（基準1～3）、部分トロンボプラスチン時間120秒（基準60～120）、PT 20秒（基準14）、血漿フィブリノゲン310mg/d*l*（基準200～400）、FDP 5μg/m*l*（基準5以下）。

適切な治療薬はどれか。

A　副腎皮質ステロイド薬
B　ビタミンC
C　ビタミンK
D　ヘパリンナトリウム
E　トラネキサム酸〈トランサミン〉

❏ **解法ガイド**

身体所見

＃1　生後4週の女児。出生体重3,010g。母乳栄養。乳児健診で、成長、発達とも正常であった⇒特に問題ない。

＃2　肝を右肋骨弓下に3cmとやや大きく触れた⇒新生児、乳児期の右肋骨弓下の肝3cm腫大は特に異常がない。

＃3　血液検査を受けた⇒女児でもあり、先天性胆道閉鎖による胆汁うっ滞や乳児肝炎などで肝腫大が存在している可能性もあるので、血液検査がなされた。

＃4　帰宅後、採血部位からの出血がなかなか止まらず、血腫をつくった⇒出血傾向。

＃5　他の部位からの出血や出血斑を認めない⇒出血傾向は著明ではない。本例は女児であることや、生後6か月以降に関節内出血や筋肉内出血をきたすことが多い血友病は否定的である。

血小板無力症も先天的な出血傾向をきたすが、啼泣時の結膜出血や歯肉出血、鼻出血などが中心で、採血部からの止血困難で発症することは稀である。

＃6　生後4週⇒風疹感染後などの急性の特発性血小板減少性紫斑病（ITP）の可能性も低い。

検査所見

＃1　赤血球300万、Hb 9.3g/d*l*、Ht 29％⇒正球性正色素性貧血（MCV 97、MCH 31）。

＃2　白血球9,200（成人基準4,000～8,500）⇒成人では基準範囲を超えているが、乳幼児期には成人よりも基準値が高いので、基準範囲内と言える。

＃3　血小板16万（基準15～40万）と基準範囲内⇒血小板減少による出血傾向は否定される。

＃4　出血時間3分と基準範囲内⇒先天的もしくはNSAIDs投与による血小板機能異常症なども否定的である。

＃5　部分トロンボプラスチン時間120秒と延長、PT 20秒と延長⇒内因系および外因系両方の凝固因子の障害、もしくは共通系の凝固因子の障害が考えられる。

＃6　血漿フィブリノゲン310mg/d*l*と基準範囲内。

＃7　FDP 5μg/m*l*と基準範囲内⇒DICは否定的である。

❏診　断　母乳栄養によるビタミンK欠乏。

この症例は「母乳栄養」と記載されており、また「生後4週」であることから、母乳栄養児にみられる頻度の高いビタミンK欠乏の可能性が高い。一般にビタミンK欠乏は新生児期のビタミンK欠乏、および生後4週母乳栄養児のビタミンK欠乏、さらに抗生物質長期投与時の腸内細菌の変化によるビタミンK欠乏、閉塞性黄疸などに合併する脂溶性ビタミンであるビタミンKの吸収障害によるビタミンK欠乏などがある。

❏選択肢考察

A　副腎皮質ステロイド薬は出血傾向をきたす疾患としては特発性血小板減少性紫斑病に対して第一選択となるが、ビタミンK欠乏に対しては用いられることがない。(×)

B　ビタミンCは、壊血病による血管壁の障害で皮下出血をきたしたりした場合に用いられる治療薬であるが、ビタミンK欠乏に対しては有効ではない。(×)

C　この症例は生後4週の母乳栄養児であり、母乳中のビタミンKが少ないことから、生後4週母乳栄養児のビタミンK欠乏と考えたい。ビタミンKの補充療法が最も適切であろう。(○)

D　悪性腫瘍やGram陰性桿菌によるエンドトキシンでDICをきたした場合には、ヘパリン投与が適応となることもあるが、ビタミンK欠乏に対して用いられることはない。(×)

E　トラネキサム酸（トランサミン）は抗線溶薬であり、一次線溶の亢進している手術時などに止血目的で用いられることがあるが、ビタミンK欠乏に対して用いられることはない。(×)

解答：C（***iM*** 5 269）

到達目標 2　特発性血小板減少性紫斑病（ITP）の病態、症候、診断と治療を説明できる。

Point

［概　念］

- 特発性血小板減少性紫斑病（idiopathic thrombocytopenic purpura；ITP）とは血小板結合性免疫グロブリン（PAIgG、血小板に対する自己抗体など）が出現し、血小板膜表面にPAIgGが結合することによって血小板の脾臓などの網内系での破壊が亢進し、血小板寿命が短縮して末梢血液中の血小板が減少し出血傾向をきたすものである。
- 小児のウイルス感染後の一過性の急性型（6か月以内）と、成人女性に多く自己免疫を基礎とする慢性型（6か月以上）がある。
- 急性ITP：小児のウイルス感染後（特に風疹感染後）に多く、ウイルスとそれに対する抗体からできた抗原抗体複合物による血小板の傷害によると考えられる。
  一過性で自然治癒が多く、予後良好。
  経過観察のみで改善してくることが多い。慢性化するのは約10％。
- 慢性ITP：20～40歳の女性に多く、血小板自己抗体による自己免疫疾患の一つと考えられる。
  遷延化することが多い。

［病　態］

- ITPの1/3の例で抗血小板抗体（IgG）が検出されている。
- 骨髄巨核球は正常か代償性に増加しているが、血小板産生は消費に追いつかないので末梢血の血小板数は減少している。

［症　状］→血小板数5万以下で（自然）出血傾向、2万以下で重篤な出血傾向が出現する。

- 皮膚・粘膜の表在性出血傾向が中心であり、関節や筋などへの深部出血は稀である。
- 紫斑（硝子圧法で消退しない）。

［検　査］

- 血小板減少（ときに巨大血小板あり）。
- 骨髄：巨核球正常～増加。
- 血小板減少により出血時間延長、Rumpel-Leede試験陽性、血餅退縮能低下。
  cf．特発性血小板減少性紫斑病では凝固因子に異常はなく凝固時間、PT、APTTすべて正常。
- 血小板寿命短縮。
- 抗血小板抗体（血小板結合性IgG）・血小板関連IgG（PAIgG）陽性。

［治　療］

- 副腎皮質ステロイド投与が第一選択である。反応不十分の場合に免疫抑制薬投与。
- 摘脾（70～80％に有効）：原則として急性型には行わない。
  cf．5歳以下では肺炎双球菌による重症敗血症をきたすこともあり、摘脾の適応は少ない。
- 免疫グロブリン大量投与：1～2週間後に一過性に血小板増加。
- 緊急時には血小板輸血（効果は一時的）。

図 30　急性型 ITP と慢性型 ITP の比較

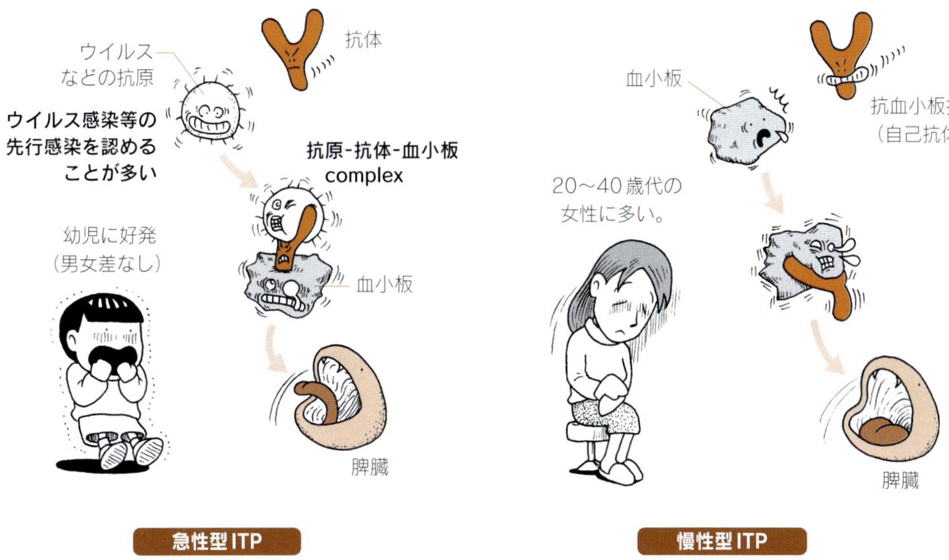

	急性型 ITP	慢性型 ITP
好発年齢	0 ～ 20 歳（幼児に多い、男女差なし）	20 ～ 40 歳（男：女＝ 1：3）
先行感染	あ　り	な　し
症　状	出血症状（紫斑など）… 時に重症	出血症状（紫斑など）… 軽症～中等症
経　過	4 か月以内に自然寛解	6 か月以上（10 年以上再燃を繰り返すことも少なくない）
治　療	血小板数 2 万/μL 以下→副腎皮質ステロイド 出血症状が強い→血小板輸血かγ-グロブリン大量療法	状態に応じて、 ［副腎皮質ステロイド→脾摘→免疫抑制療法］の順に治療を進める
予　後	良　好	良　好

※一般的に血小板数が5万/μl以上では出血傾向はないので経過観察でよい。出血傾向がみられてから治療を開始すればよい。
※診断は除外診断である。ほかに血小板減少症をきたす疾患を除外したうえで血小板結合性免疫グロブリンなどを測定して総合的に判断する（診断基準あり）。

□□ **213** 小児の急性特発性血小板減少性紫斑病について**誤っている**のはどれか。

A　骨髄巨核球は増加する。

B　血餅退縮は低下する。

C　脾腫を伴うことが多い。

D　自然治癒が多い。

E　風疹感染が先行することが多い。

❑解法ガイド

特発性血小板減少性紫斑病（ITP）は血小板に対する自己抗体により血小板付着免疫グロブリン（PAIgG）が血小板膜表面に結合し、脾臓における破壊が亢進し、骨髄における代償性血小板産生能を超えて血小板破壊が進み、血小板寿命が短縮した場合に末梢血血小板数が減少し、血小板減少による出血傾向を認めるようになったものである。

ITPは急性型と慢性型に分けられ、急性型は小児に多く、風疹感染などのウイルス感染後に発症することが多く、自然治癒傾向があり、6か月以内に治癒する。それに対し、成人女性に好発する慢性型はSLEや自己免疫性溶血性貧血（AIHA）などの自己免疫疾患に合併することが多く、増悪・寛解を繰り返し、自然治癒は稀である。

❑選択肢考察

A　ITPは脾臓における血小板の破壊が血小板に対する免疫機序により亢進しているので、それを代償するため、トロンボポエチンやインターロイキンなどの作用で骨髄における血小板産生は代償性に増加している。それを反映して骨髄巨核球数は増加傾向にある。ITPの診断には末梢血血小板数の減少に加え、骨髄巨核球の正常もしくは増加の所見を得ることにより、再生不良性貧血や急性白血病など、骨髄における血小板産生が減少している疾患との鑑別が可能となる。（○）

B　ITPでは血小板数は減少するので、血餅退縮能は低下している。血餅退縮能は血小板数の減少や血小板無力症などのように血小板機能異常症で低下する。（○）

C　ITPは脾臓における血小板破壊が免疫機序により亢進しているが、脾腫を認めることは稀である。これは同様の免疫機序を介して赤血球が脾臓で破壊されるAIHAで脾腫が認められるのと対照的である。（×）

D　小児の急性ITPは6か月以内に治癒することが多いが、成人の慢性ITPは自然治癒傾向が少なく、ステロイド治療や摘脾の適応となる例が多い。（○）

E　小児の急性ITPでは風疹感染などの先行感染を認めることが多い。（○）

解答：C（*iM* ⑤ 248）

□□ **214**　慢性特発性血小板減少性紫斑病について**誤っている**のはどれか。

A　副腎皮質ステロイド薬が有効である。

B　凝固時間は正常である。

C　血小板寿命は延長する。

D　PAIgGを認める。

E　摘脾が行われることがある。

❏ 解法ガイド　特発性血小板減少性紫斑病（ITP）は血小板膜表面に付着するIgG（PAIgG）の出現により、脾臓における血小板破壊が亢進し、血小板寿命が短縮したことで末梢血血小板数が減少するものである。したがって末梢血では血小板数は減少しているが、骨髄ではトロンボポエチンなど、血小板産生因子の増加により、骨髄巨核球数は正常もしくは増加している。

慢性のITPは成人女性に好発し、抗血小板抗体などの自己免疫機序の関与により増悪・寛解を繰り返す。

治療としては、副腎皮質ステロイド薬がまず用いられ、有効であるが、それに対し寛解しない場合は、血小板破壊の場となる脾臓の摘出が行われることも少なくない。

❏ 選択肢考察

A　ITPに対する治療としては副腎皮質ステロイド薬投与がまず行われる。これは原因となっているPAIgGの産生を抑制することが目的であるが、現実には、副腎皮質ステロイド療法により寛解に達するのは10～30％にすぎない。（○）

B　ITPでは血小板数の低下により表在性出血傾向を呈し、出血時間や血餅退縮能の低下を認めるが、凝固因子系の異常は認めないため、凝固時間やPT、APTTなどに異常は認めない。（○）

C　ITPでは、膜表面にIgGが付着した血小板などは脾臓における破壊が亢進しているため、血小板寿命は短縮する。（×）

D　ITPは血小板膜表面に付着するIgG（PAIgG）が出現するのが特徴である。（○）

E　副腎皮質ステロイド薬にて寛解しない場合は、摘脾が行われることも少なくない。（○）

解答：C（***iM*** 5 249）

□□ **215**　急性特発性血小板減少性紫斑病に先行する感染の病原体として最も考えられるのはどれか。

A　麻疹ウイルス
B　風疹ウイルス
C　コクサッキーウイルスA16
D　ヒトヘルペスウイルス6
E　ヒトパルボウイルスB19

❏解法ガイド　特発性血小板減少性紫斑病（ITP）には風疹などのウイルス感染後に続発し、6か月以内に自然治癒する急性型と、成人女性に好発し、増悪・寛解を反復する慢性型がある。

急性ITPの約70％に先行感染が認められ、上気道炎や風疹、麻疹などのウイルス感染が先行することが多い。

❏選択肢考察

A　麻疹の合併症として脳炎や肺炎が多く認められる。ITPの合併を認めることは風疹に比べて稀である。（×）

B　風疹は幼児期～学童期、一部成人まで幅広く認められ、麻疹に比し約半数が不顕性感染をする。臨床症状としては、比較的軽度の発熱とともに発疹が出現し、2～3日で発疹も消失するが、頸部リンパ節などの腫大を合併することが多い。麻疹のように脳炎や肺炎の合併は稀であるが、約2週後に急性のITPを合併することがある。（○）

C　コクサッキーウイルスA16はエンテロウイルス71とともに小児における手足口病の原因として有名である。手足口病は小児期において手、足、口腔粘膜などに、発熱とともに水疱性発疹が形成される。合併症としては稀に髄膜炎を伴いうる。急性ITPの合併は稀である。（×）

D　ヒトヘルペスウイルス6は母体免疫の消失する生後6か月～2歳に好発する突発性発疹の原因として重要である。突発性発疹は急激な高熱が3日間程度続き、解熱とともに発疹が出現するのが特徴で、発熱時に熱性けいれんを合併することもある。頸部リンパ節腫大などを伴うこともあるが、急性ITPの合併は稀である。（×）

E　ヒトパルボウイルスB19は学童期に好発する伝染性紅斑（リンゴ病）の原因ウイルスであり、伝染性紅斑では微熱とともに顔面の蝶形紅斑や大腿のレース状の皮疹などを呈する。合併症としては、ヒトパルボウイルスB19が骨髄赤芽球に感染するので、一時的に赤芽球造血が抑制され、特に溶血性貧血などでは貧血の重症化を認めたり、また妊婦に初感染した場合には胎児水腫などを合併することがある。しかし、骨髄巨核球に感染するのではなく、またPAIgGを産生するのではないので、急性ITPを合併することはない。（×）

解答：B（*iM* 5 248）

□□ **216**　特発性血小板減少性紫斑病の血小板減少の原因はどれか。

A　造血幹細胞減少
B　骨髄巨核球減少
C　血小板破壊亢進
D　血小板消費亢進
E　血管内血栓

❑ **解法ガイド**　血小板に対する自己抗体により脾臓における血小板破壊が亢進することが、特発性血小板減少性紫斑病（ITP）における血小板減少の原因である。

❑ **選択肢考察**

A　造血幹細胞減少は再生不良性貧血で認められる所見であり、ITPでは代償性に骨髄巨核球が増加している。(×)

B　ITPでは脾臓における血小板破壊が亢進し、代償性に骨髄巨核球が増加している。(×)

C　ITPでは脾臓における血小板破壊が亢進し、骨髄における代償性血小板産生能を超えて血小板破壊が進んだ結果血小板が減少する。(○)

D　血管の破綻があると一次血栓形成のために血小板消費が亢進するが、稀にはそれによって血小板数が軽度減少することもある。ITPでは血小板減少による出血傾向で血管が破綻することもあるが、それが血小板減少の主原因ではない。(×)

E　播種性血管内凝固や血栓性血小板減少性紫斑病、溶血性尿毒症症候群では、多発性に血管内血栓が形成された場合には消費により血小板減少を認めることもあるが、ITPの血小板減少は血管内血栓のためではない。(×)

解答：C（*iM* ⑤ 248）

□□ **217**　特発性血小板減少性紫斑病の症状として稀なのどれか。

A　点状皮下出血　　B　関節内出血　　C　鼻出血
D　歯肉出血　　E　過多月経

❑ 解法ガイド　特発性血小板減少性紫斑病（ITP）では、臨床的には、血小板数が5万以下になると鼻出血や歯肉出血、月経過多、紫斑などの表在性出血傾向をきたす。血小板数が1～2万以下になると、脳出血などの重篤な出血を認めることも多い。

❑ 選択肢考察

A　皮下出血、すなわち紫斑はITPによく認められる所見で、特に下腿伸側に点状皮下出血を認めることが多い。（×）

B　関節内出血などの深部出血は、ITPのような血小板減少によることは少なく、血友病のような凝固因子減少によるものが多い。（○）

C　鼻出血は鼻粘膜からの表在性出血なので、ITPのような血小板減少によることが多い。（×）

D　歯肉出血は表在性出血なので、ITPのような血小板減少によることが多い。（×）

E　過多月経は表在性出血なので、ITPのような血小板減少によることが多い。（×）

解答：B（***iM*** 5 249）

□□ **218**　慢性特発性血小板減少性紫斑病にまず行うべき治療はどれか。

A　摘　脾
B　シクロスポリン
C　末梢血造血幹細胞移植
D　抗胸腺細胞グロブリン
E　副腎皮質ステロイド薬

❑ 解法ガイド　ITPは急性型と慢性型に分けられ、急性型は小児に多く、風疹感染などのウイルス感染後に発症することが多く、自然治癒傾向があり、6か月以内に治癒する。それに対し、成人女性に好発する慢性型はSLEや自己免疫性溶血性貧血（AIHA）などの自己免疫疾患に合併することが多く、増悪・寛解を繰り返し、自然治癒は稀である。

❑ 選択肢考察

A　慢性のITPの治療ではまず、副腎皮質ステロイド薬投与が行われるが、それが有効でない場合には免疫抑制薬、さらには血小板破壊部位である脾臓を除去するため、摘脾が行われることがある。しかし、第一選択ではない。（×）

B　免疫抑制薬のシクロスポリンは再生不良性貧血や赤芽球癆に適応となることがあるが、慢性ITPの第一選択の治療薬ではない。（×）

C　末梢で血小板破壊が亢進しているITPには末梢血造血幹細胞移植の適応はない。（×）

D　抗胸腺細胞グロブリンは再生不良性貧血の中等症以上の症例に適応があるが、慢性ITPに用いられることはない。（×）

E　ITPに対する治療としては原因となっているPAIgGの産生を抑制することを目的に、副腎皮質ステロイド薬投与がまず行われる。（○）

解答：E（***iM*** 5 251）

□□ **219**　20歳の女性。半年前から易疲労感に気付いていたが、1週前から鼻出血をきたしやすくなり来院した。脾は触知しない。尿所見：蛋白（－）、ウロビリノゲン2＋。血液所見：赤血球250万、Hb 8.0g/d*l*、白血球6,800、血小板1.5万。血液生化学所見：総ビリルビン2.0mg/d*l*、直接ビリルビン0.3mg/d*l*。直接Coombs試験陽性。骨髄血塗抹May-Giemsa染色標本（⇒カラー口絵）を示す。

予想される検査所見として**誤っている**のはどれか。

A　血小板寿命短縮
B　赤血球寿命短縮
C　PAIgG〈血小板関連IgG〉陽性
D　血清鉄減少
E　末梢血網赤血球数増加

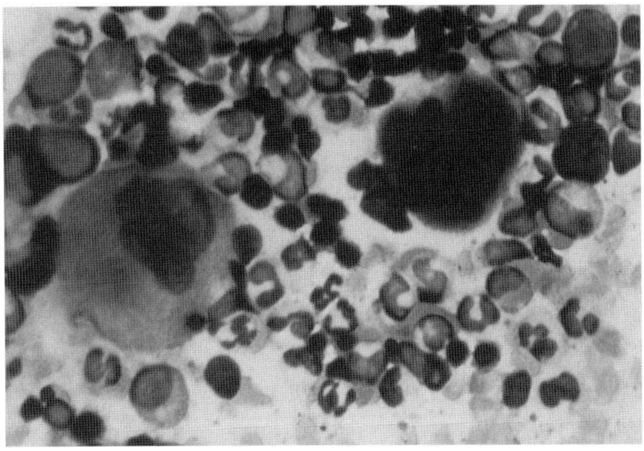

❏**解法ガイド**　身体所見　＃1　20歳の女性、半年前から易疲労感⇒鉄欠乏性貧血が最も疑われる。

＃2　1週前から鼻出血をきたしやすくなった⇒出血傾向が存在する可能性がある。

＃3　脾は触知しない⇒脾腫は否定的であろう。

検査所見　＃1　尿蛋白（－）⇒腎糸球体病変や血尿などは伴っていないと推測される。

＃2　ウロビリノゲン2＋⇒溶血が疑われる。ウロビリノゲンの基準値は（±）であり、（＋）では溶血性疾患が、（－）では閉塞性黄疸が最も疑われる。

＃3　赤血球250万（基準380～480万）、Hb 8.0g/d*l*（基準12～16）⇒MCHは32と基準上限であり、鉄欠乏性貧血は考えにくい。

＃4　白血球6,800（基準4,000～8,500）と基準範囲内。

＃5　血小板1.5万（基準15～40万）と著明に低下⇒出血傾向は血小板減少による。

＃6　総ビリルビン2.0mg/d*l*（基準0.2～1.0）と上昇。

＃7　直接ビリルビン0.3mg/d*l*（基準0.4以下）⇒間接ビリルビン優位のビリルビン増加と考えられる。これは「ウロビリノゲン2＋」であるということからも、溶血を反映したものと考えられる。

＃8　直接Coombs試験陽性⇒抗血小板抗体の出現があり、自己免疫性溶血性貧血の合併があると考えられる。

画像所見　骨髄血塗抹May-Giemsa染色標本では、

＃1　赤血球に比し、巨大な細胞が認められる⇒巨核球である。

末梢血の血小板数が低下している場合に、
①骨髄巨核球が減少⇒血小板産生の低下による血小板減少
②骨髄巨核球が存在⇒血小板の破壊亢進による血小板減少、と判断する。

＃2　骨髄有核細胞の他の白血球系や赤血球系の細胞には異型性を認めない。
＃3　各成熟段階の細胞が認められるので、特に異常はないと考えられる。
＃4　やや赤芽球の割合が基準値（M/E比＝2～3：1）に比し多い⇒出血に対する代償性の赤血球産生の亢進所見が認められる。

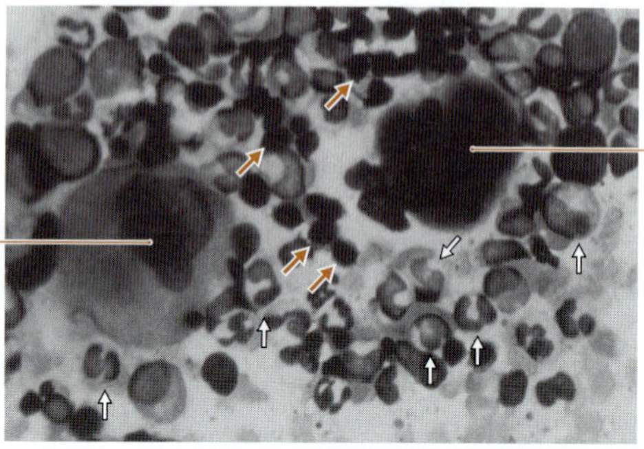

↑：赤芽球　⇧：白血球系細胞

❏診　　断　特発性血小板減少性紫斑病（ITP）＋自己免疫性溶血性貧血（AIHA）。

若年成人女性であり、血小板減少による出血傾向と、正球性貧血による易疲労感を訴えている。血小板減少は骨髄巨核球数の増加が認められることから末梢における破壊が亢進した結果と考えられ、ITPやDIC、血栓性血小板減少性紫斑病（TTP）、溶血性尿毒症症候群などが考えられる。また、半年前からの易疲労感は貧血によるものと考えられ、正球性貧血を呈しており、尿中ウロビリノゲン2＋で、間接ビリルビン増加、さらに赤芽球系の過形成などから、溶血性貧血が考えられる。

❏選択肢考察

A　末梢血血小板数が減少し、骨髄穿刺所見では巨核球数の増加を認めるので、骨髄における血小板産生能は低下しているのではなく亢進しており、末梢血血小板数の減少の原因は末梢における破壊の亢進によるものと判断される。そのため血小板寿命は、骨髄の代償機能を超えて短縮したものと考えられる。（○）

B　直接Coombs試験が陽性であり、AIHAと考えられるので、抗赤血球抗体により赤血球の破壊が亢進して赤血球寿命が短縮している可能性が高い。（○）

C　PAIgGはITPに認められる血小板膜表面に付着したIgGで、これによって脾臓における血小板破壊が亢進して血小板寿命が低下してくる。（○）

D　この症例の貧血は正色素性～高色素性の間であり、鉄欠乏性貧血とは考えにくいので、血清鉄は低下しているとは予想しにくい。また、溶血も血管外溶血と考えられ、尿中への鉄の喪失も考えにくい。（×）

E　尿中ウロビリノゲン2＋で、血清間接ビリルビンの上昇、および骨髄で赤芽球系の過形成が認められることから、この症例の貧血は溶血によるものと考えられ、それを反映して代償性に骨髄での造血が亢進しており、その結果、末梢血網赤血球数の増加が認められるはずである。（○）

解答：D（*iM* 5 250）

□□ **220**　4歳の女児。2週前に頸部から胸部にかけて淡紅色で斑状の発疹があるのに気付いた。微熱（37.6℃）があったが、元気なので放置していたところ発疹は2日ほどで消退した。今朝鼻出血があり止血しないため来院した。体幹と四肢とに皮下出血斑を認める。後頸部に径0.5cmほどのリンパ節を数個触知する。肝、脾は触れない。赤血球460万、Hb 12.8g/dl、Ht 38％、白血球9,000、血小板1.8万。CRP 0.04mg/dl。骨髄血塗抹May-Giemsa染色標本（⇒カラー口絵）を示す。

診断はどれか。

A　急性特発性血小板減少性紫斑病

B　慢性特発性血小板減少性紫斑病

C　血栓性血小板減少性紫斑病

D　再生不良性貧血

E　急性骨髄性白血病

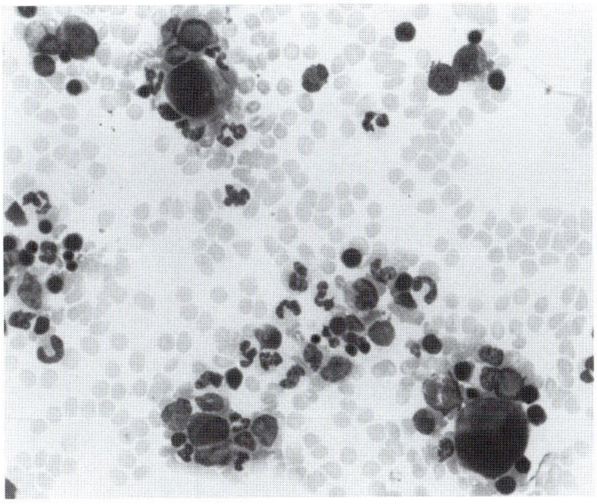

❏解法ガイド

身体所見

＃1　4歳の女児。2週前に頸部から胸部にかけて淡紅色で斑状の発疹に気付いた⇒小児の急性発疹ではウイルス感染による発疹および薬疹などを考えたい。

＃2　37.6℃⇒微熱。

＃3　元気なので放置、発疹は2日ほどで消退⇒2日間の持続なので、やはりアレルギーや感染によるとするのであれば風疹などが考えられよう。

＃4　今朝鼻出血があり止血しない。体幹と四肢に皮下出血斑を認める⇒出血傾向。

＃5　後頸部に径0.5cmほどのリンパ節を数個触知する⇒幼児期の小豆大のリンパ節数個の触知は特に非特異的であるが、この症例では急性白血病や悪性リンパ腫、また先行感染として風疹などによるリンパ節腫大の可能性も考慮したい。

＃6　肝、脾は触れない⇒脾機能亢進症による血小板減少や伝染性単核球症、敗血症などは否定的である。

検査所見

＃1　赤血球460万、Hb 12.8g/dl、Ht 38％⇒貧血は認められない。

＃2　白血球9,000（基準4,000～8,500）と基準範囲をやや上回っている⇒4歳の女児であり、生理的に成人よりも白血球数はやや多く、またその分画ではリンパ球が優位であることが多いので、特に問題はない。

＃3　血小板1.8万（基準15～40万）と著明に低下⇒血小板数5万以下なので自然出血傾向。

＃4　CRP 0.04mg/dlと基準範囲内⇒炎症反応は認められない。Gram陰性桿菌による敗血症で、DICを伴っているものとは考えにくい。

画像所見 骨髄血塗抹May-Giemsa染色標本では、

＃1　各成熟段階の骨髄球系細胞や赤芽球系細胞が認められる。

＃2　特に核の大きな巨核球が多数認められる⇒通常、骨髄穿刺液において有核細胞数は10万〜30万/μlであるが、巨核球数は100±50/μlときわめて少ないにもかかわらず、ここでは比較的多くの巨核球が認められる。

末梢血血小板数の減少の原因は骨髄巨核球の減少による血小板産生障害によるものではなく、血小板の消費・破壊の亢進が骨髄の代償を超えて進んだためと判断されよう。

＃3　ここで認められる骨髄巨核球は血小板付着像を欠くものが多い。

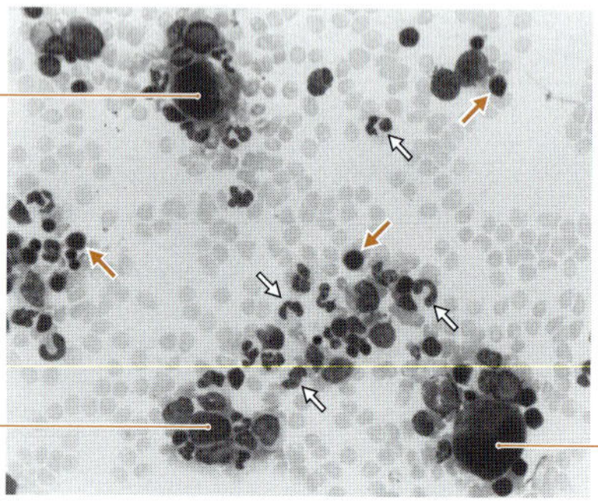

❏診　　断　急性特発性血小板減少性紫斑病（急性ITP）。

血小板数のみが減少しており、その原因として末梢における血小板破壊の亢進が考えられ、風疹感染後の急性ITPが最も考えられる。

❏選択肢考察

A　風疹の先行感染が誘因となった出血傾向で、末梢における血小板破壊の亢進による血小板数減少を認め、急性ITPと診断される。約70％に先行感染が認められ、上気道炎や風疹、麻疹などのウイルス感染が先行することが多い。（○）

B　慢性ITPは急性ITPと異なり、自己免疫によるものと考えられ、風疹の先行感染とは関係がない。（×）

C　血栓性血小板減少性紫斑病（TTP）は血小板粘着機能が過剰となることによる血管内血栓形成で、血小板寿命が短縮しているために末梢血血小板数が減少する。血小板寿命短縮は共通しているが、TTPは成人に好発し中枢神経症状が出現することが特徴であり、臨床所見が異なる。（×）

D　再生不良性貧血は骨髄における造血幹細胞の減少により末梢血液中で汎血球減少を認めるものである。本例の骨髄では有核細胞数の著明な減少を認めるので、否定的である。（×）

E　急性骨髄性白血病は骨髄において骨髄系の幼若細胞が分化・成熟障害を伴って単クローン性に腫瘍性増殖したものである。本例の骨髄の正常造血が抑制され、血小板減少などを認めることがあるが、この症例では骨髄血塗抹染色標本で芽球などの白血病細胞の増加を認めないので、否定的である。（×）

解答：A（*iM* 5 250）

□□ **221**　15歳の女子。生来健康であったが、感冒様症状に引き続いて、突然、頭痛、鼻出血、歯肉出血、下血および血尿が起こったため入院した。Kernig徴候（＋）。赤血球280万、Hb 8.7g/dl、Ht 27％、網赤血球2.1％、白血球5,100（分画に著変なし）、血小板0.7万、赤沈35mm/1時間。副腎皮質ステロイド薬を投与することになった。

さらにこの患者に行うべき治療はどれか。

A　血管補強止血薬投与
B　濃厚血小板血漿投与
C　蛋白同化ステロイド薬投与
D　ビタミンK補充
E　緊急脳動脈瘤クリッピング

❑ **解法ガイド**

身体所見

＃1　生来健康であった15歳の女子、感冒様症状に引き続く突然の頭痛、鼻出血、歯肉出血、下血および血尿⇒出血傾向、表在性出血。

＃2　Kernig徴候（＋）⇒髄膜刺激症状の存在。感冒を生じたウイルスで髄膜炎を起こしたか、もしくは出血傾向が増悪しクモ膜下出血をきたした。

検査所見

＃1　赤血球280万（基準380～480万）、Hb 8.7g/dl（基準12～16）、Ht 27％（基準36～42）⇒著明な正球性正色素性貧血（MCV 96、MCH 31）。

＃2　網赤血球2.1％（基準0.6～2.0％）⇒出血もしくは溶血を反映して上昇。大量の出血による出血性貧血とと考えたい。

＃3　白血球5,100（基準4,000～8,500）と基準範囲内。

＃4　分画に著変なし⇒出血性ショックを起こすような著明な出血の場合には反応性の白血球数の増加、好中球の核の左方移動を認めるが、ここではそれがみられず、それほど著明な出血ではなかったのかもしれない。正常白血球が保持されており、この出血傾向の原因が白血病などによるものではなく、また白血球数の減少がないので再生不良性貧血などによるものではない。

＃5　血小板0.7万（基準15～40万）と著明に減少⇒1万以下なのでクモ膜下出血などの重篤な出血をきたしていることが推測される。

＃6　赤沈35mm（基準3～15）と亢進⇒炎症反応、もしくは貧血による。

＃7　副腎皮質ステロイド薬を投与⇒特発性血小板減少性紫斑病（ITP）の第一選択の治療は開始されたと考えられる。

❑ **診　断**　急性特発性血小板減少性紫斑病（急性ITP）。

15歳の女子であり、生来健康であったものが感冒様症状に引き続いて突然の血小板減少による出血傾向をきたしており、あまりにも血小板減少が著明であったために出現したクモ膜下出血を疑わせる所見もある。出血の結果、正球性貧血は認めているが、白血球数は正常で、白血球分画に著変がないとのことであり、急性白血病や再生不良性貧血など、血小板造血の障害が存在するとは考えられない。

生来健康であり、感冒様症状に引き続いて生じた血小板減少による出血傾向であるので、急性のITPが最も考えられる。

❑ **解法サプリ**　ITPの治療としてはまず副腎皮質ステロイド薬が投与され、PAIgGの産生を抑制する。それに対する反応が不十分のときには摘脾が行われる。

❑ **選択肢考察**　A　血管補強止血薬はアドレノクロムやフラボノイド、ビタミンC、エストロゲンなどがあるが、その作用点は明らかでないものが多く、また効果も特に強いものではないので、有効性が不確実なことも少なくない。この症例のように重篤な出血傾向を急激にきたしている症例にはよい適応ではない。(×)

B　一般にITPに対しては血清中にPAIgGが存在していることから、血小板輸血では投与された血小板がPAIgGと結合し、破壊されてしまうので、あまりよい適応ではなく、反復することにより抗血小板抗体や抗HLA血小板抗体などを産生するので不適切と考えられている。しかし、この症例のように血小板数の著明な低下に伴い、クモ膜下出血や脳内出血などの重篤な合併症が存在していると考えられる場合には、患者血中に存在するPAIgGがすべて消費される以上に、濃厚血小板血漿を投与することにより、投与された血小板が残存し、止血効果を発現するので、緊急時の投与としてこの症例に対しては適応があるものと考えられる。(○)

C　蛋白同化ステロイド薬は比較的軽症の再生不良性貧血などに対して用いられることが多く、この症例では適応はないと考えられる。(×)

D　この患者ではビタミンK欠乏はないので、ビタミンKの補充は必要ない。(×)

E　この患者は血小板減少による出血傾向でクモ膜下出血を生じているのであり、脳動脈瘤破裂によるクモ膜下出血ではなく、血小板減少による出血傾向が著明なので、緊急脳動脈瘤クリッピングの適応はないどころか**禁忌**✸である。(×)

解答：B（*iM* 5 251）

到達目標 3　血友病の病態、症候、診断、治療と遺伝形式を説明できる。

Point

[概　念]

- 血友病とは、先天性凝固因子欠乏のうち第Ⅷ因子凝固活性の欠乏が血友病A、第Ⅸ因子の欠乏が血友病Bである。血友病は先天性の凝固因子欠乏のうち90％を占める。
- 凝固因子活性が20％以下になると症状が出現するが、重症度は凝固因子活性により異なり、凝固因子活性が低い場合が重症となる。
- 血友病Aは血友病Bの5倍の頻度。血友病A、B合わせて約5,000人の患者がいる。
- 原則として伴性（X連鎖）劣性遺伝をするが、その約半数は突然変異による。

[病態生理]

- 血友病Aは第Ⅷ因子の凝固活性レベルが低下（＜25％）しているが、抗原性やvon Willebrand因子（vWF）は基準範囲にある。したがって内因系の血液凝固は遅延し、(A) PTTは延長するが、外因系の血液凝固は正常で、PTは正常、vWFも正常、血小板機能も正常、出血時間も正常である。
- 血友病Bは第Ⅸ因子欠乏があるが、検査所見は血友病Aと同様である。

[症　状]

- 血友病AもBも症状は同じ。出血傾向は凝固活性に依存している。
- 紫斑→表在性出血である点状出血は稀で、溢血斑が中心である。
- 関節や筋肉など、深部組織への出血をきたすことが多い。
  cf. 新生児には重力や外力に拮抗した関節や筋肉運動は少ないので重篤な出血傾向は稀である。重力に拮抗した運動を開始する乳児期後半以降に関節内出血や筋肉内出血を生じる。

[検　査]

- 血小板数、血小板機能はともに正常。
- 血友病Aは第Ⅷ因子凝固活性低下、血友病Bは第Ⅸ因子活性低下。
- 凝固時間は延長、出血時間や毛細血管抵抗は正常。
- 内因系のAPTTは延長するが、外因系のPTは正常。
- 遺伝子診断：DNA分析による保因者や患者の遺伝子診断を行う。

[治　療]

- 凝固因子補充療法：第Ⅷ、Ⅸ凝固因子活性は、正常の25％あれば止血効果があると考えられているので、そのレベルまで補充する。
- 血友病Aには第Ⅷ因子放出作用のあるDDAVP点鼻も有効である。
- 関節拘縮・筋萎縮に対するリハビリテーションを行う。

図 31　血友病

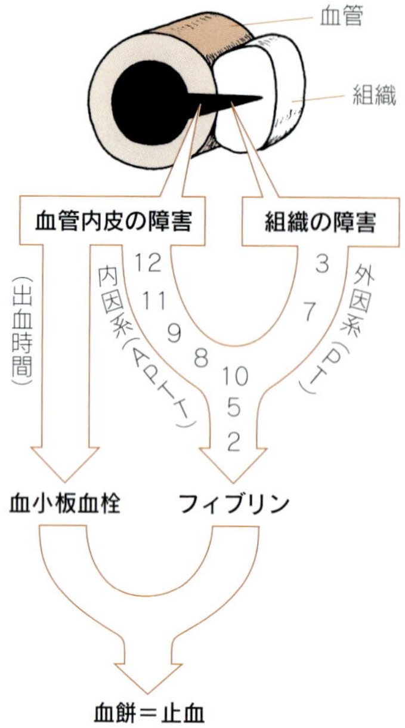

止血機構のおさらい

❏止血には血小板凝固によって血小板血栓ができる**一次止血**と内・外因子の活性化によりフィブリン網が合成されて血餅が作られる**二次止血**とがある。

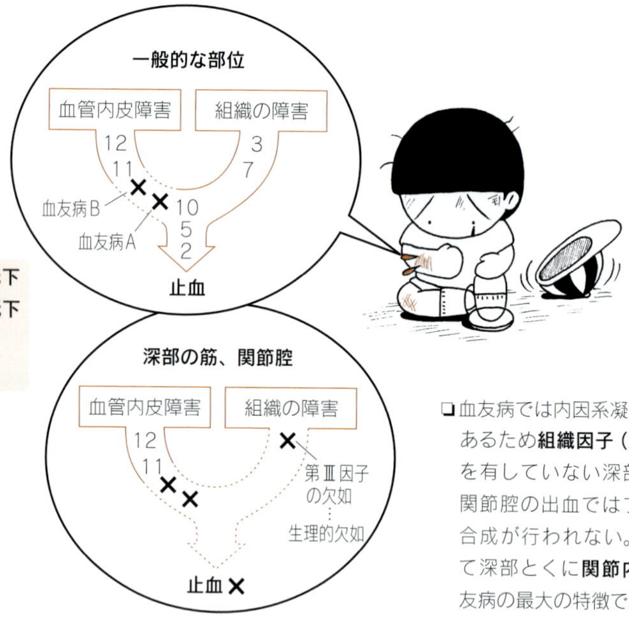

血友病A＝**第Ⅷ因子活性の低下**
血友病B＝**第Ⅸ因子活性の低下**
X連鎖劣性遺伝
→原則として**男子**に発症

❏血友病では内因系凝固に異常があるため**組織因子（第Ⅲ因子）**を有していない深部の筋肉や関節腔の出血ではフィブリン合成が行われない。したがって深部とくに**関節内出血**は血友病の最大の特徴である。

血友病の検査所見

❏血小板　　：正常 → 出血時間正常
❏内因系凝固：異常 → APTT 延長
❏外因系凝固：正常 → PT 正常

治　療

❏血友病A → 第Ⅷ因子製剤
❏血友病B → 第Ⅸ因子製剤
} 補充療法

□□ **222**　**誤っている**のはどれか。

A　血友病Aではvon Willebrand因子は正常である。
B　血友病では乳児期前半には臨床症状を呈さないことが多い。
C　血友病でみられる紫斑の特徴は点状出血である。
D　血友病Aの患者数は血友病Bの約4倍である。
E　複数の血友病児の母親は保因者である。

❑ 解法ガイド　血友病は伴性劣性遺伝性の先天的な凝固障害で、第Ⅷ因子凝固活性の低下する血友病Aと、第Ⅸ因子凝固活性の低下する血友病Bが代表的であり、ともに凝固過程の遅延により関節内出血や筋肉内出血などの深部出血を反復する疾患である。

❑ 選択肢考察

A　血友病Aは凝固因子の中で第Ⅷ因子凝固活性のみが低下するものであり、常染色体上にその遺伝子が存在するvon Willebrand因子（vWF）の異常を認めず、血漿vWF活性は正常である。（○）

B　血友病では生後6か月以降の小児期に皮下溢血斑や抜歯後の止血困難、関節内出血を反復し、腫脹や疼痛、運動制限をきたし、さらに進行すると血友病性関節症などをきたすようになる。血友病AとBいずれも、歩行可能以前の乳児期前半には関節に圧がかからないので臨床症状を呈することは稀である。（○）

C　血友病では出血傾向をきたすが、その特徴は関節内出血や筋肉内出血などの深部出血である。血友病でも紫斑をきたすことがあるが、その場合は特発性血小板減少性紫斑病（ITP）などの血小板減少で認められるような点状出血斑ではなく、溢血斑と呼ばれるような、皮下に大きく広がる紫斑をきたす。（×）

D　血友病Aの出生頻度は男児5,000人～1万人に1人であり、血友病AとBの割合は5：1である。我が国では血友病Aが約4,000人存在し、血友病Bが約800人存在するといわれる。血友病Aと血友病Bの臨床症状はほとんど差がなく同じであり、その重症度の違いは凝固因子活性の差に依存している。（○）

E　血友病A、血友病Bともに伴性劣性遺伝をするが、その約半数は突然変異によるものであるので、血友病児の母親が常に保因者であるというわけではない。しかし、複数の血友病児の母親は保因者である可能性がきわめて高いと考えられる。一般に伴性劣性遺伝をする疾患では、突然変異以外では母親がヘテロ型の保因者であり、父親が健康であっても、男児では性染色体として父親からY染色体を引き継ぎ、母親からX染色体を引き継ぐので、1/2の確率で血友病児となる（残り1/2は健常児）。（○）

解答：C（*iM* 5 266）

□□ **223** 関節内出血が特徴であるのはどれか。

A 血友病A
B 溶血性尿毒症症候群
C 播種性血管内凝固〈DIC〉
D 特発性血小板減少性紫斑病
E アレルギー性紫斑病

❑解法ガイド 一般に血小板障害による出血傾向では皮膚や粘膜からの表在性出血をきたすことが多く、関節内出血や筋肉内出血は比較的稀である。

凝固因子欠乏では深部出血が多く、関節内出血や筋肉内出血が特徴である。

皮下出血では、アレルギー性紫斑病や特発性血小板減少性紫斑病では点状出血が多く、凝固因子欠乏では斑状出血が特徴である。

❑選択肢考察

A 血友病Aは第Ⅷ凝固因子活性の先天的な低下なので、深部出血が多く、関節内出血や筋肉内出血が特徴である。ただし、関節内出血が生じるのは、歩行開始後の1歳以降に多く、乳児期には関節内出血は稀である。(○)

B 溶血性尿毒症症候群は血管内の血小板性血栓が多発するために血小板が減少するもので、皮膚や粘膜からの表在性出血をきたすことが多いが、深部出血である関節内出血は稀である。(×)

C DICでは、血管内の血小板性血栓が多発するために血小板が減少するとともに凝固因子も減少する。しかし、皮下出血として斑状出血を認めることがあるが、関節内出血は稀である。(×)

D 特発性血小板減少性紫斑病は血小板減少による出血傾向があるので、皮膚や粘膜からの表在性出血をきたすことが多いが、深部出血である関節内出血は稀である。(×)

E アレルギー性紫斑病では皮下の点状出血が特徴で、関節内出血は稀である。(×)

解答：A（*iM* 5 267）

□□ **224** 血友病AおよびBのいずれにおいても予想される検査所見はどれか。

A 血餅退縮不良

B 活性化部分トロンボプラスチン時間延長

C プロトロンビン時間延長

D 血小板凝集能低下

E 出血時間延長

❏ **解法ガイド** 血友病A、Bの診断としてはともに内因系凝固活性の低下が存在するだけであるので、出血時間や血小板数、血小板機能、毛細血管抵抗性は正常であるが、凝固時間や内因系凝固因子活性を反映する活性化部分トロンボプラスチン時間（APTT）は延長する。外因系凝固因子活性を反映するプロトロンビン時間（PT）は正常である。確定診断としては第Ⅷ因子や第Ⅸ因子凝固活性が測定される。

❏ **選択肢考察**

A 血餅退縮は血小板数および血小板機能に依存しており、血友病ではそれがともに障害されるわけではないので、血餅退縮が不良にはならない。（×）

B APTTは内因系および共通系の凝固因子活性を反映するものであり、血友病では第Ⅷ因子もしくは第Ⅸ因子の凝固活性の低下があり、内因系凝固因子活性の低下が存在するので、いずれにおいてもAPTTは延長する。（○）

C PTは外因系および共通系の凝固因子活性を反映するものであり、血友病のように内因系凝固因子の異常による場合は延長を認めることはない。（×）

D 血友病では凝固因子の障害は認められるが、血小板機能の障害はなく、ADP、エピネフリン、コラーゲンなどに対する血小板凝集能の低下は認められない。血小板凝集能が低下するのは、先天性では血小板無力症（Glanzmann病）など、後天的ではNSAIDsなどの薬物投与によるものがある。（×）

E 血友病では血小板数や血小板機能の異常は認めないので、出血時間の延長は認められない。（×）

解答：B（*iM* ⑤ 268）

□□ **225**　19歳の男子。10歳頃、抜歯後の出血が約1週間持続し、両側膝関節の疼痛と腫脹とを認めたことがある。1週前から胸やけとともに黒色便を認め、歩行に際し両側膝関節痛と呼吸促迫とを認めたため来院した。母方の祖父に出血性素因を認める。赤血球330万、Ht 30％、網赤血球2.5％、白血球6,200、血小板21万。PT 11.5秒（基準11.3)、APTT 75.2秒（基準対照32.2)。血小板粘着能正常。

最も考えられるのはどれか。

A　特発性血小板減少性紫斑病

B　播種性血管内凝固〈DIC〉

C　血友病

D　von Willebrand病

E　血小板無力症

❑**解法ガイド**　身体所見

＃1　19歳の男子が10歳頃、抜歯後の出血が約1週間持続⇒止血困難、出血傾向。

＃2　両側膝関節の疼痛と腫脹を認めた⇒深部出血傾向により関節内出血をきたした可能性がある。

＃3　1週前から胸やけと黒色便を認めた⇒出血傾向により消化管出血をきたし、それが大量であったと考えられる。

＃4　歩行時の両側膝関節痛⇒関節内出血による。

＃5　呼吸促迫⇒大量の出血に伴う貧血が原因である可能性が高いが、その他、出血傾向により肺出血をきたしている可能性も否定できない。

＃6　母方の祖父に出血性素因を認める⇒遺伝性の先天性疾患。母親を介して出血傾向が遺伝されており、祖父と、この19歳の男子に出現し、母親にはそれが認められないことから、伴性劣性遺伝の遺伝形式が最も考えられる。

検査所見

＃1　赤血球330万（基準410～530万)、Ht 30％（基準40～48）と19歳の男子にしては著明に低下⇒正球性貧血（MCV 91)。

＃2　網赤血球2.5％（基準0.6～2.0％）⇒代償性に造血が亢進。この症例では出血性貧血が最も考えられる。

＃3　白血球6,200（基準4,000～8,500）と基準範囲内。

＃4　血小板21万（基準15～40万）と基準範囲内⇒出血傾向は血小板数の減少によるものではない。

＃5　PT 11.5秒、APTT 75.2秒⇒内因性凝固因子の異常を考えたい。これは血友病やvon Willebrand病に合致する所見である。

＃6　血小板粘着能正常⇒von Willebrand病やBernard-Soulier症候群は否定的。

❑**診　断**　血友病。

伴性劣性遺伝と考えられる出血性素因の家族歴が存在し、学童期の抜歯後の止血困難、関節内出血、消化管出血をきたしている。その出血傾向の原因として、血小板数が正常であり、血小板機能異常症もしくは凝固因子の低下、血管壁脆弱性の亢進などが考えられるが、関節内出血など深部出血を中心としていることから、血小板機能異常症や血管壁の脆弱性などの表在性出血を中心とする疾患は否定的である。凝固因子活性の低下をきたす伴性劣性遺伝性疾患である血友病を考えたい。

伴性劣性遺伝をする先天性の出血性素因としては血友病が最も疑われ、この症例もそれに合致する所見が認められる。

❏ **選択肢考察**

A　特発性血小板減少性紫斑病は血小板破壊亢進で、血小板減少による表在性出血傾向を認めるものである。血小板数が正常であるので否定的である。(×)

B　DICは後天性疾患で、何らかの原因により、血管内に多発性の血栓を形成し、血小板および凝固因子の双方の減少を認めるもので、この症例とは異なる。(×)

C　伴性劣性遺伝による内因性凝固因子の欠乏による深部出血傾向を認めることから、第Ⅷ因子の欠乏による血友病Aもしくは、第Ⅸ因子欠乏による血友病Bのいずれかが考えられる。(○)

D　von Willebrand病ではvon Willebrand因子の欠乏により、血小板数が正常であるが血小板粘着能の低下で表在性出血傾向を認め、多くは第Ⅷ凝固因子も欠乏するためにAPTTの延長も認めることが多い。この患者は血小板粘着能正常であるので否定される。(×)

E　血小板無力症は常染色体劣性遺伝で血小板膜のGP Ⅱb/Ⅲaの欠損により、ADP、エピネフリン、コラーゲンなどに対する凝集能も消失し、血餅退縮能も低下する。凝固因子に異常はないので否定される。(×)

解答：C（***iM*** ⑤ 268）

□□ **226**　20歳の男性。幼児期から抜歯後に止血が困難であった。小学生時代から、膝と肘関節部との疼痛性腫脹を繰り返し、そのたびに治療を受けていた。昨日から黒色便をきたしたため来院した。便潜血反応2＋。血小板30万。出血時間3分（基準1～3)、PT 11.8秒（基準11.3)、APTT 110.2秒（基準対照32.2)、血漿フィブリノゲン280mg/dl（基準200～400)、血清FDP 5μg/ml（基準5以下)。

この患者の治療として適切なのはどれか。

A　ビタミンK投与

B　副腎皮質ステロイド薬投与

C　凝固因子製剤投与

D　組織プラスミノゲン活性化因子投与

E　血小板輸血

❑ **解法ガイド**　身体所見　＃1　20歳の男性。抜歯後に止血が困難⇒出血傾向。

＃2　幼児期から⇒先天性。先天性出血傾向をきたす疾患としては血友病Aが最も多く、次いでvon Willebrand病、血友病Bがある。血友病A・Bともに伴性劣性遺伝性疾患であるので男性に多い。

＃3　小学生時代から膝と肘関節部との疼痛性腫脹を繰り返す⇒血友病などの凝固因子欠乏で認められることの多い深部出血による。

＃4　黒色便⇒消化管出血。凝固因子欠乏による出血傾向がその原因であろう。

検査所見　＃1　便潜血反応2＋⇒消化管出血の存在が確認される。

＃2　血小板30万（基準15～40万）と基準範囲内⇒出血傾向は血小板数減少によるものではない。

＃3　出血時間3分と基準範囲内⇒血小板機能にも異常はない。

＃4　PT 11.8秒とほぼ基準範囲内⇒外因系・共通系の凝固因子系には異常はない。

＃5　APTT 110.2秒と著明に延長⇒内因系凝固因子の異常が疑われる。血友病Aは第Ⅷ因子凝固活性の障害であり、血友病Bは第Ⅸ因子の障害であるため、いずれもAPTTの延長をきたし、この症例の検査所見と合致する。

＃6　血漿フィブリノゲン280mg/dl、血清FDP 5μg/mlとともに基準範囲内⇒無フィブリノゲン血症やDICなどは否定的である。

❑ **診　断**　血友病。

幼児期から出血傾向を認める20歳の男性であるが、学童期には関節の疼痛性腫脹を反復しており、今回は消化管出血をきたしたため来院している。このように出血傾向は認めても、血小板数は正常であり、出血時間も基準範囲内にあるため血小板機能にも異常がないものと判断される。

PTが基準範囲内にあり、APTTが延長していることから内因系凝固因子の障害が考えられ、第Ⅻ、第Ⅺ、第Ⅸ、第Ⅷ因子の異常が疑われ、また血漿フィブリノゲンや血清FDPが基準範囲内にあることからDICは否定される。したがって、第Ⅷ因子凝固活性の低下をきたす血友病A、または第Ⅸ因子の欠乏をきたす血友病Bが最も疑われる。

❑ **解法サプリ**　血友病は関節内出血や筋肉内出血などの深部出血を反復する疾患である。関節内出血によって腫脹、疼痛、運動制限を認める。さらに関節が破壊され、石灰化し、硬化像や骨嚢胞なども認められるようになる。これらは幼児期から学童期にかけて関節に圧がかかることにより生じやすくなり、新生児期から乳児期前半のように重力に拮抗した運動などを行わない場合には、出血傾向は著明ではないことが多い。

❏選択肢考察

A　血友病Aは第Ⅷ因子の欠乏であり、血友病Bは第Ⅸ因子の欠乏である。ビタミンKは第Ⅱ、Ⅶ、Ⅸ、Ⅹの凝固因子の形成に必要であるが、血友病ではビタミンKが存在しても凝固因子は形成されない。(×)

B　ステロイド投与は特発性血小板減少性紫斑病（ITP）などの治療に適応となることがあるが、血友病では適応がない。(×)

C　この症例は、出血時間は正常であり、PTがほぼ基準範囲にあるにもかかわらずAPTTが延長していることから、内因系凝固系の障害があると考えられる。特に頻度から第Ⅷ因子凝固活性の欠乏である血友病A、もしくは第Ⅸ因子活性の欠乏である血友病Bが考えられるので、その治療としては凝固因子製剤投与が適切である。(○)

D　線維素溶解はいわゆる線溶系（プラスミン系）を示しており、形成された血栓を溶解する系であり、組織プラスミノゲン活性化因子はその線溶系を活性化するものである。形成された血栓の溶解には役立つが、血友病における出血を抑制することはできない。(×)

E　この症例では血小板数が基準範囲内であり、血小板機能を反映する出血時間も基準範囲内であるので、血小板障害による出血傾向とは考えにくいので、血小板輸血の適応はない。一般に血小板障害による出血傾向では皮膚や粘膜からの表在性出血をきたすことが多く、関節内出血や筋肉内出血は比較的稀である。(×)

解答：C（***iM*** 5 268）

到達目標 4 播種性血管内凝固（DIC）の基礎疾患、病態、診断と治療を説明できる。

Point

［概　念］

- 播種性血管内凝固（DIC）とは、種々の基礎疾患の存在下に血液凝固系が活性化され、全身の微小血管内に血栓が形成された結果、末梢臓器の循環不全で多臓器不全（MOF）をきたしたり、血栓形成により凝固因子や血小板の消費の亢進で出血傾向をきたし、また血栓が形成された血管内を赤血球の応形機能を超えて血液が流れるため、赤血球破砕症候群による溶血を認めるものである。

［基礎疾患］

- ①末期癌、特に膵臓癌やBorrmann 4型胃癌
  ②急性前骨髄球性白血病などの悪性腫瘍
  ③重症敗血症
  ④劇症肝炎
  ⑤常位胎盤早期剥離などの産科疾患、など

［診　断］

- 血小板減少、出血時間延長。
- 末梢血塗抹染色：破砕赤血球、helmet cellの出現。
- 凝固因子低下：PT・APTT延長。
- 血漿フィブリノゲン減少、血清FDP増加、D-ダイマー増加。
- 赤沈の相対的な遅延→著明な炎症があるにもかかわらずフィブリノゲン低下のため促進しない。

［治　療］

- 基礎疾患の治療によるDICの原因除去。
- DICは二次線溶の亢進によるため、まずヘパリンを中心とする抗凝固療法が行われる。
  ヘパリンはアンチトロンビンⅢ（ATⅢ）を介して作用するので、DICでATⅢが消費され著明に減少している場合には、ATⅢの補充療法の併用も必要となる。
- それに加え凝固因子を含む新鮮凍結血漿の補充や、血小板の補充が行われることもある（ただし血小板の単独補充は不適切である）。
- メシル酸ガベキサート（FOY、急性膵炎にも用いる抗酵素薬）投与。

図 32　DIC

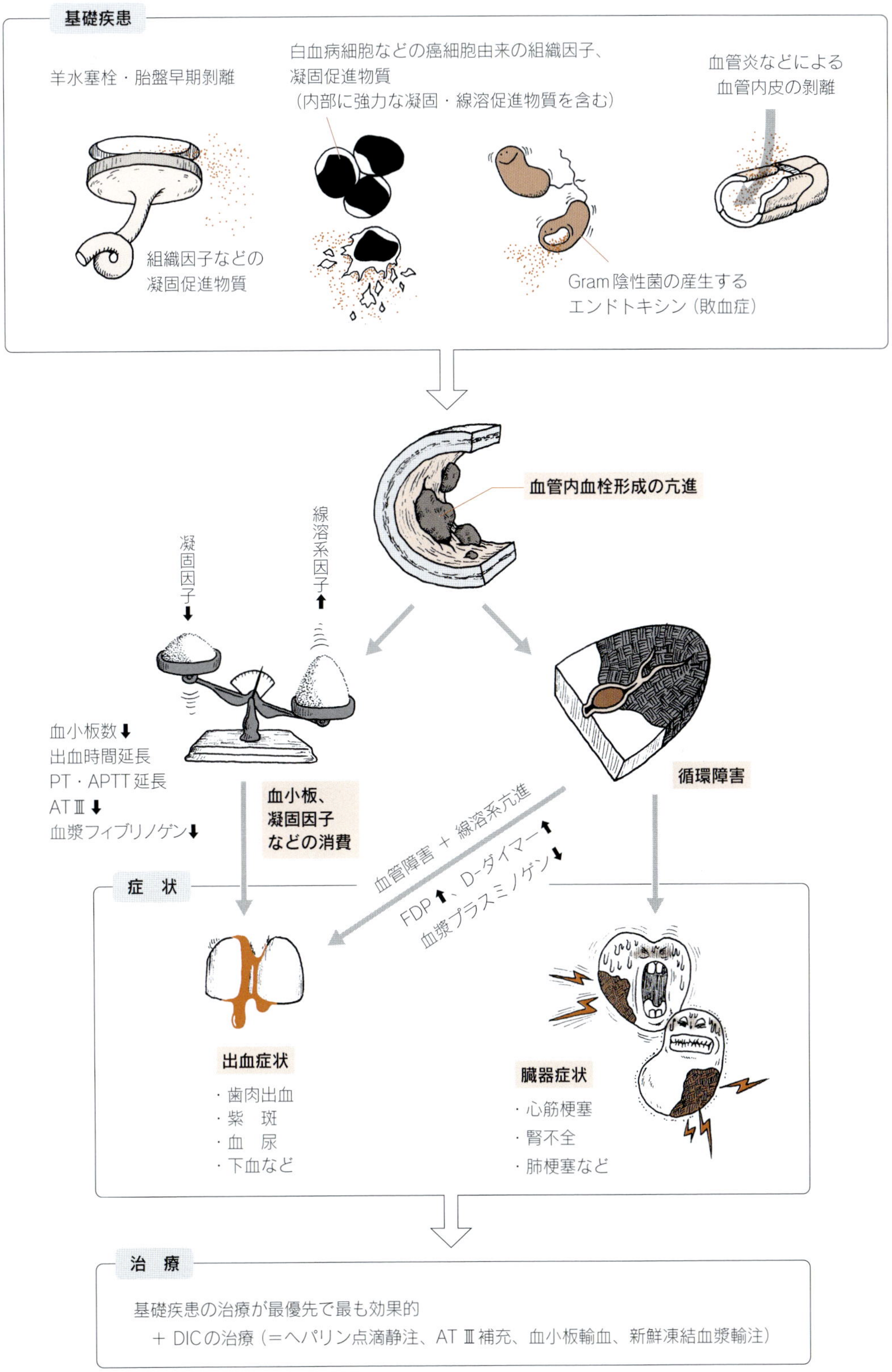

基礎疾患
羊水塞栓・胎盤早期剥離
組織因子などの
凝固促進物質
白血病細胞などの癌細胞由来の組織因子、
凝固促進物質
（内部に強力な凝固・線溶促進物質を含む）
Gram 陰性菌の産生する
エンドトキシン（敗血症）
血管炎などによる
血管内皮の剥離
血管内血栓形成の亢進
凝固因子⬇
線溶系因子⬆
血小板数⬇
出血時間延長
PT・APTT 延長
ATⅢ⬇
血漿フィブリノゲン⬇
血小板、
凝固因子
などの消費
循環障害
血管障害 ＋ 線溶系亢進
FDP⬆、D-ダイマー⬆
血漿プラスミノゲン⬇
症　状
出血症状
・歯肉出血
・紫　斑
・血　尿
・下血など
臓器症状
・心筋梗塞
・腎不全
・肺梗塞など
治　療
基礎疾患の治療が最優先で最も効果的
＋ DICの治療（＝ヘパリン点滴静注、ATⅢ補充、血小板輸血、新鮮凍結血漿輸注）

□□ **227**　播種性血管内凝固〈DIC〉の原因となることが少ないのはどれか。

A　急性膵炎
B　肺結核
C　Borrmann 4型胃癌
D　巨大血管腫
E　膵　癌

❏解法ガイド　DICは何らかの基礎疾患により全身の細小血管内で微小血栓が多数形成された結果、凝固因子や血小板の消費による出血傾向、微小血栓による臓器の虚血性壊死などを生じるものである。

基礎疾患としては、Waterhouse-Friderichsen症候群、エンドトキシンショック、ウイルス性出血熱、膵癌、急性前骨髄球性白血病、Borrmann 4型胃癌、不適合輸血、Kasabach-Merritt症候群、常位胎盤早期剝離、羊水塞栓、外傷、火傷、急性膵炎、脱水などがある。

❏選択肢考察

A　急性膵炎では膵酵素が血中に入るためそれが血管内皮細胞を障害し、血管内血栓を形成してDICを合併する。(×)

B　感染症ではWaterhouse-Friderichsen症候群、エンドトキシンショック、ウイルス性出血熱などがDICを合併するが、肺結核がDICを合併することはきわめて稀である。(○)

C　Borrmann4型胃癌は組織トロンボプラスチンを含むため、DICの原因となりうる。(×)

D　Kasabach-Merritt症候群は巨大血管腫内に血栓を形成し血小板や凝固因子を消費するためDICを合併する。(×)

E　膵癌では組織トロンボプラスチンを含むため、DICの原因となりうる。(×)

解答：B（***iM*** ⑤ 262）

□□ **228**　播種性血管内凝固〈DIC〉で正しいのはどれか。

A　赤血球形態正常
B　赤血球産生低下
C　血小板産生亢進
D　血清D-ダイマー低下
E　血漿フィブリノゲン上昇

❏解法ガイド　DICでは、血小板数の減少や血漿フィブリノゲン濃度の低下、血清FDPの上昇、PTの延長などが重要であり、赤血球破砕によるfragmentationや血管内溶血を認めるのが特徴である。

❏選択肢考察

A　赤血球破砕による変形・奇形赤血球が認められるため、末梢血塗抹標本で赤血球形態に異常を認める。(×)

B　血管内血栓形成で血管内溶血を生じ、赤血球破砕により破壊が亢進しているので、代償しようとエリスロポエチンが増加して骨髄赤血球産生は亢進してい

る。(×)

C　血管内血栓形成で血小板の末梢における消費が亢進しているので、代償性に骨髄における血小板産生は亢進している。(○)

D　形成されたフィブリンを線溶系で溶解する二次線溶の亢進を示す血清D-ダイマーが増加する。(×)

E　血管内血栓形成で内因系も外因系も凝固因子が消費され、血漿フィブリノゲンは減少する。血漿フィブリノゲンは血栓形成時に消費され、減少するため、DICの診断に重要である。血漿フィブリノゲンの減少を反映して、炎症や貧血に比し赤沈が遅延していることがDICの診断の契機となることもある。(×)

解答：C（*iM* 5 261）

□□ **229**　播種性血管内凝固〈DIC〉で異常を呈することが少ない検査はどれか。

A　血清FDP

B　トロンビン・アンチトロンビン複合体〈TAT〉

C　プロトロンビン時間

D　血小板数

E　血清カルシウム

❏解法ガイド　DICの診断には血小板数の減少や血漿フィブリノゲンの減少、血清FDPの上昇、プロトロンビン時間（PT）の延長などが診断基準として用いられている。

❏選択肢考察

A　DICでは血管内に形成された多数の血栓に対し、線溶系（プラスミン系）が作用し、フィブリン分解産物（FDP）が二次線溶亢進の結果として出現してくる。これもDICの診断上重要である。(×)

B　DICではトロンビンやそれを抑制するアンチトロンビンも消費され減少するが、それらを判断するにはトロンビン・アンチトロンビン複合体〈TAT〉の上昇が用いられる。(×)

C　DICでは、他の血管内血栓をきたす血栓性血小板減少性紫斑病や、溶血性尿毒症症候群（HUS）などと比べ、血管内血栓が凝固因子も消費するのが特徴で、内因系、外因系、および共通系のすべての凝固因子が消費され、減少してくるため、PTの延長とともにAPTTなどの延長も認める。特にPTは外因系の第Ⅶ因子の半減期が短いこともあり、診断上重要である。(×)

D　DICでは、微小血管内に多発性の血栓が形成され、その結果、消費により血小板数は減少している。DICでは血小板数の減少が診断上重要である。(×)

E　血清カルシウムは第Ⅳ凝固因子であるが、DICにおいても減少することはない。(○)

解答：E（*iM* 5 262）

□□ **230** 播種性血管内凝固〈DIC〉の治療として**誤っている**のはどれか。

A 基礎疾患治療

B ヘパリン

C プロタミン

D メシル酸ガベキサート〈FOY〉

E 新鮮凍結血漿

❑解法ガイド

DICの治療としては、DICは二次線溶の亢進によるため、まずヘパリンを中心とする抗凝固療法が行われるが、ヘパリンはアンチトロンビンⅢ（AT Ⅲ）を介して作用するので、DICでAT Ⅲが消費され著明に減少している場合には、AT Ⅲの補充療法の併用も必要となる。それに加え凝固因子を含む新鮮凍結血漿の補充や、血小板の補充が行われることもある。

❑選択肢考察

A DICの治療で最も重要なのは、ヘパリンやFOYなどの対症療法とともに、基礎疾患治療が必要である。基礎疾患の治療を行わないとDICの再発を生じる。(○)

B DICは二次線溶の亢進によるため、まずヘパリンを中心とする抗凝固療法が行われる。(○)

C プロタミンはヘパリン拮抗薬で、カテーテル検査や血液透析でヘパリンを投与されているときに検査や治療終了後にヘパリン作用を中和するために投与される。(×)

D 凝固因子の多くはセリンプロテアーゼなどの酵素である。メシル酸ガベキサートは抗酵素薬なのでDICの治療として用いられる。(○)

E 新鮮凍結血漿にはいくつかの凝固因子やAT Ⅲなども含まれる。ヘパリン投与とともに血小板や新鮮凍結血漿による補充が行われる。(○)

解答：C（***iM*** 5 263）

到達目標 5 溶血性尿毒症症候群（HUS）の基礎疾患、病態、診断と治療を説明できる。

Point

[概　念]

- 溶血性尿毒症症候群（hemolytic uremic syndrome；HUS）とは腎の微小血管の血栓形成による微小血管障害性溶血性貧血の一つで、溶血性貧血、血小板減少、急性腎不全を主徴とする。
- 典型的HUSは、腸管出血性大腸菌（O157、O111）（→ベロ毒素による）感染で、乳幼児・老人に好発し、赤血球破砕症候群による血管内溶血で溶血性貧血、血小板減少、急性腎不全を認める。
- 非典型的HUSは下痢が先行しないもので、成人で抗癌薬として5-FUを投与された場合などに生じる。

[症　状]

- 腸管出血性大腸菌感染が先行する典型例では、腹痛、悪心、嘔吐、下痢、下血などのあと、急性腎不全として乏尿や無尿、浮腫とともに血小板減少による出血傾向や赤血球破砕などで貧血が認められる。

[検　査]

- 赤血球破砕→血管内溶血→網赤血球増加、間接ビルビリン上昇、LD増加。
- 血小板減少。
- 急性腎不全により尿中β_2-ミクログロブリン上昇。
- 便培養にてO157やO111、ベロ毒素の検出も重要である。

[治　療] →止痢薬は禁忌

- 血漿交換療法のほか、輸液管理や透析などによる急性腎不全のコントロールが重要である。
- 予後は類似症状を呈する血栓性血小板減少性紫斑病（TTP）に比し良好で、生存率90％以上である。

図 32　溶血性尿毒症症候群

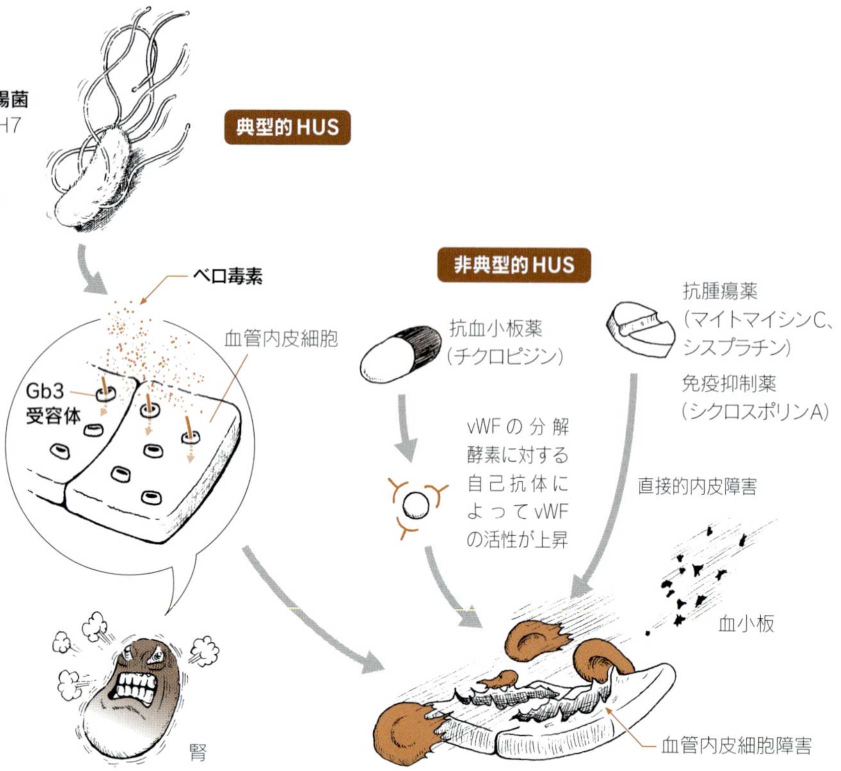

急性腎不全

- BUN ⬆
- 血清Cr ⬆
- 尿蛋白（＋）
- 潜　血（＋）

　⇒透析

溶血性貧血

- 正球性正色素性貧血
- 網赤血球数 ⬆
- 間接ビリルビン ⬆
- LD ⬆
- ハプトグロビン ⬇
- 破砕赤血球

　⇒洗浄赤血球輸血

血小板減少症

- 血小板数 ⬇

　⇒抗血小板療法、抗凝固療法

（血管内皮障害による血栓形成は血管の閉塞を招くため、これを抑制する目的で用いられる。）

❏ **血管内皮障害**を根底とし、**急性腎不全**、**（細血管性）溶血性貧血**、**血小板減少**を三徴とする症候群を溶血性尿毒症症候群という。

❏ 典型例のほとんどは感染症によって発症する。

❏ **病原性大腸菌O157、O111**などの産生するベロ毒素は**Gb3受容体**を介して血管内皮細胞内に侵入し細胞を死に至らしめる。Gb3受容体は特に腎の細小血管内皮細胞に多いため**腎障害**が起こりやすい。

❏ 非典型例の場合は悪性腫瘍などの基礎疾患、あるいは薬剤が原因となる。

□□ **231**　溶血性尿毒症症候群〈HUS〉について**誤っている**のはどれか。

A　血清ハプトグロビンは低値となる。
B　尿中β_2-ミクログロブリンは高値となる。
C　下痢に対して止痢薬を投与する。
D　腸管出血性大腸菌によるものが大部分である。
E　乳児や老人では予後不良である。

❏解法ガイド　溶血性尿毒症症候群（HUS）では、腸管出血性大腸菌の産生するベロ毒素などにより腎血管内皮細胞が障害され、血管内に多発性の血小板血栓が形成され、赤血球破砕を伴う溶血性貧血や血小板減少、急性腎不全をきたすもので、特に乳幼児や老人に重篤化して認められる。血管内血栓は血小板血栓が中心であり、凝固因子の消費・欠乏は少ないので、DICと異なり治療としてヘパリン投与の効果は少なく、むしろ血栓性血小板減少性紫斑病（TTP）と同様に、血漿交換療法が行われる。

❏選択肢考察

A　HUSは、血管内溶血をきたす溶血性貧血の一つであるので、ヘモグロビンがハプトグロビンと結合し、パプトグロビンが消費されるため血清パプトグロビンは低値を示す。(○)

B　HUSでは血管内血栓により赤血球の破砕を生じ、血管内溶血をし、血漿中にヘモグロビンが出現し、それが糸球体で濾過され、近位尿細管が障害される結果、急性尿細管壊死などの原因ともなりうる。そのため、近位尿細管障害を反映する尿中β_2-ミクログロブリンが高値を呈することも少なくない。(○)

C　止痢薬の投与を行うと腸管内に病原体をとどめることになり、病原体を増加させる因子となるので**禁忌**である。(×)

D　HUSの大部分は腸管出血性大腸菌によるものであるので、便培養で腸管出血性大腸菌が認められるとともにベロ毒素が検出される。(○)

E　HUSは、健康成人では重篤化することは少ないが乳児や老人では急性腎不全や中枢神経系症状をきたし予後不良となることも少なくない。(○)

解答：C（*iM* 5 257）

□□ **232**　3歳の女児。5日前から1日5、6回の下痢があり、近医で治療を受けていた。今朝から下痢便に血が混じるようになった。昨夕から尿量が減り、今朝1回暗赤褐色の尿が少量出た。元気がなく、顔色不良となってきたため来院した。体温37.6℃。血圧132/88mmHg。意識は清明。顔面蒼白で、眼瞼結膜は貧血状である。肝、脾は触知しない。赤血球240万、Hb 7.2g/d*l*、白血球10,200、血小板6万。血液生化学所見：尿素窒素46mg/d*l*、クレアチニン3.0mg/d*l*。末梢血塗抹May-Giemsa染色標本（⇒カラー口絵）を示す。

診断はどれか。

A　血栓性血小板減少性紫斑病　　B　溶血性尿毒症症候群
C　特発性血小板減少性紫斑病　　D　抗リン脂質抗体症候群
E　腎性貧血

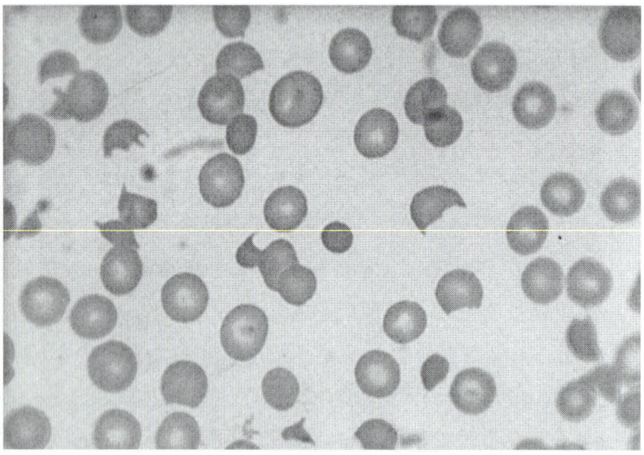

❏ **解法ガイド**

身体所見

＃1　3歳の女児。5日前から1日5、6回の下痢がある⇒アレルギーや感染。

＃2　近医における治療⇒止痢薬が投与されていたと考えられる。

＃3　今朝から下痢便に血が混じるようになった⇒血便。

＃4　今朝1回暗赤褐色の尿が少量出た⇒血尿やヘモグロビン尿、ミオグロビン尿などの可能性。

＃5　昨夕から尿量減少⇒急性腎不全をきたしている可能性が高い。

＃6　元気がなく、顔色不良⇒小児において元気がないのは重篤な疾患の証。顔色不良は重篤な貧血を反映している可能性もある。

＃7　体温37.6℃⇒微熱。

＃8　血圧132/88mmHg⇒ショック状態にはない。

＃9　意識は清明⇒中枢神経系の明らかな異常は認められない。

＃10　顔面蒼白、眼瞼結膜は貧血状⇒急性腎不全では乏尿による循環血液量の増加で希釈性貧血をきたす以外、著明な貧血とは一般にはならない。この症例は他の因子による貧血をきたしているものと考えられる。それは骨髄における造血障害、もしくは末梢での破壊の亢進と考えられる。

＃11　肝、脾は触知しない⇒脾腫はない。

検査所見

＃1　赤血球240万（基準380～480万）、Hb 7.2g/d*l*（基準12～16）⇒正色素性の著明な貧血（MHC 30）。溶血性貧血か再生不良性貧血が最も疑われる。

＃2　白血球 10,200（基準 4,000～8,500）とやや上昇⇒3歳の女児としては基準範囲内であろう。再生不良性貧血は汎血球減少をきたすので否定される。

＃3　血小板6万（基準15～40万）と低下⇒血小板減少を認めるが、5万以下となっていないため血小板減少による出血傾向をきたしているとは考えにくい。

＃4　尿素窒素 46mg/dl（基準8～20）、クレアチニン 3.0mg/dl（基準0.6～1.1）とともに上昇⇒GFRの著明な低下が認められると考えられ、急性腎不全に合致する。

画像所見 末梢血塗抹 May-Giemsa 染色標本では、

＃1　赤血球の大小不同、赤血球の変形、奇形が目立つ。

＃2　大型で多染性の赤血球が多数認められ、網状赤血球の増加が推測される。

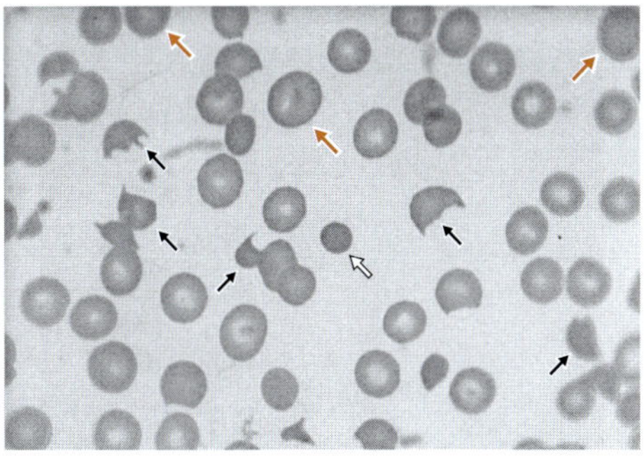

↑：網状赤血球（大型で多染性）
⇧：球状赤血球
↑：奇形・変形赤血球

❏診　断　溶血性尿毒症症候群（HUS）。

腸管出血性大腸菌（O157やO111）によるHUSと考えられ、それにより腎血管内の多発性血栓が形成され、いわゆる赤血球破砕症候群を伴ったため血管内溶血を生じ、ヘモグロビン尿として着色尿が出現し、著明な貧血、血小板減少をきたしたものと考えられる。

❏解法サプリ　HUSでは、腸管出血性大腸菌の産生するベロ毒素などにより腎血管内皮細胞が障害され、血管内に多発性の血小板血栓が形成され、赤血球破砕を伴う溶血性貧血や血小板減少、急性腎不全をきたしたもので、特に乳幼児や老人に重篤化して認められる。血管内血栓は血小板血栓が中心であり、凝固因子の消費、欠乏は少ないので、DICと異なり治療としてヘパリン投与の効果は少なく、むしろTTPと同様に、血漿交換療法が行われる。

❏選択肢考察

A　血栓性血小板減少性紫斑病（TTP）はHUSと類似しており、発熱や腎障害、中枢神経障害は類似しているが、TTPは成人に多く、中枢神経系症状が中心となり、原因が腸管出血性大腸菌によるものではないので否定的である。(×)

B　腸管出血性大腸菌（O157やO111）によるHUSと考えられ、赤血球破砕症候群を伴ったため血管内溶血を生じ、著明な貧血、血小板減少をきたしたと考えられる。(○)

C　特発性血小板減少性紫斑病は赤血球破砕症候群をきたすことはない。(×)

D　抗リン脂質抗体症候群は動静脈血栓症とともに血小板減少を生じるが、赤血球破砕症候群を認めるのではない。(×)

E　腎性貧血は、尿毒症によるエリスロポエチン減少で骨髄赤血球産生が低下しているものであり、赤血球破砕症候群を認めるのではない。(×)

解答：B（iM 5 258）

□□ **233**　2歳の男児。4日前から下痢と嘔吐が始まった。下痢は1日2〜3回であったが、今朝便に血が混じっていた。昼ころ暗赤褐色の尿が出たが、その後排尿がなかった。夕方顔面蒼白となり、ぐったりとしたので来院した。入院時、意識清明。血圧130/86mmHg。顔面・下肢に軽度の浮腫がみられる。赤血球210万、白血球9,000。血液生化学所見：尿素窒素60mg/d*l*、クレアチニン3.0mg/d*l*。末梢血塗抹May-Giemsa染色標本（⇒カラー口絵）を示す。

減少するのはどれか。

A　網赤血球　　B　血小板数

C　尿中β_2-ミクログロブリン　　D　血清間接ビリルビン

E　血清LD

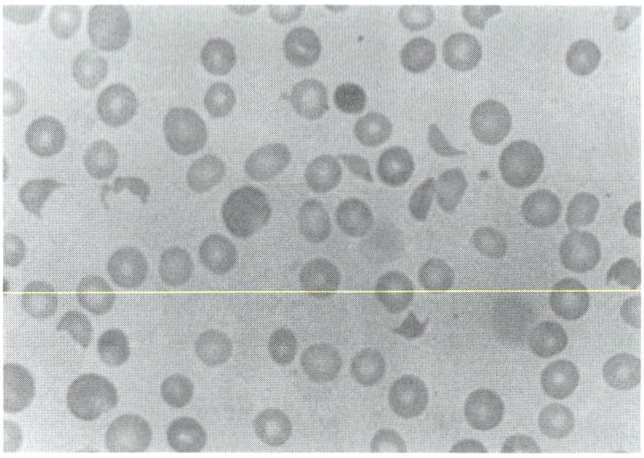

❏ **解法ガイド**　身体所見　＃1　2歳の男児。4日前からの下痢、嘔吐。下痢は1日2〜3回、今朝は血便となった⇒本例は2歳であり、感染性の下痢であればロタウイルスなどによるものではなく、細菌性のもの、特に病原性大腸菌によるものの可能性が高い。

＃2　暗赤褐色の尿⇒血尿もしくは濃縮尿の可能性。

＃3　その後排尿がなかった⇒急性腎不全による無尿の可能性が高い。

> 血便後の急性腎不全が乳幼児期に生じた場合には、腸管出血性大腸菌（O157、O111）によるベロ毒素の産生で、溶血性尿毒症症候群をきたした可能性を常に考慮する必要がある。

＃4　顔面蒼白⇒著明な貧血を反映。

＃5　ぐったりとした⇒全身状態の著明な悪化。

＃6　入院時、意識清明⇒中枢神経の障害は著明ではない。

＃7　血圧130/86mmHg⇒ショック状態ではない。血便の程度も著明ではなかったのであろう。

＃8　顔面・下肢の軽度浮腫⇒急性腎不全による無尿で、循環血液量の上昇を生じ、その結果、認められた浮腫と考えられる。

検査所見　＃1　赤血球210万⇒著明な貧血。

＃2　白血球9,000⇒2歳男児としては特に増加しているとは考えにくい。通常、4歳までは成人に比し白血球数は増加傾向にあり、特に4週〜4歳の間はリンパ球がその分画で優位であるのが特徴である。

＃3　尿素窒素60 mg/dl（基準8～20）と著明に増加、クレアチニン3.0 mg/dl（基準0.8～1.3）と増加⇒急性腎不全によるGFRの著明な低下が考えられる。
この症例では消化管出血を伴っているので、尿素窒素/クレアチニン比の上昇が推測される。

画像所見 末梢血塗抹May-Giemsa染色標本では、

＃1　赤血球の大小不同が認められ赤血球の変形、奇形が目立つ。
＃2　大型で多染性の赤血球が多数認められ、網状赤血球が増加している。

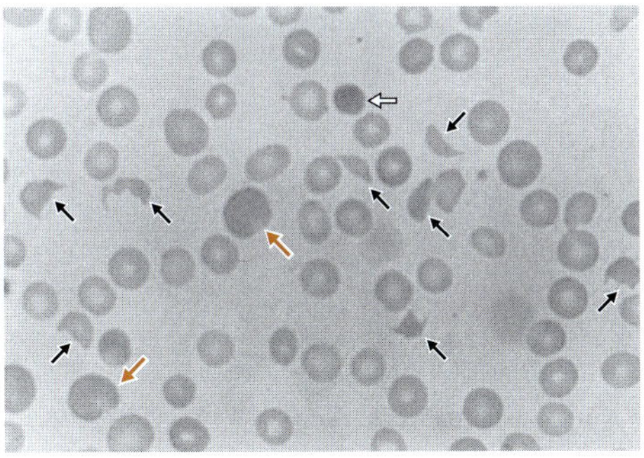

↑：網状赤血球（大型で多染性）
⇧：球状赤血球
↑：奇形・変形赤血球

❑診　断　溶血性尿毒症症候群（HUS）。

❑解法サプリ　2歳の男児の血便を伴った下痢、嘔吐に引き続く無尿であり、貧血や浮腫を伴っている。さらに尿素窒素やクレアチニンの上昇を認め、急性腎不全の所見が明らかである。

HUSは、腸管出血性大腸菌（O 157やO 111）が産生するベロ毒素などにより、腎血管内を中心として血管内皮細胞が障害され、その結果、血小板性血栓が多発し、急激に赤血球破砕を伴う溶血性貧血や血小板減少による出血傾向、急性腎不全をきたす。

診断はO 157やO 111の検出やベロ毒素の検出なども重要である。ヘモグロビンがハプトグロビンと結合し、パプトグロビンが消費されるため血清パプトグロビンは低値を示す。

❑選択肢考察

A　腎血管内を中心とする多数の血管内血栓により赤血球破砕を生じ、その結果、溶血性貧血となる。そのため、代償性に造血機能が亢進し、網赤血球数は上昇してくる。HUSでは急性腎不全をきたすので、腎障害によるエリスロポエチンの低下も考えられないではないが、赤血球寿命が120日と長いことから、一般に腎性貧血となるのは急性腎不全というよりも、むしろ慢性腎不全であり、この症例ではやはり網赤血球数は上昇していると考えたい。(×)

B　この症例は腎血管内を中心として多発性の血管内血栓を形成し、それらの血栓はほとんどが血小板性血栓であり、末梢血血小板数は消費により減少していると考えられる。(○)

C　この患者ではベロ毒素や血管内溶血によるヘモグロビンにより尿細管が障害され、腎性急性腎不全を認めるので、尿細管障害の指標である尿中β_2-ミクログロブリンは増加する。(×)

D　この症例では、腎血管を中心とする血管内血栓の形成により赤血球破砕を生じ、血管内溶血を生じているので、間接ビリルビンの上昇を認める。(×)

E　この症例では、血清LDは溶血により上昇してくる。(×)

解答：B（*iM* 5 258）

到達目標
6 アレルギー性（血管性）紫斑病を概説できる。

Point

［概　念］

❏アレルギー性紫斑病はSchönlein-Henoch（シェーンライン-ヘノッホ）紫斑病とも呼ばれ、後天的なアレルギー（IgA）を介した免疫反応によると考えられる毛細血管細動静脈の無菌性血管炎である。

❏紫斑、関節痛、消化器症状、腎炎などを呈する。

❏小児紫斑病の約半数を占め、男児に好発する。

［症　状］

❏消化器症状を中心としたものがHenoch病であり、関節炎症状を中心としたものがSchönlein病である。

❏臨床的には上気道感染などの先行感染後約２週間で、下腿伸側を中心とした小隆起を伴う無痛性の紫斑を認め、また膝などの大関節に関節痛をきたし、腸重積類似の腹痛や血便を伴い、口唇や陰嚢に浮腫を認めることもある。

❏血尿、蛋白尿を中心としたIgA腎症類似の巣状糸球体腎炎を合併する。

［検　査］

❏毛細血管抵抗性の減弱（Rumpel-Leede試験陽性）を呈し、また第XIII因子（フィブリン安定化因子）の低下を認める。

［治　療］

❏安静のみで自然治癒傾向がある。

図 34　アレルギー性紫斑病

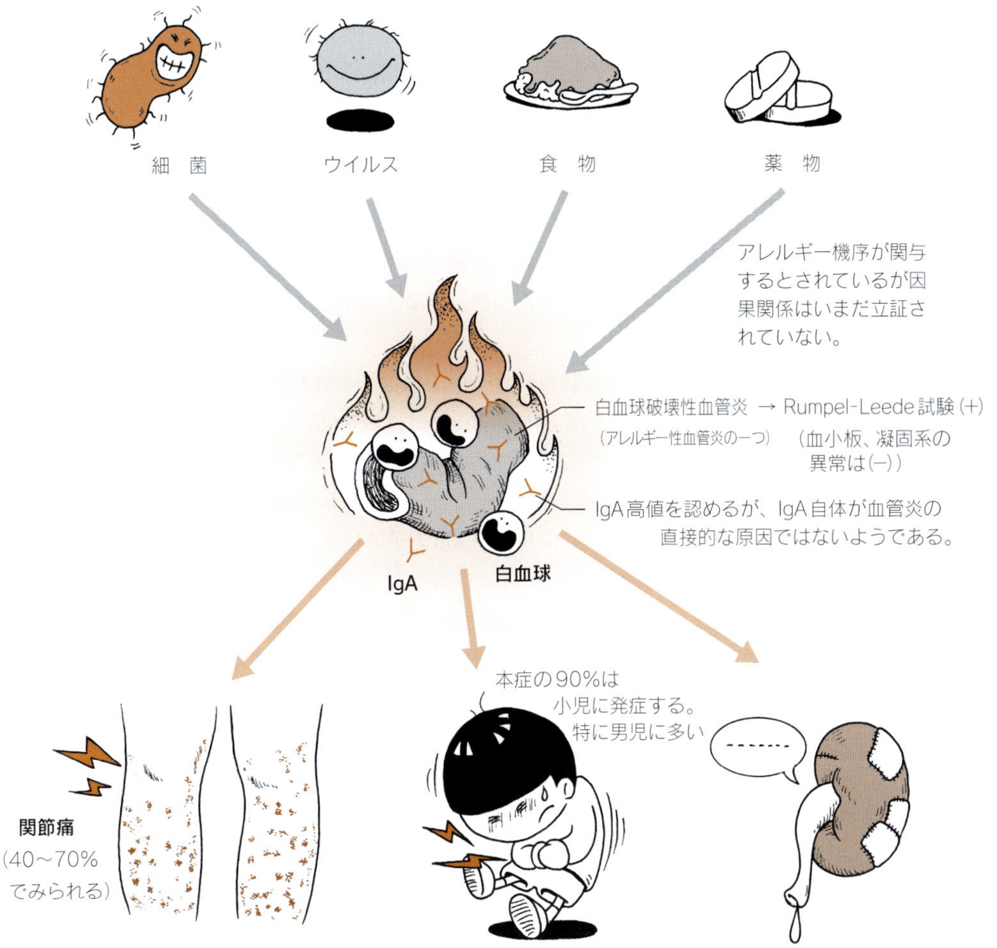

細　菌
ウイルス
食　物
薬　物
アレルギー機序が関与するとされているが因果関係はいまだ立証されていない。
白血球破壊性血管炎 → Rumpel-Leede 試験（+）
（アレルギー性血管炎の一つ）
（血小板、凝固系の異常は（−））
IgA 高値を認めるが、IgA 自体が血管炎の直接的な原因ではないようである。
IgA
白血球
関節痛
（40〜70% でみられる）
本症の 90%は小児に発症する。特に男児に多い

下肢伸側にびまん性に広がる粟粒大の紫斑
（100%みられる）

腹痛、下血、嘔吐などの消化管症状。
（50〜90%でみられる）
※小児では**腸重積**を認めることもある。

糸球体に IgA の沈着を認める腎炎
（Schönlein-Henoch 紫斑病性腎炎）

※IgA の沈着が認められるループス腎炎や肝硬変に伴う糸球体病変、あるいは本症の腎炎などを除外した場合に、「IgA 腎症」という診断名をつけるので本症の腎症は IgA 腎症とは言わない。

※本症の予後は腎病変の重篤度が決める。一般に小児より成人の症例で予後は不良である。

□□ **234** Schönlein‑Henoch 紫斑病で**認められない**のはどれか。

A 胆石症
B 腸重積症
C 腎 炎
D 口唇浮腫
E 関節痛

❑ 解法ガイド

Schönlein‑Henoch 紫斑病（アレルギー性紫斑病）は学童期に多く、先行感染のあと、大関節痛や、腸重積による腹痛、下腿伸側を中心とした紫斑や、IgA 腎症類似のメサンギウム増殖性糸球体腎炎、また口唇、手背、陰嚢などを中心とした浮腫を認めるのが特徴である。

検査データでは血小板数の減少や血小板機能の異常はなく、貧血や白血球減少も認められない。毛細血管抵抗を調べる Rumpel‑Leede 試験が陽性になるほか、第XIII因子が低下する以外に、特に出血時間や凝固時間、PT、APTT などにも異常を認めないのが特徴である。

治療としてはステロイド投与や第XIII因子の補充が行われることがある。

❑ 選択肢考察

A Schönlein‑Henoch 紫斑病では腹痛は認められるが、それは胆石によるものではない。胆石は肥満した 40 〜 50 歳代の女性で認められるコレステロール胆石や、遺伝性球状赤血球症などで認められる溶血による黒色石、さらに上行性胆道感染などで認められることが多いビリルビン系カルシウム結石などがあるが、Schönlein‑Henoch 紫斑病では合併症とはならない。（×）

B Schönlein‑Henoch 紫斑病では腸重積症を合併することがあり、それにより下血を伴い、また腹痛をきたす。（○）

C Schönlein‑Henoch 紫斑病では血尿や蛋白尿を合併することがあり、それは IgA 腎症類似のメサンギウム増殖性糸球体腎炎によるものである。（○）

D Schönlein‑Henoch 紫斑病では口唇や陰嚢に浮腫を認めることもある。（○）

E Schönlein‑Henoch 紫斑病は学童期の男児に多く、先行感染のあと、移動性の大関節痛をきたす。（○）

解答：A（*iM* 5 245）

□□ **235**　6歳の男児。2週前に2日間発熱があり、近医で扁桃炎と診断され治療を受けた。一昨日から両側足関節の痛みと腫脹とがあり昨日から腹痛を訴えている。体温36.5℃。脈拍70/分、整。心雑音はない。眼瞼浮腫はないが手背に疼痛を伴う浮腫がある。尿所見：蛋白1＋、沈渣に赤血球20～30/1視野。便潜血反応2＋。血液所見：赤血球400万、白血球8,000、血小板16万。今朝になって下肢の皮疹に気付き来院した。下肢の写真（⇒カラー口絵）を示す。

診断はどれか。

A　急性糸球体腎炎

B　多形滲出性紅斑

C　結節性紅斑

D　アレルギー性紫斑病

E　特発性血小板減少性紫斑病

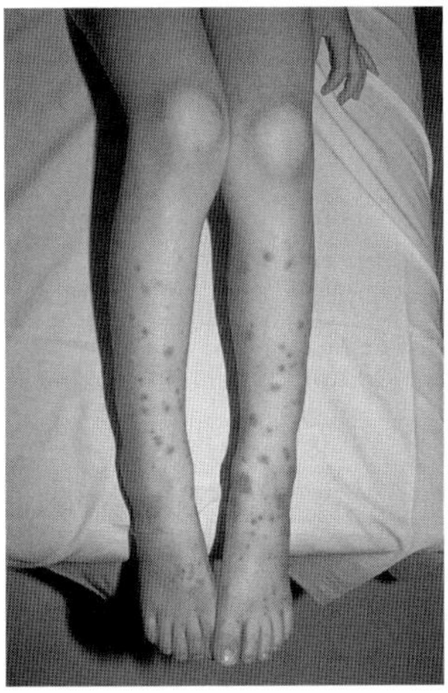

❏解法ガイド

身体所見

＃1　6歳の男児、2週前に2日間発熱があり、扁桃炎と診断され治療を受けた⇒レンサ球菌やアデノウイルスなどによる。先行感染。

＃2　一昨日からの両側足関節痛と腫脹⇒足関節炎。

＃3　体温36.5℃⇒発熱はない。

＃4　脈拍70/分、整⇒心拍数の増加はない。

＃5　心雑音はない⇒リウマチ熱や感染性心内膜炎などは否定的である。

＃6　眼瞼浮腫はないが手背に疼痛を伴う浮腫がある⇒口唇や陰嚢、手背などに浮腫が認められるのはアレルギー性紫斑病が有名である。

＃7　今朝になって下肢の皮疹に気付いた⇒紫斑の可能性。

検査所見

＃1　尿蛋白1＋、沈渣に赤血球20～30/1視野⇒蛋白尿と血尿を伴う。下腿伸側の丘疹は紫斑であるとすると出血傾向により生じた可能性があるが、糸球体腎炎を呈している可能性も否定できない。

＃2　便潜血反応2＋⇒腹痛の原因として消化管出血を伴っている可能性がある。

＃3　赤血球400万（基準410～530万）、白血球8,000（基準4,000～8,500）とほぼ基準範囲内。

＃4　血小板16万（基準15～40万）と基準範囲⇒血小板減少による出血傾向はない。

画像所見 下肢の写真では、

＃1　下腿伸側を中心とした皮疹である。

＃2　辺縁が不明瞭で黒ずんだ皮疹から、比較的辺縁が明瞭で紫色でやや膨隆が認められる皮疹まで、類円形の大小さまざまな皮疹が存在⇒紫斑と判断される。

一般に紫斑は立位における重力の関係から毛細血管に最も強い圧のかかる下腿に好発することが多く、特にSchönlein-Henoch紫斑病や特発性血小板減少性紫斑病では下腿伸側の紫斑が認められることが多い。

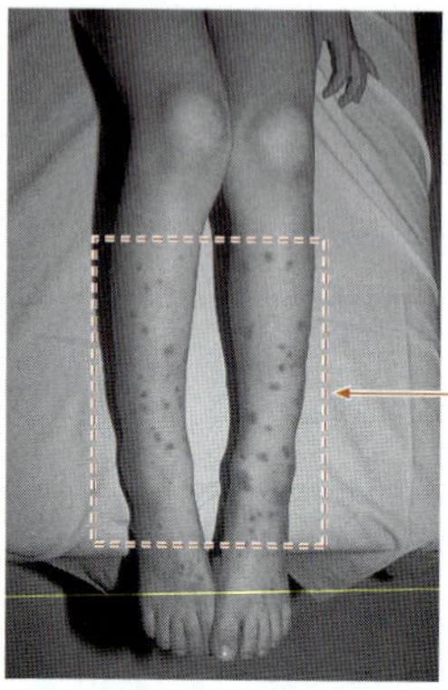

❏診　断　アレルギー性紫斑病（Schönlein-Henoch紫斑病）。

6歳男児の上気道感染に引き続く関節痛と腹痛があり、下腿伸側の紫斑を認めることから、アレルギー性紫斑病が最も考えられる。

❏選択肢考察

A　急性糸球体腎炎はA群β溶連菌感染により誘発されたⅢ型アレルギーにより、血尿、浮腫、高血圧を認めるが、下腿伸側の紫斑などは認めない。（×）

B　多形滲出性紅斑は紅斑であり紫斑ではない。粘膜病変を認めることもあるが、重症例はStevens-Johnson症候群と呼ばれる。（×）

C　結節性紅斑はサルコイドーシスやBehçet病、Crohn病などに合併することがあり、下腿伸側の有痛性限局性紅斑性局面を呈するが、色調は紅斑であり、この症例のような紫斑ではないので否定的である。（×）

D　アレルギー性紫斑病は幼児期から学童期の男児に好発し、先行感染のあと、大関節痛や腸重積による腹痛、下腿伸側の紫斑、糸球体腎炎などを合併する。（○）

E　特発性血小板減少性紫斑病（ITP）は末梢血血小板数が減少し、下腿伸側を中心とする紫斑や出血傾向を認めるが、本症例では血小板減少がないので否定的である。（×）

解答：D（*iM* 5 246）

□□ **236** 18歳の男子。下肢の皮疹を主訴として来院した。赤血球520万、Hb 16.0g/d*l*、白血球9,800、血小板18万。来院時の両下肢の写真(⇒カラー口絵)を示す。

最も考えられるのはどれか。

A 血友病

B 特発性血小板減少性紫斑病

C von Willebrand病

D 播種性血管内凝固〈DIC〉

E アレルギー性紫斑病

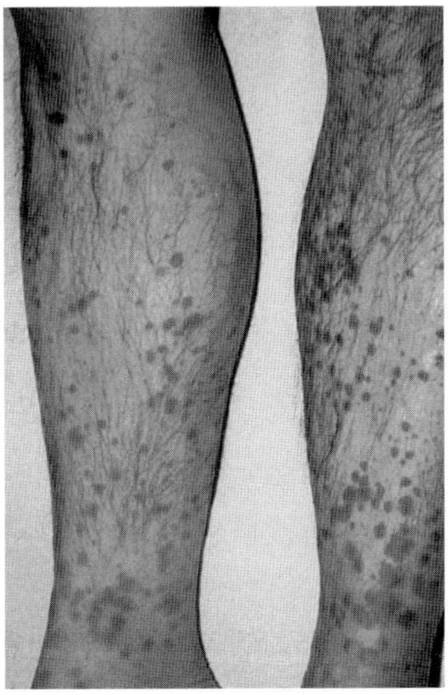

❏ **解法ガイド** 身体所見 #1 18歳の男子。下肢の皮疹を主訴として来院した⇒重力の関係で形成されやすい紫斑のほか、結節性紅斑や壊疽性膿皮症など、多くの皮疹が考えられる。

検査所見 #1 赤血球520万、Hb 16.0g/d*l*とともに基準範囲内⇒貧血は認めない。

#2 白血球9,800(基準4,000～8,500)と基準上限よりもやや増加。

#3 血小板18万(基準15～40万)と基準範囲内にある。

画像所見 両下肢の写真から、

#1 点状出血による紫斑であると判断される。

#2 表在性出血傾向を呈している。

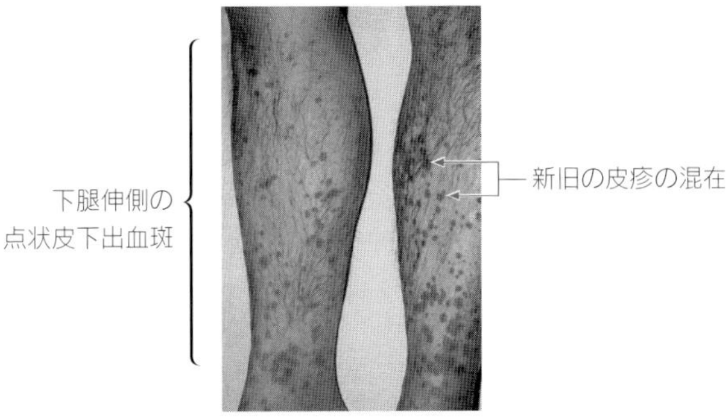

❏診　断　アレルギー性紫斑病 (Schölein-Henoch 紫斑病)。

下肢点状皮下出血の原因としては、「血小板18万」と基準範囲内にあり、自然出血傾向をきたす5万以下とはなっていないので、血小板数の減少による紫斑は否定的である。血小板機能異常症も考慮されるが、18歳の男子で初めて紫斑が出現したということであれば、血小板無力症やvon Willebrand病などの先天的な血小板機能異常症は否定的であり、むしろ血小板機能異常症であれば薬剤投与などによる後天的な異常が考えられる。

アレルギー性紫斑病においてはこの症例のように下腿伸側の紫斑を多発することもあり、この症例でもそれが最も考えられる。よってアレルギー性紫斑病の疑いが強い。

❏選択肢考察

A　血友病では乳児期後半以降、関節内出血や筋肉内出血などの深部出血を反復するのが特徴であり、この症例のように成人期に下腿伸側の点状出血を主訴とすることは稀である。(×)

B　特発性血小板減少性紫斑病では血小板減少により下腿伸側の点状出血を主訴とすることがある。この症例では血小板数が正常なので否定される。(×)

C　von Willebrand病はvon Willebrand因子の低下を認め、それにより血小板粘着能やリストセチン凝集能の低下で出血時間が延長する。表在性出血傾向をきたすことがあるが、先天的な疾患であるので、18歳になってはじめて出血傾向をきたしたのであれば否定的であろう。(×)

D　DICは何らかの原因により多発性の血管内血栓を生じ、消費の亢進で血小板減少や凝固因子の減少などを認める。本例は血小板数が正常であることや、全身症状、出血傾向のパターンなどが適合しない。(×)

E　この症例では血小板数が正常であるにもかかわらず後天的に下腿伸側の紫斑を呈しており、新旧多彩であるという点などから、アレルギー性紫斑病に合致すると考えられる。(○)

解答：E (*iM* 5 246)

□□ **237**　8歳の男児。腹痛と皮疹とを主訴として来院した。皮疹は下肢を中心とし、圧迫により紫色斑を残す。肝と脾とを触れない。赤血球415万、Hb 12.2g/d*l*、白血球8,300（桿状核好中球6％、分葉核好中球35％、好酸球4％、単球5％、リンパ球50％）。赤沈10mm/1時間、ASO 500単位（基準166以下）、CRP 0.2mg/d*l*（基準0.3以下）。両下肢の写真（⇒カラー口絵）を示す。

検査所見としてみられるのはどれか。

A　Rumpel-Leede試験陽性
B　血小板減少
C　血清補体価低値
D　血清抗DNA抗体陽性
E　第XIII因子活性上昇

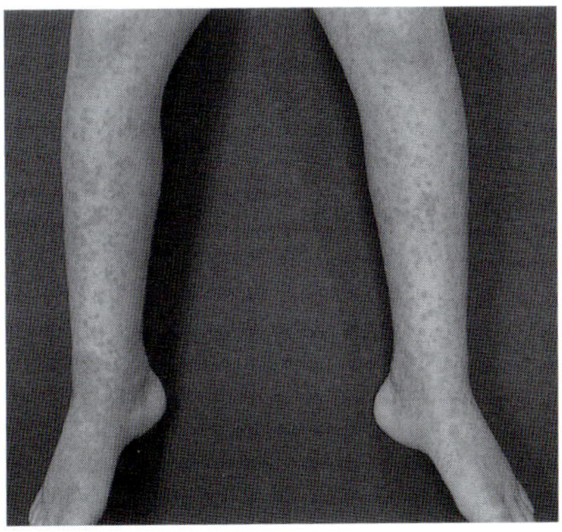

❏解法ガイド

身体所見

＃1　8歳の男児が腹痛と皮疹を主訴として来院⇒虫垂炎などの消化管疾患の可能性もあるが、皮疹を伴っていることから、薬物によるものや感染性疾患の可能性も考慮したい。

＃2　皮疹は下肢を中心としている⇒躯幹ではなく、下肢が好発部位のものか、もしくは重力によって下肢に形成されやすい紫斑などが考えられる。

＃3　圧迫により紫色斑を残す⇒紫斑。

硝子圧法（ガラス圧法）による紅斑と紫斑の鑑別により、血管の拡張による紅斑はガラスによる圧迫で皮疹が消失するが、紫斑は血管の破綻による皮下出血であるので、ガラスによる圧迫によっても皮疹は消失しないので鑑別がなされる。紫斑は皮下出血斑であり、血管の破綻により出現するが、その原因としては血小板減少や血小板機能低下症、もしくは血管壁の脆弱性などが原因となる。比較的頻度の高いアレルギー性紫斑病や特発性血小板減少性紫斑病（ITP）などでは、重力の関係で毛細管内圧の上昇した下腿に点状出血斑などをきたすことが多い。

＃4　肝と脾を触れない⇒脾機能が亢進している場合には、汎血球減少に伴って血小板が減少し出血傾向をきたすこともあるが、それは否定的である。

検査所見

＃1　赤血球415万、Hb 12.2g/d*l*⇒貧血は認めない。

＃2　白血球8,300（基準4,000～8,500）と基準上限に近い。

＃3　分画ではリンパ球50％（基準20～40）とやや多く認められる⇒急性白血病のような芽球が認められるわけではない。

＃4　赤沈10mm（基準2～10）と基準上限である⇒明らかな炎症があるという判断は困難である。

＃5　ASO 500単位と明らかに基準値を上回っている⇒8歳男児という学童期であることを考慮しても500単位は多い。これは比較的近い時期にA群β溶連菌感染が生じていたことを示す。腹痛と皮疹の先行感染としてのA群β溶連菌の可能性を疑わせる。

＃6　CRP 0.2mg/dl ⇒炎症反応はやはりなかったと判断したい。

画像所見 ＃1　下腿伸側を中心に数mm～1、2cm程度の直径をもつ紅色の皮疹が多数認められる⇒点状～斑状出血斑と考えられる。

＃2　圧迫により紫色斑を残す⇒下腿伸側の紫斑であるということが確認される。

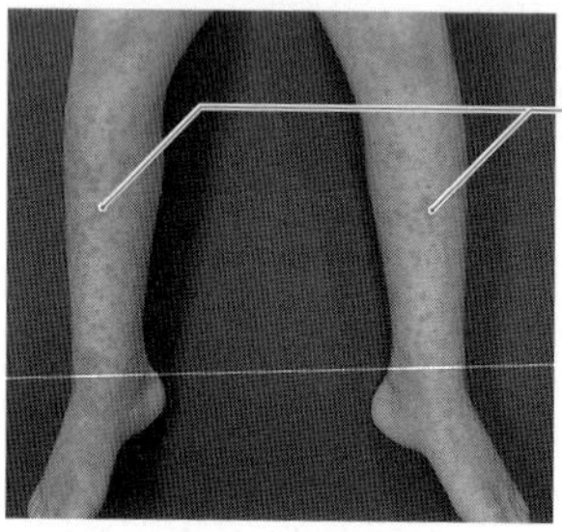

❏診　　断　アレルギー性紫斑病（Schönlein-Henoch紫斑病）。

学童期男児であり、A群溶連菌感染が先行していた症例と考えられ、腹痛と下腿伸側に点状～斑状の紫斑が認められることから、アレルギー性紫斑病が最も考えられよう。

❏選択肢考察

A　Rumpel-Leede試験は毛細血管抵抗性を調べる検査である。アレルギー性紫斑病ではアレルギー機序により血管壁の障害が生じ、そのため血管が破綻し、紫斑をきたしやすくなっているので、Rumpel-Leede試験も陽性となることが多い。(○)

B　アレルギー性紫斑病における紫斑は血管性のものであり、血小板数や血小板機能の異常によるものではなく、血小板数の減少は認められない。(×)

C　血清補体価が上昇するのは炎症反応の強いときであり、血清補体価が低値を示すのは末梢における消費・破壊が亢進したときである。アレルギー性紫斑病はアレルギー機序を介した紫斑病であるが、血清補体価の低下を認めることはない。(×)

D　抗DNA抗体は自己免疫疾患の代表である全身性エリテマトーデスに特徴的な抗体である。SLEでは自己抗体による汎血球減少を認め、血小板減少による紫斑を認めることもあるが、若年成人女性に好発し、その臨床経過は増悪・寛解を示すことが多く、全身性炎症性疾患として発熱や全身倦怠感などが持続することが多い。この症例の所見とは合致しない。(×)

E　アレルギー性紫斑病では第XIII因子活性の低下を認めるので、治療として第XIII因子が補充されることもある。(×)

解答：A（*iM* 5 246）

到達目標 7

血栓性血小板減少性紫斑病（TTP）を概説できる。

図 35　血栓性血小板減少性紫斑病

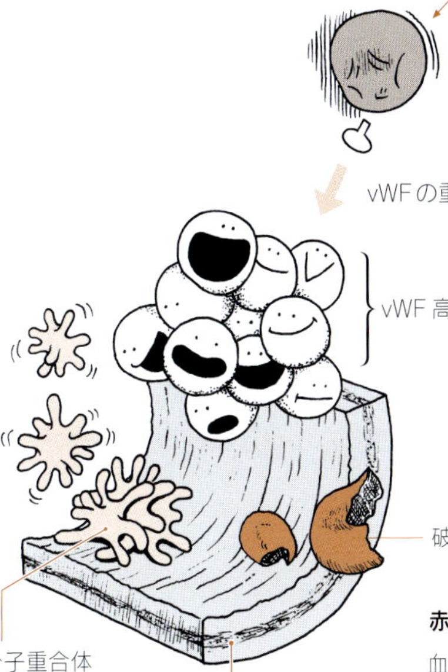

vWF 分解酵素の活性低下
理由は不明
vWF の重合が起こる
vWF 高分子重合体 … vWF の中でも血小板の活性化能が特に高い。
新鮮血漿の輸注や**血漿交換**が治療となる
破砕赤血球
赤血球の破壊
血管内皮の障害による物理的な刺激で赤血球が破れる。そのため**溶血性貧血**が生じる。
vWF 高分子重合体によって血栓形成が促進される。

血管炎 … **発熱**がみられやすく 38℃前後から 40℃を超えることもある。

血小板減少 … 一次止血が不十分になるため点状や斑状の**紫斑**が生じる。

血管閉塞 … 脳、腎臓、冠動脈の血管で、特に起こりやすく、TTP の特徴として脳における多発性の細小血管閉塞による**精神神経症状**がある。精神神経症状は 90%以上で認められ、頭痛、意識障害、麻痺、失語、知覚障害などのさまざまな症状が時間とともに変化するのが特徴である。本症の腎障害は一般に軽度だが、血尿を認めることもある。

〈備　考〉

❏ 血栓性血小板減少性紫斑病（TTP）と溶血性尿毒症症候群（HUS）はともに血管内における血小板血栓形成がベースにあるとされるため、TTP / HUS とし、1 つのカテゴリーとして扱うことが多かった。そして臨床的に精神神経症状が主体のものを TTP、腎障害を主体とするものを HUS としてきたが、近年、両者は似ているが異なる病態であるとして再分類する方向にある。

Point

［概　念］

❏ 血栓性血小板減少性紫斑病（TTP、Moschcowitz症候群）とは、血管内皮障害などによる血管内血栓形成で血小板減少による出血傾向、赤血球破砕症候群（赤血球の破砕による血管内溶血）、発熱、動揺性精神神経症状、腎障害を主症状とするものである。後天的で成人、やや女性に多い。

［病態生理］

❏ 血小板を凝集させる血漿von Willebrand因子（vWF）を切断する肝臓由来酵素（vWF-cleaving protease、ADAMTS 13）の活性が低下するために、非常に分子量の大きなvWFマルチマー（multimer）が血中に蓄積し、血管内で血小板血栓が多く形成される。

［症　状］

❏ 細小血管障害性の溶血性貧血や、多発性血栓による消費で血小板減少をきたし出血傾向を認め、また意識障害やけいれんなどの中枢神経症状、さらに発熱や腎不全などを合併するのが特徴である。

［治　療］

❏ 予後は比較的不良であったが、治療として血漿交換療法などが行われるようになり、生存率は80％を超えるようになった。

□□ **238** 血栓性血小板減少性紫斑病で**認めにくい**のはどれか。

A 発 熱
B 血小板減少
C 赤血球破砕
D 動揺性精神神経症状
E 血管外溶血

❏ **解法ガイド** 血栓性血小板減少性紫斑病（TTP）は成人、やや女性に多く、赤血球破砕とそれによる血小板減少を認める。薬剤（抗血小板薬のチクロピジンなど）や妊娠が原因となることもある。特に、重症肝不全や、薬物、妊娠、HIV感染、悪性腫瘍などによるvWF-CPに対するIgG型後天性インヒビターが関係する。

血小板を凝集させる血漿von Willebrand因子（vWF）を切断する肝臓由来酵素（vWF-cleaving protease；vWF-CP、ADAMTS 13）の活性が低下するために、非常に分子量の大きなvWFマルチマー（unusually-large vWF multimer；UL-vWFM）が血中に蓄積し、血管内で血小板血栓が多く形成される。

そのため、血管内血栓形成で血小板減少による出血傾向、赤血球破砕症候群（赤血球の破砕による血管内溶血）、発熱、動揺性精神神経症状、腎障害を主症状とする。

❏ **選択肢考察**

A TTPではMoschcowitzの5徴候（血小板減少症、血管内溶血、動揺性精神神経症状、発熱、腎障害）の一つとして、発熱を認める。（○）

B 多発性の血管内血栓形成により、血小板の消費が亢進して血小板産生が追いつかず、その結果、血小板減少を認める。（○）

C TTPでは赤血球破砕により、破砕赤血球、貧血、間接ビリルビン増加、LD上昇、網赤血球増加、ハプトグロビン低下、尿中ヘモジデリン陽性（Coombs陰性）を認める。（○）

D 血管内血栓の形成・再開通などにより、脳循環障害をきたし、動揺性精神神経症状を認める。（○）

E TTPは形成された血栓により赤血球の応形機能を超えた変形を要求されるので、血管内溶血を生じる。TTPでは脾腫はあるが、血管外溶血よりも血管内溶血が中心となる。（×）

解答：E（*iM* 5 255）

□□ **239** 50歳の女性。2週前から鼻出血と頭痛とが出現し、右上肢の脱力感と発熱とを伴うようになり来院した。赤血球310万、Hb 8.9g/dl、Ht 28%、白血球12,000、血小板3万。軽度の黄疸があり、四肢に紫斑を認め、脾をわずかに触知した。末梢血塗抹May-Giemsa染色標本(⇒カラー口絵)を示す。

最も考えられる疾患はどれか。

A 鎌状赤血球貧血症

B 特発性血小板減少性紫斑病

C 血栓性血小板減少性紫斑病

D 再生不良性貧血

E 急性リンパ性白血病

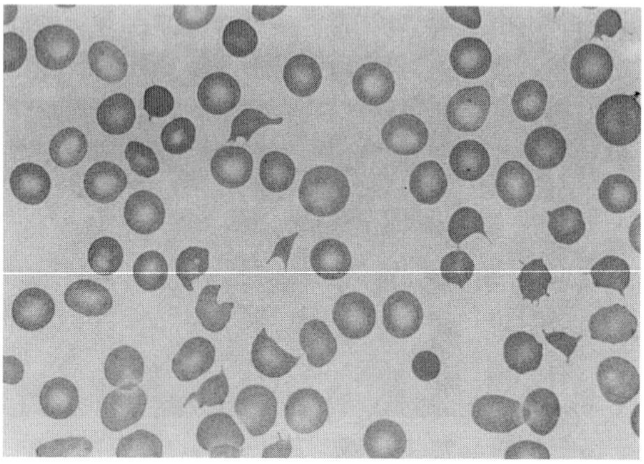

❏**解法ガイド** 身体所見

＃1 50歳の女性、2週前から鼻出血と頭痛とが出没⇒亜急性。症状に動揺性が認められる。鼻出血と頭痛からは高血圧や頭蓋内圧亢進、出血傾向が考えられる。

＃2 右上肢の脱力感⇒頭痛が出没し、さらに右上肢の脱力感をきたしていることから、左大脳半球などの病変が存在している可能性が高い。

＃3 発熱を伴っている⇒脳膿瘍などの感染症や、SLEや血管炎などの膠原病、左大脳半球に転移を伴った肺癌による腫瘍熱なども考慮したい。

＃4 軽度の黄疸⇒溶血の亢進や肝障害、閉塞性黄疸などが考えられる。

＃5 四肢に紫斑を認める⇒出血傾向。鼻出血も出血傾向による。

＃6 脾をわずかに触知した⇒敗血症、脾機能亢進症、もしくは自己免疫性溶血性貧血、血液系の悪性疾患などを考えたい。

検査所見

＃1 赤血球310万(基準380～480万)、Hb 8.9g/dl(基準12～16)、Ht 28%(基準36～42)⇒正球性正色素性貧血(MCV 90、MCH 29)。出血性貧血、溶血性貧血、さらに再生不良性貧血や急性白血病でも認められる所見である。

＃2 白血球12,000(基準4,000～8,500)と増加⇒再生不良性貧血は否定的である。急性白血病では白血球分画で芽球などの幼若細胞が認められるはずである。

＃3 血小板3万(基準15～40万)と減少⇒出血傾向の原因。

画像所見 末梢血塗抹May-Giemsa染色標本では、

＃1 赤血球の変形、奇形が目立ち、破砕赤血球が多数出現している。

＃2 一部には球状を呈する赤血球もある。

＃3　多くは中央部蒼白部分は正常範囲内であり、赤血球の破砕が主たる所見である。

＃4　多染性で大型の赤血球も認められ、網赤血球の可能性もある。

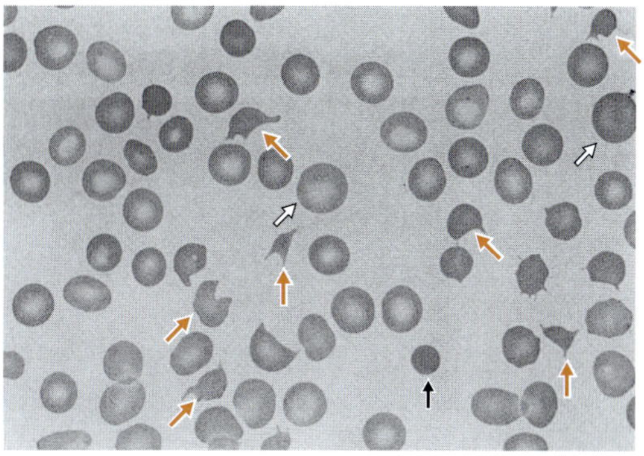

：破砕赤血球　：球状赤血球　：大型赤血球

❏診　　断　血栓性血小板減少性紫斑病（TTP）。

末梢血塗抹May-Giemsa染色標本からは、多数の変形・奇形赤血球が認められ、いわゆる赤血球破砕症候群、細小血管障害性溶血性貧血の可能性が高い。

❏選択肢考察

A　鎌状赤血球貧血症では鎌状をした赤血球が出現するが、これは遺伝性疾患でマラリア好発地域の黒人に多く、我が国では稀である。赤血球破砕とは異なる。（×）

B　特発性血小板減少性紫斑病（ITP）は血小板が脾臓で破壊され、血小板寿命が短縮することにより、末梢血小板数が減少し、出血傾向をきたすものである。一般に発熱を認めることはなく、また黄疸や脾腫の触知は稀であり否定的であると考えられる。（×）

C　TTPは成人女性に好発し、比較的急性の経過をとり、細小血管障害性の溶血性貧血や、血小板減少による出血傾向、けいれんや意識障害などの中枢神経症状、発熱、急性腎不全などを合併するものであり、この症例では最も考えられる。（○）

D　この患者の正球性貧血や血小板減少は再生不良性貧血でも認められるが、赤血球破砕や黄疸はなく、白血球増加は認めないので否定的である。（×）

E　急性リンパ性白血病（ALL）は、正常な赤血球や白血球、血小板の産生が抑制され、貧血、易感染性、出血傾向を認める。さらに全身のリンパ節や肝臓、脾臓の腫大をきたすこともある。臨床経過も急性であり、この症例でも考えられないこともないが、黄疸を認めることはないので否定的である。（×）

解答：C（*iM* 5 256）

□□ **240** 血栓性血小板減少性紫斑病の治療として第一選択なのはどれか。

A 血小板輸血
B ヘパリン投与
C 抗血小板薬投与
D 血漿交換療法
E 血液透析

❑解法ガイド von Willebrand因子（vWF）は血小板粘着に必要な因子であり、その先天的欠乏はvon Willebrand病となる。

血栓性血小板減少性紫斑病（TTP）は何らかの原因により、vWFを分解するvWF-CP（ADAMTS 13）が低下するため、超高分子vWFマルチマー（unusually-large vWF multimer；UL-vWFM）が増加し、血小板粘着機能が過剰となることによる血管内血栓が形成される。血小板寿命が短縮しているために末梢血血小板数が減少するが、凝固因子の減少は少ない。

無治療例の予後は不良（3か月以内2/3が死亡）であったが、血漿交換療法により改善した。

❑選択肢考察

A TTPでは血小板が減少しているが、原因を改善しないままに血小板輸血を行うと、さらに多くの血管内血栓が形成され症状が増悪する。（×）

B TTPは血管内血栓が形成されるが、播種性血管内凝固と異なり凝固因子の過剰な活性化による凝固因子減少ではないのでヘパリンの適応ではない。むしろ、vWFが関与しているので血小板粘着機能を抑制するべきである。（×）

C アスピリンを含むNSAIDsなどの抗血小板薬は、血小板凝集能などの血小板機能を抑制するものなのでTTPに適応となりうるが、第一選択ではない。（×）

D TTPに対しては、血漿交換療法により過剰の超高分子vWFマルチマーを除去することで血管内血栓形成が抑制され、症状や予後の改善を認める。血漿交換療法はTTPの第一選択となる。（○）

E 血液透析はTTPの尿毒症に適応となりうるが、過剰の超高分子vWFマルチマーを除去することはできない。（×）

解答：D（*iM* ⑤ 257）

Chapter 7

疾　患

⑤脾臓疾患

到達目標 1 脾腫をきたす疾患を列挙し、鑑別の要点を説明できる。

Point

❏ 脾臓はいわば血液のリンパ節であり、感染症などの炎症や造血器腫瘍、血管外溶血、門脈圧亢進症、アミロイドーシスなどで腫大してくる。

❏ 巨脾とは肋骨弓下 10 cm 以上にわたり脾臓を触知する場合などを指す。

［原　因］

❏ 慢性骨髄性白血病（CML）
骨髄線維症
特発性門脈圧亢進症（Banti 症候群）
マラリアなど

図 36　脾腫大をきたす病態

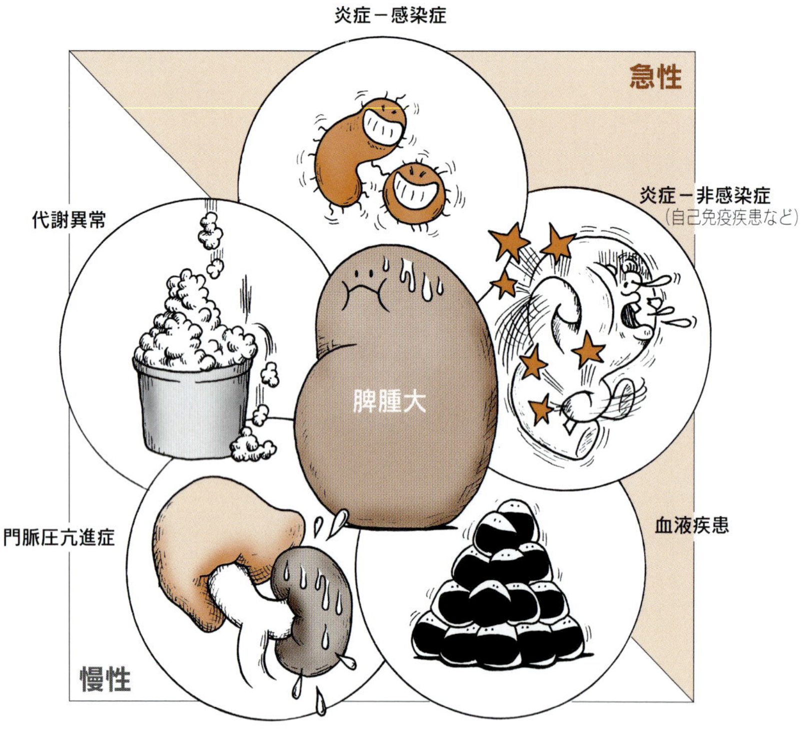

❏ 脾腫大をきたす病態としてはおよそ上記の５種類を考えればほとんどの疾患が含まれてくる。

❏ まず経過が急性か慢性かで分け、急性ならば炎症所見の有無を確認する。これにより大きく感染症と非感染症とによる脾腫大に分けることができる。

❏ 慢性の経過の場合は、血液疾患、門脈圧亢進症、代謝異常を考え各病態に応じた検査を行う。

表9　脾腫をきたす疾患

分　類	疾　患
炎症（感染症）	細菌性心内膜炎、伝染性単核球症、敗血症、腸チフス、マラリア、梅毒、結核など
炎症（非感染症）	サルコイドーシス、SLE、Felty症候群
血液疾患	急性白血病、慢性骨髄性白血病、慢性リンパ性白血病、真性多血症、本態性血小板血症、骨髄線維症、溶血性貧血、悪性貧血、サラセミアなど
門脈圧亢進症	肝硬変、特発性門脈圧亢進症、門脈血栓症、心不全など
代謝異常	Gaucher病、アミロイドーシス、Niemann-Pick病

□□ **241**　脾腫をきたすのはどれか。

A　肝硬変
B　胆石症
C　腎不全
D　糖尿病
E　高脂血症

❏解法ガイド　脾臓は網内系に属し、血液のリンパ節としての機能を有するといわれる。そのため敗血症などで血液中に細菌や結核菌、EBウイルスなどのウイルスが存在した場合に腫大するほか、肝硬変などによる門脈圧亢進症で腫大することもある。

脾臓は左上腹部の左肋骨弓下に存在しているので、通常触知されないが、脾腫をきたした場合には右側臥位で触知されることが少なくない。

❏選択肢考察

A　肝硬変では門脈圧亢進症を合併するので、脾腫を認めることが多い。脾静脈は膵臓に沿って右に走り、上腸間膜静脈と合流して門脈を形成し、肝臓に入る。したがって肝硬変で門脈圧が亢進してくると、脾静脈のうっ滞をきたし脾腫を認めるようになる。（○）

B　胆石症では敗血症などの合併症がない限り脾腫をきたすことはない。（×）

C　腎不全でも合併症がない場合には脾腫は認めない。（×）

D　糖尿病では脾腫をきたすことはないが、代謝性疾患としては先天性脂質代謝異常（リピドーシス）のGaucher病などでは脾腫を認める。（×）

E　高脂血症そのものでは脾腫を認めることはない。（×）

解答：A

□□ **242**　脾腫の原因として頻度が低いのはどれか。

A　骨髄異形成症候群
B　慢性骨髄性白血病
C　真性多血症
D　伝染性単核球症
E　遺伝性球状赤血球症

❑解法ガイド　脾臓は血液のリンパ節といわれ、血球の貯蔵や破壊とともに網内系としての感染防御などの役割を果たしている。脾腫の原因としては、伝染性単核球症や腸チフス、敗血症、マラリアなどの全身性感染症、白血病や骨髄線維症、真性赤血球増加症などの血液の腫瘍性疾患、血管外溶血をきたす疾患、門脈圧亢進をきたす疾患、異常物質の蓄積するアミロイドーシスなどがある。

❑選択肢考察

A　骨髄異形成症候群は、中高齢者に多発し、後天的な造血幹細胞の障害により質的な異常を伴ったクローンが形成される。そのため骨髄は過形成となっているが、分化・成熟が障害され、難治性貧血を含む汎血球減少が認められるとともに、各種血球の形態異常や無効造血、さらに高率に急性白血病化や骨髄不全をきたす。脾臓における血球破壊が亢進するわけではないので、脾腫を伴うことは稀である。(○)

B　慢性骨髄性白血病はt(9；22)転座によるPh染色体を特徴とする。数年の経過で慢性期から分化・成熟障害を生じた急性期に移行し、予後は不良となる。慢性骨髄性白血病も巨大脾腫をきたすものとして重要である。(×)

C　真性多血症では髄外造血により2/3の症例で脾腫を認める。(×)

D　伝染性単核球症は、唾液を介して思春期以降にEBウイルスの初感染を受けた場合などに4～8週間の潜伏期をもって発熱、咽頭痛、全身性リンパ節腫大、肝脾腫大などをきたす。伝染性単核球症では、軽度のものを含めるとほぼ全例で脾腫が認められる。(×)

E　遺伝性球状赤血球症は、主として常染色体遺伝をする赤血球膜自体の異常による小型球状赤血球の出現と、その脾臓における破壊で脾腫、貧血、黄疸を主症状とする疾患である。脾腫は3/4以上に認められる。(×)

解答：A（*iM* 5 183）

□□ **243** 巨大な脾腫をきたすのはどれか。

A 再生不良性貧血

B 多発性骨髄腫

C 特発性血小板減少性紫斑病

D 原発性骨髄線維症

E 骨髄異形成症候群

❑ **解法ガイド**

一般に巨大な脾腫、すなわち巨脾といわれるのは肋骨弓下10cm以上にわたり脾臓を触知する場合を指す。

巨脾の代表的な原因として慢性骨髄性白血病（CML）や骨髄線維症、特発性門脈圧亢進症（Banti症候群）、マラリアなどがある。

❑ **選択肢考察**

A 再生不良性貧血は後天的な造血幹細胞レベルにおける障害で、骨髄は脂肪髄化し、汎血球減少をきたす。再生不良性貧血はあくまでも骨髄内における病変であるため、肝臓や脾臓、リンパ節腫大などを認めることはない。（×）

B 多発性骨髄腫は骨髄形質細胞の多発性の腫瘤形成性の腫瘍性増殖であり、その多くが単クローン性に免疫グロブリンを産生し、血漿蛋白の電気泳動でM蛋白を形成する。骨髄では形質細胞の腫瘍性増殖により正常造血が抑制されるが、びまん性ではないので、貧血が認められる程度である。また、多発性骨髄腫は骨髄における病変であり、巨脾をきたすことは稀である。（×）

C 特発性血小板減少性紫斑病（ITP）単独では、免疫機序を介して脾臓における血小板破壊が亢進しているにもかかわらず、脾腫を触知することは稀である。これは、同じく免疫機序を介して脾臓における赤血球破壊が亢進している自己免疫性溶血性貧血（AIHA）では脾腫を認めることが多いのと対照的である。（×）

D 原発性骨髄線維症は骨髄の広範な線維化により造血が障害され、脾臓などにおける髄外造血を認めるものである。脾臓で造血された場合には骨髄から末梢血管へのバリアが存在しないので造血系の幼若細胞も末梢血に流出し、白赤芽球症を生じたり、涙滴赤血球を認めたりすることもある。巨脾をきたす疾患として原発性骨髄線維症は重要である。（○）

E 骨髄異形成症候群は、中高齢者に多発し、後天的な造血幹細胞の障害により質的な異常を伴ったクローンが形成され骨髄は過形成となる。基本的病態は骨髄に存在し、脾臓における血球破壊が亢進するわけではないので、脾腫を伴うことは稀である。（×）

解答：D（*iM* ⑤ 200）

□□ **244** 脾摘の**適応がない**のはどれか。

A 特発性血小板減少性紫斑病
B Hodgkinリンパ腫
C 特発性門脈圧亢進症
D 骨髄異形成症候群
E 遺伝性球状赤血球症

❏解法ガイド 脾臓摘出術の適応としては脾機能亢進症や、脾臓に発生した腫瘍、悪性リンパ腫のステージの決定などのほか、脾臓における血球の破壊が亢進している状態がある。脾臓における血球の破壊の亢進としては遺伝性球状赤血球症や遺伝性楕円赤血球症などの赤血球自体の形態異常、さらに自己免疫性溶血性貧血（AIHA）など、赤血球膜表面に自己抗体の付着しているような場合、そのほか、特発性血小板減少性紫斑病（ITP）のように血小板膜表面に抗血小板抗体（PAIgG）が付着しているような場合などである。

❏選択肢考察

A ITPでは、一般には血小板数が2万/μl以下、もしくは5万/μl以下で出血傾向の認められるものに対しては副腎皮質ステロイド薬の投与の適応となるが、それらの治療に抵抗性の場合には血小板破壊の場となっている脾臓を除去することがある。(○)

B Hodgkinリンパ腫では進行病期決定のために開腹および脾摘術の適応となることがある。(○)

C 特発性門脈圧亢進症はBanti症候群とも呼ばれることがある。中年女性に多く、うっ血による巨大脾腫および脾機能亢進症を伴い、原因不明の門脈圧亢進症をきたす。治療としては脾機能亢進症に対する摘脾が中心であり、また食道静脈瘤に対して対症的に内視鏡的硬化療法などを行う。(○)

D 骨髄異形成症候群は中高齢者男性に好発し、造血細胞の形態異常や染色体異常を認める。しかし、基本的には骨髄の異常であり、脾臓に異常を認めるものではなく、脾臓における血球破壊が亢進しているわけでもないので、摘脾の適応とはならない。(×)

E 遺伝性球状赤血球症は、脾臓における赤血球破壊が亢進し、赤血球寿命が短縮することにより貧血をきたし、黄疸や胆石、脾腫を伴う。治療は摘脾術が最も重要であり、摘脾により赤血球寿命の短縮は改善するが、赤血球の形態異常は残存する。遺伝性球状赤血球症は小児期に発症するものもあるが、5歳未満の摘脾は免疫系に対する影響があり、重篤な肺炎双球菌感染症などをきたすため、摘脾は5歳以降に行われるべきである。(○)

解答：D（***iM*** 5 83）

Chapter 8

EXTRA

多選択肢＆連問形式編

□□ **245**
（多選択肢型）

遺伝性球状赤血球症で生じる貧血の原因として正しいのはどれか。

A　造血幹細胞数の減少
B　造血幹細胞数の質的異常
C　造血因子の減少
D　赤芽球の核成熟障害
E　ヘムの合成障害
F　赤血球の寿命短縮
G　赤血球の体外喪失
H　赤血球の分布異常

❏ 解法ガイド

貧血は血液中 Hb 量の減少により呼吸困難、心臓の代償性（hyperdynamism）、皮膚蒼白を呈してくる状態である。

貧血は、Hb 12g/d*l* 以下を目安とするが、心肺機能や O_2 必要量、貧血の出現速度などにより症状は異なり、また、血液濃縮・希釈により、その境界値は変わる。

貧血の成因は、赤血球産生速度低下と赤血球破壊速度亢進に大きく分けられる。

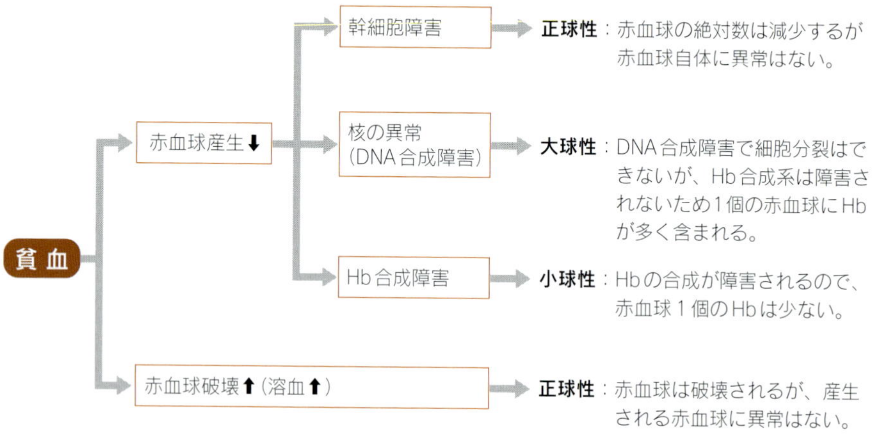

貧 血
赤血球産生⬇
幹細胞障害
正球性：赤血球の絶対数は減少するが赤血球自体に異常はない。
核の異常（DNA合成障害）
大球性：DNA合成障害で細胞分裂はできないが、Hb合成系は障害されないため1個の赤血球にHbが多く含まれる。
Hb合成障害
小球性：Hbの合成が障害されるので、赤血球1個のHbは少ない。
赤血球破壊⬆（溶血⬆）
正球性：赤血球は破壊されるが、産生される赤血球に異常はない。

溶血性貧血は、赤血球破壊が異常に亢進（＝赤血球寿命が異常に短縮）した結果、骨髄の代償機能を超えてしまって、貧血を生じるようになったものである。赤血球寿命が短縮すると、骨髄は平常時の6～8倍の代償機能を有するため、本来120日程度である赤血球寿命が、15～20日以内に短縮して初めて貧血を認めるようになる。

遺伝性球状赤血球症は溶血性貧血の一つであり、主に常染色体優性遺伝で、赤血球膜異常によって球状赤血球が出現し、脾などの網内系で捕捉されて血管外溶血による貧血を生じるものである。小児期からの貧血・脾腫、黄疸、胆石を特徴とする。治療としては摘脾が有効である。

❏ 選択肢考察

遺伝性球状赤血球症では、球状をした赤血球は応形機能が低下して浸透圧抵抗性が減弱しているので、脾臓を通過するときに捕捉・破壊されて、赤血球寿命が骨髄の代償機能を超えて短縮したために、赤血球減少を生じるものである。

解答：F（***iM*** ⑤ 90）

□□ **246**
（多選択肢型）

潰瘍性大腸炎で生じる貧血の主な原因として正しいのはどれか。

A　造血幹細胞数の減少
B　造血幹細胞数の質的異常
C　造血因子の減少
D　赤芽球の核成熟障害
E　ヘムの合成障害
F　赤血球の寿命短縮
G　赤血球の体外喪失
H　赤血球の分布異常

❑ **解法ガイド**　潰瘍性大腸炎は何らかの原因（おそらく自己免疫）による大腸粘膜の傷害で、大腸粘膜の炎症や潰瘍を生じ、慢性経過で増悪寛解を繰り返す、腹痛や粘血便を生じるのが特徴である。

❑ **解法サプリ**　潰瘍性大腸炎では大腸粘膜の潰瘍から出血して血便が続くために、赤血球（ヘモグロビン）が便中に喪失する。そのために鉄が失われて、鉄欠乏性貧血となることが多い。

ただし、潰瘍性大腸炎による慢性炎症が持続することで、サイトカインによるマクロファージ活性化などを生じ、鉄の利用障害である二次性貧血を認めることもある。二次性貧血は、炎症性サイトカインなどにより、鉄が肝臓などにフェリチンとして取り込まれるために、血清鉄が減少して赤芽球に鉄を供給できなくなり、赤芽球の鉄の欠乏状態を生じることで、ヘモグロビンの合成が障害されて、小球性貧血となるものである。ここでは、選択肢に、「ヘムの合成障害」はあっても、「ヘモグロビンの合成障害」はないので、二次性貧血は考える必要はない。

解答：G（**iM** 5 90）

Column

Crohn 病の貧血

潰瘍性大腸炎と同じく炎症腸疾患に含まれるCrohn病における貧血の成因は、さまざまである。Crohn病では潰瘍性大腸炎と同様に消化管粘膜の縦走潰瘍や裂溝などにより、出血して血便が続くために、赤血球（ヘモグロビン）が便中に喪失する。これにより鉄欠乏性貧血を生じる。しかし、それ以外にも、Crohn病の好発部位である回腸末端部が障害されると、ビタミンB_{12}の吸収ができなくなって、ビタミンB_{12}欠乏によるDNA合成障害（赤芽球の核成熟障害）で大球性貧血となることもある。

さらに、潰瘍性大腸炎と同様に、慢性炎症が持続することで、サイトカインによるマクロファージ活性化などを生じ、鉄の利用障害である二次性貧血を認めることもある。

□□ **247**
（多選択肢型）

血友病Aで認められるのはどれか。

	血小板数	PT（秒）	APTT（秒）
A	減　少	正　常	正　常
B	減　少	正　常	延　長
C	減　少	延　長	正　常
D	減　少	延　長	延　長
E	正　常	正　常	正　常
F	正　常	正　常	延　長
G	正　常	延　長	正　常
H	正　常	延　長	延　長

❏ 解法ガイド

血友病は先天的な凝固因子欠乏の一つで、血友病Aは第Ⅷ因子の凝固活性の欠乏で、血友病Bは第Ⅸ凝固因子の欠乏による。ともに血小板数や血小板機能に異常は認めない。

いずれも、伴性劣性遺伝形式で遺伝するが、約半数は突然変異によるものである。第Ⅷ因子の凝固活性も第Ⅸ凝固因子も、ともに内因系であり、外因系には影響を及ぼさない。それゆえ、内因系の凝固因子活性を反映する活性化部分トロンボプラスチン時間（APTT）は延長するが、外因系の凝固因子活性を反映するプロトロンビン時間（PT）は正常である。

第Ⅷ因子には、凝固活性（抗血友病因子AHF）とvon Willebrand因子（vWF）が含まれている。vWFは血小板機能（血小板粘着能）に関与する。血友病AはvWFは正常であり、凝固活性（AHF）のみが低下する。vWFの低下を認めるのはvon Willebrand病であるが、この場合は凝固活性（AHF）も低下して、APTTも延長することが多い。

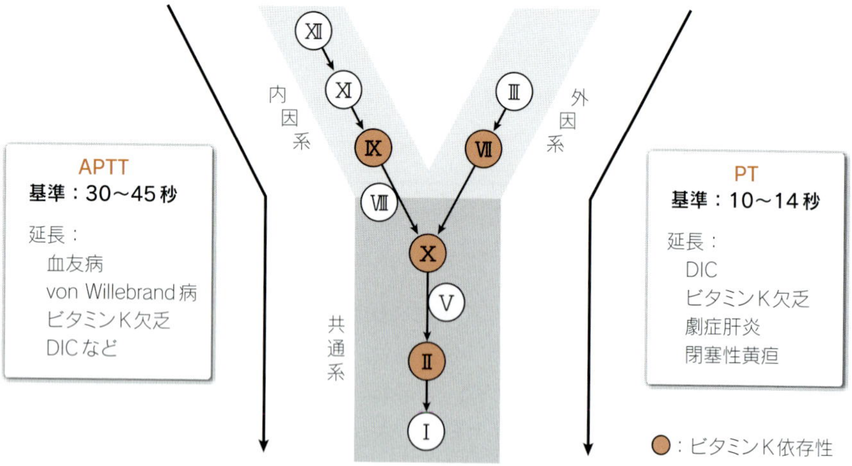

解答：F（*iM* 5 59）

□□ **248** 播種性血管内凝固〈DIC〉で認められるのはどれか。
（多選択肢型）

	血小板数	PT（秒）	APTT（秒）
A	減　少	正　常	正　常
B	減　少	正　常	延　長
C	減　少	延　長	正　常
D	減　少	延　長	延　長
E	正　常	正　常	正　常
F	正　常	正　常	延　長
G	正　常	延　長	正　常
H	正　常	延　長	延　長

❑解法ガイド　播種性血管内凝固（DIC）は、何らかの原因で全身の血管内で多数の血栓が形成されるために、

①血小板や凝固因子の消費による出血傾向（consumption coagulopathy）
②血流障害による多臓器不全
③血管内皮傷害による赤血球破砕症候群

などを認めるものである。

DICの基礎疾患としては、急性骨髄性白血病（AML）のM3、4型進行胃癌、膵癌、敗血症、Kasabach-Merritt症候群、重症脱水、常位胎盤早期剥離などがある。

❑選択肢考察　DICでは、血管内血栓形成により、血小板やほとんどの凝固因子、さらに、形成された血栓を溶解するための線溶系などの、すべての因子が過度に消費されることで低下してくる。

そのため、血小板減少、フィブリノゲン減少、APTT延長、PT延長、アンチトロンビンⅢ減少などを認める。さらに、線溶系が血栓に作用した結果、フィブリンが分解されて、FDPやD-ダイマーが上昇してくる。

解答：D（***iM*** 5 59）

□□ **249-1** 73歳の女性。労作時の息切れと倦怠感とのため来院した。眼瞼結膜は貧血様である。2か月前から両手指のしびれ感がある。
(連問1/4)

医療面接における質問事項として重要なのはどれか。

A 「肝臓が悪いと言われたことがありますか」
B 「心臓が悪いと言われたことがありますか」
C 「胃の手術を受けたことはありますか」
D 「大腸の手術を受けたことはありますか」
E 「脳卒中になったことはありますか」

❏ **解法ガイド** 身体所見 ＃1 眼瞼結膜は貧血様⇒労作時の息切れと倦怠感は貧血による酸素供給の低下によるものと考えられる。

＃2 2か月前から両手指のしびれ感がある⇒多発性末梢神経炎によるものと考えられる。

❏ **解法サプリ** 末梢神経症状を伴った貧血としては、ビタミンB_{12}(シアノコバラミン)欠乏による巨赤芽球性貧血などがある。ビタミンB_{12}欠乏では、DNA合成障害による巨赤芽球性貧血とともに亜急性連合性脊髄変性症を認める。亜急性連合性脊髄変性症では、脊髄の後索・側索障害とともに、多発性末梢神経炎も伴う。

❏ **選択肢考察** 胃切除後5年以上経過すると、胃壁細胞から分泌される内因子が欠乏して、ビタミンB_{12}の回腸末端での吸収障害による欠乏を生じ、巨赤芽球性貧血と亜急性連合性脊髄変性症を認めるようになる。したがって、「胃の手術を受けたことはありますか」という質問が重要である。肝臓障害だけではビタミンB_{12}の欠乏は生じない。

解答：C (***iM*** 5 105)

□□ **249-2** (連問 2/4) 73歳の女性。6年前に胃癌のため胃全摘術を受けている。労作時の息切れと倦怠感とのため来院した。眼瞼結膜は貧血様である。2か月前から両手指のしびれ感がある。

認められる検査所見はどれか。

A　網赤血球増多

B　血小板増多

C　白血球増多

D　平均赤血球容積〈MCV〉高値

E　平均赤血球血色素濃度〈MCHC〉低値

❏ 解法ガイド

胃切除後5年以上経過すると、ビタミンB_{12}の欠乏を生じ、巨赤芽球性貧血と亜急性連合性脊髄変性症を認めるようになる。

巨赤芽球性貧血では、赤芽球において、DNAの合成障害により核の成熟が障害されるので細胞分裂は抑制されるが、細胞質におけるヘモグロビンの合成に異常はない。その結果、細胞質内にヘモグロビンが産生され、脱核して産生される1個1個の赤血球内には多くのヘモグロビンが含まれることになり、赤血球1個の体積やヘモグロビン量は大きくなる。それゆえ、巨赤芽球性貧血では、赤血球1個の体積を反映する平均赤血球容積 (MCV) は大きくなって、大球性貧血となる。

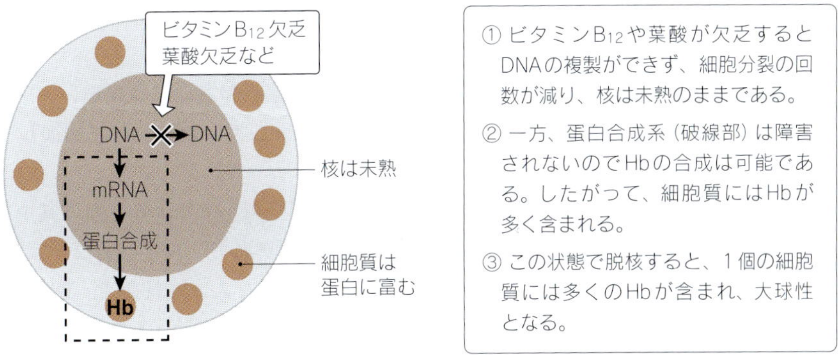

(アイメディスン〈iMedicine〉第5巻－血液．リブロ・サイエンス，2010, p.105)

❏ 選択肢考察

A　巨赤芽球性貧血では、DNA合成障害により赤血球産生が低下して、網赤血球は減少する。(×)

B　巨赤芽球性貧血では、DNA合成障害により血小板産生が低下して、血小板は減少する。(×)

C　巨赤芽球性貧血では、DNA合成障害により白血球産生が低下して、白血球は減少する。(×)

D　巨赤芽球性貧血では、赤血球1個の体積を反映するMCVは大きくなって、大球性貧血となる。(○)

E　MCHCは赤血球内のヘモグロビンの濃度なので、巨赤芽球性貧血では低値となることはない。(×)

解答：D (*iM* ⑤ 105)

□□ **249-3** 73歳の女性。6年前に胃癌のため胃全摘術を受けている。労作時の息切れと倦怠感
(連問3/4) とのため来院した。眼瞼結膜は貧血様である。2か月前から両手指のしびれ感がある。
血液所見：赤血球180万、Hb 6.8g/dl、Ht 21%、網赤血球0.5%、白血球3,000、血小板9万。

考えられる原因はどれか。

A 鉄欠乏
B 溶 血
C 造血幹細胞減少
D ビタミンB_{12}欠乏
E 葉酸欠乏

❏ **解法ガイド** 検査所見 ＃1 Hb 6.8g/dl (基準12～16) ⇒貧血がある。

＃2 赤血球180万、Ht 21%⇒平均赤血球容積(MCV)は117［≒21/1.8×10］と大球性。

＃3 網赤血球0.5%(基準0.6～2.0%)とやや減少⇒赤血球産生の低下による貧血と判断できる。大球性貧血は、一般にはビタミンB_{12}欠乏や葉酸欠乏によるDNA合成障害のためである。

＃4 白血球3,000(基準4,000～8,500)、血小板9万(基準15～40万)⇒赤血球減少も含めて汎血球減少を呈している。これはビタミンB_{12}欠乏によるDNA合成障害のためである。

❏ **選択肢考察**

A 鉄欠乏では小球性貧血で、汎血球減少とはならない。(×)

B 溶血ではMCVが正常の正球性貧血で、網赤血球は増加して、汎血球減少とはならない。(×)

C 再生不良性貧血などの造血幹細胞減少では、網赤血球減少を伴った汎血球減少を呈するが、MCVが正常の正球性貧血で、神経症状などは伴わない。(×)

D ビタミンB_{12}欠乏は、MCVが大きな大球性貧血で、DNA合成障害により汎血球減少を呈する。亜急性連合性脊髄変性症による神経症状も認める。(○)

E 葉酸欠乏は、MCVが大きな大球性貧血で、DNA合成障害により汎血球減少を呈する。ただし、神経症状を認めることはない。(×)

解答：D (*iM* 5 105)

□□ **249-4** 73歳の女性。6年前に胃癌のため胃全摘術を受けている。労作時の息切れと倦怠感
(連問4/4) とのため来院した。眼瞼結膜は貧血様である。2か月前から両手指のしびれ感がある。
血液所見：赤血球180万、Hb 6.8g/dl、Ht 21％、網赤血球0.5％、白血球3,000、血小板9万。血清ビタミンB_{12}は低値を示した。

ビタミンB_{12}低値の原因はどれか。

A ビタミンB_{12}摂取不足

B 回腸末端粘膜障害

C 内因子欠乏

D 内因子受容体欠乏

E 空腸でのビタミンB_{12}奪取

❏ **解法ガイド** ビタミンB_{12}欠乏の原因としては、次のようなものがある。一般に、ビタミンB_{12}は肝臓に約5年分の貯蔵量があるので、欠乏しても5年間は症状が出現しない。

① 摂取不足

動物性食品⇒不足はまれにしか生じない。

② 吸収不良

(a) 内因子欠乏：胃壁細胞から分泌される内因子が、回腸末端からのビタミンB_{12}の吸収には不可欠なので、その欠乏はビタミンB_{12}欠乏を生じる。

e.g. 悪性貧血、胃切除

(b) 回腸末端障害：ビタミンB_{12}の吸収部位である回腸末端の障害は、ビタミンB_{12}欠乏を生じる。

e.g. Crohn病、回腸末端部切除

❏ **選択肢考察**

A ビタミンB_{12}は動物性食品に多く含まれ、摂取不足が生じることはまれである。(×)

B ビタミンB_{12}は回腸末端粘膜で吸収されるので、Crohn病などではビタミンB_{12}の吸収障害を生じるが、この患者では適切ではない。(×)

C この患者では、6年前に胃癌のため胃全摘術を受けているので、胃壁細胞から分泌される内因子の欠乏により、ビタミンB_{12}が欠乏したものと考えられる。(○)

D 先天的な内因子受容体欠損でもビタミンB_{12}欠乏が生じるが、この患者では適切ではない。(×)

E 広節裂頭条虫などの感染や盲係蹄症候群による腸内細菌の異常増殖では、空腸でのビタミンB_{12}奪取によるビタミンB_{12}欠乏が生じるが、この患者では適切ではない。(×)

解答：C (***iM*** 5 105)

□□ **250-1** 35歳の女性。先週の健康診断で白血球増加と血小板増多とを指摘されたので精査のため来院した。1か月前から倦怠感を感じるようになり、上腹部違和感と食後の腹部膨満感も出現した。意識は清明。体温36.5℃。脈拍84/分、整。血圧136/76mmHg。左上腹部は軽度膨隆している。
(連問1/4)

問診事項として最も重要なのはどれか。

A 「お酒をどれくらい飲みますか」
B 「のどの痛みはありますか」
C 「昨年と比べて体重の変化はありますか」
D 「何か薬を服用していますか」
E 「昨年の健康診断で異常を指摘されましたか」

❑ **解法ガイド** 身体所見

＃1 健康診断で白血球増加と血小板増多を指摘された⇒骨髄細胞増殖の可能性がある。白血球増加は炎症性疾患の可能性もあるが、健康診断で指摘される程度であり、臨床症状を伴っていないと考えられる。

＃2 1か月前からの倦怠感⇒全身性疾患が疑われる。

＃3 上腹部違和感、食後の腹部膨満感、左上腹部の膨隆⇒消化管、特に胃の拡張障害も考えられる。機能的な消化管運動障害、消化性潰瘍の瘢痕や胃壁の拡張が障害される4型進行胃癌、肝脾腫や膵癌による外部からの胃の圧迫も考慮する。

＃4 現症では、発熱はなく、バイタルサインにも異常はない。

❑ **選択肢考察**

A アルコール性肝硬変で脾腫を伴うこともあり、それにより外部から胃を圧迫している可能性もあるが、肝硬変では白血球や血小板の減少を認めるので、「お酒をどれくらい飲みますか」というのは適切ではない。アルコール性肝炎では白血球増加を認めるが、この場合には腹痛や発熱、黄疸等の臨床症状が強く出現する。(×)

B 白血球増加があるので、上気道感染の可能性を考え、「のどの痛みはありますか」と問診するのも考えられるが、体温36.5℃程度であり、あまり有用ではない。(×)

C 「昨年と比べて体重の変化はありますか」というのは、肥満ややせを聞こうとしている。上腹部違和感、食後の腹部膨満感により食欲が低下して体重減少をきたしている可能性もあるが、白血球増加と血小板増多との関連は少ない。もし、4型進行胃癌や悪性リンパ腫などの骨髄転移で白赤芽球症を呈している場合には、ほかにも重篤な臨床症状を伴っているであろう。(×)

D 「何か薬を服用していますか」というのは常に必要な問診事項であるが、炎症所見を伴わず、健康診断で白血球増加と血小板増多を指摘されている場合には、その原因となる薬剤はまれであり、あまり有用ではない。(×)

E 炎症症状を伴わず健康診断で白血球増加を指摘されている場合には、炎症性疾患や慢性白血病を考慮すべきである。慢性炎症で白血球増加がある場合には、「昨年の健康診断で異常を指摘されましたか」という問診で、昨年から持続しているかどうかを確認できる。慢性白血病には、慢性骨髄性白血病（CML）と慢性リンパ性白血病（CLL）などがあるが、ともに脾腫を伴い、上腹部違和感、食後の腹部膨満感、左上腹部の膨隆の原因となりうる。この場合には「昨年の健康診断で異常を指摘されましたか」というのは、発症時期を確認するために必要である。(○)

解答：E（*iM* 5 187）

□□ **250-2** 35歳の女性。先週の健康診断で白血球増加と血小板増多とを指摘されたので精査のため来院した。1か月前から倦怠感を感じるようになり、上腹部違和感と食後の腹部膨満感も出現した。意識は清明。体温36.5℃。脈拍84/分、整。血圧136/76mmHg。左上腹部は軽度膨隆している。昨年の健康診断では異常を指摘されていない。
(連問2/4)

この患者に予想される所見はどれか。

A 振 戦
B 腹 水
C 脾 腫
D 黄 疸
E 浮 腫

❏解法ガイド 身体所見 ＃1 昨年の健康診断では異常を指摘されていない⇒この1年間で白血球増加と血小板増多が出現したのであろう。

＃2 1か月前から倦怠感を感じるようになり、上腹部違和感・食後の腹部膨満感も出現している⇒比較的亜急性に異常が出現したものと考えられる。

＃3 左上腹部の膨隆⇒脾腫を疑わせる。それにより胃が外部から圧迫されて、上腹部違和感、食後の腹部膨満感が出現していると考えられる。

❏選択肢考察

A 振戦は、遺伝性の本態性振戦のほか、安静時ならParkinson病などが、企図振戦なら小脳失調、姿勢振戦ならBasedow病などが疑われる。この患者では関係がないであろう。(×)

B 腹水でも上腹部違和感、食後の腹部膨満感を認めるが、左上腹部の膨隆という限局性変化として出現しないので否定的。(×)

C 左上腹部の膨隆ということで、脾腫が最も疑われる。脾腫により胃が外部から圧迫されて、上腹部違和感、食後の腹部膨満感が出現している。脾腫は、右側臥位で、内側に切痕をもつ腫瘤として触知される。(○)

D 脾腫の原因としては肝硬変なども考慮され、肝不全では黄疸を認めることもある。しかし、肝硬変では汎血球減少となることが原則なので否定的である。また、遺伝性球状赤血球症や自己免疫性溶血性貧血では、赤血球が脾臓で破壊されて脾腫を伴うが、ともに貧血性疾患である。健康診断で貧血が指摘されていないので否定的である。(×)

E 浮腫は心不全や肝硬変、腎不全やネフローゼ症候群などで認められるが、いずれも白血球増加と血小板増多を認めることはない。(×)

解答：C（*iM* 5 188）

□□ **250-3** 35歳の女性。先週の健康診断で白血球増加と血小板増多とを指摘されたので精査のため来院した。1か月前から倦怠感を感じるようになり、上腹部違和感と食後の腹部膨満感も出現した。意識は清明。体温36.5℃。脈拍84/分、整。血圧136/76mmHg。左上腹部は軽度膨隆している。昨年の健康診断では異常を指摘されていない。眼瞼に浮腫はなく、眼瞼結膜に貧血はなく、眼球結膜に黄疸はない。左肋骨弓下に脾を6cm触知する。
(連問3/4)

診断のために行うべきなのはどれか。

A 注腸造影

B 骨髄穿刺

C 腹部単純CT

D ツベルクリン反応

E Gaシンチグラム

❏ **解法ガイド** 身体所見 #1 左肋骨弓下に脾を6cm触知する⇒上腹部違和感、食後の腹部膨満感、左上腹部軽度膨隆の原因が、大きな脾腫であると分かる。

❏ **解法サプリ** 一般に脾機能が亢進している場合には、汎血球減少となり、白血球増加と血小板増多を生じることはない。昨年の健康診断では異常を指摘されていないのに、先週の健康診断で白血球増加と血小板増多を指摘されたこと、および大きな脾腫があることから、白血病が最も疑われる。貧血が著明でなく、発熱や出血傾向もないので、慢性白血病と考えられる。

❏ **選択肢考察**

A 注腸造影は慢性白血病の診断には有用ではない。(×)

B 白血病の診断には、骨髄穿刺が最も有用である。(○)

C 腹部単純CTは脾腫や腹腔内リンパ節腫大の診断には有用であるが、白血病の診断には有用ではない。(×)

D ツベルクリン反応は結核に対する細胞性免疫を検出するもので、この患者では有用ではない。(×)

E Gaシンチグラムは炎症やサルコイドーシス、腫瘍などに集積するが、この患者の診断には有用ではない。(×)

解答:B (*iM* 5 189)

□□ **250-4**（連問 4/4）35歳の女性。先週の健康診断で白血球増加と血小板増多とを指摘されたので精査のため来院した。1か月前から倦怠感を感じるようになり、上腹部違和感と食後の腹部膨満感も出現した。意識は清明。体温36.5℃。脈拍84/分、整。血圧136/76mmHg。左上腹部は軽度膨隆している。昨年の健康診断では異常を指摘されていない。眼瞼に浮腫はなく、眼瞼結膜に貧血はなく、眼球結膜に黄疸はない。左肋骨弓下に脾を6cm触知する。末梢血塗抹May-Giemsa染色標本（⇒カラー口絵）を示す。

考えられるのはどれか。

A　急性骨髄性白血病

B　急性リンパ性白血病

C　慢性骨髄性白血病

D　慢性リンパ性白血病

E　成人T細胞白血病

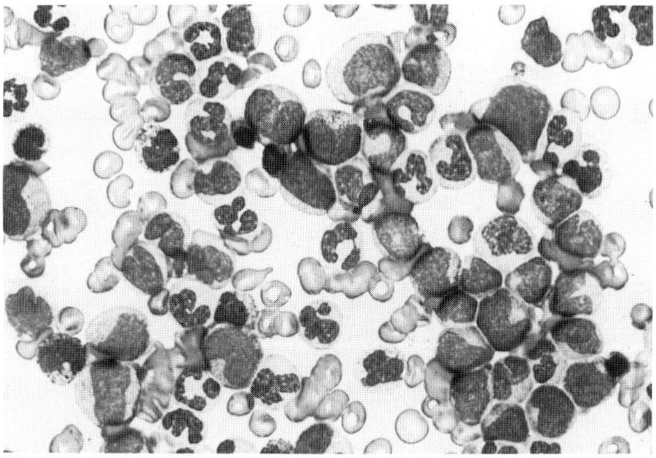

❏**解法ガイド**　身体所見　＃1　昨年の健康診断では異常を指摘されていないのに、先週の健康診断で白血球増加と血小板増多を指摘され、さらに大きな脾腫を認めている⇒慢性白血病、特に慢性リンパ性白血病は高齢者に多いので、この年齢では慢性骨髄性白血病（CML）が疑われる。

画像所見　＃1　血液像で、骨髄系由来のさまざまな成熟段階の細胞が多数認められる。

＃2　赤血球に比して白血球系細胞が正常よりも著明に増加している。

＃3　白血球系細胞の大部分は顆粒球系で、幼若な細胞から成熟細胞（e.g. 分葉核球）まで、幅広い成熟段階の細胞が存在している。

＃4　これは分化・成熟障害を伴わない顆粒球系幼若細胞の腫瘍性増殖であるCMLに合致する所見である。

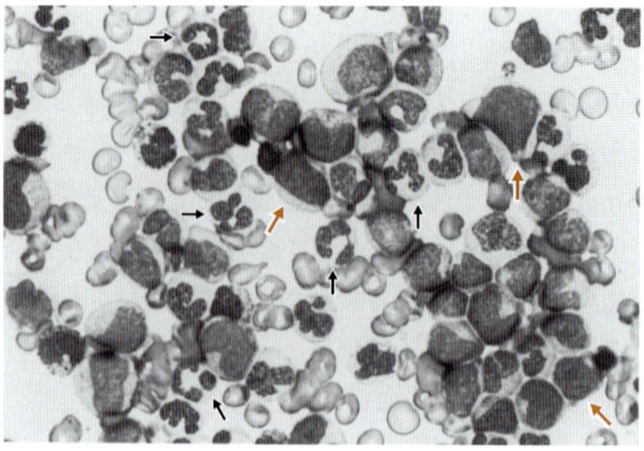

↑：幼弱細胞　↑：分葉核球

❏診　断　慢性骨髄性白血病（CML）。

❏選択肢考察

A　急性骨髄性白血病では、骨髄で骨髄系幼若白血病細胞の増殖により、赤血球や血小板の減少を認める。（×）

B　急性リンパ性白血病でも、骨髄でリンパ系幼若白血病細胞の増殖により、赤血球や血小板の減少を認める。（×）

C　慢性骨髄性白血病は巨脾を伴い、健康診断で白血球増加を指摘されることで発見されることが多い。血液像から慢性骨髄性白血病と診断される。（○）

D　慢性リンパ性白血病も脾腫を伴い、健康診断で白血球増加を指摘されることで発見されることが多いが、本邦にはまれで、高齢者に多い。血液像ではリンパ球増多を認める。（×）

E　成人T細胞白血病は乳児期の経母乳性のHTLV‑Ⅰ感染により、成人期になってCD4陽性T細胞の腫瘍性増殖を生じるもので、クローバー状の核をもった腫瘍細胞が出現することが特徴である。（×）

解答：C（*iM* 5 190）

□□ **251-1** 36歳の女性。1週前から出現した両側下肢の多数の点状出血斑を主訴として来院した。発熱はなく、全身状態は良好である。
(連問1/4)

医療面接における質問事項として最も重要なのはどれか。

A 「お酒を飲みますか」
B 「タバコを吸いますか」
C 「最近、体重の変化はありますか」
D 「最近、何か薬を服用しましたか」
E 「最近、下肢を何かにぶつけたことがありますか」

❏解法ガイド　成人女性が急性の下肢の点状出血斑を主訴に来院している。出血傾向があるものと考えられる。

出血傾向の原因としては、大きく、

①血管の異常
e.g. Schönlein-Henoch紫斑病
②血小板の異常
e.g. 特発性血小板減少性紫斑病(ITP)、急性白血病、von Willebrand病
③凝固因子の異常
e.g. 血友病、ビタミンK欠乏

に分けられる。

皮下出血、すなわち紫斑は、点状出血と斑状出血(皮下に大きく広がる出血斑)に分けられ、点状出血は血小板数の減少や血小板の質的異常、細血管の異常などが原因で、斑状出血は凝固因子の異常などが原因となることが多い。

この患者では、発熱はなく、全身状態は良好なので、重篤な出血や全身性疾患は認められず、さらに、貧血や白血球減少などは伴っていないと考えられる。

❏選択肢考察

A 飲酒による出血傾向は、アルコール性肝硬変による凝固因子欠乏や血小板減少以外はまれであり、アルコール性肝硬変では多くの臨床症状が認められるはずなので、「お酒を飲みますか」というのが最も重要とは考えにくい。(×)

B 喫煙と出血傾向はほとんど関係がないと考えられるので、「タバコを吸いますか」というのが最も重要とは考えにくい。(×)

C 極端な栄養障害によるやせ(るいそう)は、血管壁の異常や凝固因子の異常などにより出血傾向を生じることがあるが、さまざまな臨床症状を認めるはずであり、また、肥満と出血傾向はほとんど関係がないと考えられるので、「最近、体重の変化はありますか」というのが最も重要とは考えにくい。(×)

D アスピリンやシロスタゾルなどの抗血小板薬やワルファリンなどの抗凝固薬は、比較的よく使用される抗凝血薬であり、薬理作用によって出血傾向を生じうるので、「最近、何か薬を服用しましたか」というのは適切である。(○)

E 一般に、打撲でも皮下出血が出現して紫斑になることはあるが、ほとんどが斑状出血で皮下に大きく広がる。点状出血となることはまれであり、しかも両側性となることはきわめて少ない。(×)

解答:D (**iM** 5 248)

□□ **251-2** (連問２/４) 36歳の女性。1週前から出現した両側下肢の多数の点状出血斑を主訴として来院した。発熱はなく、全身状態は良好である。最近服用した薬物は特にない。

この患者の血液検査所見で最も考えられるのはどれか。

A　赤血球数減少
B　赤血球数増多
C　白血球数減少
D　白血球数増多
E　血小板数減少

❑ **解法ガイド** 身体所見 ＃1　成人女性が急性の下肢の点状出血斑を訴えているが、発熱はなく、全身状態は良好⇒重篤な出血や全身性疾患は認められない。

＃2　下肢の点状出血斑⇒出血傾向があるものと考えられ、止血機能の異常としての、血管壁や凝固因子、血小板の異常が考えられる。

❑ **解法サプリ**　選択肢には血球数の変化のみが示されており、出血傾向の原因としては、血小板数の減少が最も考えられる。一般に、正常では15万〜40万ある血小板数が、5万以下で出血傾向が、2万以下で重篤な出血傾向が認められる。

また、体内に比較的大きな血腫が形成された場合には、線溶系がそれを溶かし、赤血球が破壊・貪食されて、間接ビリルビンやLDが上昇することがあるが、点状皮下出血程度では生じない。

解答：E（***iM*** 5 248）

□□ **251-3** （連問3/4）36歳の女性。1週前から出現した両側下肢の多数の点状出血斑を主訴として来院した。発熱はなく、全身状態は良好である。最近服用した薬物は特にない。血液検査では、血小板数の減少は認めるが、赤血球数や白血球数には異常は認めない。

原因の診断に有用な検査はどれか。

A　腹部超音波検査

B　下肢血管造影検査

C　皮膚生検

D　腰椎穿刺

E　骨髄穿刺

❏ **解法ガイド** 検査所見 ＃1　血算では血小板のみの減少を認める⇒点状出血は血小板減少による出血傾向によるものと考えられる。血小板減少の原因は、血小板の破壊・消費速度が、血小板の産生速度よりも大きくなった状態が持続したためと考えられる。

＃2　血小板の破壊・消費速度を判断することは難しいが、血小板の産生は骨髄巨核球によりなされるので、骨髄を検査して巨核球が増加しているかどうかを判断することで推測が可能である。血小板が減少しており、骨髄巨核球数が増加している場合には、血小板の破壊・消費が亢進していると考えられる。

❏ **選択肢考察**

A　腹部超音波検査は脾腫の判断にも有用であるが、血小板減少の原因検索には十分ではない。(×)

B　下肢血管造影検査を行っても点状出血で破綻した血管の検出は不可能であり、原因の診断に有用ではない。(×)

C　皮膚生検で紫斑は判断できても、点状出血の原因の診断に有用ではない。(×)

D　腰椎穿刺は髄液検査のために行うものであり、点状出血の原因の診断に有用ではない。(×)

E　血小板が減少しており、骨髄穿刺で巨核球数が増加している場合には、血小板の破壊・消費が亢進していると考えられ、巨核球が減少している場合には血小板産生が低下していると考えられる。(○)

解答：E（***iM*** 5 250）

□□ **251-4** 36歳の女性。1週前から出現した両側下肢の多数の点状出血斑を主訴として来院した。発熱はなく、全身状態は良好である。最近服用した薬物は特にない。血液検査では、血小板数の減少は認めるが、赤血球数や白血球数には異常は認めない。骨髄穿刺が行われた。
（連問4/4）

この患者で認められる骨髄所見はどれか。

A 赤芽球増多
B 赤芽球減少
C 巨核球増多
D 巨核球減少
E 巨赤芽球性変化

❏ **解法ガイド** 検査所見 ＃1 血小板のみの減少を認める⇒点状出血は血小板減少による出血傾向によるものと考えられる。骨髄穿刺で巨核球数が増加している場合には、血小板の破壊・消費が亢進していると考えられ、巨核球が減少している場合には血小板産生が低下していると考えられる。

＃2 赤血球数や白血球数には異常は認めない⇒血小板産生のみが低下していると考えることはできず、血小板の破壊・消費が亢進していると考えられる。

❏ **診　断** 特発性血小板減少性紫斑病（ITP）。

❏ **解法サプリ** ITPは抗血小板抗体など、血小板膜表面に結合するIgGが出現することにより、脾臓での血小板破壊が亢進して、末梢血血小板減少を認めるものである。

風疹などの感染後に生じる急性ITPと、血小板に対する自己免疫による慢性ITPがある。

❏ **選択肢考察**

A 赤芽球増多はエリスロポエチンが増加して赤血球産生が亢進しているときなどに認められる。(×)

B 赤芽球減少は赤血球産生が低下しているときに認められる。(×)

C 血算で血小板産生のみが低下していると考えることはできず、血小板の破壊・消費が亢進していると考えられるので、骨髄巨核球は正常から増多している。(○)

D 巨核球減少は血小板産生が低下していると考えられるが、この場合には再生不良性貧血や急性白血病のように赤血球数や白血球数も減少していることが多い。(×)

E 巨赤芽球性変化は葉酸欠乏やビタミンB_{12}欠乏などによるDNA合成障害で生じるもので、巨赤芽球性貧血では汎血球減少を認める。(×)

解答：C（***iM*** 5 250）

index

◉執　筆

東田　俊彦（ひがしだ・としひこ）

医師、医学博士。
慶應義塾大学医学部卒業。
東京女子医科大学医学部内科系大学院で臨床・研究に携わる。
細胞間情報理論を応用した研究で、医学博士の称号を得る。
現在、Medical Academy Corporation（MAC）。

◉イラスト

永井　恒志（ながい・ひさし）

昭和52年、東京生まれ。
金沢医科大学医学部卒業後、東京大学、東京女子医科大学を経て
現在、東京大学大学院医学系研究科法医学講座に所属。

共用試験対策シリーズ
6. 血　液【NetCBTアクセス権付】

2006年1月20日　第1版
2013年1月17日　第2版

著　者　東田 俊彦
イラスト　永井 恒志
発行者　稲田 誠二
発行所　株式会社 リブロ・サイエンス
〒163-8510　東京都新宿区西新宿2-3-3
KDDIビル アネックス2階
電話（03）5326-9788
www.libroscience.com
印　刷　株式会社 ルナテック
表紙デザイン　伊藤 康広（松生庵文庫）

ISBN978-4-902496-43-7
Printed in Japan

落丁・乱丁は小社宛にお送り下さい。
送料小社負担にてお取り替えいたします。
定価はカバーに表示してあります。